Markus Müller (Hrsg.)

Labormedizin

In Frage und Antwort

2017

ISBN 978-3-7431-6388-1

IRM Books

für Helga, Moritz, Luka und meine Eltern

Labormedizin

In Frage und Antwort

Markus Müller (Hrsg.)

ISBN: 978-3-7431-6388-1

2017

Empfohlen und unterstützt durch das

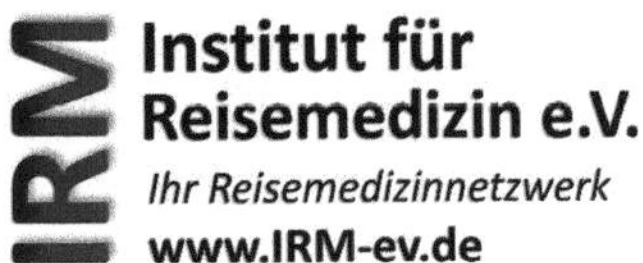

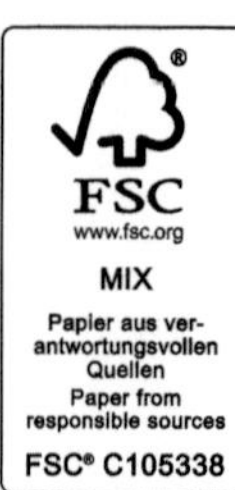

Herausgeber:

Dr. med. Markus Müller
Institut für Reisemedizin e.V.
Rümelinstr. 19
72622 Nürtingen

Buch@Facharzt-Labormedizin.de

QR Code

www.Facharzt-Labormedizin.de

IRM-Books, Auflage: 2017
www.IRM-eV.de

Autor:
Markus Müller, Nürtingen

Abbildungen, Fotos und Cover:
Markus Müller, Nürtingen

HIV-Abbildungen (Seite 173, 175, 179, 183):
Dr. Thomas Splettstößer, Berlin
www.scistyle.com

Korrekturen:
Helga Müller, Marianne Weyh und Maria Müller

Herstellung und Verlag:
BoD – Books on Demand, Norderstedt
ISBN: 978-3-7431-6388-1

Wichtiger Hinweis

Das Buch basiert auf einer Fragensammlung zur Vorbereitung auf eine mündliche Facharztprüfung. Es ist kein Lehrbuch und **kein Leitfaden zur Diagnostik oder Therapie realer Patienten**. Sämtliche genannten medizinischen Sachverhalte, Untersuchungen, Diagnosen, Therapien, Medikamente und Dosierungen entsprechen nicht zwingend dem aktuellen Stand der Wissenschaft und sind aus pädagogischen Gründen bewusst vereinfacht dargestellt. Sie können veraltet oder auch falsch sein. Alle Angaben dienen nur der Anschauung und dürfen nicht auf reale Patienten angewendet werden. Hierzu sind aktuelle Lehrbücher, Leitlinien (www.leitlinien.de), Dosierungsanweisungen und Fachinformationen beachten.

Haftung

Alle Angaben in diesem Buch erfolgen ohne Gewähr. Eine Haftung des Herausgebers, der Autoren oder des Verlags ist ausgeschlossen.

Markenzeichen

Wie allgemein üblich sind geschützte Warenzeichen (Markennamen) oder Präparatenamen nicht besonders gekennzeichnet. Aus einem fehlenden Hinweis kann nicht auf einen fehlenden Markenschutz geschlossen werden.

Bibliografische Information der Deutschen Nationalbibliothek: Die Deutsche Nationalbibliothek verzeichnet diese Publikation in der Deutschen Nationalbibliografie; detaillierte bibliografische Daten sind im Internet über http://dnb.dnb.de abrufbar.

1 Abkürzungsverzeichnis

AAK Autoantikörper
ACAT Acyl-CoA-Cholesterin-Acyltransferase
ACS akutes Koronarsyndrom
ACTH Adrenocortikotropes Hormon
AFP α-Fetoprotein
Ag Antigen
AGS Adrenogenitales Syndrom
AI Antikörperindex
AIDS Acquired Immunodeficiency Syndrome
AK Antikörper
AKS Antikörpersuchtest
ALS Aminolävulinsäure
ALT Alanin-Aminotransferase
AMA Antimitochondriale Antikörper
AMH Anti-Müller-Hormon
ANA Antinukleäre Antikörper
ANCA antineutrophile cytoplasmatische Antikörper
ANNA Antinukleäre Neuronale Antikörper
ANP Atriale Natruiuretische Peptid
AP Alkalische Phosphatase
APA Akute-Phase-Antwort
APC Aktiviertes Protein C
API Analytical Profile Index
APP Akute-Phase-Proteine
ART Anti-Retrovirale-Therapie
AS Aminosäuren
ASL-Titer Antistreptolysin-Titer
AST Aspartat-Amino-Transferase
AT Antithrombin
ATP Adenosintriphosphat
AWMF Arbeitsgemeinschaft der Wissenschaftlichen Medizinischen Fachgesellschaften e.V.
AZT Azidothymidin
BAL Bronchoalveoläre Lavage
BCG Bacillus Calmette-Guérin
BE Bethesda-Einheiten
BEP Behring ELISA Prozessor
BLS Blut-Liquor-Schranke
BMI Body-Mass-Index
BNP Brain Natriuretic Peptide
BSG Blutkörperchensenkungsgeschwindigkeit
cANCA cytoplasmatische antineutrophile cytoplasmatische Antikörper
CDC Centers for Disease Control and Prevention (USA)
CDT Kohlenhydrat-defizientes-Transferrin
CEA Carcinoembryonales Antigen
cffDNA Cell-free fetal DNA
CHE Cholinesterase
CIN-Agar Cefsoludin-Irgasan-Novoniocin-Agar (= Yersinien-Selektiver-Agar)
CK Creatinkinase
CKD-EPI Chronic Kidney Disease Epidemiology Collaboration
CLED-Agar Cystein-Lactose-Electrolyt-Defizienter Agar
CLIA Chemilumineszenzimmunoassay
CMIA Chemilumineszenz-Mikropartikel-Immunoassay
CMV Cytomegalievirus
CNA-Agar Columbia Naladixic Acid-Agar
COMT Catechol-O-Methyltransferase
CPE zytopathische Effekt
CRH Corticotropin-Releasing-Hormon
CRP C-reaktives Protein
CSP Cirumsporozoiten Protein
DakkS Deutsche Akkreditierungsstelle
DD Differentialdiagnose
DE Deutschland
DEET Diethyltoluamid
DGPI Deutsche Gesellschaft für Pädiatrische Infektiologie e.V.
DIC Disseminierte intravasale Koagulopathie
DM Diabetes mellitus
DNA Desoxyribonukleinsäure
DOAK Direkte orale Antikoagulantien
dsDNA Doppelstrang-DNA
E. coli Escherichia coli
EA Early Antigen
EBNA Epstein Barr Nukleäres Antigen
EBV Epstein Barr Virus
ECLIA Elektrochemilumineszenz-Immunoassay
EHEC Enterohämorrhagische Escherichia coli
EIA Enzymimmunoassay
EIEC Enteroinvasive Escherichia coli
EK Elementarkörperchen
ELISA Enzyme-linked Immunosorbent Assay
Elpho Serumeiweißelektrophorese
EMB Ethambutol
ENA Extrahierbare nukleäre Antigene
EPEC Enteropathogene Escherichia coli
ESBL Extended-Spectrum-Betalaktamasen
ETEC Enterotoxische Escherichia coli
E-Test Epsilometertest
ETG Ethylglucoronid
FFP Fresh Frozen Plasma
FPIA Fluoreszenz-Polarisation-Immuno-Assay
FSC Forward Scatter
FSH Follikelstimulierendes Hormon
FSME Frühsommer-Meningo-Enzephalitis
fT3 freies Trijodthyronin
fT4 freies Thyroxin
FTA-ABS-Test Fluoreszenz-Treponema-Antikörper-Absorptionstest
G6PDH Glukose-6-Phosphat-Dehydrogenase
GAS A-Streptokokken
GBS B-Streptokokken
GDM Gestationsdiabetes mellitus
GFR glomeruläre Filtrationsrate
γ-GT Gamma-Glutamyltransferase
GLDH Glutamatdehydrogenase
GOT Glutamat-Oxalacetat-Transaminase
GPT Glutamat-Pyruvat-Transaminase
GRE Glykopeptid-resistente Enterokokken
GTP Guanosintriphosphat
H. aphrophilus Haemophilus aphrophilus
H. influenzae Haemophilus influenzae
H. parainfluenzae Haemophilus parainfluenzae
H. pylori Helicobacter pylori
HAH Hämagglutinations-Hemmtest
HAV Hepatitis A-Virus
Hb Hämoglobin
HBV Hepatitis B-Virus
HCC hepatozelluläre Karzinom
hCG humane Choriongonadotropin
HCV Hepatitis C-Virus
HDL High Density Lipoprotein
HDV Hepatitis D-Virus
HELLP Hemolysis-Elevated Liver enzymes-Low Platelet count
HEV Hepatitis E-Virus
HHT Hämagglutinationshemmtest
HHV Humane Herpesviren
Hib Haemophilus influenzae Typ b
HIES Hydroxyindolessigsäure
HIG Hämolysis-in-Gel
HIT Heparin-induzierte Thrombozytopenie
HIV Human Immunodeficiency Virus
HK Hämatokrit
HLA Humane-Leukozyten-Antigene
HOMA Homeostasis Model Assessment
HPLC High Performance Liquid Chromatography
HPV Humane Papillom Viren
hsCRP high sensitivity CRP
HSV Herpes-Simplex-Virus
HTLV Humanes T-lymphotropes Virus
HUS hämolytisch-urämische Syndrom
HU-Test Helicobacter-Urease-Test
HVA Homovanillinmandelsäure
HWI Harnwegsinfektion
HWZ Halbwertszeit
ICT Indirekter Coombs Test

IDL	Intermediate Density Lipoprotein
IEF	Isoelektrische Fokussierung
IEP	Isoelektrischer Punkt
IFCC	International Federation of Clinical Chemistry
IFE	Immunfixations-Elektrophorese
IFN-γ	Interferon-gamma
IfSG	Infektionsschutzgesetz
IFT	Immunfluoreszenztest
IGRA	Interferon-Gamma-Release-Assay
IIFT	Indirekter-Immunfluoreszenztest
IL	Interleukin
INH	Isoniazid
INI	Integrase-Inhibitoren
INR	International Normalized Ratio
IQ	Intelligenzquotient
ISAGA	Immunosorbent-Agglutination-Assay
ISE	ionenselektive Elektrode
ISI	Internationale Sensitivitätsindex
IU	International Units
JCV	JC-Virus
KbE	Koloniebildende Einheit
KBR	Komplementbindungsreaktion
KG	Körpergewicht
KHK	koronare Herzkrankheit
KNS	Koagulase-negative-Staphylokokken
LAE	Lungenarterienembolie
LAP	Leuzin-Aminopeptidase
LCAT	Lecithin-Cholesterin-Acyltransferase
LCMS	Liquid-Chromatographie-Massenspektometrie
LCR	Ligase-Kettenreaktion
LDH	Lactatdehydrogenase
LDL	Low Density Lipoprotein
LKM-AK	Liver-Kidney-Microsomes-Antikörper
LPL	Lipoproteinlipase
LPS	Lipopolysaccharid
LpX	Lipoprotein-X
LSR	Lues-Suchreaktion
M. africanum	Mycobacterium africanum
M. avium	Mycobacterium avium
M. bovis	Mycobacterium bovis
M. kansasii	Mycobacterium kansasii
M. microti	Mycobacterium microti
M. tuberculosis	Mycobacterium tuberculosis
MAK	Mycobacterium avium Komplex
MALDI-TOF	Matrix-Assistierte Laser-Desorption-Ionisierung Time-Of-Flight
MAO	Monoaminooxidase
MBK	minimalen bakteriziden Konzentration
MCH	mittleren korpuskulären Hämoglobingehalt
MCHC	mittlere korpuskuläre Hämoglobinkonzentration
MCV	mittleres korpuskuläres Volumen
MDR	multidrug-resistant
MDRD	Modification of Diet in Renal Disease
MEIA	Mikropartikelimmunoassay
MGUS	Monoklonale Gammopathie unklarer Signifikanz
MHK	Minimale Hemmkonzentration
MHN	Morbus hämolyticus neonatorum
Mio.	Millionen
MM	Multiples Myelom
MMR	Mumps-Masern-Röteln
MMRV	Mumps-Masern-Röteln-Windpocken
MoM	Multiple Of the Median
MOTT	Mycobacteria Other than Tuberculosis
MRGN	Multiresistente gram-negative
MRSA	Methicillin-resistenter Staphylococcus aureus (syn. Multiresistenter Staph. aureus)
MS	Multiple Sklerose
MSM	Männer die Sex mit Männer haben
MSSA	Methicillin-sensibler Staphylococcus aureus
MVZ	Medizinisches Versorgungszentrum
N. gonorrhoeae	Neisseria gonorrhoeae
N. meningitidis	Neisseria meningitidis
NAC	N-Acetylcystein
NAD	Nicotinamid-Adenin-Dinukleotid
NADH	reduzierte Form von NAD
NaF	Natrium-Fluorid
NASBA	Nucleic Acid Sequence Based Amplification
NAT	Nukleinsäure amplifizierende Technik
NIPT	nicht-invasive pränatale Tests
NMH	Niedermolekulare Heparine
NNR	Nebennierenrinde
NNRTI	Nicht-nukleosidische Reverse-Transkriptase-Inhibitoren
NOAK	Neue orale Antikoagulantien
NPW	negativer prädiktiver Wert
NRBC	Nuclear Red Blood Cells
NRTI	Nukleosidanaloge Reverse-Transkriptase-Inhibitoren
NRZ	Nationales Referenzzentrum
NSE	Neuronenspezifische Enolase
NT	Neutralisationstest
NTM	Nichtuberkulöse Mykobakterien
NtRTI	Nukleotidanaloge Reverse-Transkriptase-Inhibitoren
NW	Nebenwirkungen
OD	optische Dichte
oGTT	oraler Glukosetoleranztest
OPV	Orale Polio Vakzine
P. aeruginosa	Pseudomonas aeruginosa
PAMPS	Pathogen associated molecular patterns
pANCA	perinukleäre antineutrophile cytoplasmatische Antikörper
PAPP-A	Pregnancy-Associated-Plasma-Protein A
PBC	primär biliäre Zirrhose
PCA	Pur-Kinje-Cell Antibodies
PCI	Perkutaner Koronarer Intervention
PCR	Polymerase-Kettenreaktion
PCT	Procalcitonin
PEG-Interferon	Pegyliertes Interferon
PEP	Post-Expositions-Prophylaxe
PFA	Plättchenfunktionanalyzer
PI	Proteaseinhibitoren
PLAP	Plazentare Alkalische Phosphatase
PlGF	Placental Growth Factor
PLT	Platelet (engl. Blutplättchen = Thrombozyten)
PMN-Elastase	Polymorphonuklear-Elastase
POCT	Point-of-care-Testing
PPI	Protonenpumpenhemmer
PPSB	Prothrombinkomplexkonzentrat
PPW	Positiver Prädiktiver Wert
Prionen	Proteinaceous Infectious Particles
PROCAM	Prospective Cardiovascular Münster
PrPc	Prion Protein cellular
PrPSc	Prion Protein Scrapie
PSA	prostataspezifische Antigen
PSC	primär sklerosierende Cholangitis
PTT	Partielle Thromboplastinzeit
PVL	Panton-Valentine-Leukozidin
PZA	Pyrazinamid
QC	Qualitätskontrolle
QM	Qualitätsmanagement
QMH	Qualitätsmanagementhandbuch
QS	Qualitätssicherung
QUAMM	quadratische Mittelwert der Messabweichung
RBC	Red Blood Cell engl. für Eythrozyten
RDW	Erythrozytenverteilungsbreite
RF	Rheumafaktor
RHS	Retikulohistiozytären System
RIA	Radioimmunoassay
RK	Retikularkörperchen
RKI	Robert Koch-Institut
RMP	Rifampicin
RNA	Ribonukleinsäure
RPR-Test	Rapid-Plasma-Reagin-Test
RR	Relatives Risiko
RSV	Respiratory Syncytial Virus
S. aureus	Staphylococcus aureus
S. bovis	Streptococcus bovis
S. Enteritidis	Salmonellea Enteritidis
S. epidermidis	Staphylococcus epidermidis
S. equinus	Streptococcus equinus
S. mutans	Streptococcus mutans
S. Paratyphi	Salmonella Paratyphi
S. sanguinis	Streptococcus sanguinis
S. Typhi	Salmonella Typhi
SAA	Serum Amyloid A
SAB	Subarachnoidalblutung
SCLC	kleinzelliges Bronchialkarzinom
SDA	Strand Displacement Amplification
SDD	selektive Darmdekontamination
SDS	Sodiumdodecylsulfat
sFlt-1	soluble FMS-like tyrosine kinase 1

SLA-AK	Soluble-Liver-Antigen-Antikörper
SLE	Systemischer Lupus Erythematodes
SLS	Sodium-Lauryl-Sulfat
SM	Streptomycin
SMA	Smooth Muscle Antibodies
SMAC-Agar	Sorbitol-MacConkey-Agar
SNP	Single Nucleotide Polymorphism
SOD	selektiven oropharyngealen Dekontamination
SOP	Standard Operating Procedure (dt. Standardvorgehensweise)
spp.	Species
SS-Agar	Salmonella Shigella Agar
SSC	Side Scatter
SSPE	Subakute Sklerosierende Panenzephalitis
SSW	Schwangerschaftswoche
STD	Sexuell übertragbare Erkrankungen (engl Sexually Transmitted Diseases)
STH	Somatotropin
STIKO	Ständiger Impfkommission am RKI
SVR	Sustained Virological Response engl. für anhaltendes virologisches Ansprechen
T. pallidum	Treponema pallidum
TAK	Theroglobulin-Antikörper
TBC	Tuberkulose
TBVT	tiefe Beinvenenthrombose
TCBS-Agar	Thiosulfate-citrate-bile salts-sucrose-Agar
TMA	Transcription Mediated Amplification
TNF	Tumor-Nekrose-Faktor
t-PA	tissue type plasminogen activator
TPHA	Treponema-pallidum-Hämagglutinations-Assay
TPO-AK	Thyreoperoxidase-Antikörper
TPPA	Treponema-pallidum-Partikel-Agglutination
TPZ	Thromboplastinzeit
TRAK	TSH-Rezeptor-Antikörper
TRH	Thyreotropin Releasing Hormon
TSD	Tausend
TSH	Thyreoidea-stimulierendes Hormon
TTP	Thrombotisch-thrombozytopenische Purpura
UFH	Unfraktionierte Heparine
VCA	Virus Kapsid Antigen
VDRL	Veneral-Disease-Research-Laboratory
VHF	Vorhofflimmern
VK	Variationskoeffizient
VLDL	Very low density lipoprotein
VMA	Vanillinmandelsäure
VRE	Vancomycin-resistenten Enterokokken
VRSA	Vancomycin-resistente Staphylococcus aureus
vWF	von-Willebrand-Faktor
vWS	von-Willebrand-Jürgens-Syndrom
VZV	Varizella-Zoster-Virus
WB	Westernblot
WBC	White Blood Cells engl. für Leukozyten
WHO	Weltgesundheitsorganisation
XDR	extensive-drug-resistant
XLD-Agar	Xylose-Lysine-Desoxycholate-Agar
ZNS	Zentrale Nervensystem

Inhaltsverzeichnis

1 **Abkürzungsverzeichnis** 5

2 **Vorwort** 11

3 **Laboratoriumsmedizin** 13
3.0.1 EXKURS: Definition der Laboratoriumsmedizin gemäß Weiterbildungsordnung . . 13
3.1 Facharztprüfung 13
3.2 Laboratoriumsmediziner in Deutschland 15
3.3 Labore in Deutschland . . 15

4 **Musterprüfung 2015** 17

5 **Prüfungsfragen 2014** 21

6 **Präanalytik** 27

7 **Gerinnung** 33
7.1 Grundlagen der Hämostase 35
7.1.1 EXKURS: Standardisierter Gerinnungsfragebogen . 35
7.1.2 EXKURS: Bestimmung des Quick-Werts 38
7.2 Gerinnungstests 39
7.3 Hämophilie und das von-Willebrand-Jürgens-Syndrom 44
7.4 Thrombophiliediagnostik . 47
7.5 Antikoagulation 52

8 **Klinische Chemie** 57
8.1 Grundlagen Chemie und Biochemie 57
8.2 Methoden und Verfahren . 59
8.3 Enzymdiagnostik 62
8.4 Herz 69
8.5 Urindiagnostik 73
8.6 Nierenfunktion 74
8.7 Leber 80
8.8 Pankreas 85
8.9 Kohlenhydratstoffwechsel 88
8.10 Hypertonie 92
8.11 Hämatologie 96
8.11.1 EXKURS: Veränderungen im Blutbild 96
8.12 Technik 106
8.13 Lipidstoffwechsel 109
8.14 Entzündungsmarker . . . 118
8.15 Serumeiweißelektrophorese und Immunfixation 122
8.16 Tumormarker und Tumordiagnostik 130
8.17 Liquordiagnostik 132
8.18 Sonstiges 141

9 **Transfusionsmedizin** 143

10 **Serologie / Infektiologie** 151
10.1 Immunsystem 151
10.2 Allgemeines 153
10.3 Impfungen 160
10.4 Retroviren 170
10.5 Human Immunodeficiency Virus (HIV) 171
10.6 Hepatitis 194
10.7 Mutterschaftsvorsorge gemäß Mutterschafts-Richtlinie 208
10.8 Schwangerschaftsrelevante Infektionen 210
10.9 Virologische Diagnostik . . 223
10.10 Serologische Verfahren . . 225
10.11 Virologie 228
10.12 Humane Herpesviren . . . 234
10.13 Sexuell übertragbare Erkrankungen 239
10.14 Malaria 245
10.15 Infektionskrankheiten – Tropenerkrankungen . . . 256
10.15.1 EXKURS: Reiseassoziierte Krankheiten 2015 256
10.16 Indikationsbezogene Untersuchungen 263

11 **Mikrobiologie** 269
11.1 Allgemeines 269

11.2 Meningitis 270
11.3 Tuberkulose 272
11.4 Urindiagnostik 279
11.5 Stuhldiagnostik 283
11.6 Diarrhö 288
11.7 Meldepflicht – Infektionsschutzgesetz 294
11.7.1 EXKURS: Infektionsschutzgesetz . 294
11.8 Desinfektion und Sterilisation 297
11.9 Krankenhaushygiene . . . 300
11.10 Kulturmedien und Färbungen 310
11.11 Keimidentifizierung 314
11.12 Streptokokken, Staphylokokken und Pneumokokken 322
11.13 Gram-negative Erreger . . 329
11.14 Anaerobier 330
11.15 Intrazelluläre Erreger . . . 331
11.16 Antibiotika und Resistenztestung 331
11.17 Pneumonie 339
11.18 Pilze 342
11.19 Sonstige Erreger 343

12 Drogen **347**

13 Genetik **349**
13.1 Pränatales Screening . . . 350
13.1.1 EXKURS: NIPT . . 350

14 Molekularbiologie **353**

15 QM, QS, QC **359**
15.1 Grundlagen 359
15.2 Validierung, Verifizierung und Testparameter 360
15.3 Rili-BÄK 364

16 Autoimmundiagnostik **371**

17 Endokrinologie **375**
17.0.1 EXKURS: MoM-Wert379
17.1 Funktionstests 379

18 Aktuelles **381**
18.1 Aktuelles (2015) 381
18.2 Aktuelles (2016) 382

19 Allgemeines **385**

20 Musterprüfungen **387**
20.1 Musterprüfung von 1998 im Wortlaut 387

21 Literatur **397**

Stichwortverzeichnis **398**

2 Vorwort

Warum dieses Buch geschrieben wurde ...

Spätestens nach der Anmeldung zur Facharztprüfung wird es ernst und ein realistischer Lernplan wird notwendig. Bei mir schränkten berufliche wie familiäre Pflichten die verfügbare Vorbereitungszeit ganz erheblich ein. Damit war es nicht möglich, mit Hilfe des *allumfassenden* Standardwerks *Thomas* zu lernen. Leider fehlt auch spezielle Prüfungsliteratur, so dass nur Kurzlehrbücher bleiben. Diese richten sich im Regelfall aber eher an Medizinstudenten und lassen dadurch leider die notwendigen Praxisbezüge vermissen. Das führt am Ende dazu, dass eine Vielzahl an Büchern (u. a. Mikrobiologie, Klinische Chemie, Hämatologie, Gerinnung, Immunhämatologie, Liquordiagnostik, Serologie und Infektiologie) benötigt werden. Zusätzlich macht noch Unbehagen, dass relativ unklar bleibt, welche Ansprüche an einen Laboratoriumsmediziner gestellt werden. Muss der Laboratoriumsmediziner die Bakteriologie in der Praxis beherrschen oder ist das Aufgabe des Mikrobiologen? Nach dem Durchlesen einiger Bücher wurde recht schnell klar, dass das nichts bringt! Das Lernen neben Beruf und Familie erfordert eine spezifische und realistische Vorbereitung auf die Facharztprüfung!

Diese Fragensammlung entstand vor meiner Facharztprüfung, da es **keine** geeignete Literatur zur Vorbereitung gab.

Aus allen mir verfügbaren Quellen habe ich Prüfungsfragen aus der Labormedizin gesammelt. Bei allen redaktionellen Änderungen und Korrekturen war stets das Ziel, die Fragen (gekennzeichnet mit Prüfer) und die Antworten der Prüflinge (gekennzeichnet mit Antwort) möglichst originalgetreu wiederzugeben. Bei falschen, fehlenden oder zu knappen Antworten wurde die Frage mit einem Kommentar ergänzt (gekennzeichnet mit Kommentar). Wichtige Aspekte des Laboralltags, für die keine Originalfragen existieren, sind als Frage formuliert mit in die Sammlung aufgenommen (gekennzeichnet mit Frage).

Den sehr hohen Arbeitsaufwand von Hunderten Arbeitsstunden habe ich unterschätzt und dabei ist die Sammlung sicher (noch) nicht komplett. Alleine das Sichten und Sortieren der Fragen war ein Kraftakt. Als das Skript am Ende fast fertig und die Facharztprüfung erfolgreich bestanden war, wäre es viel zu schade gewesen, dies alles einfach wegzuwerfen. So entstand die Idee, die **erste Fragensammlung in der Labormedizin** als Buch zu veröffentlichen und hoffentlich Kollegen, Medizinstudenten und MTAs einen etwas leichteren Einstieg in die Labormedizin zu ermöglichen.

Gerne möchte ich das Buch erweitern und regelmäßig aktualisieren. Hierfür freue ich mich über jedes Prüfungsprotokoll, konstruktive Verbesserungsvorschläge und Hinweise auf Fehler. Das Prüfungsprotokoll sollte mindestens eine DIN-A4-Seite lang sein und die Prüfungsfragen und Antworten möglichst wortgetreu enthalten. Persönliche Daten bleiben natürlich vertraulich, es werden nur die Fragen und Antworten mit in die Fragensammlung aufgenommen. Dennoch wäre es interessant, den Grund der Prüfung (Facharztprüfung, Staatsexamen etc.), Ort und Datum, die Prüfer und die ungefähre Prüfungsdauer zu erfahren. Bitte noch angeben, ob es praktische Prüfungsinhalte gab und ob Anschauungsmaterialien (z. B. Agarplatten, mikroskopische Präparate, Blutbilder, Serumeiweißelektrophoresen) mitgebracht wurden. Wer selber einen interessanten Fall, selbst formulierte Fragen oder einen guten Merkspruch hat, soll das gerne in einer druckreifen Fassung als Textdatei (txt, rtf, doc) per E-Mail einsenden.

Buch@Facharzt-Labormedizin.de

Bitte allen Einsendungen eine kurze Erklärung beifügen, dass das Geschriebene im Buch veröffentlicht werden darf, da bei jedem eingereichten Beitrag die Rechte zur Veröffentlichung und Weiterverbreitung an den Herausgeber übertragen werden. Natürlich werden alle, die einen Beitrag leisten, im Buch genannt. Ein Honorar oder eine sonstige Vergütung kann leider nicht gewährt werden.
Weitere Informationen und Formulare finden sich auf der Internetseite:

QR Code

www.Facharzt-Labormedizin.de

Einige Dinge wurden bewusst unüblich geschrieben, um es leichter merkbar zu machen. Beispiele sind Begriffe wie **grampositiv** oder **Oxidase-positiv**. Allgemein gilt, dass bewusst umgangssprachliche, einfache Formulierungen zum leichten Auswendiglernen verwendet werden! Eine listenartige Darstellung soll dies noch vereinfachen.

Häufig gestellte Fragen sind in der Rand-
\+ spalte mit einem **+** gekennzeichnet

Sehr häufig gestellte Fragen sind in der
++ Randspalte mit **++** gekennzeichnet

Prüfungsfragen, die eindeutig aus Mikrobiologie-Prüfungen stammen, sind in der
MiBio Randspalte mit **MiBio** gekennzeichnet

Originalfragen sind mit **Prüfer** gekennzeichnet, Ergänzungsfragen mit **Frage**

Originalantworten der Prüflinge (wörtlich übernommen) sind mit **Antwort** gekennzeichnet

Vom Autor hinzugefügte Antworten sind als **Kommentar** gekennzeichnet

Danksagung

Ich danke **Helga Müller**, **Marianne Weyh** und **Maria Müller** für die ausdauernde Korrektur des Buches. Herrn **Dr. Thomas Splettstößer** aus Berlin (www.scistyle.com) danke ich für die Erlaubnis, seine herausragenden Abbildungen zu HIV in diesem Buch zu verwenden. Ich danke auch allen Lesern, die dieses Projekt mit Ihrem Kauf unterstützt haben.

3 Laboratoriumsmedizin

3.0.1 EXKURS: Definition der Laboratoriumsmedizin gemäß Weiterbildungsordnung

> Das Gebiet der Laboratoriumsmedizin umfasst die Beratung und Unterstützung der in der Vorsorge und Krankenbehandlung Tätigen bei der Vorbeugung, Erkennung und Risikoabschätzung von Krankheiten und ihren Ursachen, bei der Überwachung des Krankheitsverlaufes sowie bei der Prognoseabschätzung und Bewertung therapeutischer Maßnahmen durch die Anwendung morphologischer, chemischer, physikalischer, immunologischer, biochemischer, immunchemischer, molekularbiologischer und mikrobiologischer Untersuchungsverfahren von Körpersäften, ihrer morphologischen Bestandteile sowie Ausscheidungs- und Sekretionsprodukten, einschließlich der dazu erforderlichen Funktionsprüfungen sowie der Erstellung des daraus resultierenden ärztlichen Befundes.
>
> Quelle: Weiterbildungsordnung von Baden-Württemberg (http://www.aerztekammer-bw.de/10aerzte/30weiterbildung/09/wbo.pdf)

3.1 Facharztprüfung

Wie eine Facharztprüfung genau abläuft, ist im Vorfeld eine sehr schwierige Frage, da es hierzu im Gegensatz zu Ländern wie Österreich [1] keinen standardisierten Prüfungsablauf gibt! Verschiedene Laborärzte sagten mir, es sei für Sie die schlimmste Prüfung ihres Lebens gewesen. Andererseits sollte eine Facharztprüfung in einem Fachgebiet, in dem man seit mindestens fünf Jahren gearbeitet hat, keine große Überraschungen bieten. Die Ärztekammer spricht daher auch von einem **kollegialen Gespräch**. Geprüft wird im Regelfall durch einen niedergelassenen Laboratoriumsmediziner und einen Chefarzt sowie einen meist fachfremden Vorsitzenden.

Der Facharzt für Labormedizin

Etwas klarer geregelt als die Facharztprüfung ist die Weiterbildung zum Facharzt für Laboratoriumsmedizin, da diese Inhalte in der Weiterbildungsordnung festgelegt sind. Rechtsverbindlich ist immer die Weiterbildungsordnung der zuständigen Landesärztekammer, die sich zwar meist an der Muster-Weiterbildungsordnung der Bundesärztekammer orientiert, es aber durchaus zu Unterschieden zwischen den einzelnen Bundesländern kommen kann. Die Adressen der Landesärztekammern finden sich unter http://www.bundesaerztekammer.de/ueber-uns/landesaerztekammern/adressen/

Was dafür muss man **Arzt** sein?
Was **machst** DU eigentlich im Labor?

Als Labormediziner wird man häufig von Kollegen und Laien belächelt. Kurz vor der Facharztprüfung hätte ich mich sehr gefreut, wenn es so einfach wäre. Obwohl die Laboratoriumsmedizin nicht die gleiche Beachtung bekommt wie die *großen* Fächer, darf man nicht die Berührungspunkte zu fast jedem anderen Fachgebiet übersehen. Dadurch ist eine scharfe Abgrenzung zu den klinischen Fächern (Innere, Pädiatrie, Gynäkologie, Neurologie, Infektiologie) und zu typischen Grundlagenfächern (Biochemie, Pathophysiologie, Pharmakologie und Genetik) häufig gar nicht möglich. In der täglichen Praxis zeigt sich oft, dass das Labor eben nicht nur die Laborergebnisse generiert, sondern der Laborarzt diese

[1] http://www.oeglmkc.at/fa/fa.htm

auch für den Kliniker interpretieren und häufig genug auch erklären muss. Insbesondere die Gebiete Infektiologie, Immunologie, Gerinnnung, Hormondiagnostik und Blut-Liquor-Diagnostik kommen in vielen anderen Facharztweiterbildungen offensichtlich zu kurz.

Meine eigene Facharztprüfung

Während der Prüfungsvorbereitung stellt sich zwangsläufig die Frage nach dem Ablauf und dem Inhalt der Prüfung. Ist es eine mündliche, rein theoretische Prüfung oder werden anhand von Präparaten (Blutbildern, Bakterienkulturen etc.) auch praktische Fähigkeiten geprüft? Da die Mikrobiologie schließlich auch ein Teil der Labormedizin ist, habe ich noch versucht, mir möglichst viele verschiedene Bakterienkulturen anzuschauen und einzuprägen (Proteus schwärmt, Klebsiellen sind schleimig usw.), um wenigstens den Einstieg zu finden. Davon kann ich retrospektiv bei geringen Vorkenntnissen nur abraten, da die Mikrobiologie viel zu umfangreich ist und dieses Vorgehen nur die Unsicherheit verstärkt.

Meine Facharztprüfung verlief ähnlich wie ein mündliches Staatsexamen. Als angenehm habe ich empfunden, dass man alleine geprüft wird und nicht in einer größeren Gruppe wie im Studium. Anhand von Fallbeispielen wurde Wissen abgefragt und durch Nachfragen vertieft. Laut den von mir ausgewerteten Prüfungsprotokollen verlaufen wohl die meisten Prüfungen so. Mikrobiologische Präparate und Kulturen kommen sicher nur sehr selten zum Einsatz. Selbst in der Mikrobiologie-Facharztprüfung kommen sie nicht immer vor. Selten werden Bilder von Blutausstrichen, z. B. einem Malariaparasit, gezeigt. Da in den Prüfungsräumen normalerweise technische Hilfsmittel fehlen, wird sicher auch nur selten verlangt, dass man selbst mikroskopiert. Die Fragensammlung zeigt, dass Prüfer sehr häufig Bilder einer Serumeiweißelektrophorese mitbringen. Das sind dann aber häufige und eindrucksvolle Befunde wie ein Extragradient oder die Bisalbuminämie. Im Regelfall sollte man das auch während der Facharztweiterbildung gesehen haben.

In meiner Facharztprüfung wurde häufig ein Teil meiner Antwort als Aufhänger für die nächste Frage genommen. Wenn ich beispielsweise das Gendiagnostikgesetz beiläufig erwähnt habe, musste ich in der nächsten Frage genau das detailliert erklären. Die Erwähnung des Quick-Werts führte dazu, dass ich die Methode und die Berechnung des INR-Werts erklären musste. Um diesen Mechanismus zu verstehen, ist es wichtig, mit Fragen und Antworten zu lernen. Wenn einem klar ist, aus welchen Antworten sich welche Fragen ergeben, dann kann man mit ein wenig Übung die Prüfung so steuern, dass sich wirklich ein **kollegiales Gespräch** ergibt, bei dem man sich souverän präsentieren kann.

Zwei Fehler sollte man unbedingt vermeiden ...

Antworten sollten niemals als bloße Stichworte gegeben werden und man sollte unbedingt vermeiden, dem Prüfer Stichworte zu präsentieren, bei denen man nur die Überschrift parat hat. Macht man das trotzdem – um wenigstens irgendetwas sagen zu können – besteht die Gefahr, dass man spätestens bei der nächsten Frage gar nichts mehr zu dem Thema sagen kann. Hier hilft dann nur noch, auf einen Themenwechsel zu hoffen oder geschickt durch ein *falsches* Stichwort auf ein anderes Thema auszuweichen bzw. den Prüfer sanft zu einem anderen Thema, das man sicher beherrscht, hinzuführen.

Was wirklich wichtig ist!

Ein wichtiger Tipp ist es, bei der Ärztekammer frühestmöglich die Prüfer zu erfragen, um dann herauszufinden, welchen Schwerpunkt die Kollegen haben. Leitet der Prüfer eine Gerinnungsambulanz für Schwangere? Betreut er die forensische Analytik? Oder macht er ganz *normale* Labormedizin? Es ist mit relativ geringem Aufwand verbunden und es lohnt sich fast immer, die Steckenpferde der Prüfer zu vertiefen.

Wichtig für die Prüfung sind die Grundlagen der klinischen Chemie (Quick, PTT, unklare Leberwerterhöhungen), der Infektionsserologie (Hepatitis- und HIV-Serologie, auch EBV und CMV), der Immunhämatologie (Blutgruppe, Rhesusfaktor, AKS) und der Molekularbiologie (NAT, TMA, PCR und Real Time-PCR). Zunehmend wichtig wird die Rili-BÄK, das Qualitätsmanagement (interne und externe Qualitätskontrolle) und das Thema Akkreditierung.

Es ist schon gut, wenn ein Laborarzt die Agar-Platte überhaupt richtig herum hält.

Für die Mikrobiologie muss realistischerweise ein robustes Basiswissen auf Staatsexamen-Niveau ausreichen (gram-Färbung, wichtige Erreger und Krankheiten, biochemische Differenzierung, Kultur und Antibiogramm, Antibiotika).

3.2 Laboratoriumsmediziner in Deutschland

Laut Bundesärztekammer[2] gibt es Stand 31.12.2015 insgesamt **1.090 berufstätige Fachärzte für Laboratoriumsmedizin** in Deutschland. Davon sind **702 im ambulanten Bereich** (vertragsärztliche Versorgung) tätig und 275 in einem Kliniklabor. Über alle Fachrichtungen waren zur gleichen Zeit **371.302 Ärzte** tätig. Fachärzte für Laboratoriumsmedizin sind mit 0,3 % also eine sehr kleine Gruppe. Dazu kommen noch etwa 768 berufstätige Fachärzte für Mikrobiologie, Virologie und Infektionsepidemiologie. Fasst man diese beiden Fachrichtungen unter dem Begriff *Laborärzte* zusammen, dann sind es etwa 0,5 % der Ärzte. Mit etwa 40 % sind die 50 bis 59-Jährigen die größte Altersgruppe, die *Jungen* bis 39 Jahre stellen lediglich 6 % der Laboratoriumsmediziner.

Die jungen Ärzte fehlen ...

Auch der Nachwuchs hält sich in Grenzen, **nur 42 mal** wurde 2015 die Facharztbezeichnung Laboratoriumsmedizin verliehen. Bei insgesamt 12.231 verliehenen Facharztanerkennungen sind das nur 0,3 %!

Der **Nachwuchsmangel** rührt sicher auch daher, dass es durch die Laborstrukturen (s.u.) und die politischen Rahmenbedingungen nicht mehr möglich ist, sich selbst niederzulassen und ein Labor neu zu gründen. Damit steigt die Abhängigkeit von den etablierten MVZ und Laborverbünden und führt in der Oligopol-Struktur zu ähnlichen, aber relativ niedrigen Facharztgehältern, die nicht mit anderen Facharztgruppen konkurrieren können. Beispielsweise verdient selbst ein *Allgemeinmediziner* an der unteren Einkommensskala mehr als ein angestellter Facharzt für Laboratoriumsmedizin. Die sehr hohen durchschnittlichen Einkommen der **Laborärzte** kommen in den Statistiken durch die (älteren) und sehr vermögenden niedergelassenen Laborärzte zustande. Doch für die *jungen* Ärzte sind diese Zeiten vorbei, da sie nur angestellt und nicht mehr an den Laboren beteiligt werden. Da Krankenhauslabore zunehmend an private Labore verkauft werden, ist auch dieser alternative Karriereweg versperrt.

Immer wieder wird (von Laborärzten) darauf hingewiesen, dass zwei Drittel (manchmal liest man auch drei Viertel) aller Diagnosen auf Laboruntersuchungen basieren, die Labormedizin in der gesetzlichen Krankenkasse jedoch nur 3–4 % der Kosten verursacht. Dennoch schielen viele *Kliniker* auf das Budget der Labormedizin und sehen hier vor allem ein Einsparpotential. Auch im Rahmen der schon lange geplanten GOÄ-Reform soll die sprechende Medizin auf Kosten der Gerätemedizin aufgewertet werden.

Weitere Informationen auch unter: http://www.bdlev.de/labormedizin/

3.3 Labore in Deutschland

Es gibt wenig zuverlässige Informationen über den deutschen Labormarkt. Laut dem

[2] http://www.bundesaerztekammer.de/ueber-uns/aerztestatistik/aerztestatistik-2015/

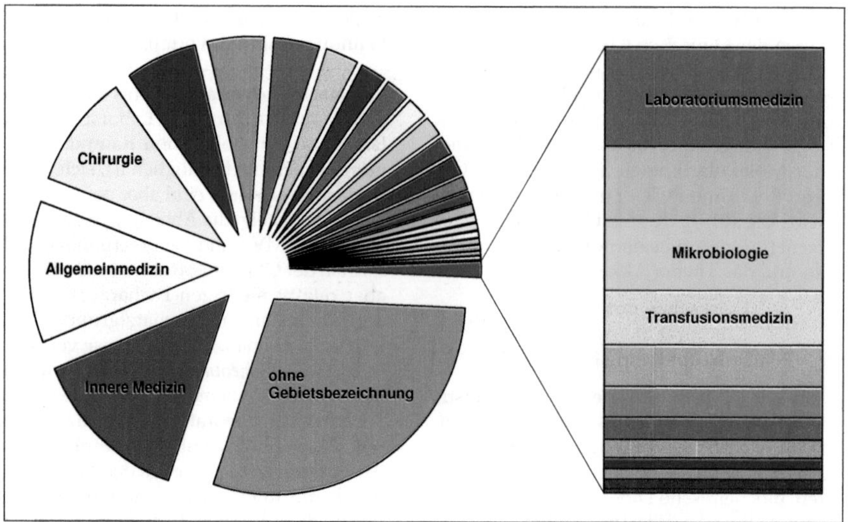

Abb. 3.1: 371.302 Ärzte waren am 31.12.2015 in Deutschland berufstätig: Die größte Gruppe sind die Ärzte ohne Facharztbezeichnung. Dann folgen die Internisten, die Allgemeinmediziner und die Chirurgen. Rechts sind die kleinen Facharztgruppen mit weniger als 1.090 Fachärzten dargestellt.

Trilliumreport Sonderheft 1/2012 Labormedizin[3] teilten sich 2012 etwa die Hälfte des Marktes fünf Laborgruppen: die **Limbach-Gruppe** mit 14 %, **Sonic** mit 11 %, **Synlab** mit 9 %, **Amedes** mit 9 % und **LADR** mit 5 %. Inzwischen sind nach einigen Zukäufen sicher die Anteile der großen Laborgruppen gestiegen. So hat nach eigenen Angaben die Limbach SE mehr als 30 Labore in Deutschland mit mehr als 5.000 Mitarbeitern und mehr als 300 Fachärzten (Stand 2016). In der obigen Auflistung fehlen u. a. die Arbeitsgemeinschaft unabhängiger Laborärzte (a.u.la.) mit Laboren in 31 Städten. Wirklich eigenständige kleine Labore gibt es leider nur noch wenige.

Das **Labor Schottdorf** wurde als eines der größten Labore mit 1.500 Mitarbeitern 2007/2008 an den australischen Konzern Sonic Healthcare für angeblich 280 Millionen Euro verkauft. Zur Sonic-Gruppe gehören neben Schottdorf auch Bioscentia, Labor28 und die GLP Medical Group.

Die **Amedes-Gruppe** mit 35 Laboren wurde 2015 für 800 Millionen Euro an den Infrastrukturfond Antin verkauft. Der Jahresumsatz bei Amedes lag laut Handelsblatt bei 400 Millionen und der Gewinn bei 80 Millionen. **Synlab** wurde im gleichen Jahr kurz davor an Cinven für 1.8 Milliarden Euro verkauft.

Die Konzentrationsprozesse im Laborbereich wirken sich auf uns Ärzte aus. Durch die sehr großen MVZ sind immer mehr Ärzte angestellt. Im ambulanten Bereich waren Stand 31.12.2015 laut BÄK von 702 Fachärzten für Laboratoriumsmedizin nur 258 niedergelassen und bereits 444 angestellt! Damit sind 63 % im ambulanten Bereich bzw. 74 % im ambulanten und stationären Bereich angestellt.

[3] www.trillium.de

4 Musterprüfung: Facharztprüfung Laboratoriumsmedizin 2015 im Wortlaut

Fallbeispiel:
Junge Patientin mit Kinderwunsch kommt zu Ihnen in die Sprechstunde. Sie macht sich Sorgen, da in Ihrer Familie (wohl bei Tante und Schwester) Thrombosen aufgetreten sind.

1 Prüfer 1:
Was machen Sie?

Antwort:
Fragen stellen! Hatte die Patientin bereits ein thrombotisches Ereignis? Wurde schon einmal eine Gerinnungsdiagnostik durchgeführt?

2 Prüfer 1:
Nein, bisher unauffällige, gesunde, junge Frau

Antwort:
- **Anamnese:** Rauchen? Orale Kontrazeptiva – ok, aktuell vermutlich nicht, da Kinderwunsch besteht
- Thrombosen in der Familie deuten auf ein genetisches Risiko hin!
- Durchführen einer **Thrombophiliediagnostik** mit Bestimmung von Antithrombin (AT), Protein S und Protein C
- Ausschluss genetischer Faktoren mit Bestimmung der Prothrombin-Mutation und der Aktivierten Protein C (APC)-Resistenz zum Ausschluss eines Faktor-V-Leidens. Bei auffälliger Aktiviertes Protein C (APC)-Resistenz erfolgt dann ein genetischer Nachweis der Faktor-V-Leiden-Mutation mittels Polymerase-Kettenreaktion (PCR), für diese beiden Untersuchungen Aufklärung nach Gendiagnostikgesetz erforderlich. Auch Bestimmung der Thrombozytenfunktion mittels Plättchenfunktionanalyzer (PFA)-100, da hierfür das Citratblut maximal 2–4 Stunden alt sein darf, ist die Blutentnahme im Labor sinnvoll!

Prüfer 1: 3
Welches **Antithrombin**?

Antwort:
Früher wurde es auch als Antithrombin (AT) III bezeichnet.

Prüfer 1: 4
Okay *(nickt)*.

Prüfer 2: 5
Sie haben das **Gendiagnostikgesetz** erwähnt. Was ist danach zu beachten?

Antwort:
- Das Gendiagnostikgesetz unterscheidet zwischen prädiktiven und diagnostischen Untersuchungen. Wichtig wegen der Patientenaufklärung!
- Bei prädiktiven Untersuchungen dürfen nur Fachärzte für Humangenetik oder andere Fachärzte mit entsprechender Zusatzbezeichnung aufklären
- Bei den Gerinnungsuntersuchungen handelt es sich um diagnostische Untersuchungen, bei denen jeder Arzt, auch ich als Laborarzt, aufklären darf

Prüfer 2: 6
Über was klären Sie den Patienten auf?

Antwort:
- Prinzipiell, dass es sich überhaupt um eine genetische Untersuchung handelt
- Klären, wer den Befund bekommen soll, da nur der genannte Arzt den Befund bekommt und nachträglich auch kein anderer
- Soll das Laborergebnis länger als 10 Jahre aufbewahrt werden?

Prüfer 2: 7
Und was ist noch wichtig?

Antwort:
Klären, ob die Probe nach der Untersuchung vernichtet werden soll

8 Prüfer 2:
Sie haben vorhin über die Gerinnung gesprochen. Was misst man mit dem **Quick-Wert**?

Antwort:
Extrinsische System, also das **exogene Gerinnungssystem**. Faktor VII und gemeinsame Endstrecke X, V, II und I

9 Prüfer 2:
Wie erklären Sie einem Kollegen was ein **Quick-Wert von 30 %** entspricht?

Antwort:
- Bei dem Quick-Wert wird die **exogene Gerinnung** gemessen. Nach Gerinnungsaktivierung wird die Zeit gemessen bis zur Gerinnung, früher z. B. mit einer Stahlkugel, die sich im Röhrchen bewegt, bis sich Fibrinfäden ausbilden
- Diese Patienten-Prothrombinzeit (in s) wird auf die Prothrombinzeit eines Normalplasmapools bezogen. Hierzu werden Verdünnungsreihen des Pool-Plasmas durchgeführt und eine Standardkurve erstellt. Aus dieser lässt sich ablesen, wie stark das Poolplasma verdünnt werden muss, um die gleiche Gerinnungszeit wie beim Patienten zu erreichen. Das entspricht dem Quick-Wert. Also beispielsweise wäre der Quick-Wert 50 % bei einer 1:1 Verdünnung

10 Prüfer 2:
Warum wird die **INR** bestimmt und wie wird das gemacht?

Antwort:
- Mit der **International Normalized Ratio (INR)** soll die Prothrombinzeit international bzw. zwischen verschiedenen Laboren vergleichbar sein. Der **Quick-Wert** hängt stark von dem verwendeten Reagenz ab. Bei der INR gibt es festgelegte Zielbereiche je nach Erkrankung und der Marcumarpatient kann überall die INR vergleichbar messen lassen
- Aus der gemessenen Prothrombinzeit und der Prothrombinzeit eines Standardnormalplasmas wird der Prothrombinquotient berechnet. Dieser Quotient hoch einem Index, der von dem Gerätehersteller mitgeteilt wird, ich glaube, er heißt Internationaler Sensitivitätsindex (ISI), ergibt die INR

Prüfer 2: 11
Wird immer die **INR** bestimmt?

Antwort:
Nein, die INR wird nur bestimmt, wenn eine orale Antikoagulation mit Vitamin K Antagonisten vorliegt. Zum Ausschluss einer Gerinnungsstörung wird der Quick-Wert bestimmt

Prüfer 1: 12
Ein Patient muss eine **Alkoholabstinenz** nachweisen. Was für Untersuchungen führen Sie durch?

Antwort:
- **Blutalkoholspiegel** zur Akutdiagnostik
- **Ethylglucoronid (ETG)** zum Nachweis nach ein paar Stunden bis zu drei Tagen
- **Kohlenhydrat-defizientes-Transferrin (CDT)** zum Nachweis eines langfristigen Alkoholabusus

Prüfer 1: 13
Wo weisen sie das **ETG** nach?

Antwort:
ETG ist durch Glucoronidierung wasserlöslich, also im Blut!

Prüfer 1: 14
Wo kann **ETG** noch nachgewiesen werden?

Antwort:
???

Prüfer 1: 15
Was wird in der Forensik gerne als Material genommen?

Antwort:
Also wenn Sie so fragen ... in den Haaren?

Prüfer 1: 16
Wie lange kann das **ETG in den Haaren** nachgewiesen werden?

Antwort:
Mmhh ... Haare wachsen so etwa 1 cm pro Monat *Anm. Prüfling: Prüfer 1 nickt*, also hängt es von der Haarlänge ab!

Anm. Prüfling: Prüfer 1 erklärt, dass man sich inzwischen auf Höchstgrenzen von 6 Monaten geeinigt hat, da es irgendwelche Veränderungen im Lauf der Zeit gibt. Früher in der Haaranalyse waren es wohl mal 12 Monate.

17 **Prüfer 1:**
Wie entsteht das **CDT**?

Antwort:
... Alkohol führt zu Veränderungen an den Kohlenhydratseitenketten ...

18 **Prüfer 1:**
Wo wird denn das **Transferrin** gebildet?

Antwort:
In der Leber.

19 **Prüfer 1:**
ETG ist ja nur ein kleines Nebenprodukt ... wie wird Alkohol abgebaut?

Antwort:
??? durch die Alkoholdehydrogenase

20 **Prüfer 1:**
... zu **Aldehyd**! Erklärt, wie es zum CDT kommt *Anm. Prüfling: [... habe ich nicht verstanden]*

21 **Prüfer 1:**
Zu welchen Veränderungen kommt es noch bei **Alkoholabusus**?

Antwort:
Mittleres korpuskuläres Volumen (MCV) erhöht ... grübel

22 **Prüfer 1:**
Sie haben doch vorhin die Leber erwähnt

Antwort:
Ah ja, natürlich die **γ-GT** ist erhöht!

Anm.: γ-GT = Gamma-Glutamyltransferase.

Prüfer 2: 23
Noch mal zu dem mittleres korpuskuläres Volumen (MCV). Bei einer südländischen Frau fällt ein isoliert erniedrigtes MCV auf. Keine Anämie.
Was kann das sein?

Antwort:
... mikrozytär. Keine Anämie? *Anm. Prüfling: Prüfer bestätigt* ähhh **Thalasämie**?

Prüfer 2: 24
Welche Thalasämie?

Antwort:
β-Thalasämie

Prüfer 2: 25
Wie weisen Sie die nach?

Antwort:
Mittels Hämoglobin (Hb)-Elektrophorese.

Prüfer 2: 26
Wie geht es noch einfacher?

Antwort:
??? *Anm. Prüfling: Prüfer ergänzt HbA2 – wobei wir das HbA2 ebenfalls per Hb-Serumeiweißelektrophorese (Elpho) messen!? Ich habe das aber nicht weiter vertieft*

Fallbeispiel:
Ein Kinderarzt ruft Sie an, weil er einen Patienten mit gehäuften Infekten hat und das abklären lassen möchte.

Prüfer 2: 27
Welche Untersuchungen empfehlen Sie?

Antwort:
- Das ist zwar eine häufige Fragestellung, in der Praxis kommt bei banalen Infekten aber meistens nix raus
- Am ehesten ist noch ein **IgA-Mangel** wahrscheinlich. Daher Bestimmung der Gesamt-IgA, aber auch IgM und IgG
- Wenn weiterer Klärungsbedarf besteht, auch einen **zellulären Immunstatus** CD4+, CD8+ und CD19+/CD20+ für die B-Zellen

bestimmen lassen. Bringt meist noch weniger

- Ggf. auch IgG-Subklassen. Sinnvoll ist auch die Bestimmung von **Impfantikörpern**, beispielsweise Tetanus-Antikörper (AK). Wenn die da sind, kann man einen schwerwiegenden Immundefekt bzw. Subklassendefekt ausschließen

28 **Prüfer 2:**

Sehr gut! Die Impfantikörper sind der beste Test, da es ein funktioneller Test ist. Welcher Immunglobulinmangel war noch mal am häufigsten?

Antwort:

Absoluter IgA-Mangel! Geht mit vermehrten Infekten einher!

29 **Prüfer 2:**

Jetzt haben Sie die zelluläre Immunität und die Antikörper untersucht. Welche dritte Säule bleibt dann noch zu testen?

Antwort:

... *Anm. Prüfling: kurzes Zögern* ... Das **Komplementsystem**

30 **Prüfer 2:**

Richtig! Was untersuchen Sie hierzu?

Antwort:

Orientierend die gesamthämolytische Aktivität CH-50 oder CH-100

Anm. Prüfling: Prüfer nicken, schauen zur Uhr und geschafft!!!!

5 Prüfungsfragen: Facharzt Laboratoriumsmedizin 2014[1]

31 Prüfer:
Welche **Entzündungsparameter** gibt es?

Kommentar:

- **Blutbild** mit Leukozytenanstieg, Linksverschiebung bei bakteriellen Infekten = vermehrtes Auftreten von unreifen neutrophilen Granulozyten bzw. Granulozyten-Vorstufen im Differentialblutbild
- **Blutkörperchensenkungsgeschwindigkeit (BSG)**
  - Suchtest / Verlaufskontrolle bei entzündlichen Erkrankungen
  - Störfaktoren: bei Anämie falsch hoch, bei Polyglobulie falsch niedrig, bei Schwangerschaft höher!
  - Prinzip: negativ geladene Erythrozyten sedimentieren schneller, wenn sich positiv geladene Entzündungsproteine (Fibrinogen, Immunglobuline, α-2-Makroglobulin) anlagern
  - Vorteile: einfach! Citratblut (**Verhältnis 4:1**) in 200 mm langes Röhrchen (2 mm Durchmesser), nach 1 Stunde (< 15 mm) ggf. 2 Stunden (< 20 mm) ablesen!
- Früher auch Elpho (**Akute-Phase-Proteine (APP)**): heute aber eher obsolet, da zu teuer, aufwändig und fragliche Aussagekraft
- **C-reaktives Protein (CRP)**
  - Bindet an das C-Polysaccharid der Zellwand von Streptococcus pneumoniae, an andere Polysaccharide und Nukleinsäuren
  - APP – produziert in Leber, erhöht bei Entzündung, rheumatoider Arthritis, malignen Erkrankungen
  - Bei bakteriellen Infektionen am höchsten, bei Virusinfekten meist < 40 mg/l (Normal < 5 mg/l)
  - Vorteile: rascher Anstieg und Abfall, schnell und günstig verfügbar
- **Procalcitonin (PCT)**
  - Prohormon von Calcitonin aus der Leber
  - Vorteile: bessere Kinetik und Spezifität als bei dem CRP, Erkennung von schweren systemischen bakteriellen Infekten / Sepsis = **Procalcitonin (PCT) gesteuerte Antibiose**!
  - Normal < 0,05 µg/l, Ausschluss Sepsis < 0,5 µg/l
  - Deutlich niedrigere PCT-Werte bei lokalen Infektionen
- **Interleukin (IL)-6**
  - Gebildet in Monozyten / Makrophagen und Endothelzellen → stimuliert Leber zur Produktion von APP, z. B. CRP
  - Vorteile: IL-6-Anstieg nach 2–4 Stunden (CRP erst nach 6–12 Stunden), Anstieg proportional zum Schweregrad
- **Lipopolysaccharidbindendes Protein**
  - Lipopolysaccharid (LPS) als Zellwandbestandteil gram-negativer Bakterien wird vom lipopolysaccharidbindenden Protein gebunden. Der Komplex bindet CD14
  - Vorteile: Differenzierung zwischen bakteriell und viral. Höhe korreliert mit Schwere der bakteriellen Infektion

Fallbeispiel:
Hepatitis: Patient kommt in die Ambulanz mit gelben Skleren und erhöhten Transaminasen nach einem Chinaaufenthalt

Prüfer: 32
An was denken Sie?

Kommentar:
China ist Hochprävalenzengebiet für Hepatitis B-Virus (HBV) (etwa 1/3 der weltweit 400 Millionen (Mio.) Infizierten stammen aus China!). Anamnese: Impfstatus HBV erfragen!

Frage: 33
Was wäre noch denkbar?

Kommentar:
Prinzipiell auch Hepatitis A-Virus (HAV) oder Hepatitis E-Virus (HEV) (fäkal-orale Übertragung = Lebensmittel) und Hepatitis C-Virus (HCV) (parenteral).

34 Frage:
Was veranlassen Sie zur **Hepatitis Diagnostik**?

Kommentar:
- Als Suchtest: HbsAg, Anti-HBc-AK und Anti-HBs-AK
- Bei positiven HbsAg und Anti-HBc-AK komplette Diagnostik mit: Anti-HBe-AK, HBeAg, Anti-HBc-IgM-AK (Unterscheidung chronisch / akut).
- Viruslastbestimmung (quantitative HBV-Nukleinsäure amplifizierende Technik (NAT)) zur Klärung der Infektiosität

35 Frage:
Was ist noch wichtig bei festgestellter **HBV-Infektion**?

Kommentar:
Ausschluss einer Ko- / Superinfektion mit **Hepatitis D-Virus (HDV)**, deshalb HDV-AK Bestimmung, wenn positiv, dann ggf. HDV-PCR

36 Frage:
Warum ist eine **HDV-Infektion** hier wichtig?

Kommentar:
Der klinische Verlauf ist deutlich ungünstiger bei einer Doppelinfektion.

Fallbeispiel:
Junger Patient mit Nasenbluten und Hämatomen nach kleinen Traumen.

37 Prüfer:
Welche Abklärung veranlassen Sie?

Kommentar:
Quick, Partielle Thromboplastinzeit (PTT), Faktor XIII Aktivität, Faktor VIII und IX, PFA, CRP, von-Willebrand-Faktor (vWF) (Aktivität und Antigen).

Frage: 38
Warum machen Sie eine so **umfangreiche Diagnostik**?

Kommentar:
- Quick und PTT als globale Gerinnungssuchtests
- Faktor XIII ist notwendig für die Fibrinvernetzung und wird durch Quick und PTT nicht erfasst
- Faktor VIII und Faktor IX zum Ausschluss einer Hämophilie A bzw. B
- PFA zum Ausschluss einer Thrombozytenfunktionsstörung
- CRP zum Ausschluss einer Entzündung
- vWF zum Ausschluss eines des von-Willebrand-Jürgens-Syndrom (vWS)s

Frage: 39
Warum bestimmen Sie das **CRP**?

Kommentar:
Faktor VIII und vWF sind als APP bei einer Entzündung erhöht und können daher fälschlicherweise *normal* ausfallen. Auch die PTT (wegen Faktor VIII) kann falschnormal ausfallen.

Frage: 40
Welche Materialien fordern Sie hierfür an?

Kommentar:
- Am besten erfolgt die Blutentnahme im Labor mit umgehender Testung. PFA-Bestimmung muss innerhalb maximal 4 Stunden erfolgen!
- Benötigt wird 1 Serum, 1 gefrorenes Citrat-Plasma (Quick, PTT, Faktoren) und 2 Citrat-Vollblut-Röhrchen (Raumtemperatur für PFA)

Frage: 41
Welche Verdachtsdiagnose erscheint Ihnen am wahrscheinlichsten?

Kommentar:

Das **von-Willebrand-Jürgens-Syndrom** ist die häufigste angeborene Erkrankung mit einer erhöhten Blutungsneigung. Erworbene Gerinnungsstörungen (Medikamente, Leberfunktionsstörungen, Hemmkörperhämophilie, erworbenes vWS) sind bei Kindern sehr selten!

Blutgruppenserologie in der Schwangerschaft

42 Prüfer:

Wie ist das **Vorgehen gemäß der Mutterschafts-Richtlinie**?

Kommentar:

- Laut **Mutterschafts-Richtlinie** (Stand 2015) erfolgt bei festgestellter Schwangerschaft die Bestimmung der Blutgruppe, Rh-Faktor D und Antikörpersuchtest (AKS)
- Blutgruppe und Rh-Faktor müssen nicht bestimmt werden, wenn bereits erfolgt und dokumentiert!
- Zweiter AKS in der 24.–27. Schwangerschaftswoche (SSW). Rh-negative **Schwangere ohne Anti-D-Antikörper** bekommen in der 28.–30. SSW 300 µg Anti-D-Immunglobulin

43 Frage:

Was muss der **AKS** mindestens erkennen?

Kommentar:

Indirekter Antiglobulintest gegen 2 Testzellen mit den Antigenen D, C, c, E, e, Kell, Fy (Duffy), S

44 Frage:

Was ist wichtig **nach der Geburt oder Fehlgeburt**?

Kommentar:

Bestimmung des Rh-Faktors des Kindes! Bei Rh-positivem Kind und Abort / Schwangerschaftsabbruch Gabe einer weiteren Standarddosis Anti-D-Immunglobulin innerhalb 72 Stunden post partum.

Multiples Myelom

Prüfer: 45

Welche **Diagnostik** führen Sie beim **Multiples Myelom (MM)** durch?

Kommentar:

Eine Serumeiweißelektrophorese (Extragradient in γ-Fraktion) als *Suchtest*, ein Immunfixations-Elektrophorese (IFE) mit Bestimmung der Gesamtimmunglobuline (IgG, IgM, IgA) als *Bestätigungstest*

Frage: 46

Welche **weiterführende Diagnostik** gibt es beim Multiples Myelom?

Kommentar:

- Bence-Jones-Proteine im Urin = nierentoxische Paraproteine (freie Leichtketten)
- Blutbild, Nierenwerte (Creatinin und Harnstoff), Kalzium

Frage: 47

Welche **prognostischen Marker** gibt es für das **Multiples Myelom**?

Kommentar:

- Patientenalter!
- Kalziumerhöhung: Hyperkalziämie zeigt gesteigerten Knochenabbau an
- β-2-Mikroglobulin als Maß für Tumormasse, hoher Spiegel korreliert mit kürzerem Überleben
- Lactatdehydrogenase (LDH) > 240 U/l spricht für sehr aktive Erkrankung
- Hb < 10 g/dl
- Genetische Marker: 17p-Deletion, Translokation t(4;14), Deletion Chromosom 13

Fallbeispiel:

Junger Patient mit Lymphknotenschwellung, Tonsillitis und Fieber.

Prüfer: 48

Diagnose?

Kommentar:

Verdachtsdiagnose Epstein Barr Virus (EBV), bei typischen weißen Auflagerungen **Stippchen** auch bakterielle Infektion (A-Streptokokken u. a.)

49 Prüfer:

Welche **Diagnostik** führen Sie bei V. a. **EBV** durch?

Kommentar:

- Im Blutbild finden sich häufig **gereizte Lymphozyten** (atypische Lymphozyten)
- EBV-Serologie: Virus Kapsid Antigen (VCA)-IgG-AK, VCA-IgM-AK, Epstein Barr Nukleäres Antigen (EBNA)-1-IgG-AK, Goldstandard ist die Immunfluoreszenz für die Serologie
- Bei akuter Symptomatik ggf. Virusabstrich zum direkten Erregernachweis (PCR)
- Bei V. a. bakterielle Tonsillitis: bakterieller Abstrich in (Gel-) Transportmedium

50 Frage:

Wie ist die **Ätiologie und Epidemiologie von EBV**?

Kommentar:

- **EBV** gehört zu der Familie der humanen Herpesviren. Diese infizieren lymphoepitheliales Gewebe im Rachenraum, dann Gedächtnis-B-Zellen, dort ist eine lebenslange Persistenz mit Reaktivierungen möglich
- Erkrankungsgipfel zwischen 15–19 Jahren, ab 30 Jahren **Seroprävalenz > 90 %**

51 Frage:

Komplikationen?

Kommentar:

- **Malignome:** Burkitt-Lymphom, Nasopharynxkarzinom, T-Zell-Lymphome, Haarleukoplakie
- Infektion der Haut: z. B. **Ampicillin-induziertes Exanthem** → klassisch ist das Exanthem nach Ampicillingabe bei V. a. bakterielle Pharingitis → Exanthem ist beweisend für eine EBV-Infektion

Qualitätsmanagement (QM)

Prüfer: 52

Wie gehen Sie im Zuge der **Etablierung eines Tests** im Qualitätsmanagementbereich vor?

Kommentar:

Das genaue Vorgehen hängt davon ab, ob es sich um einen **in-house-Test**, einen kommerziellen, also einem bereits vom Hersteller validierten Test (**CE-Test**), oder um eine Methodenumstellung handelt. Ebenfalls ist wichtig, ob es sich um einen qualitativen oder quantitativen Test handelt.

Frage: 53

Was machen Sie bei der **Einführung eines kommerziellen Tests**?

Kommentar:

- Die Validierung ist bereits beim Hersteller erfolgt! Vor der Einführung wird daher nur eine **Verifizierung** durchgeführt, um die korrekte Übertragung in die Labor-Routine sicherzustellen
- **Bei qualitativen Tests:** Präzision (Intra-Assay und Inter-Assay), Richtigkeit, Methodenvergleich
- **Bei quantitativen Tests:** Präzision (Intra-Assay und Inter-Assay), Richtigkeit, Methodenvergleich, Linearität, Messbereich, berichteter Wertebereich, Normbereich

Frage: 54

Wie gehen Sie bei einem **in-house-Test** vor?

Kommentar:

- Durchführung einer kompletten **Validierung**, es muss nachgewiesen werden, dass sich die Methode für die Anwendung eignet! Es wird ein Prüfplan erstellt, der die Akzeptanzkriterien beschreibt
- **Bei qualitativen Tests:** Präzision (Intra- und Inter-Assay), Richtigkeit, Methodenvergleich, Diagnostische Sensitivität und Spezifität, Cut-off, Robustheit / Probenstabiliät
- **Bei quantitativen Tests:** Präzision (Intra- und Inter-Assay), Richtigkeit, Methodenvergleich, Diagnostische Sensitivität und

Spezifität, Cut-off, Robustheit / Probenstabiliät, Nachweisgrenze, Bestimmungsgrenze, Messbereich, berichteter Wertebereich, Normbereich

55 Frage:
Was ist bei einer **Methodenumstellung** zu tun?

Kommentar:
Wenn der Parameter bereits mit einer anderen Methode (anderer Hersteller, anderer Test) im Labor bestimmt wird, muss eine Paralleltestung (Methodenvergleich) durchgeführt werden. Etwa 20 Proben werden parallel getestet und sollten den Entscheidungsbereich (Cut-off) und den oberen und unteren Messbereich abdecken (7 positive Proben, 6 grenzwertige, 7 negative)[2]. Danach erfolgt eine Regressionsanalyse.

Fallbeispiel:
Patient mit Verdacht auf Gonorrhoe. Sie sind in einem kleinen Labor und entnehmen Abstriche für die Erstuntersuchung.

56 Prüfer:
Welches **Untersuchungsmaterial** entnehmen Sie bei V. a. **Gonorrhoe**?

Kommentar:
- Urin (erster Morgenurin), Zervikal- oder Urethralabstrich, ggf. Sperma, Konjunktivalabstrich, Rachenabstrich
- Molekularbiologischer Abstrich für direkten Erregernachweis mittels NAT in Virustransportmedium und bakterieller Abstrich in Transportmedium zur kulturellen Anzucht

57 Prüfer:
Welche **Methode** eignet sich für den **Gonokokkennachweis**?

Kommentar:
- Direktnachweis (gram-negative intrazelluläre Diplokokken) guter Positiver Prädiktiver Wert (PPW), aber geringe Sensitivität
- **Anzucht schwierig**, da empfindliche Erreger beim Transport austrocknen und absterben! Kultur sinnvoll zur Resistenzbestimmung
- Hochsensitive molekularbiologische NAT wie Transcription Mediated Amplification (TMA) (Aptima) und PCR verfügbar, Vorteil: benötigen keine lebenden Erreger, Chlamydien-Bestimmung im gleichen Ansatz möglich!

Prüfer: 58
Was ist bei dem **Versand von Gonokokken** zu beachten?

Kommentar:
- **Gonokokken** sterben ohne Transportmedium innerhalb weniger Stunden ab
- Nährstoffreiches Spezialkulturmedium ist erforderlich
- Raumtemperatur günstiger, bei niedrigen und hohen Temperaturen > 40 °C, sowie Austrocknung sterben die Gonokokken ab → Versand als Gelabstrich

[2] http://www.g-f-v.org/Virusdiagnostik

Technischen Fehlers (z.B. Lagerung im Kühlschrank)
unsachgemäßen Transports
Lymphopenie
Immunosuppression

6 Präanalytik

59 Frage:
Welche **Blutröhrchen** kennen Sie? Wofür werden Sie verwendet?

Kommentar:

- Blut ohne Antikoagulans aber mit Gerinnungsaktivator (Silikatpartikel): **Serum-Röhrchen** mit oder ohne Trenngel: Klinische Chemie (Elektrolyte, CRP, Creatinin) und Serologie (Proteine, Antikörper)
- Antikoaguliertes Blut
  - K2-**EDTA-Blut:** Hämatologie (Blutbild), Blutgruppe, Durchflusszytometrie
  - **Citrat-Blut (1:10):** Gerinnungsanalytik (Quick, PTT, Fibrinogen, ...) evtl. Thrombozyten
  - **Citrat-Blut (1:5):** BSG nach Westergren
  - **Lithium-Heparin-Blut:** Säuren-Basen-Haushalt, T-Zelltests (T-Spot) ggf. Klinische Chemie, Serologie
  - **GlucoEXACT:** Glukosebestimmung (48 Stunden stabil bei Raumtemperatur)
  - **Natrium-Fluorid-Blut:** Glukosebestimmung (24 Stunden stabil, aber etwa 10 % zu niedrig gemessen), sowie Lactatbestimmung
- Spezialröhrchen
  - Für zellfreie fetale DNA (nicht-invasive pränatale Tests)
  - **Thromboexact:** Zum Ausschluss EDTA-induzierter Thrombopenie

60 Frage:
In welcher **Reihenfolge** sollten die verschiedenen **Blutröhrchen** gefüllt werden?

*Anm.: Das ist eine Wissenschaft für sich. ICH würde es wie u.g. machen ... für die Prüfung ist es wichtiger zu begründen, **warum** man es so macht. Im Zweifelsfall erklärt danach der Prüfer, warum er es eben genau so nicht machen würde.*

Kommentar:

- Blutkultur → Serum → Citrat → EDTA, Natrium-Fluorid (NaF) und Spezialröhrchen
- **Begründung:**
  - Blutkulturflaschen wegen der Sterilität immer zuerst füllen! (Monovetten sind nicht steril!)
  - Danach die Serum-Röhrchen, damit sie nicht durch EDTA oder Citrat kontaminiert werden
  - Die Citrat-Röhrchen nicht als erstes abnehmen, da sonst die Luft aus dem Abnahmesystem (Butterfly-Schlauch!) eine vollständige Füllung verhindert (Problem: Mischungsverhältnis Blut ↔ Antikoagulans) und die punktionsbedingten gerinnungsaktivierenden Substanzen wie Gewebsthromboplastin im Röhrchen landen
  - Anschließend: EDTA-, Natrium-Florid-, GlucoEXACT-Monovette bzw. andere Spezialröhrchen

Röhrchenfüllung

Frage: 61
Wie müssen die **Blutröhrchen** gefüllt sein?

Antwort:
Die Röhrchen sollen bis zur Markierung gefüllt sein

Frage: 62
Wieso ist das wichtig?

Antwort:
Bei der Gerinnung (9 Blut + 1 Citrat), BSG (4 Blut + 1 Citrat) und Glukoexact (7 Blut + 1 Citrat / NaF) muss die Verdünnung exakt eingehalten werden. D.h. werden Röhrchen nicht bist zur Markierung gefüllt, ist das Mischungsverhältnis (Blut ↔ Antikoagulans) und damit der Messwert falsch!

63 Frage:
Bei welchen **Blutröhrchen** ist die vollständige Füllung nicht so wichtig und warum?

Kommentar:
Bei EDTA- bzw. NaF-Röhrchen ist nur wenig EDTA (< 1 %) bzw. EDTA und NaF vorgelegt, dadurch ist sogar ein nur halbgefülltes Röhrchen meist unproblematisch.

64 Frage:
Was kann bei **sehr geringen Blutmengen im EDTA-Röhrchen** passieren?

Kommentar:
- Blut kann bei der Abnahme im Röhrchen gerinnen, wenn es gar nicht oder nicht schnell genug mit dem Antikoagulans in Kontakt kommt
- Bei sehr wenig Blut ist die EDTA-Konzentration sehr hoch – das kann zu Morphologieänderungen der Blutzellen führen

65 Frage:
Was ist wichtig nach der **Blutentnahme**?

Kommentar:
Röhrchen sofort mit einer Kippbewegung durchmischen! Bei langsamer Blutentnahme (Tropfen) kann es zur Gerinnung kommen, bevor das Blut das Antikoagulans erreicht. **Niemals schütteln**, das führt zu Hämolyse!

Blutzuckermessung

66 Frage:
Was machen Sie, wenn **Vollblut zur Blutzuckermessung** geschickt wurde?

Kommentar:
Nicht messen, da Glukose durch die Erythrozyten stark abgebaut wird → **Abnahme der Glukosekonzentration etwa 8–10 % pro Stunde**

67 Frage:
Was ist zur **Blutzuckermessung** besser geeignet als Vollblut?

Kommentar:
Blutzellen müssen abgetrennt werden (Serum) oder die Glykolyse wird gehemmt. Zweiteres meist mit NaF-Röhrchen (gelber Deckel).

Frage: 68
Was sind die **Nachteile von Natriumfluorid bei der Blutzuckermessung**? Lösung?

Kommentar:
- Es dauert etwa 1–1,5 Stunden bis das **Natriumfluorid** im Röhrchen die Glykolyse hemmt! Bis dahin sinkt bereits der Glukosespiegel → daher ist der Wert um etwa 10 % falsch erniedrigt!
- Besser ist ein Gemisch aus Natriumfluorid und Citrat, z. B. das **GlucoEXACT**-Röhrchen

Frage: 69
Wie funktionieren diese Spezialröhrchen?

Kommentar:
Die Enzyme der Glykolyse sind pH-abhängig und werden durch Ansäuerung mit Citrat gehemmt (Hexokinase, Phosphofructokinase). Fluorid wirkt als lang anhaltender Glykolyseinhibitor (Enolase).

Frage: 70
Wie lange ist eine Testung möglich und mit welcher Methode?

Kommentar:
Maximal 48 Stunden, mit der Hexokinase-Methode und der GOD-PAP-Methode.

Frage: 71
Bei welchen **Laborparametern** empfehlen Sie eine **Nahrungskarenz**?

Kommentar:
- Nahrungskarenz von (im Regefall) 12 Stunden ...
  - **sehr wichtig bei: Glukose, Triglyceride, Cholesterin**

- wichtig bei: Insulin, Glutamat-Pyruvat-Transaminase (GPT), Alkalische Phosphatase (AP), Bilirubin, Calcium, Corticotropin-Stimulationstest, Cortisol, Dopamin, Eisen, Harnsäure, Kalium, Phosphat, Protein

Bestimmungen der klinischen Chemie im Serum und Plasma

72 Prüfer:

Was sind die **Vor- und Nachteile** bei Bestimmungen aus **Plasma** bzw. aus **Serum**?

Kommentar:

- Bei Versand von Vollblut kommt es durch Transport, hohe oder zu niedrige Temperaturen zur Hämolyse, die die Analyse stört
- Versand von Serum und Plasma problemlos, bei instabilen Parametern ggf. gefrorenes Material
- **Vorteil Plasma:** man muss bei instabilen Parametern nicht erst die vollständige Gerinnung abwarten, EDTA-Blut kann direkt nach der Entnahme zentrifugiert und das Plasma eingefroren werden
- **Vorteil Serum:** Röhrchen muss nicht komplett gefüllt sein und nicht geschwenkt werden nach Abnahme → bei Serum-Gel ist kein Abkippen notwendig

73 Prüfer:

Was kann nicht im **EDTA-Plasma** bestimmt werden?

Kommentar:

- Kalium und Calcium aus K_2−EDTA-Plasma, da viel Kalium enthalten ist und Calcium sofort an $EDTA^{2-}$ gebunden wird
- Positiv geladene Kationen wie Eisen, Magnesium, Natrium binden an $EDTA^{2-}$
- Negativ geladene Anionen wie Chlorid, Folat, Lactat
- Kalziumabhängige Enzyme
- Bei Plasma ist in der Eiweißelektrophorese Fibrinogen als störender Peak vorhanden (bei Serum ist es verbraucht)

74 Frage:

Was sind **Kalziumabhängige Enzyme**?

Kommentar:

Alkalische Phosphatase (AP) und alle Gerinnungsfaktoren bis auf Faktor V und VIII (diese sind Kalziumabhängig, aber keine Enzyme).

Frage: 75

Warum sind bei manchen Testsystemen z. B. **Thyreoglobulin-Antikörper aus EDTA-Plasma nicht messbar**?

Kommentar:

Es kann sein, dass ein Bestandteil der Testreagenzien durch das stark geladene EDTA gebunden und damit inaktiviert wird. Das EDTA stört also den Test und nicht den Analyten.

Kalium im Serum erhöht

Prüfer: 76

Welche Ursachen kennen Sie für ein **erhöhtes Kalium**?

Antwort:

Abnahmefehler (Hämolyse, Abnahme aus K-Infusionsschlauch), Bestimmung aus K_2−EDTA-Plasma!

Kommentar:

- **Präanalytisch** kann zu langes Stauen, Pumpen und der Versand von Vollblut zur Hämolyse führen → intrazelluläres Kalium wird freigesetzt!
- **Klinische Ursachen** sind u. a. Medikamente wie K-sparende Diuretika (Thiazide, Spironolacton), eine verminderte Ausscheidung oder eine vermehrte Zufuhr (Bananen), eine Azidose

Kalium

Frage: 77

Wie ist die **Definition und Häufigkeit der Hypo- bzw. Hyperkaliämie**?

Kommentar:

- **Hypokaliämie** = Serumkalium < 3,5 mmol/l bei etwa 20 % der hospitalisierten Patienten!

- **Hyperkaliämie** = Serumkalium > 5,0 mmol/l bei etwa 8 % der hospitalisierten Patienten

78 Frage:
Was sind die Ursachen für eine **Hypokaliämie**?

Antwort:
Klinische Ursachen: verminderte Aufnahme bzw. renaler Verlust (entzündlich, Medikamente – Schleifendiuretika), GI-Verluste (Erbrechen, Magensonde), Diarrhöe, Laxanzien, Kaliumaufnahme in Zelle (Alkalose, Insulingabe).

79 Frage:
Was sind die Ursachen für eine **Hyperkaliämie**?

Kommentar:

- Klinische Ursachen einer Hyperkaliämie: verminderte Ausscheidung (Oligurie / Niereninsuffizienz, Hypoaldosteronismus), vermehrte Zufuhr, vermehrte Freisetzung aus Zellen (Hämolyse, Rhabdomyolyse, Tumorlyse), Azidose, Hypoinsulinämie
- Präanalytische Ursachen: Abnahmefehler (aus ZVK mit Kaliuminfusion), Hämolyse durch langes Stauen oder Pumpen, Mechanische Hämolyse bei Versand von Vollblut (Kälte, Hitze, Schütteln)

+ Kalium im Serum

80 Prüfer:
Welche Störfaktoren gibt es?

Antwort:
Hämolyse, zu langes Stehen

81 Prüfer:
Welche **Indikationen** bestehen aus klinischer Sicht für die **Kalium Bestimmung**?

Antwort:
Digitalis, Insulin, Hypertonus, Niereninsuffizienz, Rhythmusstörungen, Hypokaliämie bei Azidose, ...

Präanalytik bei Gerinnung

Frage: 82
Was sind die **präanalytischen Probleme bei Gerinnungsuntersuchungen**?

Kommentar:

- **Citrat-Vollblut darf maximal 4 Stunden alt sein**, Citratplasma gefroren ist länger stabil
- Röhrchen zu alt (abgelaufen), Citrat ist *verdunstet*
- Blut bei Abnahme nicht ausreichend durchmischt → Blut teilweise geronnen!
- Citrat-Röhrchen nie als erstes abnehmen, zuerst ein Serum-Röhrchen, damit gerinnungsaktivierende Substanzen nicht ins Citrat-Röhrchen kommen
- Nicht pumpen! Nur kurz stauen, stechen und vor der Blutentnahme Stauung wieder lösen

Frage: 83
Was passiert bei der **Stauung**?

Kommentar:
D-Dimere und Kalium falsch hoch! Hämolyse!

Einflussgröße – Störfaktor

Frage: 84
Bitte erklären Sie die Begriffe **Einflussgröße** bzw. **Störfaktor** und nennen Sie Beispiele hierfür.

Kommentar:

- **Einflussgröße:**
  - Hb – in vivo (selten bei Marsch-Hämoglobinurie), als Einflussgröße bei S-Creatinkinase (CK), S-Eisen, S-Gesamtprotein, S-Kalium, S-LDH, S-Eiweißelektrophorese
  - Veränderliche:
    - Ernährung / Fasten
    - Körpergewicht / Muskelmasse
    - Körperliche Aktivität (CK ↑↑, Pyruvatkinase ↑↑)
    - Körperlage: Liegen zu Stehen (Renin ↑↑, Epinephirne ↑↑, Hämatokrit (HK) ↑, Erythrozyten ↑)

- Venenstauung (Creatinin ↑, Kalium ↑, Glukose ↑, Bilirubin ↓, Cholesterin ↓)
    - Schwangerschaft
    - Tagesrhythmus
    - Klima / Höhenlage
    - Medikamente
    - Alkohol (Gamma-Glutamyltransferase (γ-GT) ↑↑, Glutamat-Oxalacetat-Transaminase (GOT) ↑, Adrenalin ↑, Folsäure ↓, B6 ↓)
    - **Rauchen** (erhöht: Leukozyten, Carcinoembryonales Antigen (CEA), Granulozyten)
  - Nicht veränderliche
    - Geschlecht, Rasse, Erbfaktoren, Alter

- **Störfaktor:**
  - In vitro Veränderung / Beeinflussung des zu bestimmenden Analyten
  - Hämolyse → Hb – stört bei photometrischen Verfahren
  - Lipide, Paraproteine Trübung bei Photometrie
  - Bilirubin – stört Indikatoreaktionen
  - Humane Anti-Maus-AK (stören Immunoassays)
  - Antikoagulanzien z. B. EDTA (Serum-Elektrophorese, Kalium, Eisen)
  - Infusionslösungen – Verdünnung
  - Pharmaka – z. B. Benzoylpenicilline bei Proteinbestimmung

Präanalytik

85 Prüfer:

Was muss bei der Bestimmung von **5-Hydroxyindolessigsäure (HIES)** beachtet werden?

Kommentar:

- 3 Tage vor der Untersuchung dürfen keine **serotoninhaltigen Lebensmittel** gegessen werden: Bananen, Walnüsse, Ananas, Kiwis, Pflaumen, Johannisbeeren, Zwetschgen, Stachelbeeren, Mirabellen, Melonen, Avocados, Auberginen, Tomaten
- Falsch niedrige Werte können durch Nierenerkrankungen oder vermehrten Alkoholkonsum verursacht werden

Probentransport

Frage: 86

Welche gesetzlichen Regelungen gelten beim **Probentransport**?

Kommentar:

Der Versand und Transport von diagnostischen Proben ist in den *Regelungen für die Beförderung von gefährlichen Stoffen und Gegenständen* geregelt. Die diagnostischen Proben fallen im Regelfall unter die **Gefahrgutklasse 6.2** und die **Kategorie B**.

Frage: 87

Wie müssen **Patientenproben** verpackt sein?

Kommentar:

- Die Verpackung muss aus mindestens drei Bestandteilen bestehen: einem **Primärgefäß** (Blut-Monovette), einer **Sekundärverpackung** (Umverpackung mit Saugvlies) und einer Außenverpackung
- Die Sekundärverpackung oder die Außenverpackung muss starr sein
- Primärgefäß und Sekundärverpackung müssen flüssigkeitsdicht sein! Das Saugvlies in Sekundärverpackung muss die Flüssigkeit des Primärröhrchen vollständig aufnehmen können

Frage: 88

Müssen die **Versandtaschen** gekennzeichnet sein?

Kommentar:

- Die Versandtaschen werden außen mit der **UN-Nummer 3373** (rautenförmiges Symbol mindestens 50 x 50 mm), *Biologischer Stoff* und *Kategorie B* gekennzeichnet.
- Enthalten ist auch der Name, Anschrift und Telefonnummer einer verantwortlichen Person

Frage: 89

Was fällt unter die **Kategorie A**?

Kommentar:

- (Hoch) ansteckende Erreger, die bei gesunden Menschen bei Exposition zu einer dauerhaften Behinderung oder lebensbedrohlichen / tödlichen Krankheit führen
- **Bakterienkulturen:** Coxiella burnetii, Bacillus anthracis, Chlamydia psittaci, Rickettsia rickettsii / prowazekii, Yersinia pestis, Clostridium botulinum
- **Viruskulturen:** Gelbfieber, West-Nil, Dengue
- **Viren:** Hantaan-, Hanta- (hämorrhagisches Fieber mit Nierensyndrom), Ebola-, Pocken-, Marburg-Virus

– Lipämie: kann Koagulometrie stören. (hämolytisch + ikterisch nicht)
→ Methodeneinstellung: 5 Kontrolle am Tag / 10 Tage / Vergleichstest (andere Labore)

7 Hämostaseologie – Gerinnung

Fallbeispiel:
Junge Frau (25 Jahre, bisher immer gesund gewesen) kommt mit ausgedehnten Hämatomen ins Krankenhaus. Dort *wohl* nicht messbare PTT und normaler Quick-Wert. Sie bekommen die Anforderung: PTT, vWF-Aktivität und -Antigen, Faktor XII, Faktor XI, Faktor IX, Faktor VIII

90 **Frage:**
Welche Differentialdiagnosen müssen Sie bedenken?

Kommentar:

- **Hereditäre Ursachen:** Hämophilie A und B – Bei einer Frau müsste eine homozygote Ausprägung vorliegen → dann ist es aber fast unmöglich, dass bei einer 25 Jährigen bisher noch keine Symptome auftraten
- **Erworbene Hemmkörperhämophilie:** Antikörper gegen Faktor VIII oder IX
- **Heparin-Überdosierung:** Quick ist normal, da das Quick-Reagenz durch Zugabe von Substanzen absichtlich Heparin-insensitiv gemacht wird
- **Messfehler!**

Ergebnisse:
PTT nicht messbar, Faktor IX erniedrigt, vWF normal

91 **Frage:**
Die anderen Messwerte sind noch nicht fertig. An was denken Sie nun?

Kommentar:

- Eine heriditäre, also angeborene Hämophilie ist unwahrscheinlich bei einer zuvor gesunden jungen Frau, wenn überhaupt kommt am ehesten eine **erworbene** Hemmkörperhämophilie in Frage
- Sicherheitshalber sollte der Quick-Wert nochmals gemessen werden

Weitere Ergebnisse:
Faktor XII, Faktor XI und Faktor VIII normal, Quick-Wert nicht messbar

Frage: 92
An was denken Sie nun?

Kommentar:

- Faktor IX gehört zu den **Vitamin-K-abhängigen Gerinnungsfaktoren**. Ergänzend sollten auch die Faktoren II, VII, X bestimmt werden
  Anm. Prüfer: Faktor II, VII, IX und X sind massiv erniedrigt!
- Wenn alle 4 Vitamin-K-abhängigen Gerinnungsfaktoren erniedrigt sind, besteht der V. a. **Vitamin-K-Antagonisten Überdosierung** (Marcumar in suizidaler Absicht? Rattengift? Anamnese?)
- Aus forensischer Sicht sollten Blut und Urinproben asserviert und auf Vitamin-K-Antagonisten untersucht werden
- Therapie akut mit Prothrombinkomplexkonzentrat (PPSB) und längerfristig mit Vitamin K, bis die Wirkung nachlässt (Tage bis Wochen)

Merke: Gerinnungssystem
Gemeinsame Endstrecke **10 – 5 – 2 – 1**, also immer die Hälfte!
(siehe Abbildung 7.1, Seite 34)
Dann bleibt für das exogene System = **Quick-Wert** nur noch Faktor 7 und für das endogene System = PTT nur noch Faktor 12, 11, 9 und 8 !
Wichtig: Faktor 13 wird weder durch die PTT noch durch den Quick-Wert erfasst!

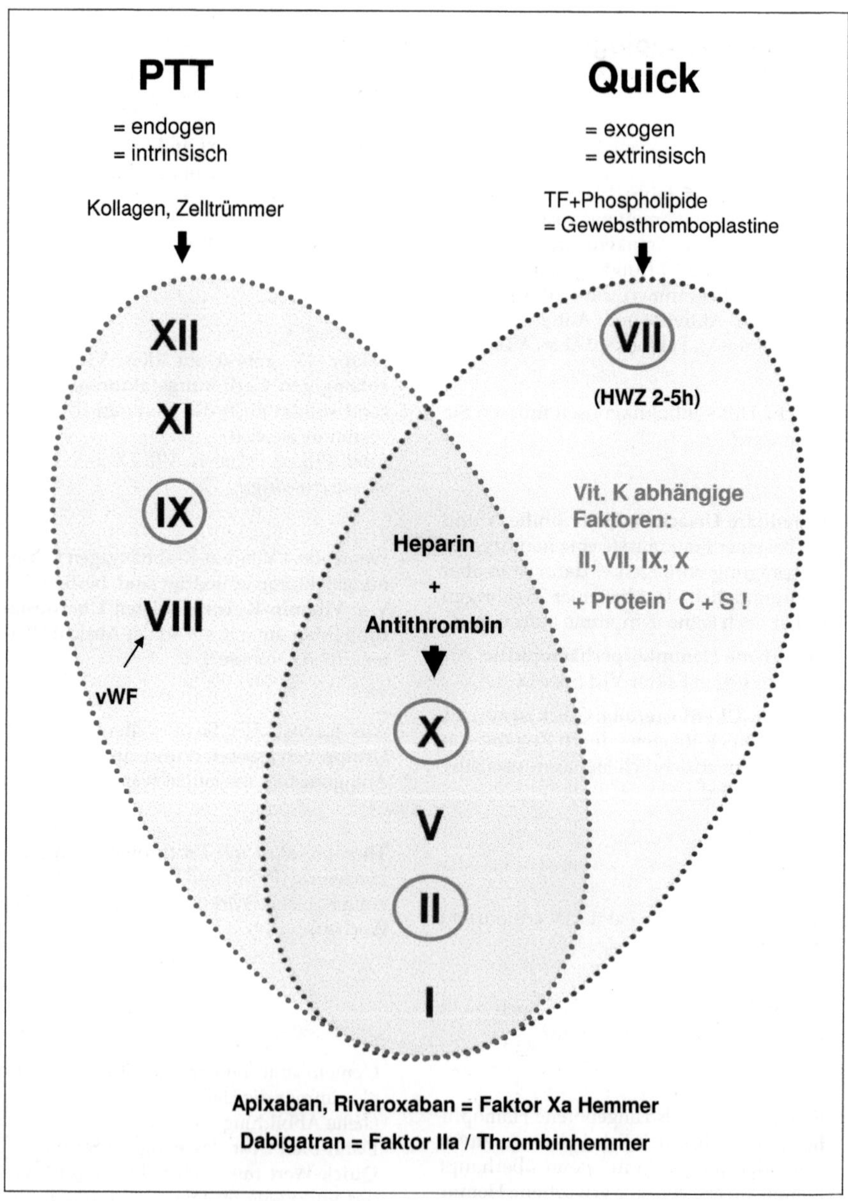

Abb. 7.1: Gerinnungssystem

7.1 Grundlagen der Hämostase

7.1.1 EXKURS: Standardisierter Gerinnungsfragebogen

- Spontanes Nasenbluten
- Spontanes Zahnfleischbluten
- Spontane Blutungen / Hämatome und Häufigkeit
- Längeres Nachbluten nach Schnitt- oder Schürfwunden
- Z.n. peri- oder postoperativer Blutungskomplikation
- Z.n. Blutung nach Zahnextraktion
- Z.n. Transfusion von Erythrozyten
- Familiäre Blutungsneigung
- Einnahme von Schmerz- oder Rheumamitteln
- Einnahme von Medikamenten, auch *Vitaminpräparaten*
- Meno- oder Metrorrhagie

Abgeändert nach Koscielny et al.: Hämostaseologie 2007 27 3: 177-184

Hämostase

93 Frage:
Beschreiben Sie die **Hämostase**!

Kommentar:

- Blutstillung durch drei verschiedene Komponenten:
  - **Vaskuläre Blutstillung:** Verletzte Gefäße ziehen sich zusammen, dadurch verlangsamt sich der Blutstrom
  - **Zelluläre Blutstillung:** Blutstillung durch zelluläre Blutbestandteile → Thrombozyten lagern sich zusammen
  - **Plasmatische Blutgerinnung:** ausgelöst durch aktivierte Gerinnungsfaktoren → Bildung eines Fibringerinnsels

94 Frage:
Wie läuft grob die **Blutstillung** ab?

Kommentar:

- Kontraktion des verletzten Gefäßes → Blutfluss verlangsamt sich
- In der verletzten Gefäßwand kommt es zur Thrombozyten-Adhäsion
- Thrombozyten verändern sich durch Adhäsion, es kommt zur Thrombozytenaggregation (*Thrombozytenpfropf*) und zur Freisetzung von aktivierenden Faktoren der plasmatischen Gerinnung
- Start der plasmatischen Gerinnung mit einer Gerinnungskaskade, an deren Ende sich Fibrinfäden bilden und den Thrombozytenpfropf verstärken
- Letzter Schritt ist das Zusammenziehen des Gerinnsels (Retraktion) und damit ein stabiler Wundverschluss

Frage: 95
Was ist die **Fibrinolyse**?

Kommentar:

- Das **fibrinolytische System** löst Fibringerinnsel wieder auf: dynamisches Gleichgewicht zwischen Blutgerinnung und Fibrinolyse
- Plasmin spaltet Fibrin → Fibrinspaltprodukte (**D-Dimere**!)
- Die Aktivierung von Plasminogen zu Plasmin passiert durch Faktor XIIa und tissue type plasminogen activator (t-PA)

Plasmatische Gerinnung

Frage: 96
Wie läuft die **plasmatische Gerinnung** ab?

Kommentar:

- **Endogen (Intrinsisches-System, dauert Minuten):** Aktivierung durch Blut und veränderte Gefäßoberfläche nach Verletzung = Aktivierung von Faktor XII durch Kontakt mit Kollagenfasern, Zellfragmenten, atherosklerotischen Veränderungen etc.
- **Exogen (extrinsisches-System, dauert Sekunden):** Aktivierung durch Aktivatoren aus dem umliegenden verletzten Gewebe: Aktivierung von Faktor VII durch Gewebsthromboplastin (Faktor III)
- Endstrecke ist dieselbe mit Bildung von unlöslichem Fibrin (Faktor I) aus Fibrinogen durch Thrombin (Faktor IIa)

97 Frage:
Wie entsteht das **Fibrin**?

Kommentar:
- **Thrombin** spaltet von Fibrinogen das Fibrinopeptid A und B ab
- Fibrinmonomere aggregieren, es bilden sich Fibrin-Polymere
- Faktor XIIIa bewirkt Quervernetzung der **Fibrinpolymere** → stabiles Blutgerinnsel

98 Frage:
Wie werden überschießende Reaktionen verhindert?

Kommentar:
- Die Gerinnung wird gehemmt durch AT, Protein C und Protein S
- Protein C hemmt mit seinem Co-Faktor Protein S die Kofaktoren V und VIII
- AT bildet Komplexe mit Thrombin (Faktor IIa) sowie Faktor Xa

99 Frage:
Was bewirkt **Heparin**?

Kommentar:
Die Komplexbildung AT / Thrombin / Faktor Xa wird um das Tausendfache beschleunigt

Calcium und Gerinnung

100 Frage:
Warum ist **Calcium für die Gerinnung** essentiell?

Kommentar:
Calciumionen sind normalerweise im Plasma im Überschuss vorhanden. Sie bilden eine Brücke zwischen den negativ geladenen Gerinnungsfaktoren (besonders den Vitamin-K-abhängigen II, VII, IX, X) und den negativen Phospholipiden. Damit bewirken sie eine Konzentrationsanreicherung der Gerinnungsfaktoren am Ort der Verletzung.

Thrombin

101 Frage:
Was ist **Thrombin**?

Kommentar:
Wichtigstes Enzym der Blutgerinnung. **Thrombin** (= Faktor IIa) entsteht aus Prothrombin (= Faktor II) im Prothrombinasekomplex (Gerinnungsfaktoren II, Va und Xa, über Calcium-Ionen möglicherweise mit membranären Phospholipiden assoziiert). Thrombin gehört zu den Serinproteasen.

Prüfer: 102
Welche Funktionen hat **Thrombin**? +

Antwort:
- Gerinnung
- Protein C → V, VIII, Proteolyse
- Aktiviert auch die Gerinnungsfaktoren V, VII, VIII, XIII
- Thrombozytenaggregation

Kommentar:
- **Thrombin** aktiviert zusammen mit Thrombomodulin das Protein C (Defekte im F2-Gen erhöhen Risiko für Schlaganfälle)
- Durch Thrombin erfolgt über die Thrombozytenaktivierung auch eine Thrombozytenaggregation
- Thrombin ist unerlässlich in der Gerinnung! Es spaltet Fibrinogen (= Faktor I) zu Fibrin (= Faktor Ia)

Verbrauchskoagulopathie

Prüfer: 103
Wie sieht ein **Patient mit Sepsis und disseminierter intravasaler Koagulopathie** (DIC) aus? +

Antwort:
Er hat Petechien durch Thromben in der Endstrombahn.

Prüfer: 104
Was sind die **Auslöser einer disseminierten intravasalen Koagulopathie** (DIC)?

Kommentar:

- Blutung oder andere Auslöser → Blutgerinnung → Verbrauch von Gerinnungsmaterial → Blutungsneigung → Blutung
- Positive Effekte von Heparin zur Unterbrechung der Disseminierte intravasale Koagulopathie (DIC) sind nicht nachgewiesen → Therapie der Grundkrankheit (Sepsis, Schock)
- Heparin wirkt über eine Verstärkung der AT-Wirkung! Ist das AT verbraucht, ist Heparin wirkungslos! Daher nur Heparingabe in der prä-DIC-Phase – diese ist sehr schwierig zu erkennen!

105 Prüfer:
Wie verhält sich der **Fibrinogenwert** bei
\+ einer **Verbrauchskoagulopathie**?

Kommentar:
Fibrinogen wird *verbraucht* und ist erniedrigt oder gar nicht messbar!

106 Frage:
Welche **Labordiagnostik** wird bei V. a. auf **DIC** durchgeführt?

Kommentar:

- Einschätzung, ob eine **Verbrauchskoagulopathie** vorliegt mittels DIC-Score (5 Punkte sprechen für eine DIC):
  - **Thrombozytenzahl:** > 100 Tausend (TSD)/µl = 0 Punkte, 50–100 TSD/µl = 1 Punkt, < 50 TSD/µl = 2 Punkte
  - **D-Dimere:** normal = 0 Punkte, leicht erhöht = 1 Punkt, stark erhöht = 2 Punkte
  - **Quick-Wert:** 70–100 % = 0 Punkte, 50–70 % = 1 Punkt, < 50 % = 2 Punkte
  - **Fibrinogenspiegel:** > 100 mg/dl = 0 Punkte, < 100 mg/dl = 1 Punkt

Thrombozytopathien

107 Prüfer:
Was is der **Morbus Glanzmann**?

Antwort:
IIb/IIIa

Kommentar:

- Defekte in den Genen für GPIIb oder GPIIIa dadurch fehlt der **GPIIb-/ GPIIIa-Rezeptor** auf Thrombozyten → mangelnde Aggregation von Thrombozyten führt zur Störung der zellulären Hämostase → ASS kontraindiziert
- Die Adhäsion an vWF und Fibronektin ist gestört, die neben dem mit Thrombozyten vernetzenden Fibrinogen vom aktivierten GPIIb-/ IIIa-Rezeptor gebunden werden

Prüfer: 108
Was ist das **Bernard-Soulier-Syndrom**?

Antwort:

- Ib (vW-Rezeptor): Riesenthrombozyten
- Sehr selten! 1 von 1 Million betroffen

Kommentar:
Mangel oder Dysfunktion des Glykoprotein-Ib-V-IX-Komplexes (GPIb-V-IX). GPIb-V-IX ist ein Rezeptor, der bei der primären Hämostase zur Bindung des vWF (ein Trägerprotein) von entscheidender Bedeutung ist. Erst durch Bindung von vWF ist die Adhäsion der Thrombozyten an das verletzte Endothel und das Agglutinieren auch unter hohen Scherkräften möglich.

Gerinnung Menstruation

Frage: 109
Warum tritt bei der **Menstruation keine Blutgerinnung** auf?

Kommentar:

- Hemmung der Thrombozytenaggregation durch Prostaglandine (bewirken auch die Gefäßerweiterung)
- Steigerung der Fibrinolyse durch hohe Konzentrationen (produziert in Endothelzellen) an Gewebsplasminogenaktivator (t-PA) bis 5-fache Venenblutkonzentration, Urokinase (u-PA) bzw. Prourokinase (scu-PA) bis 50-fach erhöht

7.1.2 EXKURS: Bestimmung des Quick-Werts

Die Blutprobe wird mit Citrat versetzt (Blutentnahme in einer Citrat-Monovette und sofortiges Schwenken). Dadurch wird das für die Gerinnung notwendige Calcium gebunden. Im Labor wird das Citratblut zentrifugiert und für die Gerinnungsdiagnostik das Citrat-Plasma verwendet (Überstand).

Testprinzip:

Zum Citrat-Plasma wird Calcium im Überschuss zugegeben, danach auf 37 °C erwärmt und **Gewebsthrombokinase** (= Tissue-Faktor = Thromboplastin) zugesetzt → Aktivierung des exogenen Weges der Blutgerinnung. Dann wird die Zeit bis zum Auftreten von Fibrinfäden gemessen. Bei normaler Gerinnung dauert das etwa 11–16 Sekunden (= Thromboplastinzeit (TPZ)).

Durchführung in der Praxis:

Das Plasma wird zusammen mit einer kleinen Stahlkugel in einen fingerhutgroßen Becher gegeben. Der schief stehende Becher wird gedreht, dadurch rollt die Stahlkugel durch die Flüssigkeit und liegt immer am tiefsten Punkt des Bechers. Nach Zugabe von Thromboplastin und Calcium wird die Stoppuhr gestartet. Langsam bilden sich Fibrinfäden und erhöhen die Viskosität der Flüssigkeit. Dadurch rollt die Stahlkugel immer schlechter durch die Flüssigkeit. Irgendwann bleibt sie in den Fibrinfäden stecken und dreht sich mit dem Becher mit. Eine Lichtschranke am obersten Punkt des Becherbodens registriert das und stoppt die Zeit.

Interpretation:

Die **TPZ** wird in Sekunden gemessen, gebräuchlicher ist aber der **Quick-Wert** als Prozentangabe. Armand James Quick hat versucht, eine Beziehung zwischen der TPZ und der Menge an vorhandener Gerinnungsfaktoren zu finden. Zur Erstellung einer Kalibrierkurve nahm er **Normplasma** (Blutplasma-Mix vieler Personen mit normaler Gerinnung) und maß die TPZ in verschiedenen Verdünnungen. Der Quick-Wert (in %) des Blutes des Untersuchten entspricht also der Verdünnung des Normplasmas, die man herstellen muss, um die gleiche TPZ zu erhalten (siehe hierzu Tabelle 7.1, Seite 40). Der Quick-Wert wird aus der TPZ (englisch Prothrombin Time, PT) berechnet und durch Funktion und Menge der Faktoren I, II, V, VII, X beeinflusst. Typische Anwendung ist daher die Überwachung einer Vitamin-K-Antagonisten-Therapie (betroffen sind die Faktoren: X, IX, VII, II). Die PTT (auch aPTT, engl. für activated Partial Thromboplastin Time) wird durch Funktion und Menge der Faktoren I, II, V, VIII, IX, X, XI und XII beeinflusst und deshalb insbesondere zur Steuerung einer Heparintherapie genutzt.

Berechnung des Quick-Werts:

Ein **Quick-Wert** von 50 % bedeutet, dass das Plasma der untersuchten Person gleich schnell gerinnt wie ein *Normplasma*, das im Verhältnis 1:1 (auf 50 % der Ursprungskonzentration) verdünnt wurde. Das Plasma enthält also nur 50 % der Norm an Gerinnungsfaktoren. Das ist nicht gleichbedeutend mit einem Plasma, das halb so schnell gerinnt wie **Normplasma**. Ein Quick-Wert von 50 % bedeutet damit nicht eine Verdopplung der Gerinnungszeit (keine Linearität), sondern vielmehr (siehe Tabelle 7.1, Seite 40) einen Anstieg der Gerinnungszeit von 14 auf 21 Sekunden (= 50 %).

Berechnungsformel der INR aus der Prothrombinzeit

Hierfür wird der sogenannte Internationale Sensitivitätsindex (ISI) benötigt. Dieser ist für jeden Hersteller, jedes Testverfahren und jede Prothrombinase im Vergleich zu einer international standardisierten Probe festgelegt (normalerweise zwischen 1,0 und 1,4) und wird in der Testanleitung aufgeführt.

$INR = (\frac{PTtest}{PTnormal})^{ISI}$
(Normwert: $0{,}85 < INR < 1{,}27$)

7.2 Gerinnungstests

Präanalytik bei der Gerinnung

110 Frage:
Wie viel **Zeit** darf **zwischen Blutentnahme und Untersuchung des Citrat-Bluts** vergangen sein?

Kommentar:
- Bestimmung der Gerinnungsparameter innerhalb von 4 Stunden nach Abnahme: Das gilt insbesondere für Einzelfaktoren, aber auch für Quick und PTT. Bei längeren Transportzeiten muss Citrat-Plasma gefroren eingeschickt werden!
- Messung der Thrombozytenfunktion mittels PFA-100 nur innerhalb von 2 Stunden nach Blutentnahme! Am besten die Blutentnahme im Labor durchführen

111 Frage:
Was passiert bei längeren Transportzeiten z. B. bei **Citrat-Vollblut im Postversand**?

Kommentar:
- **Gerinnungsfaktoren gehen kaputt** → Quick und Einzelfaktoren werden falsch niedrig, die PTT falsch hoch gemessen (→ fälschlicherweise mehr pathologische Befunde)
- Die Probe kann im Zweifelsfall gemessen werden. Ergibt sich ein normaler Gerinnungsstatus (Quick und PTT), dann wären die Werte auch bei kürzerem Transport normal gewesen. Pathologische Werte können transportbedingt sein und müssen zwingend wiederholt werden
- **Cave:** Selten gibt es auch das Phänomen, dass der Quick-Wert falsch-hoch und damit noch normal gemessen wird (→ fälschlicherweise ergeben sich dann mehr *normale* Befunde)!

Prüfer: 112
Bei einer Probe ist der **Quick-Wert nicht messbar**, Warum?

Kommentar:
- Falsches Material (Serum, EDTA-Plasma?), richtiges Material nicht mit Antikoagulans durchmischt (EDTA-Röhrchen nicht sofort geschwenkt, daher teilweise geronnen)
- **Medikamente:** Vitamin K-Antagonisten, direkte orale Antikogulantien (DOAK)
- Extremer Faktorenmangel

Analytik vor Tonsillektomie

Frage: 113
Welche präoperative Diagnostik ist vor einer **Tonsillektomie** bei einem (kleinen) Kind notwendig?

Kommentar:
- **Blutungsanamnese** erheben: Blutgerinnungsstörung bekannt? Häufig blaue Flecken ohne adäquates Trauma? Nasenbluten (ohne Ursache wie Schnupfen)? Wenn ja, einseitig oder beidseitig? Längeres Bluten bei Schnittwunden? Medikamente? Einblutungen in Haut / Gelenke / Muskeln jemals aufgetreten?
- Bei auffälliger Blutungsanamnese werden Gerinnungstests durchgeführt

Frage: 114
Welche präoperative Diagnostik ist vor einer **Tonsillektomie** bei einem Erwachsenen notwendig?

Tabelle 7.1: Zusammenhang TPZ und Quick-Wert

TPZ	Mischungsverhältnis Normplasma	Quick-Wert
14 s	1:0	100 %
21 s	1:1	50 %
28 s	1:2	33 %
35 s	1:3	25 %

Kommentar:
Blutungsanamnese (siehe Fragebogen Seite 35) wie bei Kindern erheben. Zusätzlich noch gezielt weitere Punkte erfragen: Nachblutungen / starke Blutung bei Operationen oder Zähneziehen. Bei Frauen nach verstärkter Blutung bei Entbindung, Sectio oder Regelblutung fragen!

115 Frage:
Wie lange darf ein **(kleiner) Schnitt ungefähr bluten**?

Kommentar:
Etwa 15 Minuten – das hängt aber **sehr** stark von dem Schnitt ab.

Gruppentests

116 Prüfer:
Was sind **Gruppentests**?

Kommentar:

- Veraltete Bezeichnung für Gerinnungstests, die die Region anzeigen, in der die Gerinnungsstörung lokalisiert ist z. B. TPZ / Quick-Wert, PTT, Thrombinzeit
- Davon abzugrenzen sind **Globaltests**, die eine abnorme Hämostase anzeigen aber wenig Aussage zur Lokalisierung der Störung zulassen: z. B. Blutungszeit, Gerinnungszeit (clotting time = CT)

117 Frage:
Was versteht man heute unter **Globaltests in der Gerinnung**?

Kommentar:
Üblichen Suchtests wie Quick-Wert (TPZ) und PTT.

Thromoplastinzeit

Frage: 118
Was ist die **Thromboplastinzeit**?

Kommentar:
Aus der **Thromboplastinzeit (TPZ)** wird anhand einer Kalibrierungskurve (Normplasma) der Quick-Wert ermittelt.

Frage: 119
Wie wird die **Thromboplastinzeit** gemessen?

Kommentar:
Patientenplasma wird zusammen mit einer Stahlkugel in einen Fingerhut großen Becher gegeben. Der Becher steht schief und dreht sich, die Kugel bleibt immer am tiefsten Punkt stehen. Durch Zugabe von Gewebsthromboplastin (Tissue Factor und Phospholipide) und Calcium wird die Gerinnung gestartet. Es bilden sich Fibrinfäden, in denen die Kugel stecken bleibt → eine Lichtschranke stoppt die Zeit, so ergibt sich die TPZ!

Quick

Frage: 120
Was ist der **Quick-Wert**?

Kommentar:
Der **Quick-Wert** wird mittels Kalibrierungskurve aus der gemessenen TPZ ermittelt.

Frage: 121
Warum wird der **Quick-Wert** der TPZ vorgezogen?

Kommentar:
Die TPZ hängt stark von den eingesetzten Thromboplastinen und der Methodendurchführung ab. Durch Kalibrierung mit einem **Normplasma** sind die Ergebnisse vergleichbarer.

122 Prüfer:
Welche Faktoren gehen in **Quick-Wert**
\+ ein?

Kommentar:
Faktor VII, X, V, II und I. Davon werden die Faktoren X, VII und II Vitamin-K-abhängig in der Leber gebildet und sind bei Marcumartherapie entsprechend erniedrigt.

123 Prüfer:
Wie ist der Zusammenhang zwischen einem **Quick-Wert von 90 % bzw. 30 %** – Gibt es eine Linearität?

Kommentar:
Nein, es besteht keine Linearität d.h. die Gerinnung dauert von 90 % auf 30 % nicht *dreimal* so lange!

124 Frage:
Wie wird der **Quick-Wert** bestimmt?

Kommentar:
- Für den **Quick-Wert** wird die TPZ gemessen (normal: 11–16 Sekunden)
- Durch Verdünnung eines Normplasmas (Pool aus vielen gesunden Spendern) wird eine Kalibrierungskurve erstellt. Beispiel: Normplasma unverdünnt TPZ = 14 s, Verdünnung 1:1 = 21 s, 1:2 = 28 s. Nach Messung der TPZ eines Patienten kann der Verdünnungsfaktor und damit der Quick-Wert an der Kalibrierungskurve abgelesen werden. Beispiel TPZ= 28 s = Verdünnung 1:2 also ⅓ → Quick-Wert = 33 %!

125 Frage:
Wie stark verlängert sich anhand Ihres Beispiels die TPZ bei einem **Abfall des Quick-Werts von 90 % auf 30 %**?

Kommentar:
Nicht dreifach, eher etwas weniger als 2-fach!

INR-Wert

Frage: 126
Was ist der **INR-Wert**?

Kommentar:
International Normalized Ratio (INR). Wenn die primäre internationale Thromboplastin-Referenzpräparation verwendet wird, kann die INR aus der **Prothrombin-Ratio** (TPZ der Probe / TPZ des Normalplasmas) errechnet werden. Hierfür liefern die Hersteller des Thromboplastins methodenabhängige Werte = ISI (Wert etwa zwischen 1,0 und 1,4). INR = PR^{ISI}

Frage: 127
Welche Vorteile bietet die **INR**?

Kommentar:
- Durch die **INR** werden TPZ-Werte zwischen verschiedenen Methoden und Laboren vergleichbar!
- Bei der INR können verbindliche Zielwerte für Marcumar-Therapien angegeben werden, z. B. INR 2–3 bei Vorhofflimmern (VHF), 3–4 bei mechanischer Herzklappe etc.

Frage: 128
Wird immer der **INR-Wert** bestimmt?

Kommentar:
- **INR-Wert** nur sinnvoll unter Therapie mit Vitamin-K-Antagonisten, da hier eine Vergleichbarkeit der Werte von Labor zu Labor und im größeren zeitlichen Abstand erforderlich ist.
- Als Suchtest für Gerinnungsstörungen (Faktorenmangel) ist der Quick-Wert ausreichend

Fallbeispiel:
Patient mit deutlich erniedrigtem Quick-Wert in der Routinekontrolle

Frage: 129
Was fragen Sie anamnestisch zuerst?

Kommentar:
Nach **Blutungszeichen** fragen! Nimmt der Patient Marcumar ein? Wenn ja, liegt der INR-Wert im Zielbereich? Wenn ja, ok. Ansonsten Dosis anpassen und Kontrolle.

130 Frage:
Was können Sie unter einer **Marcumar-Therapie** nicht bestimmen?

Kommentar:
- Nicht sinnvoll: **Vitamin-K-abhängige Gerinnungsfaktoren X, IX, VII, II**
- **Marcumar** ist ein Vitamin-K-Antagonist, dadurch werden alle Vitamin-K-abhängigen Gerinnungsfaktoren nicht (oder vermindert) von der Leber produziert

131 Frage:
Was kann auch nicht bestimmt werden?

Kommentar:
Protein C und Protein S werden ebenfalls Vitamin-K-abhängig gebildet!

! Merke: 1972
Vitamin-K-abhängige Gerinnungsfaktoren 10, 9, 7, 2 (X, IX, VII, II)

Fibrinogen

132 Prüfer:
\+ Sie messen ein **Fibrinogen = 0**, Was könnten die Ursachen sein?

Kommentar:
- Falsches Material oder richtiges Material, aber nicht vollständig mit Antikoagulans durchmischt = durchgeronnenes Plasma = Serum
- Angeborene Afibrinogenämie
- Erworben durch Verbrauch: DIC (Verbrauchskoagulopathie), Hemolysis-Elevated Liver enzymes-Low Platelet count (HELLP), schwere Blutung, Leberparenchymschaden, Aspariginase-Therapie

133 Frage:
Wie verhalten sich **Quick-Wert und PTT bei fehlendem Fibrinogen**?

Kommentar:
Beide Tests erfassen **Fibrinogen = Faktor I**! Daher ist der Quick-Wert sehr klein und die PTT deutlich erhöht. INR wird hier nicht bestimmt (INR ist nur gültig bei Therapie mit Vitamin K-Antagonisten), wäre aber sehr hoch!

Verschiedene Konstellationen in der Gerinnungsdiagnostik

Prüfer: 134
An was denken Sie bei der Konstellation ... **Quick normal und PTT verlängert**? +

Antwort:
- Heparingabe
- Hämophilie A, B (Mangel an Faktor VIII, IX)
- Mangel an Faktor XI, XII

Prüfer: 135
... **Quick-Wert vermindert und PTT normal**? ++

Antwort:
- Methodische Fehler ausschließen (Wiederholung in Doppelbestimmung, Qualitätskontrolle (QC) ok?)
- Weitere Laborwerte?
- Cumarin-Therapie?

Kommentar:
- Isolierter Faktor VII-Mangel
- Cumarin-Therapie wäre ungewöhnlich, da nicht nur Faktor VII, sondern auch die anderen Vitamin-K-abhängigen Gerinnungsfaktoren (Faktor X, VII, II) gehemmt werden. Denkbar wäre es allenfalls bei der Einleitung einer Marcumar-Therapie, da Faktor VII mit 2–5 Stunden die kürzeste Halbwertszeit (HWZ) hat, verändert sich der Quick-Wert schneller als die PTT!

Frage: 136
... **Quick-Wert vermindert und PTT verlängert**?

Kommentar:

- Medikamenten-Anamnese: Cumarine?
- Vitamin-K-Mangel
- Leberschaden
- Mangel an Gerinnungsfaktoren: aus gemeinsamer Endstrecke (Faktor X, V, II, I) oder kombinierter Faktorenmangel
- Faktor V- / VIII-Mangel (gemeinsames Gen)

137 Frage:
Die **PTT ist verlängert**. Was machen Sie?

Kommentar:
Anamnese: Blutungsanamnese leer? Medikamente: Heparin? Marcumar?

138 Frage:
Welche Ursachen für eine **verlängerte PTT** fallen Ihnen bei **leerer Medikamentenanamnese** ein?

Kommentar:

- **Lupus Antikoagulans**
- Mangel an Gerinnungsfaktoren: Faktor XII, XI, IX, VIII oder Faktor X, V, II, I
- Präanalytische Fehler – z. B. nicht ausreichende Mischung des Bluts mit dem Citrat (teilweise Gerinnung), abgelaufene Röhrchen

139 Frage:
Die **PTT ist verlängert**, aber **ohne Blutungsereignis**. Was könnte vorliegen?

Kommentar:
Isolierter Faktor XII-Mangel.

140 Frage:
Was ist das besondere an **Faktor XII**?

Kommentar:
Selbst bei schweren Faktor XII-Mangelzuständen resultiert kein erhöhtes Blutungsrisiko, da seine Aktivität physiologischerweise durch ein thrombozytäres Enzymsystem ersetzt wird. Bei Bestimmung der PTT zeigt sich ein Faktor XII-Mangel aber durch eine PTT-Verlängerung! Im herkömmlichen aPTT-Test wird die Aktivität des thrombozytären Enzymsystems nicht erfasst.

Antwort:
Fibrinolyse → aktiviert Plasminogen

Kommentar:
Faktor XII ist ein wichtiger Aktivator von Plasminogen und somit des fibrinolytischen Systems = bremst überschießende Fibrinbildung. Deswegen wird diskutiert, ob ein Faktor XII-Mangel mit einem erhöhten Thromboserisiko assoziiert ist.

Frage: 141
Wie läuft die Aktivierung von **Faktor XII** ab?

Antwort:
Kallikrein-Kinin: Aktiviert Prä-Kallikrein und Kininogen

Prüfer: 142
Ist die **PTT** nur bei überdosierten **Cumarinen** pathologisch?

Antwort:
Nein!

Kommentar:

- Der **Quick-Wert** ist zwar empfindlicher für die leberabhängigen Gerinnungsfaktoren als die PTT, da der Gerinnungsfaktor mit der kürzesten HWZ (**Faktor VII**) nur durch den Quick-Wert erfasst wird – langfristig steigt aber auch die PTT an!
- PTT verlängert bei: Mangel an Gerinnungsfaktoren (Faktor XII, XI, IX, VIII oder Faktor X, V, II, I), evtl. Lupus Antikoagulans, Präanalytische Fehler etc.

Globaltest

Frage: 143
Welchen Gerinnungsfaktor haben Sie bei der Bestimmung der **PTT** und des **Quick-Werts** nicht mit erfasst?

Kommentar:
Faktor XIII wird weder im Quick-Wert noch in der PTT erfasst. Daher muss bei auffälliger Blutungsanamnese immer neben dem Quick-Wert und der PTT auch die Faktor XIII Aktivität bestimmt werden. Bei

V. a. eine Thrombozytäre Blutgerinnungsstörung ist ergänzend auch eine Testung der Thrombozytären Funktion mittels PFA-100 sinnvoll.

Faktor XIII

144 Frage:
Wann ist eine Substitution von **Faktor XIII** sinnvoll?

Kommentar:
Nach Operationen sollte bis zur Wundheilung der Faktor XIII > 50 % (im Referenzbereich) liegen.

Antwort:
Bei entzündlichen Darmerkrankungen ist Faktor XIII vermindert!

Kommentar:
Eine Substitution von Faktor XIII führt zur Verminderung der Blutungsneigung und zum Rückgang der Schmerzen und Stuhlfrequenz.

7.3 Hämophilie und das von-Willebrand-Jürgens-Syndrom

Fallbeispiel:
Bei einer 75-Jährigen Patientin wurde eine unklare PTT–Verlängerung in einem peripheren Krankenhaus festgestellt.

145 Frage:
Was klären Sie zuerst ab?

Kommentar:
Medikamenteneinnahme (Marcumar, Neue orale Antikoagulantien (NOAK), Heparin)? Gibt es Blutungszeichen (Hämatome, Zahnfleischbluten)? Erhöhte Blutungsneigung in der Vergangenheit? Geburten? OPs?

146 Frage:
Aktuell keine gerinnungshemmenden Medikamente, keine Blutungszeichen. Welche Labordiagnostik veranlassen Sie?

Kommentar:
Globaltests PTT und Quick, Einzelfaktorenaktivität der PTT, also Faktor XII, XI, IX und VIII, vWF

Ergebnisse der ersten Blutentnahme:
- Faktor VIII Aktivität 15 % (50–150 %)
- Faktor IX Aktivität 145 % (60–180 %)
- Faktor XI Aktivität 100 % (70–140 %)
- Faktor XII Aktivität 49 % (70–120 %)
- PTT 79,7 s (25–43 s)
- vWF Aktivität 150 % (47–173 %)
- vWF Antigen 200 % (50–200 %)
- VWF-Quotient (Aktivität / Antigen) 0,8 (> 0,7)

Ergebnisse der zweiten Blutentnahme 12 Tage später:
- Faktor VIII Aktivität 5,6 % (50–150 %)

Frage: 147
Was fällt Ihnen auf?

Kommentar:
Faktor VIII Aktivität deutlich vermindert und im Verlauf von 15 % auf 5 % weiter fallend. Faktor VIII ist typischerweise verringert bei der **Hämophilie A**, aber eine angeborene Hämophilie ist bei einer 75-Jährigen sehr unwahrscheinlich. Erstens wäre die Patientin bei einer Hämophilie (= angeborene Erkrankung) bereits in jüngeren Jahren klinisch auffällig geworden und zweitens sind typischerweise Männer betroffen und Frauen asymptomatische Gen-Träger, da die Hämophilie x-chromosomal rezessiv vererbt wird.

Frage: 148
Wenn die angeborene Hämophilie ausscheidet, was müssen Sie dann noch ausschließen?

Kommentar:
Es gibt auch eine erworbene Hämophilie, die sogenannte **Hemmkörperhämophilie**. Antikörper können sich gegen die Gerinnungsfaktoren II, V, VII, VIII, IX, X, XIII richten. 50 % der Patienten sind > 60 Jahre! Insgesamt mit einer Häufigkeit von 1,4/1 Mio. Einwohner pro Jahr aber selten.

- Bei 50 % ist die Ursache unklar, die übrigen sind mit Autoimmunerkrankungen, Hauterkrankungen, Tumoren, Schwangerschaft oder Medikamenten assoziiert.

149 Frage:
Welche Untersuchung führen Sie durch?

Kommentar:
- **Plasmaaustauschversuch:** Patientenplasma wird 1:1 mit Standard-Normalplasma gemischt und die PTT gemessen. Dann wird die Probe bei 37 °C für 1–2 Minuten inkubiert und erneut gemessen! Ist die erste PTT normal und die zweite verlängert, spricht das für Hemmkörper (Differenz > 7 Sekunden)!
- **Quantifizierung in Bethesda-Einheiten (BE):** BE sind die Menge an Antikörpern, die benötigt werden, um 50 % der Faktor VIII-Aktivität in einer 1:1 Mischung von Normal- und Patientenplasma nach 2 Stunden Inkubation (37 °C) zu neutralisieren

Ergebnis:
Hemmkörper-Typ II gegen humanen Faktor VIII: 59 BE (< 5)

150 Frage:
Wie therapieren Sie hier eine akute Blutung?

Kommentar:
Durch Gabe von **Novoseven** (= rekombinanter Faktor VII) kann eine akute Blutung gestillt werden. Langfristige Therapie ist die Beseitigung der Krankheitsursache bzw. bei idiopathischer Hemmkörperhämophilie eine immunsuppressive Therapie!

Hämophilie

151 Prüfer:
Wie ist die Klinik einer **Hämophilie**?

Antwort:
Gelenkblutungen, jüngere Männer

Kommentar:
- Charakteristische Zeichen einer Hämophilie und des vWS ist die ungewöhnliche Blutungsneigung. Kleine Verletzungen führen zu ausgedehnten Blutungen und Hämatomen ohne erkennbare Ursache. Innere Blutungen / Hirnblutungen / Nierenblutungen, häufig Gelenk- und Muskelblutungen mit Gelenkschädigung, Fehlstellungen, Kontraktionen
- Mädchen haben bei Eintritt in die Pubertät starke Regelblutungen

Frage: 152
Gibt es eine **erworbene Hämophilie**?

Kommentar:
Ja, die sogenannte **Hemmkörperhämophilie** mit Autoabtikörpern (AAK) gegen Faktor VIII. Es gibt eine komplette (Faktor VIII Aktivität < 5 %) oder inkomplette (reduzierte Faktor VIII Aktivität) Hemmung

Frage: 153
Wie ist die Therapie bei der **Hämophilie**?

Kommentar:
- Bis 1970 waren es Vollblut-Transfusionen, heute prophylaktisch oder bei Bedarf gezielte Transfusion der fehlenden Faktoren VIII oder IX. Seit 1989 wird Faktor VIII gentechnisch hergestellt
- Bei Hämophilie-Patienten mit Antikörpern gegen den Faktor VIII oder IX (Hemmkörperhämophilie) wird ein rekombinanter humaner Blutgerinnungsfaktor VIIa **Novoseven** bei Blutungen eingesetzt

Frage: 154
Risiken der **Hämophilie-Therapie**?

Kommentar:
- **Früher** bestand ein Infektionsrisiko u. a. mit Human Immunodeficiency Virus (HIV), HBV und HCV durch ungetestete (Voll-) Blutkonserven
- **Heute** durch **Novoseven** Gefahr von arteriellen thromboembolischen Ereignissen: z. B. ischämischer Insult, Lungenarterienembolie (LAE)

von-Willebrand-Jürgens-Syndrom

155 **Frage:**
Warum ist der **von-Willebrand-Faktor** wichtig?

Kommentar:
In der primären Gerinnung als *Klebstoff* für die Thrombozytenadhäsion und in der sekundären Gerinnung als Trägerprotein für Faktor VIII.

156 **Frage:**
Wie häufig ist das **von-Willebrand-Jürgens-Syndrom**?

Kommentar:
Das vWS ist die häufigste angeborene Krankheit mit erhöhter Blutungsneigung. Etwa 1 % der Bevölkerung sind vom vWS betroffen.

157 **Frage:**
Wie unterscheiden sich die verschiedenen Formen des **von-Willebrand-Jürgens-**
\+ **Syndroms**?

Kommentar:
- **Typ 1:** am häufigsten, etwa 80 % aller vWS. Hierbei Aktivität/Antigen = 1, da beides verringert ist!
- **Typ 2:** etwa 15 % aller vWS, Aktivität/Antigen < 0,7
- **Typ 3:** sehr selten! Nur etwa 250 Betroffene in Deutschland, hier Aktivität und Antigen deutlich reduziert, teilweise unterhalb der Nachweisgrenze!

158 **Frage:**
Welches **klinische Bild** zeigt sich beim **vWS**?

Kommentar:
Durch Fehlen des **vWF** kommt es zu einem schnelleren Abbau von Faktor VIII und zur verminderten Aktivierung des Faktors X.

159 **Frage:**
Wie sieht der **Quick-Wert** und die **PTT** beim **vWS** aus?

Kommentar:
- Die PTT ist nur bei 30 % der vWS verlängert! Bei Typ 2 und 3 fast immer, bei Typ 1 nur bei einem Teil pathologisch
- Der Quick-Wert ist normal, da Faktor VIII nicht erfasst wird!

von-Willebrand-Jürgens-Syndrom ++

Prüfer: 160
Welche Typen gibt es beim **von-Willebrand-Jürgens-Syndrom**?

Kommentar:
Typ 1, 2 und 3: Typ 1 ist am häufigsten und die gutartigste Form, Typ 3 sehr selten, hier vWF-Antigen und -Aktivität deutlich reduziert

Prüfer: 161
Welche Test führen Sie durch?

Antwort:
Blutungszeit

Kommentar:
PTT und Quick-Wert erfassen nur die plasmatische Gerinnung und nicht die zelluläre Blutstillung. Deshalb wurde früher als Globaltest die Blutungszeit gemessen (schlecht standardisierter Test!). Heute misst man die Thrombozytenfunktion mit dem PFA-100.

Novoseven – off label Einsatz

Frage: 162
Novoseven – Was ist es und für was wird es eingesetzt?

Kommentar:
Novoseven ist ein in Hamsternierenzellen rekombinant hergestellter humaner Blutgerinnungsfaktor VIIa. Entwickelt und zugelassen für die Behandlung von Blutungen bei Hämophilie-Patienten

Frage: 163
Warum wird **Novoseven** auch off-label eingesetzt?

Kommentar:

Novoseven hat eine ausgeprägte blutstillende Wirkung, daher werden in den USA bereits > 90 % (bei Operationen) off-label eingesetzt.

164 Frage:

Warum ist es ein Problem den **Faktor VIIa** zu substituieren?

Kommentar:

- **Sehr hohe Kosten:** eine Dosis liegt bei etwa 10.000 US-Dollar (Stand 2011)
- Unter Therapie mit **Novoseven** kommt es wohl zur Zunahme von Herzinfarkten, ischämischen Schlaganfällen und arteriellen thromboembolischen Ereignissen. Laut einer Studie von 2011 kann Novoseven bei Hirnblutungen die Sterberate nicht senken

7.4 Thrombophiliediagnostik

165 Prüfer:

++ Welche **Diagnostik** kennen Sie bei einer **Thromboseneigung**?

Antwort:

- AT- (früher AT III) Mangel
- Protein C-, Protein S-Mangel
- APC-Resistenz (Faktor-V-Leiden)
- HAT II

\+ Antithrombin-Mutation

166 Prüfer:

Welche **Varianten eines Antithrombin-Mangels** gibt es?

Kommentar:

- Typ I: Aktivität und Antigenkonzentration vermindert
- Typ II: Aktivität vermindert bei normaler Antigenkonzentration

167 Prüfer:

Welche **Defekte** liegen bei einem **Antithrombin-Mangel** jeweils vor?

Kommentar:

- Die Bindungsstelle für Heparin oder für Thrombin kann betroffen sein
- Die heterozygoten Typ II-Heparinbindungsdefekte haben ein geringes, homozygote ein 100 %-Thromboserisiko!
- Heterozygote (Typ I und II) Thrombinbindungsdefekte fallen mit einer AT-Aktivität von 40–70 % der Norm und einem stark erhöhten Thromboserisiko auf, welches durch Schwangerschaft, Stase, Operationen etc. stark gefördert wird
- Homozygote Defekte (Typ I und II) der Thrombinbindung sind nicht mit dem Leben vereinbar

Frage: 168

Wie hoch ist die **Prävalenz eines angeborenen AT-Mangels**?

Kommentar:

Prävalenz etwa 0,2 %. AT ist beim Feten / Neugeborenen physiologischerweise vermindert, Erwachsenenwerte werden erst ab dem 3. Lebensmonat erreicht.

Frage: 169

Gibt es einen **erworbenen AT-Mangel**?

Kommentar:

- Ja, bei nephrotischem Syndrom (Proteinverlust), fortgeschrittener Leberzirrhose, Verbrauchskoagulopathie, Sepsis, Asparaginasetherapie und Streptokinasetherapie
- Ovulationshemmer (= Pille) führen zur leichten Erniedrigung der Aktivität
- Bei i. v. Dauerinfusion von Heparin kann AT bis zu 5 Tage um 25 % abfallen

Thrombophiliediagnostik

Frage: 170

Wann ist eine **Thrombophiliediagnostik** indiziert?

Kommentar:

Bei auffälliger Anamnese, Thrombosen oder Embolien in der Vorgeschichte, positiver Familienanamnese, genetischer Disposition in der Familie, habituellen Aborten und vor der Einnahme der Pille bei V. a. Disposition.

171 Frage:
Was untersuchen Sie bei der **Thrombophiliediagnostik**?

Kommentar:
- Protein S- und Protein C-Aktivität
- AT-Aktivität
- APC-Resistenz (= Resistenz von Faktor V gegenüber aktiviertes Protein C)
- Prothrombinmutation = Punktmutation des Faktors II (**G20210A**)
- Lupus Antikoagulans (bei habituellen Aborten auch Cardiolipin- und β-2-Glycoprotein-Antikörper)
- Homocystein-Spiegel

172 Frage:
Wie geht es danach weiter?

Kommentar:
- Bei auffälligen Befunden erfolgt ggf. eine erweiterte Diagnostik
- Bei reduzierter Aktivität von Protein S, Protein C oder AT wird auch die absolute Proteinmenge gemessen
- Bei erhöhter APC-Resistenz (< 2,3) erfolgt eine genetische Untersuchung zum Ausschluss einer Faktor-V-Leiden Mutation
- Bei positivem Lupus Antikoagulans werden auch die Cardiolipin- und β-2-Glycoprotein-Antikörper bestimmt

Thrombophilie

173 Frage:
Was ist eine **Thrombophilie** und bei welchen Personen sollte eine entsprechende Diagnostik veranlasst werden?

Kommentar:
- Bei der **Thrombophilie** überwiegen gerinnungsfördernde Faktoren die gerinnungshemmenden Faktoren
- Abklärung bei jeder unklaren Thrombose oder Embolie, vor allem bei jungen, sonst gesunden Personen ohne erkennbare äußere Ursache für eine Thrombose / Embolie

174 Frage:
Welche **erworbenen Risikofaktoren** gibt es für eine **Thrombose**?

Kommentar:
- Orale Antikonzeptiva = **Pille**
- Schwangerschaft und Wochenbett
- Immobilität (postoperativ), langes Sitzen = **Economy-class-Syndrom**
- Varizen, Phlebitiden
- Herzinsuffizienz
- Phospholipid-Antikörper bei Lupus erythematodes, Antiphospholipid-Antikörpersyndrom
- Heparin-PF4-Antikörper bei Heparin-induzierter Thrombozytopenie (HIT)-2 unter Heparintherapie

Frage: 175
Was sind **angeborene Risikofaktoren für eine Thrombose**?

Kommentar:
- Faktor-V-Leiden-Mutation = APC-Resistenz
- Prothrombin-Dimorphismus

Prüfer: 176
Was ist der **genetische Hintergrund** der **Faktor-V-Leiden-Mutation**?

Kommentar:
- Punktmutation an der Position 506 (FV-R506Q) des Faktors V. Dadurch wird Faktor V nicht mehr durch das APC inaktiviert → das führt zur erhöhten Faktor V Aktivität mit gesteigerter Thromboseneigung!
- In Deutschland sind etwa 5 % der Bevölkerung betroffen. Heterozygote Träger der Punktmutation haben ein 10-fach erhöhtes Risiko, homozygote Träger ein 100-fach erhöhtes Risiko für thromboembolische Ereignisse

Prüfer: 177
Genetischer Hintergrund der **Prothrombin-Mutation**? +

Kommentar:
Die **Prothrombin-Mutation** ist eine Punktmutation, bei der an der **Position 20210 Guanin gegen Adenin** ausgetauscht ist. Meist ist ein Allel betroffen (Heterozygotie), in sehr seltenen Fällen sind beide Allele betroffen (Homozygotie). Die Mutation liegt im Intronbereich und bewirkt keine Veränderung des Prothrombinproteins, verursacht jedoch eine Zunahme des Prothrombin-Spiegels (Faktor II) und dadurch eine erhöhte Gerinnungsneigung!

+ Prothrombin-Mutation

178 Prüfer:
Was ist die **Prothrombin-Mutation** bzw.
\+ der **Prothrombin-Dimorphismus**?

Kommentar:
Prothrombin-Mutation: Punktmutation, bei der an der Position 20210 Guanin gegen Adenin ausgetauscht wurde, das führt zu einer Erhöhung des Prothrombin-Spiegels (Faktor II).

179 Frage:
Wie ist die klinische Bedeutung der **Prothrombin-Mutation**?

Kommentar:
Heterozygote Träger der **Prothrombin-Mutation** haben ein 3–5-fach erhöhtes Risiko, thromboembolische Komplikationen zu entwickeln. Bei der Einnahme von Östrogenen steigt das Risiko sogar auf Faktor 10 an. Die homozygote Form ist sehr selten.

180 Frage:
Wie viel Prozent der Bevölkerung haben eine **Prothrombin-Mutation**?

Kommentar:
Etwa 2 % der Gesunden haben eine heterozygote Mutation und etwa 5–7 % der Kranken (Thromboembolie in Anamnese)

+ Faktor-V-Leiden

181 Frage:
Welche genetischen Bestimmungen führen Sie im Rahmen der **Thromboseabklärung** durch?

Kommentar:
Prothrombin-Mutation und **Faktor-V-Leiden-Mutation** (bei APC-Resistenz).

Frage: 182
Was wird bei der **Faktor-V-Leiden-Mutation** untersucht?

Kommentar:
Genetische Bestimmung der Punktmutation an der **Position 506 (FV-R506Q)**.

Frage: 183
Was benötigen Sie hierfür?

Kommentar:
EDTA-Blut und Einverständniserklärung des Patienten, da es sich um eine Untersuchung gemäß dem Gendiagnostikgesetz handelt!

Frage: 184
Was bestimmen Sie vor der **Faktor-V-Leiden-Mutation**?

Kommentar:
Vor der (teuren) genetischen Untersuchung wird die **APC-Resistenz** getestet. Durch Punktmutation des Faktors V wird dieser nicht mehr durch APC inaktiviert → erhöhte Faktor-V-Aktivität mit gesteigerter Thromboseneigung!

Frage: 185
Wie wird die **APC-Resistenz** getestet?

Kommentar:
Es erfolgt eine Messung der PTT ohne und mit Zugabe von APC. Bei Gesunden verlängert sich die PTT mit APC um das 2–5 fache! Bei Kranken nicht!

Frage: 186
Wie ist der Stellwert der **Faktor-V-Leiden-Mutation**? +

Kommentar:
In Deutschland sind etwa 5 % der Bevölkerung betroffen. Heterozygote Träger der Punktmutation haben ein 10-fach erhöhtes Risiko, homozygote Träger ein 100-fach

7 Gerinnung

erhöhtes Risiko für Thromboembolische Ereignisse.

++ Lupus Antikoagulans

187 Prüfer:
Wie verhalten sich die Gerinnungstests bei **Lupus Antikoagulans?**

Antwort:
PTT verlängert

Kommentar:
- Es gibt **Lupus-sensitive** und **Lupus-insensitive Testsysteme**. Eine PTT-Verlängerung im Lupus sensitiven Test und eine normale PTT im Lupus insensitiven Test spricht für ein Lupus-Antikoagulans
- Verlängerter Diluted Russel´s Viper Venom Test (DRVVT): Ein Schlangengift startet die Gerinnung, Gerinnungszeit ist verlängert bei vorhandenem Lupus Antikoagulans

188 Frage:
Diagnostik und notwendiges Material?

Kommentar:
- Modifizierter Gerinnungstest, deshalb ist Citrat-Plasma notwendig!
- LA1 (Screeningreagenz) und LA2 (Bestätigungsreagenz): Diluted Russel´s Viper Venom aktiviert direkt die Faktoren X und V. Die Faktoren Xa und Va benötigen Phospholipide und Kalzium, um Prothrombin in Thrombin zu überführen, so dass schließlich ein Fibringerinnsel aus Fibrinogen entstehen kann. Ist Lupus Antikoagulans enthalten, werden die notwendigen Phospholipide (wesentlicher Bestandteil der Thromboplastine) blockiert. Kommt es mit dem LA1-Screeningreagenz zu einer Verlängerung, wird der Test mit LA2-Bestätigungsreagenz wiederholt. Das enthält einen Überschuss an Phospholipiden zur Neutralisation der Antikörper. Ein Faktorenmangel (X, V, II) kann bei Bedarf mit einem Plasmaaustauschversuch ausgeschlossen werden.

189 Prüfer:
Wann tritt das **Lupus Antikoagulans** auf?

Antwort:
Tritt auf bei Autoimmunerkrankungen

Kommentar:
Insbesondere auch bei Lupus erythematodes

Prüfer: 190
Was bewirkt das **Lupus Antikoagulans?**

Antwort:
Gehäuft Thrombosen / Embolien, Abortneigung

Kommentar:
- Missverständliche Bezeichnung, da in vivo die Blutgerinnung nicht gehemmt, sondern gefördert wird! (Antikoagulans = gerinnungshemmende Substanz)
- Lupus Antikoagulans sind AK, die gegen gerinnungsaktive Membran-Phospholipide gerichtet sind, daher gehäuft Thrombosen / Embolien, Abortneigung (= gehäufte wiederholte *habituelle* Aborte), schwere Präeklamsie

Phospholipidantikörpersyndrom

Prüfer: 191
Wie ist die **Klinik des Phospholipidantikörpersyndroms?**

Kommentar:
Typisch sind Thrombosen oder Embolien ohne erkennbare Ursache sowie Schwangerschaftskomplikationen.

Frage: 192
Wann treten **Antiphospholipidantikörper** auf?

Kommentar:
- Bei Kollagenosen (Lupus erythematodes = Lupus Antikoagulans)
- Bei rheumatischen Erkrankungen
- Bei Malignomen
- Bei Infektionen
- Nach Medikamenteneinnahme (Chlorpromazin, Phenytoin)

193 Prüfer:
Wie ist die **Diagnostik bei dem Phospholipidantikörpersyndrom**?

Antwort:
Lupus Antikoagulans, Cardiolipin-Antikörper, β-2-Glykoprotein-Antikörper

194 Frage:
Was ist wichtig bei der Diagnostik?

Kommentar:
Kontrolluntersuchung bei erhöhten Phospholipidantikörpern notwendig, um ein akutes parainfektiöses Geschehen auszuschließen

Cardiolipin-Antikörper:

195 Frage:
Was sind **Cardiolipin-Antikörper**?

Kommentar:
Cardiolipin-Antikörper sind wie das Lupus Antikoagulans Teil der Phospholipidantikörper. Detektion mit Enzyme-linked Immunosorbent Assay (ELISA)-Test aus Serum!

196 Frage:
Wann sind die **Cardiolipin-Antikörper** erhöht?

Kommentar:
- Bei akuten Infektionen (bakteriell z. B. Syphilis, viral z. B. HIV, EBV)
- Bei Kollagenosen: z. B.: 40 % der Patienten mit Systemischer Lupus Erythematodes (SLE)
- Bei medikamenteninduzierten lupoiden Erkrankungen
- Bei rheumatoider Arthritis
- Bei lymphoproliferativen Erkrankungen
- Und häufig bei jungen Frauen!

197 Prüfer:
Bei welcher infektiösen Erkrankung spielen die **Cardiolipin-Antikörper** in der Diagnostik eine wichtige Rolle?

Antwort:
Bei der Lues als VDRL-Test

Kommentar:
Mittels Veneral-Disease-Research-Laboratory (VDRL)-Test werden die **Cardiolipin-Antikörper** gemessen. Diese dienen bei der Syphilis als Marker für die Krankheitsaktivität und zur Klärung der Therapienotwendigkeit. Sie sind aber nicht treponemenspezifisch!

Präanalytik bei der Thrombophiliediagnostik

Frage: 198
Was muss vor der **Thrombophiliediagnostik** ausgeschlossen werden?

Kommentar:
Medikamentenanamnese: Vitamin-K-Antagonisten (Marcumar!), andere orale Antikoagulantien (Dabigatran, Xarelto = Rivaroxaban, Apixaban) stören die Diagnostik!

Frage: 199
Was stört noch die **Thrombophiliediagnostik**?

Kommentar:
Fibrinogen und Faktor VIII sind bei jeder akuten oder chronischen Entzündung erhöht = Akute-Phase-Proteine (APP). Deshalb sollte das CRP parallel bestimmt werden. Außerdem sind einige Polymorphismen in den Genen dieser Gerinnungsfaktoren bekannt, die zur Erhöhung der Plasmaspiegel führen.

Prüfer: 200
Wie wirken sich die Akute-Phase-Proteine wie Fibrinogen und Faktor VIII auf das Thrombophilierisiko aus?

Antwort:
Das Thrombophilierisiko korreliert mit erhöhten Plasmaspiegeln von Fibrinogen und Faktor VIII.

Fallbeispiel:
Blutwerte eines 50-jährigen Patienten mit hohen D-Dimeren und im Verlauf abfallenden Quick-Werten.

201 Prüfer:
Welche Verdachtsdiagnose stellen Sie?

Antwort:
Thrombose

202 Prüfer:
Welche **Therapie** leiten Sie bei einer **Thrombose** ein?

Antwort:
Heparin und dann Marcumar!

203 Prüfer:
Welche **Thromboserisikofaktoren** kennen Sie?

Antwort:
Faktor-V-Leiden-Mutation, Prothrombinmutation, Protein C- und S-Mangel

Kommentar:
Zusätzlich auch Lupus-Antikoagulans, Immobilisierung, Rauchen etc.

Fallbeispiel:
Funktionelles Protein C 55 %, mit Antikörpern gemessenes Protein C 99 %

Antwort:
Hier ist es ein Protein C Typ II-Mangel

Kommentar:
Zur Erklärung: Typ I-Mangel (= echter Protein C Mangel) mit verminderter Aktivität und vermindertem Antigenspiegel, Typ II-Mangel ist ein Protein C-Defekt mit reduzierter Aktivität bei normaler Antigenmenge!

7.5 Antikoagulation

Antikoagulantien

204 Frage:
Was sind **Antikoagulantien**?

Kommentar:
- **Antikoagulantien** haben eine Hemmwirkung auf die Blutgerinnung
- Antikoagulantien können die Blutgerinnung **in vitro** hemmen, z. B. Natriumcitrat, Natriumoxalat, Di-Kalium-EDTA (K_2EDTA) oder sie hemmen die Blutgerinnung **in vivo** als therapeutisch angewendete Substanzen wie Heparin oder Marcumar

Frage: 205
Wie lassen sich **therapeutische Antikoagulantien** einteilen?

Kommentar:
- **Indirekte Antikoagulantien** (= hemmen die plasmatische Gerinnung nicht direkt)
  - Cumarine = Vitamin-K-Antagonisten
  - Heparin bindet AT und verstärkt die AT-Wirkung
- **Direkte orale Antikoagulantien = Neue orale Antikoagulantien**
  - Faktor Xa-Hemmer = Apixaban, Rivaroxaban
  - Thrombin-Hemmer = Dabigatran
  - Hirudin = Thrombin-Hemmstoff aus Blutegeln
  - Fondaparinux

Direkte orale Antikoagulantien (DOAK)

Frage: 206
Welche **direkte orale Antikoagulantien** (DOAK) gibt es?

Kommentar:
- Pradaxa (= Dabigatran)
- Xarelto (= Rivaroxaban)
- Eliquis (= Apixaban)

Frage: 207
Was sind die **Indikationen für den Einsatz der DOAKs**?

Kommentar:
- Therapie der tiefen Beinvenenthrombose (TBVT) und der LAE
- Primärprophylaxe der tiefe Beinvenenthrombose (TBVT) bei orthopädischen Hüft- / Knie-Operationen
- Schlaganfall-Prophylaxe bei VHF

208 Frage:
Welche **Kontraindikationen** gibt es für den Einsatz von **DOAKs**

Kommentar:
- Schwangerschaft!
- Schlechte Nierenfunktion (Dosisanpassung?)
- Medikamentenanamnese überprüfen (Wechselwirkungen!)

209 Frage:
Wie lassen sich **Antikoagulantien** einteilen
+ (direkte / indirekte Antikoagulantien)?

Kommentar:
- **Indirekte Antikoagulantien:**
  - **Vitamin-K-Antagonisten** – bewirken die Bildung nicht wirksamer Gerinnungsfaktoren X, IX, VII, II (*1972*)
  - **Heparin** – bindet an AT, verstärkt dessen gerinnungshemmenden Effekt um das 1000-fache
  - **Arixtra** – kein Heparin, bindet auch AT
- **Direkte Antikoagulantien:**
  - DOAK: Pradaxa (= Dabigatran), Xarelto (= Rivaroxaban), Eliquis (= Apixaban)

Heparin

210 Frage:
Was sind die **Vorteile von niedermolekularen** (= fraktionierten) Heparinen gegenüber hochmolekularen (unfraktionierten) Heparinen?

Kommentar:
- bessere Bioverfügbarkeit
- längere HWZ → dadurch weniger Einzelgaben notwendig
- kleinere Molekülgröße und daher geringeres Heparin-induziertes Thrombozytopenie-Risiko (HIT)
- Monitoring über Anti-Xa-Aktivität, falls erforderlich

211 Frage:
Wie wirken **Heparine**?

Kommentar:
Heparin bindet an AT und bildet einen *Sofortinhibitor*-Komplex. Die Inaktivierung von Gerinnungsfaktoren wird gegenüber AT alleine tausendfach gesteigert!

Frage: 212
Welche **Gerinnungsfaktoren** werden durch Heparin inaktiviert?

Kommentar:
- Niedermolekulare Heparine (NMH) inaktivieren den Prothrombinasekomplex – also aktivierter Faktor X, aktivierter Faktor V, Calciumionen und Phospholipiden
- Unfraktionierte Heparine (UFH) inaktivieren den Prothrombinasekomplex und den aktivierten Faktor II (= Thrombin) → schnellere gerinnungshemmende Wirkung von UFH gegenüber NMH
- Heparine inaktivieren die Faktoren XII, XI, X, IX, II

Vitamin-K-Antagonisten

Frage: 213
Welche **Vitamin-K-Antagonisten** gibt es?

Kommentar:
- **Marcumar** (= Phenprocoumon): Marcumar hat die längste HWZ und wird am häufigsten eingesetzt! Umgangssprachlich wird häufig von marcumarisiertem Patienten gesprochen, wenn er eine Antikoagulation mit einem Vitamin-K-Antagonisten bekommt
- Falithrom (= Phenprocoumon): häufig in Ostdeutschland verwendet
- Coumadin (= Warfarin)
- Sitrom (= Acenocoumarol): gebräuchlich in Frankreich

Frage: 214
Was ist zu beachten bei der **Therapieeinleitung mit Marcumar**?

Kommentar:
Es dauert relativ lange, bis die Vitamin-K-abhängigen Gerinnungsfaktoren relevant vermindert sind. **Achtung:** besonders bei initial hohen Phenprocoumondosen sinkt die Konzentration der gerinnungshemmenden Substanzen Protein C und Protein S stärker ab. Dadurch entsteht zu Beginn ein hyperkoagulabiler Zustand. Dies kann zur **Marcumar-Nekrose** führen.

215 Frage:
Wie entsteht die **Marcumar-Nekrose** und was sind die Symptome?

Kommentar:
Bei etwa 0,1 % der Patienten kommt es bei Therapiebeginn durch eine verstärkte Gerinnungsaktivität in den Kapillargefäßen zu Gefäßverschlüssen. Es bilden sich hämatomähnliche Hautveränderungen, blutige Bläschen und eine Nekrose der betroffenen Hautstelle (Extremitäten, Brust, Gesäß).

216 Frage:
Wer ist besonders durch eine **Marcumar-Nekrose** gefährdet?

Kommentar:
- Patienten mit Protein C-Mangel
- Frauen
- Fettleibige Personen
- Achtung: **Gefährlich ist eine hohe Anfangsdosis**

217 Frage:
Wie kann eine **Marcumar-Nekrose** vermieden werden?

Kommentar:
Niedrige Anfangsdosis von Marcumar **und** Therapieeinleitung immer unter Heparin-Schutz bis INR > 2

218 Prüfer:
Wie ist der **therapeutische Bereich des Quick-Werts** bei Vitamin K-
\+ Antagonisten?

Antwort:
15–20 %, besser als INR??

Kommentar:
Der **Quick-Wert** ist stark abhängig vom verwendeten Testreagenz. Heutzutage sollte zum Therapiemonitoring unter Therapie mit Vitamin-K-Antagonisten (Marcumar) immer der INR-Wert verwendet werden. Hier gibt es je nach Erkrankung definierte Zielwerte, außerdem ist der INR-Wert Labor und länderübergreifend vergleichbar *standardisiert*.

Frage: 219
Wie erfolgt ein **Therapiemonitoring unter Antikoagulation**?

Kommentar:
- Marcumar: Quick / PTT erfasst Faktor II, V, VII, X
- Hochmolekulare Heparine: PTT
- Niedermolekulares Heparin: Anti-Xa-Aktivität

GP IIb-/ IIIa-Antagonisten +

Prüfer: 220
Was sind **GP IIb-/ IIIa-Antagonisten**?

Kommentar:
GP IIb-/ IIIa-Antagonisten sind Thrombozytenaggregationshemmer. D.h. sie hemmen die Aggregation von Trombozyten (z. B. Abciximab, Tirofiban)

Frage: 221
Wie wirken **GP IIb-/ IIIa-Antagonisten**?

Kommentar:
GP IIb-/ IIIa-Antagonisten blockieren die GP IIb-/ IIIa-Rezeptoren auf der Thrombozytenoberfläche. Abciximab ist ein unvollständiger Antikörper (Fab-Fragment).

Frage: 222
Wofür werden Sie eingesetzt?

Kommentar:
Beispiel Abciximab: Vermeidung ischämischer kardialer Komplikation nach Perkutaner Koronarer Intervention (PCI) (Ballondilatation, Atherektomie, Stentimplantation), Risikoreduktion eines Herzinfarkts bei instabiler Angina pectoris und fehlendem Ansprechen auf Standardtherapie.

223 Frage:
Welche **Kontraindikationen** gibt es für **Abciximab**?

Kommentar:
Abciximab ist kontraindiziert bei Krankheiten mit hohem Blutungsrisiko (Hirntumore, schwere arterielle Hypertonie), dialysepflichtiger Niereninsuffizienz und Leberschäden.

224 Frage:
Warum wird Heparin als **Clearing Factor** bezeichnet?

Kommentar:
Durch Heparingabe kommt es zu einem Herauslösen der Lipoproteinlipase (LPL) aus der Proteoglykan-Bindung und dadurch zu einer vermehrten LPL-Aktivität (= post-Heparin-lipolytische-Aktivität). Durch Heparingabe verschwindet die durch Chylomikronen hervorgerufene lipämische Trübung des Plasmas.

Lysetherapie

225 Frage:
Welche **Labordiagnostik** führen Sie vor der **Lyse** durch?

Kommentar:
Blutbild, Quick-Wert (muss > 50 % sein), PTT, Fibrinogen (muss > 2 g/l sein), bei klinischem Verdacht oder Anamnese ggf. Heparin-induzierte Thrombozytopenie (HIT) ausschließen! Cave Marcumartherapie.

226 Prüfer:
++ Wie wird eine **Lysetherapie** überwacht?

Kommentar:
- Engmaschige Gerinnungskontrolle (PTT, Quick-Wert, Thrombozyten, Fibrinogen, AT). Ggf. Thrombinzeit. Lysesteuerung hauptsächlich über PTT und Fibrinogenwert, wenn < 2, dann Reduktion der Urokinasemenge um 50 %. Fibrinogenwert soll nicht unter 1 g/l fallen
- **D-Dimere:** Bei erfolgreicher Lysetherapie einer tiefen Venenthrombose sollte die D-Dimer-Konzentration in den ersten beiden Tagen auf das 2–3-fache des Ausgangswertes ansteigen

Frage: 227
Welche Medikamente werden für eine **Lysetherapie** verwendet?

Kommentar:
Eingesetzt werden Enzyme, die den Thrombus abbauen oder die das körpereigene Plasminogen aktivieren. Häufig kommen hierfür die Streptokinase, Urokinase oder die gentechnisch hergestellte Alteplase = rt-PA (gentechnische Variante des gewebespezifischen Plasminogenaktivators) zum Einsatz. Direkt fibrinolytisch wirken Reteplase, Tenecteplase.

D-Dimere

Prüfer: 228
Was sind **D-Dimere**? +

Antwort:
- **D-Dimere** sind das Abbauprodukt des quervernetzten Fibrins (Quervernetzung durch Faktor XIII)
- Plasmin *zerschneidet* Fibrin

Kommentar:
Aus den Fibrinpolymeren entstehen Bruchstücke mit einer D=D, das sind die sogenannten D-Dimere.

Prüfer: 229
Wie ist die **Bedeutung der D-Dimere**?

Antwort:
Abklärung Embolie / Thrombose

Kommentar:
Ausschlussdiagnostik einer LAE, DIC oder tiefen Beinvenenthrombose

Frage: 230
Was ist bei den **D-Dimeren** zu beachten?

Kommentar:

- **D-Dimere** haben einen sehr hohen negativen Vorhersagewert (> 95 %), d.h. negative D-Dimere schließen eine Thrombose oder Embolie mit hoher Wahrscheinlichkeit aus!
- **ABER** geringe Spezifität (< 50 %) und geringer positiver Vorhersagewert, d.h. erhöhte D-Dimere bedeuten nicht unmittelbar eine Thrombose / Embolie!
- Erhöhte D-Dimere kommen bei Schwangerschaft, bei malignen Tumorerkrankungen oder Leukämien, postoperativ während der Wundheilung und bei Leberzirrhose vor

231 Frage:

Was ist bei der **Festlegung des Cut-offs bei D-Dimeren** zu beachten?

Kommentar:

- Bei älteren Menschen sind höhere Werte normal, daher sind altersabhängige Cut-off Werte in der Diskussion: Alter · 10 µg/ml. Cut-off wäre dann beispielsweise beim 70-Jährigen < 700 µg/ml anstatt normalerweise < 500 µg/ml
- In der Schwangerschaft sind auch höhere Werte zu finden, hier sind ebenfalls andere Cut-off Werte sinnvoll: z. B. 1. Trimenon 701 µg/ml, 2. Trimenon 1205 µg/ml, 3. Trimenon 1672 µg/ml bzw. in 2. Hälfte 2584 µg/ml [1]

232 Frage:

Was ist bei der **Präanalytik von D-Dimeren** wichtig?

Kommentar:

Schonende Blutentnahme (Citratblut)! Eine traumatische Punktion führt durch Ausschüttung von Gewebsthromboplastin ebenfalls zu erhöhten D-Dimeren.

[1]Quelle: Frauenarzt 46 (2005)

8 Klinische Chemie

8.1 Grundlagen Chemie und Biochemie

233 Prüfer:

\+ Was ist der **Citratzyklus**?

Antwort:

- **Citratzyklus** = Krebszyklus, Zitronensäurenzyklus, Tricarbonsäurezyklus, Kohlenhydrat, Eiweiß und Fettstoffwechsel münden in Form der aktiven Essigsäure ein: Acetyl-CoA + Oxalacetat → Zitronensäure + CoA. Die einzelnen Coenzyme Nicotinamid-Adenin-Dinukleotid (NAD)+ und FAD+ (aus Zitronensäurenzyklus) werden reduziert (H^+-Aufnahme) und anschließend in die Atmungskette eingeschleust
- 1 Mol Glukose ergibt so 38 Mol Adenosintriphosphat (ATP)

Kommentar:

Der **Citratzyklus** hat eine wichtige Rolle im Stoffwechsel. Mittels oxidativem Abbau organischer Stoffe dient er der Energiegewinnung und der Biosynthese. Beim Abbau von Fetten (β-Oxidation), Kohlenhydraten (Glykolyse) und Aminosäuren (AS) / Proteinen (Proteinkatabolismus) entsteht **Acetly-CoA**. Das wird zu CO_2 und Wasser abgebaut und wichtige Zwischenprodukte für den Körper sowie ATP werden freigesetzt. Bei Eukaryonten passiert das in den Mitochondrien bei Prokaryonten im Zytoplasma.

234 Prüfer:

Wie stellt man eine **isotone Kochsalzlösung** her und wie überprüft man sie?

Antwort:

9 g NaCl werden in 1 l destilliertem Wasser gelöst

Kommentar:

Falsch: 9 g NaCl müssen mit Wasser auf 1 l aufgefüllt werden! Genau genommen ist die Dichte einer isotonen Kochsalzlösung größer 1 (genau 1,0046). Deswegen müsste man von 1004,6 g 0,9 % NaCl also 9,04 g NaCl → (Fehler etwa 0,46 %) mit 995,56 ml destilliertem Wasser auffüllen.

Antwort:

Prüfen mit ISE, Flamme, spezifisches Gewicht

Kommentar:

Am gängigsten (und einfachsten) ist wohl die Messung der Leitfähigkeit.

Michaelis-Menten-Konstante

Prüfer: 235

Was ist die **Michaelis-Menten-Konstante**?

Kommentar:

- Die **Michaelis-Menten-Konstante** gibt die anfängliche Reaktionsgeschwindigkeit in Abhängigkeit von der Substratkonzentration wieder
- Sie beschreibt die Kinetik von Enzymen und ist gültig für alle katalysierten Reaktionen: Freies Enzym bindet reversibel an sein Substrat (Substrat-Enzym-Komplex). Das Substrat wird umgewandelt, der Komplex zerfällt in das freie Enzym und das Reaktionsprodukt

Frage: 236

Was passiert bei **sehr hohen Substratkonzentrationen**?

Kommentar:

Bei sehr hohen Substratkonzentrationen kann die Umsatzgeschwindigkeit nicht weiter gesteigert werden, da das gesamte Enzym in Verwendung ist. Die Umsatzgeschwindigkeit nähert sich v_{max} an. Es liegt eine Sättigung vor!

Creatinkinase (CK)

Prüfer: 237

CK-NAC – Abkürzung steht für?

Kommentar:

CK-NAC = Bestimmung der CK-Aktivität unter N-Acetylcystein (NAC) Zugabe. Der Zusatz von NAC zum Reaktionsgemisch reaktiviert die CK und schützt sie vor Oxidationsvorgängen. Dazu wird eine gewisse Zeit benötigt (Lag-phase). Das Reaktionsgemisch enthält auch AMP und Diadenosinpentaphosphat, wodurch die Interferenz durch Adenylatkinase (aus Erythrozyten, Thrombozyten, Muskel- und Leberzellen) unterdrückt wird.

238 Prüfer:

Wie wird die **Creatinkinase** bestimmt?

Kommentar:

- Die Bestimmung der CK erfolgt mittels Photometrie: Die CK katalysiert die reversible Übertragung der Phosphatgruppe von Kreatinphosphat auf Mg-ADP. Das entstehende Mg-ATP wird im kombinierten optischen Test mit Hexokinase als Hilfenzym und Glukose-6-Phosphat-Dehydrogenase (G6PDH) als Indikatorenzym bestimmt. Messgröße ist die Zunahme von $NADPH_2$, die der Aktivität der CK proportional ist
- Kreatinphosphat + Mg−ADP $\xrightarrow{CK}$ Kreatin + Mg−ATP
- Glukose + ATP $\xrightarrow{Hexokinase}$ Glukose-6-Phosphat + ADP
- Glukose-6-Phosphat + NADP $\xrightarrow{G6PDH}$ Gluconat-6-Phosphat + $\mathbf{NADPH_2}$

Proteine

239 Frage:

Wie viele **Aminosäuren** benötigt der Mensch und welche sind essentiell?

Kommentar:

- Insgesamt werden 20 Aminosäuren benötigt
- 8 davon sind essentiell, d.h. sie können nicht selbst synthetisiert werden und müssen durch die Nahrung aufgenommen werden: Valin, Leucin, Isoleucin, Phenylalanin, Tryptophan, Methionin, Threonin und Lysin
- Bei Säuglingen sind auch Arginin und Histidin esentiell

Frage: 240

Worin unterscheiden sich **Peptide** und **Proteine**?

Kommentar:

- Zwei Aminosäuren bilden unter Abspaltung von H_2O (Wasser = Kondensation) ein Dipeptid:
  $^{+}H_3N-CHR-COO^{-}$ +
  $^{+}H_3N-CHR-COO-$ ⟶
  $^{+}H_3N-CHR-C{=}O-NH-CHR-COO^{-}$
  + H_2O
  (Aminosäuren haben immer eine positive und eine negativ geladene Seite)
- Bis zu 10 Aminosäuren bilden ein Oligopeptid (Dipeptid, Tripeptid usw.), mehr als 10 Aminosäuren dann ein Polypeptid. Wenn mehr als 100 AS durch eine Peptidbindung verknüpft sind, entsteht ein Protein (= Eiweiß)

Frage: 241

Welche Struktur haben **Proteine**?

Kommentar:

Man unterscheidet die Primärstruktur (Reihenfolge der Aminosäuren), Sekundärstruktur (räumliche Anordnung des Aminosäurenstrangs: helikale oder faltblattartige Abschnitte), Tertiärstruktur (Gesamtfaltung des Proteins) und Quartärstruktur (**Beispiel Hämoglobin:** definierte Anordnung von mehreren Proteinen mit deren jeweiliger Tertiärstruktur verbunden über Wasserstoffbrücken oder Ähnliches).

Frage: 242

Was ist eine **Denaturierung**?

Kommentar:

- Bei der **Denaturierung** entfalten sich die dreidimensionalen Strukturen, d.h. hydrophobe Bindungen werden gelöst (kovalente Bindungen bleiben erhalten), Peptidkette liegt gestreckt vor → Sekundär- und Tertiärstruktur des Proteins gehen verloren und damit ggf. auch die Quartärstrukur!
- Reihenfolge der Aminosäuren = Primärstruktur bleibt erhalten!
- Biologische bzw. enzymatische Aktivität geht durch Denaturierung verloren!

- Typisch ist die Hitzedenaturierung (> 40 °C), Denaturierung durch Säuren oder Basen, mechanisch (Ultraschall, Schütteln), Strahlung, organische Lösemittel (Alkohol, Sodiumdodecylsulfat (SDS)). Beispiel: Eier (Eiweiß) gerinnen durch Kochen!

8.2 Methoden und Verfahren

Unterschied ISE, Flammenphotometrie (Atomabsorption, Photometrie)

243 Prüfer:
Was versteht man unter **ISE**?

Kommentar:
ISE steht für ionenselektive Elektrode. Für die Messung wird die ionenselektive Elektrode und eine zweite Bezugselektrode in die Messlösung getaucht. Aus der gemessenen Spannung zwischen den Elektroden (Messgröße) kann die gesuchte Konzentration errechnet werden. Die Spannung hängt nach der **Nernst-Gleichung** logarithmisch von der Aktivität des betroffenen Ions ab.

244 Frage:
Was kann man mit der **Ionenselektiven Elektrode** bestimmen und welche Ionenselektive Elektrode ist die bekannteste?

Kommentar:
- Am bekanntesten ist sicher die **pH-Elektrode**, die H^+, also Protonen oder H_3O^+, also Hydroniumionen nachweist
- Mit der ionenselektiven Elektrode können mehr als 50 Ionen nachgewiesen werden
- Typische Anionen wie F^-, Cl^-, Br^-, I^-, CN^- (Cyanid) oder Kationen wie H^+, Na^+, K^+, Ag^+, NH_4^+ (Ammonium), Cu^{2+}, Pb^{2+}, Ca^{2+}, Cd^{2+} (Cadmium), Ba^{2+} (Barium)

245 Prüfer:
Bitte erläutern Sie kurz die **Flammenphotometrie**?

Kommentar:
- Genauer Name: **Flammen-Atomabsorptionsspektroskopie** (F-AES). Die zu bestimmende Substanz wird in eine Flamme gebracht und verdampft. Durch die Wärmenergie werden die äußeren Valenzelektronen angeregt und auf ein energetisch höheres Niveau gehoben. Wenn die Elektronen in den Grundzustand zurückfallen, geben sie Energie in Form von Licht ab. Die Atome *emittieren* dabei ihr elementspezifisches Spektrum. Das Flammenemissionsspektrum wird mit einem Flammenphotometer oder einem Flammen-Absorptionsspektrometer gemessen
- **Anwendung:** Bestimmung von Alkalimetallen (Lithium, Natrium, Kalium) und Erdalkalien (Calcium, Magnesium)

Frage: 246
Was versteht man unter **Photometrie**?

Kommentar:
Bei der Photometrie wird die Extinktion als Maß für die Konzentration gemessen. Es gilt das **Lambert-Beersche Gesetz:** $E = e \cdot c \cdot d$ (Extinktion = molarer Extinktionskoeffizient · Konzentration · Schichtdicke der Küvette). Bei Temperierung der Messküvette sind d und e konstant, damit gilt E ~ c!

Frage: 247
Was ist eine **bichromatische Messung**?

Kommentar:
Eine **bichromatische Messung** erfolgt bei zwei Wellenlängen. Die Hauptwellenlänge sollte beim Extinktionspeak der gesuchten Substanz liegen, die Nebenwellenlänge optimalerweise am Fuß des Hauptwellenlängenpeaks. Die Differenz der Extinktion bei der Hauptwellenlänge und der Nebenwellenlänge ergibt das Signal.

Frage: 248
Was sind die Vorteile der **bichromatischen Messung**?

Kommentar:

Störende Einflüsse durch das Probenmaterial (Lipämie, Hämolyse und Ikterie) oder Partikel und Luftbläschen im Wasserbad werden eliminiert. Da nur die Extinktionsdifferenz (= $E_{Hauptwellenlänge} - E_{Nebenwellenlänge}$) das Messsignal ergibt und Störungen wie Luftbläschen oder Partikel im Strahlengang das gesamte Spektrum beinflussen, bleibt die Extinktionsdifferenz und damit die Konzentrationsmessung unverfälscht!

Präzipitation

249 Prüfer:

Was versteht man unter der **Präzipitation**?

Kommentar:

- Die **Präzipitation** ist eine immunologische Reaktion, bei der es durch Bildung von Antigen-Antikörper-Komplexen zur Ausfällung aus einer Lösung kommt = sichtbare Trübung
- Bei bekannten Antikörpern kann so ein Antigen bzw. bei bekannten Antigenen können so Antikörper nachgewiesen werden

250 Frage:

Bitte erklären Sie die **Heidelberger Kurve**?

Kommentar:

- Voraussetzung für die **Präzipitation** ist, dass Antikörper mit mehreren Bindungsstellen (zwei bei IgG-AK, zehn bei IgM-AK) Antigene binden und Antigene ebenfalls mehr als eine Bindungsstelle für Antikörper haben. Nur so kann es zur Vernetzung (Agglutination) vieler Antikörper-Antigen-Komplexe und ab einer bestimmten Größe auch zur Ausfällung und messbaren Trübung kommen
- Diese Agglutination funktioniert dann besonders gut, wenn die gleiche Anzahl an Antigenen (Epitope) und Antikörpern (Bindungsstellen) vorhanden ist = Äquivalenzzone der Heidelberger Kurve. Normalerweise erhöht sich das Messsignal kontinuierlich bei steigender Antigenkonzentration, das gilt solange die Antikörper im Überschuss vorhanden sind. Wichtig für die Größe und Menge der Antigen-Antikörper-Komplexe ist das Verhältnis Antikörper zu Antigen. Bei einem deutlichen Antigenüberschuss bindet jeweils nur ein Antikörper an ein Antigen. Dadurch bilden sich keine größeren Komplexe oder die Komplexe zerfallen schnell wieder und die messbare Ausfällung ist gering. D.h. sehr hohe Antigenkonzentrationen ergeben eine ähnliche Trübung (Lichtstreuung) wie niedrige Antigenkonzentrationen → die Ergebnisse sind falsch niedrig = **High-Dose-Hook-Effekt**!
- Werden Proben mit einem Antigenüberschuss verdünnt, dann liegen wieder weniger Antigene vor und die Antikörper müssen wieder an mehrere Antigene gleichzeitig binden. Das führt zu größeren AK-AG-Komplexen und damit zu einer größeren messbaren Ausfällung = höherer Messwert!

Frage: 251

Wo tritt der **High-Dose-Hook-Effekt** häufig auf?

Kommentar:

Beispielsweise bei der nephelometrischen Messung der Immunglobulinkonzentrationen bei der Blut-Liquor-Schranke (BLS). Hier muss man bei (sehr) niedrigen Werten an den High-Dose-Hook-Effekt denken. Eine Verdünnung der Probe z. B. 1:10 führt dann zu dem richtigen, höheren Messwert und beweist den Effekt!

Neue Testmethoden

Frage: 252

Sagt Ihnen **TRACE-Technologie** etwas?

Kommentar:

Professor Jean-Marie Lehn hat dafür 1987 den Chemie-Nobelpreis bekommen, patentiert für die Kryptor-Geräte (Fa. Brahms).

Frage: 253

Wie ist das **Testprinzip der TRACE-Technologie**?

Kommentar:

- Die **TRACE-Technologie** basiert auf einem nicht radioaktiven Energietransfer zwischen zwei Fluoreszenzmarkern, dem **Doner** Europiumkryptat und dem **Akzeptor** XL 665. Beide Marker sind an je einen antigenspezifischen Antikörper gebunden. Das Europiumkryptatmolekül emittiert nach Anregung ein langdauerndes Fluoreszenzsignal bei 620 nm, XL 665 ein kurzlebiges bei 665 nm. Das kurzlebige Signal des XL 665 kann durch einen Energietransfer vom Europiumkryptat verlängert und verstärkt werden. Dafür ist eine räumliche Nähe zwischen Donator und Akzeptor sowie eine gute Übereinstimmung vom Emissionsspektrum des Donators und dem Absorptionsspektrum des Akzeptors notwendig
- Das zu messende Antigen bindet an die beiden fluoreszenzmarkierten Antikörper (Immunkomplex), wodurch diese in einen für den Energietransfer notwendigen engen räumlichen Kontakt kommen. Durch diese Antigen-Antikörper-Komplexe und der damit verbundenen Energieübertragung wird das Fluoreszenzsignal von XL 665 verlängert und verstärkt. Die Intensität des Signals ist proportional zu der Antigenkonzentration in der Probe

254 Frage:

Welche **Analyte** können mit der **TRACE-Technologie** gemessen werden?

Kommentar:

Beispielsweise Tumormarker (α-Fetoprotein (AFP)), neuronenspezifische Enolase (NSE), Prostataspezifisches Antigen (PSA), Pränatalscreening (Pregnancy-Associated-Plasma-Protein A (PAPP-A), Placental Growth Factor (PlGF), soluble FMS-like tyrosine kinase 1 (sFlt-1)), Entzündungsparameter (CRP, PCT sensitiv).

Biuret-Methode

255 Frage:

Was versteht man unter der **Biuret-Methode**?

Kommentar:

- Bestimmung des Gesamtproteins (Gesamteiweiß) im Blut, Urin, Liquor
- **Testprinzip:** Proteine (mit mindestens zwei Peptidbindungen = mindestens Tripeptid) und Kupfer-II-Ionen bilden in alkalischer Lösung blau-violette Farbkomplexe
- Bei der **Biuret-Reaktion** bilden sich an den Stickstoffatomen der Aminosäurenketten mit Kupferionen farbige Salzkomplexe. Die Farbintensität ist proportional zu der Anzahl der Peptidbindungen und zur Proteinkonzentration

Frage: 256

Was machen Sie, wenn in einem Probenmaterial die Eiweißkonzentration zu gering ist?

Kommentar:

Ein einfaches **Anreicherungsverfahren** ist das Ausfällen der Proteine mit Trichloressigsäure. Nach Abzentrifugieren lassen sich die Komplexe in wenig Lösung resuspendieren und liegen dann in einer höheren Konzentration vor. Sinnvoll u.U. bei Liquor oder Urin.

Proteinbestimmung

Frage: 257

Welche immunologischen **Protein-Nachweisverfahren** kennen Sie?

Kommentar:

Klassische Verfahren sind die Nephelometrie und Turbidimetrie.

Frage: 258

Worin unterscheiden sich die Verfahren? Wie funktionieren Sie?

Kommentar:

- Bei der **Nephelometrie** wird die seitliche Lichtstreuung gemessen, die durch die Antigen-Antikörper-Präzipitate entsteht. Das seitliche Streulicht ist proportional zur Anzahl der Präzipitate
- Bei der **Turbidimetrie** misst man die Abnahme des axialen Lichts. Die entstehenden Präzipitate erhöhen die optische Dichte (OD) und lassen weniger Strahlen durch!

Elektrochemilumineszenz-Immunoassay (ECLIA)

259 Frage:
Was ist **ECLIA**?

Kommentar:
- Bei der Elektrochemilumineszenz (ECL) oder dem Elektrochemilumineszenz-Immunoassay (ECLIA) werden aus stabilen Ausgangsstoffen durch Anlegen einer Spannung hochreaktive Stoffe erzeugt! Diese hochreaktiven Stoffe durchlaufen einen Reaktionskreislauf, bei dem Licht emittiert wird (= Chemilumineszenz-Reaktion)
- ECL-Verfahren (Roche Elecsys Technologie)
  - Beim *Elecsys 2010* sind zwei Stoffe, ein Rutheniumkomplex und Tripropylamin (TPA) an diesen lichterzeugenden Reaktionen beteiligt. Die erzeugte Lichtemission wird mit einem Fotomultiplier gemessen und in die entsprechende Konzentration umgerechnet
  - Zum Nachweis bestimmter Antigene werden spezifische rutheniummarkierte Antikörper eingesetzt. Diese binden während der Inkubation an das Antigen. Streptavidin-beschichtete paramagnetische Mikropartikel werden in das Reaktionsgefäß gegeben, an die sich während der nächsten Inkubationsphase die biotinylierten Antikörper anlagern

8.3 Enzymdiagnostik

Enzyme

260 Frage:
Was sind **Enzyme**?

Kommentar:
Chemisch gesehen sind Enzyme Proteine, die chemische Prozesse katalysieren bzw. beschleunigen.

261 Frage:
Wie lassen sich **Enzyme** einteilen?

Kommentar:
- Plasmaspezifische Enzyme: Cholinesterase (CHE)
- Exkretionsenzyme (= sezernierte Enzyme): Lipase, α-Amylase (Speicheldrüsen-Amylase und Pankreas-Amylase)
- Zelluläre Enzyme (gelangen bei Zellschäden ins Blut): GOT, GPT, LDH, γ-GT

Frage: 262
Welche wichtigen **Enzyme** kennen Sie und was zeigt eine Erhöhung an?

Kommentar:
- **Transaminasen:**
  - Alanin-Aminotransferase (ALT) = ALAT früher GPT: Schädigungen der Leber
  - Aspartat-Amino-Transferase (AST) = ASAT früher GOT: Schädigungen der Leber und der Muskulatur
- γ-GT: Krankheiten der Leber und der Gallenwege
- AP auch ALP: Krankheiten der Leber, der Gallenwege und des Knochens
- Lipase: Schädigungen der Bauchspeicheldrüse, z. B. Pankreatitis
- CK: Muskelschäden
- Kreatinphosphokinase MB-Typ (CK-MB) Myokardschäden (z. B. Infarkt)

Isoenzyme

Prüfer: 263
Was sind **Isoenzyme**?

Kommentar:
- **Isoenzyme** katalysieren die gleiche biochemische Reaktion, setzten die gleichen Substrate um (gleiche Substratspezifität und Enzymaktivität) und haben einen einheitlichen Namen
- Sie unterscheiden sich in der Proteinstruktur (unterschiedliche Primärstruktur), den physikalisch-chemischen Eigenschaften und werden von verschiedenen Genen kodiert

Frage: 264
Bitte nennen Sie **typische Isoenzyme**!

Kommentar:
- CK (CK-BB, CK-MB, ...)
- LDH (1, 2, 3, 4, 5): HHHH, HHHM, HHMM, HMMM, MMMM (H = Herztyp, M = Muskeltyp)
- Glukokinase (Leber, Pankreas), Hexokinase (ubiquitär)

265 Prüfer:
Erklären Sie **Isoenzyme** am Beispiel der **Amylase**!

Kommentar:
- Im Serum kommen Isoenzyme der α-Amylase aus der Mundspeicheldrüsen und dem Pankreas vor
- Vor der isolierten Messung der Pankreas-α-Amylase wird die Speichel-α-Amylase mit zwei monoklonalen Antikörpern gehemmt
- Enzymatischer Nachweis durch Messung des entstehenden p-Nitrophenol (gelb) wird bei 405 nm gemessen

Isoenzyme

266 Prüfer:
Welche **Isoenzyme von der LDH** gibt es?

Antwort:
LDH 1–5, H(erz), M(uskel) – Untereinheiten

Kommentar:
Hauptvorkommen
- LDH 1 und LDH 2: Herzmuskel, Erythrozyten, Niere
- LDH 3: Milz, Lunge, Lymphknoten, Thrombozyten, endokrine Drüsen
- LDH 4 und LDH 5: Leber, Skelettmuskel

267 Prüfer:
Wie sind die **Halbwertszeiten bei den LDH-Isoenzymen**?

Kommentar:
HWZ LDH 1 etwa 4–5 Tage, LDH 5 etwa 10 Stunden → LDH-Gesamt-HWZ von 110 Stunden ist daher vor allem durch das Isoenzym LDH 1 bedingt!

Enzymdiagnostik

Frage: 268
Welche Möglichkeiten gibt es **Enzyme zu messen**?

Kommentar:
- Direkte Bestimmung der Enzymmasse durch spezifische Antikörper, die gegen das Enzym gerichtet sind, mit anschließender Turbidimetrischer Messung
- Bestimmung der Enzymaktivität (nicht der Masse!) durch Substratumsatz und photometrische Messung des Substrats oder Produkts:
  Substrat $\xrightarrow{\text{Enzym}}$ Produkt

Frage: 269
Nennen Sie ein Beispiel für eine einfache **enzymatische Messreaktion**!

Kommentar:
- Bestimmung der LDH ist direkt möglich:
  Pyruvat + NADH + H^+ $\xrightarrow{\text{LDH}}$ Lactat + NAD^+
- Es zeigt sich eine Extinktionsabnahme, da NADH bei 340 nm eine Absorption zeigt und NAD^+ nicht!

Frage: 270
Was ist eine **Indikatorreaktion**?

Kommentar:
- Häufig ergibt sich bei der eigentlichen Messreaktion kein Produkt, das sich direkt photometrisch erfassen lässt. Es wird daher eine **Indikatorreaktion** nachgeschaltet – ggf. auch noch eine Hilfsreaktion dazwischen! Beispiel CK-Bestimmung:
- **Messreaktion** mit CK: Creatinin + ATP $\xrightarrow{\text{CK}}$ Creatininphosphat + ADP
- **Hilfsreaktion** mit Pyruvatkinase:
  ADP + Phosphoenolpyruvat $\xrightarrow{\text{PK}}$ Pyruvat + ATP
- **Indikatorreaktion** mit LDH: Pyruvat + NADH + H^+ $\xrightarrow{\text{LDH}}$ Lactat + NAD^+
- Photometrisch wird eine Extinktionsabnahme gemessen (NADH hat seine Absorption bei 340 nm)

271 Frage:
Wie wird die **Enzymaktivität** angegeben?

Kommentar:
- Angabe der Enzymaktivität in IU (= Internationale Unit oder IE für Internationale Einheit)
- 1 IU ist die Enzymaktivität, die 1 µmol Substrat in einer Minute unter Standardbedingungen (optimale Bedingungen: pH-Wert, Temperatur, Puffer, Substratüberschuss etc.) katalysiert

+ Enzymdiagnostik

272 Prüfer:
Was ist eine **Voraussetzung für enzymatische Tests**?

Kommentar:
Voraussetzung ist die Zugabe eines geeigneten Substrats im Überschuss für das Enzym. Das Substrat oder das entstehende Reaktionsprodukt muss außerdem gemessen (photometrisch) werden können. Falls das nicht direkt geht, muss eine Indikatorreaktion eingebaut werden.

273 Prüfer:
Welche **Bedingungen** müssen für **enzymatische Tests** vorliegen?

Kommentar:
- Die Messung der Enzymaktivität hängt stark von den Messbedingungen ab
- **Temperatur:** Standard von Analysegeräten ist 37 °C, eine Temperaturerhöhung um 10 °C bewirkt eine Verdopplung der Reaktionsgeschwindigkeit!
- **pH-Wert:** für jedes Enzym gibt es einen pH-Wert, bei dem die enzymkatalysierte Reaktion *optimal* verläuft, extreme pH-Werte können Enzyme (= Proteine) denaturieren
- **Substratkonzentration:** Das Substrat muss im Überschuss vorliegen, damit der gemessene Substratumsatz (also das Produkt) nur durch die Enzymaktivität und nicht durch das Substrat limitiert ist
- **Substrathemmung:** Sehr hohe Substratkonzentrationen können das Enzym hemmen → Substratmoleküle hindern sich gegenseitig daran, an das aktive Zentrum des Enzyms zu binden
- **Coenzyme:** Enzyme binden an Coenzyme und werden dadurch aktiv. Coenzyme sind essentiell für die katalytische Funktion der Enzyme und leiten sich häufig von Vitaminvorstufen ab. Beispiel: Coenzym Pyridoxalphosphat und Vitamin B6
- **Pufferkonzentration und Zusammensetzung:** Enzymaktivität kann trotz gleichem pH-Wert in unterschiedlichen Puffern verschieden sein
- **Enzym-Aktivatoren oder –Inhibitoren:** Fluorid hemmt die Enzyme der Glykolyse

Prüfer: 274
Was versteht man unter der **Standardisierung von enzymatischen Tests**?

Kommentar:
Zur Vergleichbarkeit von Enzymaktivitätsbestimmungen müssen alle Einflussgrößen durch genaue Definition der Durchführungsbedingungen ausgeschaltet werden → sog. **optimierte Standardmethoden** sind Tests, die standardisierte Bedingungen, z. B. Temperatur, pH-Wert, Substratkonzentration, die von der International Federation of Clinical Chemistry (IFCC) vorgegeben sind, einhalten.

Prüfer: 275
Wie kann die **Enzymaktivität** gemessen werden?

Kommentar:
- Die Enzymaktivität kann durch einen Farbtest (kinetische Messung) oder einen optisch-enzymatischen (kinetischen) UV-Test gemessen werden
- **Beispiel Farbtest:** L-γ-Glutamyl-3-carboxy-4-nitroanilid + Glycylglycin $\xrightarrow{GGT}$ L-γ-Glutamyl-Glycylglycin + 5-Amin-2-nitrobenzoat (farbig)
- **Beispiel optisch-enzymatischer UV-Test:** L−Lactat + NAD^+ $\xrightarrow{LDH}$ Pyruvat + NADH + H^+

(Messung bei 340 nm, Abnahme der Extinktion von NADH)

276 Prüfer:
Gib es ein Organmuster? Welche **Enzyme** sind typisch für Leber, Pankreas und Herz?

Kommentar:
- **Leber:** GOT, GPT, γ-GT
- **Pankreas:** Lipase, Amylase
- **Herz:** CK-MB, LDH

277 Prüfer:
Welchen Stellenwert hat die **Enzymdiagnostik** in der Labormedizin und welche Einflussgrößen bzw. Störfaktoren gibt es ganz allgemein bei der Enzymmessung?

Kommentar:
- Die **Enzymdiagnostik** ist ein wichtiges, relativ einfaches und kostengünstiges Verfahren
- Messergebnisse sind stark abhängig von Temperatur, pH-Wert, Puffer, Substratkonzentration, Coenzymen und Aktivatoren / Inhibitoren → **optimierte Standardmethoden** sind für vergleichbare Ergebnisse notwendig, z. B. IFCC bzw. *Internationale Union für Biochemie*:
  - Optimaler pH-Wert
  - Definierte Temperatur – 37 °C
  - Optimale Substratkonzentration
  - Optimale Coenzymkonzentration
  - Optimale Konzentration an Aktivatoren

278 Frage:
Kennen Sie ein Beispiel, bei dem man sich die **pH-Abhängigkeit von Enzymen** zunutze macht?

Kommentar:
Beim Versand von Blut zur Glukosebestimmung verwendet man ein Gemisch aus NaF und Citrat (Citratpuffer). Bei reinem Natriumfluoridblut besteht das Problem, dass die Wirkung des Glykolysehemmers Natriumfluorid erst verzögert eintritt. Daher sinkt in den ersten ein bis zwei Stunden die Glukosekonzentration um bis zu 10 % im NaF-Blut ab! Die Zugabe eines Citratpuffers senkt und stabilisiert den pH-Wert auf 5,3–5,9, dadurch werden die Schlüsselenzyme **Hexokinase** und besonders **Phosphofructokinase**, deren pH-Optimum bei 8,0 liegt, umgehend inaktiviert.

Frage: 279
Bitte nennen Sie Beispiele für **Enzymbestimmungen**!

Kommentar:
- **CK** als optischer Test mit Mess-, Hilfs- und Indikatorreaktion:
  - **Messreaktion** (Enzym CK):
    Kreatinphosphat + ADP $\xrightarrow{CK}$ Kreatin + ATP
  - **Hilfsreaktion** (Enzym Hexokinase):
    ATP + D−Glucose $\xrightarrow{Hexokinase}$ ADP + D-Glucose-6-Phosphat
  - **Indikatorreaktion** (Enzym G6PDH):
    G-6-P + NADP+ $\xrightarrow{G6PDH}$ 6-Phosphogluconat + NADPH + H^+
  - **Messprinzip:** Messung der Extinktionszunahme bei 334 nm (Reduktion des NADP+ zu NADPH)
- **LDH-Aktivität** (IFCC-Methode) als kinetisch-optischer Test:
  - **Messreaktion** (Enzym LDH):
    Lactat + NAD^+ $\xleftrightarrow{LDH}$ Pyruvat + NADH + H^+
  - **Messprinzip:** Messung der Extinktionszunahme durch Bildung des Coenzyms reduzierte Form von NAD (NADH) im Spektralphotometer bei 339 nm
  - Im Prinzip kann man die Reaktion in die entgegengesetzte Richtung steuern. Man muss dann Pyruvat im Überschuss haben und einen anderen pH-Wert einstellen
- **GOT = AST-Aktivität** als zusammengesetzter optischer Test mit Indikatorreaktion:
  - **Messreaktion** (Enzym GOT):
    L−Aspartat + α−Oxoglutarat $\xrightarrow{GOT}$ L−Glutamat + Oxalacetat

- **Indikatorreaktion** (Enzym Malatdehydrogenase): Oxalacetat + NADH + H^+
- **Messprinzip:** Abnahme der Extinktion bei 334 nm (Oxidation des NADH)

· **AP** durch eine kontinuierliche (kinetische) Messung im Bereich des sichtbaren Lichts:
- **Messreaktion (Enzym AP):** p–Nitrophenylphosphat(farblos) $\xrightarrow{AP}$ p-Nitrophenol (gelb) + PO_4
- **Messprinzip:** AP katalysiert die Hydrolyse von pNPP bei pH 9,8 unter Zunahme der Farbe (Extinktion) bei 405 nm
- Als Cofaktoren werden Mg^{2+} und Ca^{2+} benötigt, daher kann EDTA- oder Citrat-Plasma (binden Ca^{2+}-Ionen!) nicht als Probe benutzt werden → AP ist ein Kalzium-abhängiges Enzym

· **γ-GT:**
- **Messreaktion:** γ-Glutamyl-p-Nitroanilid (farblos) + Glycylglycin $\xrightarrow{GGT}$ γ-Glutamyl-Glycylglycid + p-Nitroanilin
- p-Nitroanilin ist gelb, photometrisch bestimmbar bei 405 nm

Blutzuckermessung

280 Prüfer:
Mit welchem Enzym wird die **Blutglukose** im Weltgesundheitsorganisation (WHO)-Referenzverfahren gemessen?

Kommentar:
· Die Referenzmethode für die Glukosemessung ist die Hexokinase-Methode
· **Messreaktion:** Glukose + ATP $\xrightarrow{Hexokinase}$ Glukose-6-Phosphat + ADP
· Glukose-6-Phosphat + NAD^+ $\xrightarrow{G6PDH}$ Gluconat-6-Phosphat + NADH +H^+
· $NADH^+$ ist proportional zur Glukosekonzentration und wird photometrisch bei 340 nm gemessen

281 Prüfer:
In welchem Material erfolgt die **Blutzuckermessung**?

Kommentar:
Optimalerweise sofortige, patientennahe Glukosemessung aus venösem Vollblut mit einer nach Rili-BÄK qualitätsgesicherten Messmethode und Umrechnung des Vollblut-Glukosewertes in das Plasmaäquivalent (gemäß IFCC-Empfehlung mit Faktor 1,11).

Prüfer: 282
Wie unterscheiden sich die **Glukosemessung in Vollblut, Serum und Plasma**?

Kommentar:
· Durch den unterschiedlichen Wassergehalt von Vollblut und Plasma liegt die Glukosekonzentration im Plasma im Durchschnitt bei einem HK von 43 % etwa 11 % höher (Werte aus dem Vollblut werden mit Faktor 1,11 multipliziert)
· Bei der Glukosemessung aus Plasma gibt es auch einen **Proteinfehler**, bei Vollblut einen **Hämatokritfehler** → falsch niedrige Werte im Vollblut bei Polyglobulie oder Neugeborenen bei HK > 55 %
· Seit 2005 gibt es die Empfehlung der IFCC, Glukoseergebnisse nur noch als Plasmawerte anzugeben, unabhängig von Probentyp und Messmethode

Prüfer: 283
Mit welchem Enzym wird bei den **Blutglukosesticks** gemessen?

Kommentar:
· Erster Schritt ist die **Glukoseoxidase-Methode**. Zweiter Schritt ist die reflexionsphotometrische Messung der Farbentwicklung eines Chromogens oder die Messung mittels Glukoseelektrode (amperometrischer Enzymsensor)
· **Glukoseoxidase-Methode:**
- α-D-Glukose [spontan] → β-D-Glukose
- β–D–Glucose + H_2O + ½O_2 $\xrightarrow{Glucoseoxidase}$ Gluconolacton + H_2O_2

· **Reflexionsphotometrische Messung der Farbentwicklung eines Chromogens:**

- reduz. Chromogen + $H_2O_2 \xrightarrow{\text{Peroxidase}}$ oxidiertes Chromogen + $2\,H_2O$
- Messbare Farbintensität ist proportional der Glukosekonzentration

- **Amperometrische Bestimmung (Glukoseelektrode):**
  - Oxidation von Wasserstoffperoxid an einer Platinelektrode (700 mV): $H_2O_2 \longrightarrow O_2 + 2\,H^+ + 2\,e^-$
  - Der gemessene Strom ist proportional zur Wasserstoffperoxid-Konzentration und damit zur Glukose-Konzentration

284 Prüfer:

Wie wird die **Glukose im Urinstix** gemessen? Was stört die Reaktion?

Kommentar:

- Glukoseoxidase / Peroxidase-Methode (Glukoseoxidase-Reaktion ist Glukose spezifisch! Peroxidasereaktion weniger spezifisch, daher Einsatz für semiquantitative Bestimmungen der Glukose im Urin):
  - β–D–Glucose + H_2O + $\frac{1}{2}O_2 \xrightarrow{\text{Glucoseoxidase}}$ Gluconolacton + H_2O_2
  - reduz. Chromogen + $H_2O_2 \xrightarrow{\text{Peroxidase}}$ oxidiertes Chromogen + $2\,H_2O$
  - Messbare Farbintensität ist proportional der Glukosekonzentration
- Die Peroxidase-Reaktion ist empfindlich gegenüber Wasserstoffperoxid (H_2O_2) reduzierenden Substanzen – z. B. Ascorbinsäure (= Vitamin C), Hb oder zerstörenden Substanzen wie die Katalase → führen zu falsch niedrigen Werten

Isoenzyme

285 Prüfer:

Welche **Isoenzyme der AP** kennen Sie?

Antwort:

Dünndarm, Plazenta, Keimzell (Testiculi, Thymus, Lunge) → 3 verschiedene Gene für gewebespezifische AP

Kommentar:

- **Darm-AP:** erhöht bei entzündlichen Darmerkrankungen, bei Cholestase, nach fettreichen Speisen
- **Plazentare Alkalische Phosphatase (PLAP):** Tumormarker bei Hodentumor, Ovarialtumor, PLAP-produzierendem Tumor. Leicht erhöht bei Rauchern und Schwangeren ab 12. SSW
- **Knochen-AP:** erhöht im Wachstum bei Kindern, bei Aktivierung der Osteoblasten (Osteomyelitis, Hyperparathyreoidismus, Osteomalazie, Rachitis, Fraktur, Knochenmetastasen)
- **Leber-AP:** erhöht bei hepatozellulärer Schädigung
- Bestimmung der Isoenzyme mittels Elektrophorese und Berechnung der Fraktionen anhand der Gesamt-AP oder direkter immunologischer Nachweis, z. B. Enzymimmunoassay (EIA) bei hPLAP als Tumormarker

Unterschied CK-MB enzymatisch

Prüfer: 286

Wie kann die **CK-MB** bestimmt werden?

Kommentar:

- **CK-MB** ist eines der vier Isoenzyme der CK: CK-MM (Skelettmuskel), CK-MB (Myokard), CK-BB (Gehirn und glatte Muskulatur) und CK-MiMi (Mitochondrien)
- Die CK-MB kann enzymatisch bestimmt werden mittels Immuninhibitionstest (genannt *CK-MB-Aktivität*). Hier werden die CK-M-Untereinheiten mit spezifischen Antikörpern blockiert und dann die CK-B-Aktivität gemessen → Der Messwert x 2 ergibt die CK-MB–Aktivität → Problem: Wenn eine **Makro-CK** oder CK-BB vorliegt, wird fälschlicherweise die CK-MB zu hoch errechnet, da nicht die CK-B-Aktivität, sondern eigentlich die *non-CK-M-Aktivität* gemessen wird
- Genauer (und aufwändiger) ist die Bestimmung der **CK-MB-Masse** mittels eines immunologischen Tests = genauer und bessere Sensitivität bei Myokardinfarkt als die CK-MB-Aktivität

287 Prüfer:
Wann ist an die **Makro-CK** zu denken?

Kommentar:
- Erhöhte CK mit einem CK-MB-Anteil > 25 % spricht für eine **Makro-CK**
- Allgemein unklare CK-Erhöhungen

288 Prüfer:
Welche **Makro-CK-Formen** gibt es? Wie werden Sie bestimmt?

Kommentar:
- Vorkommen als Typ 1 (ohne Krankheitswert, meist bei Frauen > 70 Jahre) mit IgA- bzw. IgG-Immunkomplexen sowie mit CK-BB und Typ 2 (bei Leberzirrhose oder Lyell-Syndrom, paraneoplastisch) Oligomere aus CK-MiMi (Mitochondrien Typ)
- Bestimmung durch Elektrophorese oder Ausschlusschromatographie

289 Prüfer:
Makroenzyme bei der **Amylase**

Kommentar:
- **Makroamylasen** sind selten und können bei beiden Isoenzymen (Speichel-Amylase und Pankreas-Amylase) vorkommen
- Typisch für eine **Makroamylase** ist eine symptomlose hohe Plasmaamylase bei niedriger / normaler Urinamylase (verminderte renale Ausscheidung durch Komplexbildung von Plasmaproteinen und Amylase)

Enzymatische Messungen

290 Frage:
Was kann mit **Enzymatischen Tests** bestimmt werden?

Kommentar:
- kinetische Messung der Enzymaktivität durch Zugabe des Substrats im Überschuss ODER
- enzymatische Substratbestimmung durch Zugabe des Enzyms im Überschuss, dadurch wird die Menge des entstehenden Produkts nur durch das vorhandene Substrat bestimmt

Frage: 291
Nennen Sie zwei Methoden für die **enzymatische Substratbestimmung**!

Kommentar:
- **Endpunktmethode:** Nach Extinktionsmessung Zugabe des Enzyms und erneute Extinktionsmessung nach Erreichen des Endwerts
- **Kinetische Methode:** mehrfache Extinktionsmessung nach Enzymzugabe. Die Methode basiert darauf, dass die Substratabnahme (Extiktionsänderung) proportional zur Ausgangskonzentration ist.

Frage: 292
Was sind die Vorteile bei der **Endpunktmethode**?

Kommentar:
- Da hier nicht die Geschwindigkeit gemessen wird, müssen die Reaktionsbedingungen (Enzymmenge, pH-Wert, Temperatur) und das Zeitintervall zwischen Ausgangswert-Messung und Endwert-Messung nicht so exakt sein. Wichtig ist nur, dass man bei der 2. Messung sicher am Endpunkt ist. D.h., das ganze zu messende Substrat muss umgesetzt sein!
- Nachteilig ist, dass es bei viel Substrat lange dauern kann, bis der Endwert erreicht ist → um die Zeit zu verkürzen, benötigt man viel Enzym

Frage: 293
Vorteile der **kinetischen Methode**?

Kommentar:
- Mehrfache Extinktionsmessungen in definierten Zeitabständen und Berechnung der Ausgangskonzentration anhand des Substratumsatzes (Extinktionsänderung)
- **Vorteil:** schnelle Messung (Endpunkt muss nicht abgewartet werden) und geringer Enzymbedarf
- **Nachteil:** die Reaktionsbedingungen (IFCC: optimale Bedingungen) müssen konstant gehalten werden, sonst u.U. starke Abweichung vom realen Wert

Enzymatische Substratbestimmung:

294 Frage:
Erklären Sie die **enzymatische Substratbestimmung** am Beispiel der **Harnsäure**

Kommentar:
- **Harnsäure** wird durch das Enzym Urikase abgebaut:
  Harnsäure + 2 H_2O $\xrightarrow{\text{Urikase}}$ Allantoin + CO_2 + H_2O_2
- Harnsäure hat bei 293 nm sein Absorptionsmaximum, Allantoin zeigt hier keine Absorption → dadurch ist die Extinktionsabnahme bei 293 nm proportional zu der Harnsäurekonzentration

295 Frage:
Was ist der Nachteil dieser Reaktion?

Kommentar:
Wellenlängen < 380 nm liegen im UV-Bereich: Dadurch müssen teure Quarzküvetten verwendet werden und es kommt zu hoher Absorption durch Serumproteine.

296 Frage:
Wie lässt sich das umgehen?

Kommentar:
- Möglich ist das Nachschalten einer weiteren Reaktion, bei der ein Produkt entsteht, das im sichtbaren Bereich messbar ist:
  H_2O_2 + TBHB (= 2,4,6-Tribrom-3-Hydroxybenzoesäure) + 4-Aminophenazon $\xrightarrow{\text{Peroxidase}}$ Farbstoff + 2 H_2O
- Der Farbstoff wird photometrisch bei 512 oder 546 nm gemessen und ist proportional zum eingesetzten H_2O_2 bzw. der Harnsäure

8.4 Herz

Herzenzyme

297 Prüfer:
Welche Marker sind geeignet für die **Frühdiagnostik eines Herzinfarktes** (2–6 Stunden nach dem Ereignis)?

Kommentar:
- **Myoglobin:** Maximum nach 2–6 Stunden, erhöht für 1 Tag
- **CK-MB:** Maximum nach 3–12 Stunden, erhöht für 2–3 Tage

Prüfer: 298
Welche Marker sind geeignet für die **Spätdiagnostik eines Herzinfarktes** (7 Tage nach Ereignis)?

Kommentar:
- **Troponin:** Maximum nach 3–8 Stunden, erhöht für 7–10 Tage (Troponin T sogar 7–14 Tage)
- **LDH:** Maximum nach 4–5 Tagen, sehr lange erhöht nachweisbar > 10 Tage

Prüfer: 299
Welche Marker sind geeignet für die **Verlaufskontrolle** bzw. bei V. a. einen **Reinfarkt**?

Kommentar:
Zur **Reinfarktdiagnostik** ist die Bestimmung von Myoglobin und CK-MB sinnvoll, da diese schnell ansteigen, schnell ihr Maximum erreichen und auch schnell wieder abfallen → nach Reinfarkt sieht man einen neuen Anstieg, während z. B. Troponin noch erhöht ist!

Akutes Koronarsyndrom

Prüfer: 300
Wie würden Sie nach den neuen Leitlinien von 2012 bei Verdacht auf ein **akutes Koronarsyndrom (ACS)** vorgehen?[1]

Kommentar:
- Bei V. a. **akutes Koronarsyndrom** erfolgt ein EKG. Vor allem wenn das EKG unauffällig ist, spielen kardiale Troponine eine zentrale Rolle für die Diagnosestellung und Risikoabschätzung, da Troponine eine hohe Aussagekraft zum Ausschluss eines akuten Koronarsyndroms haben = hoher negativer prädiktiver Wert (NPW)!

[1] Pocket-Leitlinie Akutes Koronarsyndrom ohne ST-Hebung: http://leitlinien.dgk.org/files/2012_Pocket-Leitlinie_Akutes_Koronarsyndrom_NSTE-ACS.pdf

- EKG pathologisch (ST-Strecken-Senkung) → invasive Diagnostik
- EKG normal: Keine ST-Strecken-Senkung → wie ist das **hsTroponin**?

> 99. Percentile
  - mit sehr hohem Troponinwert → sofortige invasive Diagnostik!
  - **sonst** hsTroponin nach 3 Stunden erneut messen → bei Änderung um > 20 % → invasive Diagnostik

< 99. Percentile
  - > 6 Stunden nach Schmerzbeginn: wenn Grace-Score < 140, dann Entlassung / ambulante Abklärung
  - < 6 Stunden nach Schmerzbeginn: hsTroponin nach 3 Stunden → **Veränderung?**
    - < 50 % + schmerzfrei + Grace-Score < 140 → Entlassung / ambulante Abklärung
    - > 50 % → invasive Diagnostik

Kardialer Patient

301 Frage:

Welche **Marker** sind neben den klassischen Herzenzymen wichtig bei einem **(akuten) kardialen Patienten**?

Kommentar:

- **Bei Dyspnoe** natriuretische Peptide wie Brain Natriuretic Peptide (BNP) oder NT-proBNP zum Ausschluss einer Herzinsuffizienz
- **Ausschluss einer LAE** mittels D-Dimeren. Negative **D-Dimere** haben einen hohen negativen prädiktiven Wert, aber ein positives Ergebnis hat geringe Spezifität!
- **Anämie:** Hämoglobin, Blutbild
- **Entzündung:** Leukozytose, high sensitivity CRP (hsCRP) bei Myokardinfarkt ist umstritten
- **Nierenfunktion:** Creatinin, Harnstoff, ...

302 Frage:

Was sind **natriuretische Peptide**?

Kommentar:

- Das Atriale Natruiuretische Peptid (ANP) und das Brain Natriuretic Peptide (BNP), BNP wurde zuerst im Gehirn (= engl. Brain) entdeckt
- Natriuretische Peptide werden aus Herzmuskelzellen (BNP aus Muskelzellen der Herzkammern, ANP aus Muskelzellen der Vorhöfe) bei einer erhöhten Wandspannung (= erhöhtes Blutvolumen) ausgeschüttet. ANP und BNP wirken dadurch einer Überwässerung entgegen, sie mindern das Blutplasmavolumen und somit den Blutdruck!
- Eine erhöhte ANP- / BNP-Konzentration kann bei bekannter Herzinsuffizienz zu prognostischen Zwecken bzw. zur Stadieneinteilung (NYHA) eingesetzt werden
- Eine linksventrikuläre Dysfunktion kann bei Werten unterhalb des Cut-offs (< 125 ng/l) sicher ausgeschlossen werden (z. B. bei unklarer Dyspnoe)

Frage: 303

Welches **natriuretische Peptid** wird häufig in der *Praxis* gemessen?

Kommentar:

Häufig Bestimmung des **NT-proBNP** (= N-terminales Propeptid BNP). NT-proBNP ist genau wie das aktive BNP eines der beiden Spaltprodukte aus den Vorstufen des BNPs und diagnostisch gleichwertig dem BNP. Es kann automatisiert z. B. mittels ECLIA gemessen werden.

Häufigstes Symptom im Krankenhaus in der Notaufnahme ist der retrosternale Brustschmerz

Prüfer: 304

Wie können Sie im Labor einen **Herzinfarkt nachweisen oder ausschließen**?

Antwort:

Bestimmung geeigneter Marker CK, CK-MB, Troponin I und Wiederholung nach geeignetem Zeitintervall.

Kommentar:
Die wichtigsten Marker sind das sehr schnell ansteigende Myoglobin, die CK-MB und das Troponin (I oder T). Myoglobin und CK-MB steigen schneller an und erreichen schneller das Maximum als Troponin. Troponin ist jedoch spezifischer. Angeblich ist Troponin I noch spezifischer als Troponin T. Nach 3–6 Stunden erfolgt eine Kontrolluntersuchung – früher bei unempfindlicheren Tests auch erst nach 6–12 Stunden.

305 Prüfer:
Wie lauten die **WHO-Kriterien für einen Herzinfarkt**?

Kommentar:

- Nach aktuellen Leitlinien erfolgt die Diagnose eines spontanen akuten Myokardinfarktes, wenn beide Hauptkriterien und eines der Nebenkriterien vorhanden sind (bei plötzlichem Herztod oder Perkutaner Koronarer Intervention (PCI) gelten andere Kriterien).
- **Hauptkriterien:**
  - Troponin-Grenzwertkriterium (Troponinkonzentration bei Aufnahme oder nach 3–6 Stunden > 99. Perzentile)
  - Troponin-Deltakriterium (relevanter Anstieg oder Abfall der Troponinkonzentration innerhalb von 3-–6 Stunden)
- **Nebenkriterien:**
  - Klinisches Kriterium (Symptome der Ischämie)
  - EKG-Kriterium (neue ST-T-Veränderungen, neuer Linksschenkelblock oder Entstehung pathologischer Q-Zacken)
  - Bildgebendes Kriterium (neuer Verlust von vitalem Myokard, Wandbewegungsstörungen oder intrakoronarer Thrombus)

306 Prüfer:
Welche anderen Anwendungen für **Troponin I** kennen Sie?

Antwort:
Zur Risikostratifizierung bei instabiler Angina pectoris

Kommentar:
Troponin I ist zur Risikoabschätzung bei Myokardinfarkten und Angina pectoris besonders geeignet, da Troponin transmurale Myokardinfarkte und myokardiale Mikronegrosen bei instabiler Angina pectoris nachweist. Patienten mit instabiler Angina pectoris oder Non-Q-wave-Myokardinfarkten und positiven Troponin-Werten haben eine signifikant erhöhte 30-Tage-Mortalität! Bei Troponin I–positiven Patienten kann eine frühzeitige interventionelle Therapie die Mortalität senken!

Troponin

Prüfer: 307
Was sind die **Vorteile von Troponin I und Troponin T**?

Antwort:
Bedside Test möglich, spezifisch, schnell

Kommentar:

- **Troponine** haben eine höhere Sensitivität und Spezifität als traditionelle Herzenzyme (CK bzw. das Isoenzym CK-MB)
- Hohe Aussagekraft zum Ausschluss (NPW) und zur korrekten Diagnose eines ACS (PPW)
- Kein relevanter Unterschied zwischen Troponin T- oder -I-Bestimmung
- Durch hochsensitive Troponinnachweise kann ein Myokardinfarkt bei Patienten mit akutem Thoraxschmerz häufiger und früher nachgewiesen werden. Das ermöglicht ein schnelles Ausschlussprotokoll (3 Stunden)!
- Bei chronischen und akuten Troponinerhöhungen mit grenzwertig erhöhten Werten werden die Veränderungen auf den Ausgangswert bezogen beurteilt

Frage: 308
In welchen Fällen ist **Troponin** auch **ohne Myokardinfarkt erhöht**?

Kommentar:

- Bedarfsischämie, z. B. Sepsis, VHF, supraventrikuläre Tachykardien, linksventrikuläre Hypertrophie

- Nicht-arteriosklerotische Myokardischämien (z. B. Vasospasmen, Sympathomimetika)
- Direkter Myokardschaden (z. B. Trauma, Myokarditis)
- Myokardiale Mehrbelastung (z. B. große Anstrengung, LAE)
- Chronische Niereninsuffizienz

Herzinfarkt Notfalldiagnostik

309 Frage:

Welcher Marker wird zukünftig eventuell eine Rolle spielen zum schnellen Ausschluss eines **Herzinfakts**?

Kommentar:

- Neben den hoch sensitiven Troponinassays gibt es Studien zu **Copeptin** (C-terminaler Teil des Prohormons von Vasopressin). Bei akuten Erkrankungen ist es erhöht messbar, u. a. beim akuten Myokardinfarkt (kardialer Stress)
- Patienten mit niedrigem / mittlerem Risiko für ein akutes Koronarsyndrom, klinische Einschätzung mit GRACE-SCORE → Bestimmung von Troponin und Copeptin
  - Troponin negativ und Copeptin < 10 pmol/l → bei stabiler klinischer Einschätzung Entlassung oder Normalstation
  - Troponin positiv und / oder Copeptin > 10 pmol/l → Intensivmedizinische Versorgung

310 Frage:

Warum wird nicht **Vasopressin** gemessen?

Kommentar:

- Schwierige Präanalytik bei Vasopressin! Es muss innerhalb 30 Minuten nach Abnahme zentrifugiert und das EDTA-Plasma gekühlt (Transportdienst) oder gefroren ins Labor geschickt werden
- **Copeptin** = CT-proAVP ist in Serum und Plasma für 7 Tage stabil und gilt als sensitiver Surrogatmarker für die Vasopressinfreisetzung

CK-MB

Frage: 311

Wie kann zwischen der **CK-MB** aus dem Skelett-Muskel und aus dem Herz-Muskel unterschieden werden?

Kommentar:

- **CK-MB** kommt auch im Skelettmuskel vor, daher führen u. a. auch Muskelschäden, Verletzungen und i. m. Injektionen zu einem Anstieg der CK-MB
- Zur Unterscheidung hilft die **6 % Regel** → der Anteil der CK-MB an der Gesamt-CK muss mehr als 6 % (CK-MB/CK) betragen. Da im Muskel viel CK, aber nur wenig CK-MB enthalten ist, wird beim Untergang von Muskelzellen hauptsächlich CK freigesetzt (Anteil CK-MB < 6 %). Beim Untergang von Myokardzellen wird viel CK-MB freigesetzt, der Anteil an der Gesamt-CK wird größer 6 %, da im Myokard, besonders im längere Zeit vorgeschädigten Gewebe, viel CK-MB enthalten ist
- Als Unterscheidungsgrenze hat sich ein Anteil der CK-MB von mehr als 6 % der Gesamt-CK bewährt, wenn die Gesamt-CK > 170 U/l ist

Frage: 312

Gibt es hier **Ausnahmen der 6 % Regel**?

Kommentar:

Die 6 % CK-MB-Grenze kann auch bei Patienten mit chronischem Muskelschaden oder Marathonläufern überschritten werden, ohne dass ein Myokardschaden vorliegt.

Makro-CK

Frage: 313

Was besagt die **25 %-Regel bei der CK**?

Kommentar:

- Normalerweise ist der Anteil der CK-MB < 6 % an der Gesamt-CK. Bei Gesamt-CK-Werten > 170 U/ml und einem Anteil der CK-MB/CK > 6 % besteht der Verdacht einer Myokardschädigung → Bei Myokardinfarkt meist sogar CK-MB/CK zwischen 10 und 20 %

- Bei CK-MB/CK > 25 % liegt entweder CK-BB (z. B. maligne oder neurologische Erkrankungen) oder **Makro-CK** vor!

314 Frage:
Was ist die **Makro-CK**?

Kommentar:
- Es gibt drei CK-Isoenzyme: CK-MM (Muskulatur), CK-MB (Myokard) und die CK-BB (bei Erwachsenen nur im Gehirn)
- Bei der **CK-MB-Messung** mittels Immuninhibition werden die **M-Untereinheiten** mit spezifischem Antikörper gehemmt. Dann wird die **CK-B-Aktivität** gemessen → CK-MB-Aktivität = CK-B-Aktivität · 2
- Wenn eine Makro-CK mit der Spezifität CK-BB oder CK-MiMi (Mitochondrientyp) vorhanden ist, ergibt sich fälschlicherweise ein hoher CK-MB-Wert!

315 Frage:
Welche **Makro-CK** gibt es?

Kommentar:
- Es gibt zwei Formen der **Makro-CK**: Typ 1 und Typ 2
- **Häufig! Typ 1** hat die Spezifität BB (reagiert wie CK-BB). Es ist ein hochmolekularer Komplex aus Alkalischer Phosphatase, CK und Immunglobulinen. Der Typ 1 ist harmlos, hat keine klinische Bedeutung und kommt häufig bei älteren Menschen (besonders bei Frauen) vor
- **Selten! Typ 2** (mitochondriale CK-MiMi) ist viel seltener und findet sich nur bei Patienten mit fortgeschrittenen Tumor- oder schweren Lebererkrankungen sowie bei Mitochondriopathien. Sehr selten kann eine bei malignen Tumoren, Schrankenstörung oder Beteiligung glatter Muskulatur (Uterus) nachweisbare erhöhte CK-BB eine pathologische CK-MB im immunologischen Test vortäuschen

316 Frage:
Welche Möglichkeiten zur weiteren Abklärung gibt es bei der **CK**?

Kommentar:
Unplausibel erhöhte CK-MB-Werte können mit einer **CK-Isoenzym-Elektrophorese** abgeklärt werden.

8.5 Urindiagnostik

Glukose im Urin

Frage: 317
Welche Ursachen gibt es für einen positiven **Glukosetest** im Urin?

Kommentar:
- Eine unphysiologisch hohe Glukoseausscheidung im Urin (> 65 mg/Tag) bezeichnet man als **Glukosurie**. Die Glukosurie tritt beim Überschreiten der **Nierenschwelle** auf. Gründe können hierfür sein:
  - Hoher Blutglukose-Spiegel bei Diabetes mellitus (DM) oder unmittelbar nach einer kohlenhydratreichen Mahlzeit (Blutzuckerspiegel > 160 mg/dl)
  - Viel Glukose im Primärfiltrat bei durchlässiger Glomerulummembran oder weil viel Primärharn abgepresst wird (Schwangerschaft, Hyperthyreose, Phäochromozytom)
  - (Zu) geringe Glukose-Reabsorption aus dem Tubulus-System (Tubuluopathie, deutlich fortgeschrittene Nierenschädigung oder angeborene Störung der Glukosetransporter in den Tubuli)

Frage: 318
Was bedeutet das in der Praxis?

Kommentar:
- Ein Glukose-Nachweis im Urin ist günstig und einfach durchführbar (in der Praxis auch ohne Fachkenntnisse), aber **weder besonders sensitiv noch spezifisch**! Probleme sind:
  - Ältere Menschen können auch ohne Glukose im Urin einen DM haben!
  - Nicht jede Schwangere mit Glukose im Urin hat einen Gestationsdiabetes mellitus (GDM)! Laut Leitlinie[2] zum GDM

[2] www.deutsche-diabetes-gesellschaft.de/fileadmin/Redakteur/Leitlinien/Evidenzbasierte_Leitlinien/Gestationsdiabetes_EbLL_Endfassung_2011_08_11_

haben nur etwa 7–27 % der Schwangeren mit GDM eine **Glukosurie**
- Der PPW betrug 7–13 % (Spezifität 84–98 %)
  → Diabetes-Screening über den Urin ist billig, aber nicht gut!
- Diabetiker mit (schwerer) glomerulärer Schädigung, aber funktionierender tubulärer Glukose-Rückresorption können trotz hoher Blutzuckerwerte (noch) einen negativen Teststreifenbefund haben → durch die geschädigten Glomeruli wird nur so wenig Glukose filtriert, dass das tubuläre System keine Probleme mit der vollständigen Rückresorption hat!

Urindiagnostik

319 Frage:
Was sind die Methoden der **Urin-Basisdiagnostik**?

Kommentar:
- **Urinteststreifen** als semiquantitativer Schnelltest: Erythrozyten / Hb, Glukose, Ketonkörper, Ascorbinsäure, Protein, Leukozyten, Nitrit, Dichte, pH-Wert, Bilirubin, Urobilinogen
- Urinsediment zur Abklärung bei auffälligem Teststreifen: Erythrozyten < 2, Leukozyten < 5, keine bis wenige hyaline Zylinder, vereinzelt Plattenepithelien, keine Nierenepithelien, Kristalle, Zylinder

320 Frage:
Welche Substanz stört den **Urinstix**?

Kommentar:
Ascorbinsäure kann bei Blut (Hb), Glukose, Bilirubin und Nitrit durch seine reduzierenden Eigenschaften zu falsch niedrigen oder falsch negativen Ergebnissen führen!

321 Frage:
Wie klären Sie eine **Proteinurie** weiter ab?

.pdf

Kommentar:
- Eine **Proteinurie** muss immer abgeklärt werden. Anhand der Untersuchung von Markerproteinen kann der Ort der Schädigung festgestellt werden
- Albumin als Marker für einen selektiven glomerulären Schaden, IgG für einen unselektiven glomerulären Schaden und α-1-Mikroglobulin als Marker für tubulären Schaden

Frage: 322
Wie können Sie bei einer **Hämaturie** die Blutungsquelle lokalisieren?

Kommentar:
- **Dreigläserprobe:** Während einer Miktion werden drei Gläser nacheinander gefüllt. Bei einer Blutung in der Urethra ist nur das erste Glas blutig, bei einer Blutung in der Blase die ersten beiden Gläser und bei einer Blutung im Nierenbecken sind alle drei Gläser blutig
- **Mikroskopische Untersuchung im Urinsediment:** Bei glomerulär bedingten Blutungen finden sich meist dysmorphe Erythrozyten (**Anulozyten**, **Akanthozyten**)

8.6 Nierenfunktion

Nephrotisches Syndrom

Prüfer: 323
Wie zeigt sich ein **nephrotisches Syndrom** in der Elpho? +

Antwort:
- Proteinurie > 3 g/d, Hypoproteinämie, Albumin < 2,5 g/dl
- In der Elpho: Albumin und γ-Globulin niedrig, relative Zunahme von α-2- und β-Globulin
- AT (III) niedrig, dadurch erhöhtes Thromboserisiko

Prüfer: 324
Welche Ursachen gibt es für ein **nephrotisches Syndrom**?

Kommentar:

- Schädigung der Glomeruli und damit deutliche **Proteinurie** (Eiweißverlust im Urin)
    - Häufigste Ursache beim Kind ist die Minimal-Change-Glomerulonephritis (> 90 %)
    - Beim Erwachsenen ist es die membranöse Glomerulonephritis (30 %), die Minimal-Change-Glomerulonephritis (20 %) und die Fokal segmentale Glomerulonephritis (15 %)

Nierendiagnostik

325 Prüfer:

Creatinin-Clearance-Formel?

Kommentar:

Creatinin-Clearance

$$= \frac{Crea_{Urin} \cdot Volumen_{Urin}}{t[min] \cdot Crea_{Serum} \cdot Körperoberfläche[m^2]}$$

326 Frage:

Welche Einschränkungen gibt es für die **Creatinin-Clearance**?

Kommentar:

- Wichtig ist das exakte Sammeln des Urins über 24 Stunden, d.h. vor dem Sammeln muss die Blase vollständig entleert werden und danach der komplette Harn 24 Stunden gesammelt werden
- Bei normaler oder gering eingeschränkter Nierenfunktion ist der Anteil des tubulär sezernierten Creatinins gegenüber der glomerulär filtrierten Menge gering. Bei schwerer Nierenfunktionseinschränkung kann der tubulär sezernierte Anteil über 50 % der ausgeschiedenen Creatinin-Menge betragen, die **glomeruläre Filtrationsrate (GFR)** wird dadurch unter Umständen erheblich überschätzt. Liegt die GFR unter 30 ml/min, sollte daher zusätzlich die **Harnstoff-Clearance** bestimmt werden. Harnstoff wird im Gegensatz zu Creatinin tubulär rückresorbiert, die Harnstoff-Clearance unterschätzt daher die GFR. Durch den Mittelwert zwischen Creatinin- und Harnstoff-Clearance heben sich die Fehler beider Messungen ungefähr auf

Prüfer: 327

Erklären Sie die **enzymatische Creatininbestimmung im Vergleich zur Jaffe-Methode**. Was sind die Unterschiede? Gibt es Störfaktoren?

Kommentar:

- Die **Jaffe-Methode** ist ein kinetischer Farbtest:
    - Creatinin + Pikrinsäure im alkalischen Milieu $\longrightarrow$ Kreatinin-Pikrat-Komplex (orangerote Verbindung)
    - Photometrische kinetische Messung der Farbkomplexe. Da auch Nichtkreatininchromogene gebildet werden und diese unspezifischen Reaktionen jedoch langsamer ablaufen (erst nach 10 Minuten), erfolgt die Extinktionsmessung nach 2 Minuten bei 492 nm
- **Enzymatische Methoden** bieten eine höhere Spezifität da es nicht zu einer Reaktion mit Pseudocreatininen kommen kann. Beispiel für eine Messreaktion:
    - **Creatinin** + H_2O $\xrightarrow{\text{Creatinase}}$ in **Creatin**
    - **Creatin** + H_2O $\xrightarrow{\text{Creatinase}}$ **Sarcosin** + Harnstoff
    - **Sarcosin** + H_2O $\xrightarrow{\text{Sarcosinoxidase}}$ Formaldehyd + Glycin + $\mathbf{H_2O_2}$
    - $\mathbf{H_2O_2}$ + 4-Aminophenazon + HTIB $\xrightarrow{\text{Peroxidase}}$ **Farbstoff** + H_2O
    - Der Farbstoff entspricht der Menge Creatinin und wird photometrisch bei 510 bzw. 546 nm gemessen

Proteindiagnostik

Prüfer: 328

Wie ist der Grenzwert der **Mikroalbuminämie**?

Kommentar:

Ausscheidung einer geringen Menge an Albumin: 20–200 mg/l (30–300 mg/Tag). Häufigkeit in der Normalbevölkerung nur etwa 5–7 %, bei Diabetes mellitus oder Bluthochdruck jedoch bei 10–40 %

Frage: 329

Warum ist die **Albuminämie** wichtig?

Kommentar:

- Die Höhe der Albuminausscheidung ist ein unabhängiger Risikofaktor für Nierenerkrankungen, Herz-Kreislauf-Erkrankungen (Herzinfarkt, Schlaganfall) und die Mortalität
- Eine therapeutische Verringerung der Albuminausscheidung führt zur Risikoreduktion der Folgeerkrankungen. Die **Mikroalbuminämie** ist noch reversibel und therapeutisch beeinflussbar. Die **Makroalbuminämie** weist auf ein prognostisch ungünstiges Spätstadium der Nephropathie hin

330 Prüfer:

Lässt sich die **Mikroalbuminurie** mit einem Teststreifen nachweisen?

Antwort:

Teststreifen nur > 150–300 mg/l Albumin; normal < 150 mg/Tag

Kommentar:

Es kann nur eine **Makroalbuminämie** (> 300 mg/Tag) sicher erkannt werden. Bei einer Mikroalbuminämie bleibt der Teststreifen meist negativ.

331 Prüfer:

Was ist **α-1-Mikroglobulin**?

Kommentar:

- **α-1-Mikroglobulin** wird in der Leber gebildet. Es bindet und baut den Häm-Anteil des Hbs ab. Bei einer tubulären Schädigung wird α-1-Mikroglobulin vermehrt in den Urin ausgeschieden und ist dann dort nachweisbar! Bei intakten Tubuli wird α-1-Mikroglobulin tubulär rückresorbiert
- Bei glomerulären Schäden mit verminderter glomerulären Filtration und dadurch erhöhter Serumkonzentration kann es bei Überschreitung der Resorptionsfähigkeit der Tubuli vermehrt ausgeschieden werden = **Überlaufproteinurie**

332 Prüfer:

Welche Bedeutung hat **Transferrin?**

Kommentar:

- Der Transferrinanteil im Blut beträgt etwa 4 %. Es ist daher das vierthäufigste Protein im Plasma. Die Hauptaufgabe ist der Eisentransport. In der Elpho läuft Transferrin in der Beta-Fraktion
- Normalerweise liegt die Eisen-Transferrinsättigung bei 25–30 % (Transferrinspiegel 200–400 mg/l). Erniedrigte Transferrinspiegel finden sich bei Eisenmangel (< 16 %) und Schwangerschaft. Erhöhte Spiegel (> 55 %) bei chronischen Entzündungen, Eisenüberladungen und Tumorerkrankungen
- **Transferrinsättigung** = (Serumeisen in mg/dl / Transferrin in mg/dl) · 70,9

Frage: 333

Für was ist die Bestimmung des **löslichen Transferrinrezeptors** interessant?

Kommentar:

- Der **lösliche Transferrinrezeptor (sTfR)** spiegelt die Anzahl der Rezeptoren auf den Zellmembranen – davon 80–95 % auf Erythropoesezellen – wieder und ist dadurch ein gutes Maß für Eisenbedarf
- Bei Eisenmangel steigt die sTfR-Konzentration (Erythropoesezellen exprimieren mehr Rezeptoren), bei hämolytischen Anämien erhöht sich die Anzahl der Erythropoesezellen und Konzentration an sTfR steigt

Prüfer: 334

Was versteht man unter **SDS-Page**?

Kommentar:

- Bei der **SDS-Polyacrylamidgel-Elektrophorese** werden Proteine durch die Molekülgröße aufgetrennt. Verwendung zur Differenzierung zwischen tubulären und glomerulären Nierenschädigungen
- Zur Auftrennung werden denaturierte Proben auf ein Gel aus Polyacrylamid geladen, das in einem Elektrolyten (SDS-haltiges TRIS-Glycin-Puffersystem) eingelegt ist. Durch eine elektrische Spannung wandern die negativ geladenen Proben durch das Gel. Das Gel wirkt dabei wie ein Sieb, kleine Proteine wandern relativ leicht durch die Maschen des Gels, während große Proteine eher zurückgehalten werden und dadurch langsamer wandern

- Am Ende sind alle Proteine nach ihrer Größe sortiert und können durch weitere Verfahren (Färbungen, wie z. B. Coomassiefärbung oder Silberfärbung, immunologische Nachweise, wie z. B. beim Western Blot) sichtbar gemacht werden. Zusätzlich zu den Proben wird meistens ein Größenmarker auf das Gel geladen. Dieser besteht aus Proteinen von bekannter Größe und ermöglicht dadurch die Abschätzung der Proteingröße der eigentlichen Proben

Proteindifferenzierung

335 Frage:
Was ist eine **Mikroalbuminurie**?

Kommentar:
Eine **Mikroalbuminurie** liegt bei einer Albumin-Ausscheidung im Urin von mehr als 30 mg/Tag und weniger als 300 mg/d bzw. im 2. Morgenurin bei Werten über 20 mg/g Creatinin vor.

336 Frage:
Was machen Sie bei einem **erhöhten Gesamteiweiß im Urin**?

Kommentar:
Eine pathologische Ausscheidung (> 150 mg/Tag) von Protein im Urin nennt man **Proteinurie**. Man unterscheidet zwischen einer transienten Proteinurie (eher gutartig, bei Fieber, starker Anstrengung, nach Operationen, langem Stehen) und persistierender Proteinurie (Ausschluss glomerulärer bzw. tubulärer Nierendysfunktion, extrarenale Erkrankung).

337 Frage:
Wie funktioniert eine **Proteindifferenzierung**?

Kommentar:
- Das **Proteinmuster** im Urin erlaubt Rückschlüsse auf den Schaden: Bei einem Glomerulumschaden (selektiv und unselektiv) kommt es zu vermehrter Albuminausscheidung. Bei tubulärer Schädigung findet sich im Endurin vermehrt kleine Proteine wie α-1- und β-2-Mikroglobulin
- Bei selektiven glomerulären Störungen findet sich Albumin und Transferrin im Urin
- Bei unselektiven glomerulären Störungen zusätzlich auch IgG (150 kD) und andere große Proteine
- Bei der tubulären Proteinurie kann eine inkomplette Störung mit α-1-Mikroglobulin im Urin und eine komplette Störung mit α-1-Mikroglobulin und β-2-Mikroglobulin unterschieden werden
- Proteine mit einer Molekularmasse < 40 kDa passieren frei die Basalmembran der Glomeruli
- Proteine zwischen 40 und 67 kDa werden ladungsabhängig glomerulär filtriert und tubulär rückresorbiert
- Bei Schädigung der glomerulären Basalmembran werden auch größere Proteine ausgeschieden
- Typisch für eine postrenale Proteinurie ist die Ausscheidung von α-2-Makroglobulin (720 kDa), das aufgrund seiner Größe (auch bei glomerulären Schäden) nie filtriert werden kann

Frage: 338
Leitproteine der **Proteinuriediagnostik**?

Kommentar:
- Hb, Myoglobin, Bence-Jones-Proteine sprechen für eine prärenale Proteinurie
- α-1-Mikroglobulin mit 33 kD: kleines Protein, wird normalerweise frei filtriert und tubulär rückresorbiert → Anstieg spricht für tubuläre Schädigung (nur α-1-Mikroglobulin = inkomplette tubuläre Schädigung, β-2-Mikroglobulin = komplette tubuläre Schädigung)
- Albumin mit 67 kD und Transferrin mit 76 kD: Anstieg spricht für selektive glomeruläre Proteinurie
- IgG mit 150 kD: großes Protein, das normalerweise nicht glomerulär filtriert wird! → Anstieg spricht für eine unselektive glomeruläre Proteinurie
- α-2-Makroglobulin mit 725 kD: sehr großes Protein, das auch bei geschädigten Glomeruli nicht filtriert werden kann → Auftreten im Urin spricht für eine postrenale Proteinurie, z. B. Blutung

339 Frage:
Welche Ursachen gibt es für eine **Proteinurie**?

Kommentar:
- **Prärenale Proteinurie** (Störung liegt vor der Niere): Monoklonale Gammopathie, Herzinsuffizienz, Nierenvenenthrombose, orthostatische Proteinurie, Entzündungen, myeloische Leukämie, Hämolyse, Muskelschaden
- **Renale Proteinurie:**
  - Schädigung der Glomerula: Glomerulopathien, entzündliche und abakterielle Glomerulonephritiden, diabetische / IgA-Glomerulonephritis
  - Erkrankungen des tubulären Systems und des Interstitium = Rückresorption kleinmolekularer Proteine in den Nierentubuli ist vermindert: Tubulusnekrose, angeborene Tubulusdefekte, toxische Schäden (Blei, Quecksilber), Nephritis
  - Erkrankungen der Blutgefäße können zu glomerulären und tubulären Schäden führen: vaskuläre Nierenerkrankungen (Nierenarterienstenose, Nierenvenenthrombose, hämolytisch-urämische Syndrom (HUS))

glomeruläre Filtrationsrate (GFR)

340 Frage:
Was ist die **GFR**?

Kommentar:
Die **glomeruläre Filtrationsrate (GFR)** ist das Gesamtvolumen an Primärharn, das von beiden Nieren (Glomeruli) pro Minute oder pro Tag filtriert wird.

341 Frage:
Wie viel **Primärharn pro Tag** ist das?

Kommentar:
Bei einem Nierengesunden sind es etwa **120 ml/min = 170 l/Tag**. Die GFR sinkt im Alter und bei Nierenerkrankungen.

342 Frage:
Bestimmung der GFR über die **Creatinin-Clearance**?

Kommentar:
- Aus einer Patientenblutprobe und einem 24-Stunden-Sammelurin wird die Creatininkonzentration bestimmt (Angabe des gesammelten Volumens notwendig)
- **Creatinin-Clearance**
$= \frac{Crea_{Urin} \cdot Volumen_{Urin}}{t[min] \cdot Crea_{Serum} \cdot Körperoberfläche[m^2]}$

Frage: 343
Nachteile der **Creatinin-Clearance**?

Kommentar:
- Der 24-Stunden-Sammelurin ist lästig für die Patienten (und die Praxis), Fehler beim Sammeln sind nicht selten (24 Stunden exakt einhalten, Blase vor Sammelbeginn entleeren!)
- Bei schwerer Nierenfunktionsstörung steigt der Anteil des tubulär sezernierten Creatinins auf über 50 % an, daher wird die GFR falsch hoch geschätzt und bei Werten < 30 ml/min nicht zuverlässig gemessen. Sinnvoll kann hier evtl. die ergänzende Messung der Harnstoff-Clearance sein

Frage: 344
Gibt es Alternativen zur **Creatinin-Clearance**?

Kommentar:
Ja, anhand großer Studien wurden Näherungsformeln zur Abschätzung der GFR aus dem Serumkreatinin erstellt.

Frage: 345
Welche **Näherungsformeln für die GFR** sind Ihnen bekannt?

Kommentar:
- **Chronic Kidney Disease Epidemiology Collaboration (CKD-EPI)-Formel**
  - Diese ist relativ neu und wurde erst 2009 veröffentlicht
  - Die Formel berücksichtigt Alter, Hautfarbe, Geschlecht und Creatininbereiche
- **Modification of Diet in Renal Disease (MDRD)-Formel**
  - Bereits 1989 veröffentlicht, Standard ist die Formel mit vier Variablen: Alter,

Geschlecht, Hautfarbe und Serumkreatinin
- Die Körperoberfläche (-gewicht) wird nicht berücksichtigt, stattdessen wird mit 1,73 m^2 Körperoberfläche gerechnet

346 Frage:
Welche Vorteile hat die **CKD-EPI-Formel** gegenüber der **MDRD-Formel**?

Kommentar:
- MDRD- und CKD-EPI-Formel nutzen die gleichen Parameter, dabei schätzt die CKD-EPI-Formel die GFR in höheren Bereichen aber besser, da unterschiedliche Creatininbereiche berücksichtigt werden
- Die **CKD-EPI-Formel** bringt nur einen relevanten Vorteil für den GFR-Bereich > 45 ml/min, der GFR-Bereich < 45 ml/min (entsprechend den CKD-Stadien 3b bis 5) wird nicht entscheidend besser abgebildet als durch die MDRD-Formel
- Der Einsatz der **CKD-EPI-Formel** reduziert die Prävalenz der Diagnose **Chronische Nierenerkrankung** um 1,6 % (von 13,1 auf 11,5 %)

347 Frage:
Wie können Sie die **GFR bei Kindern** näherungsweise bestimmen?

Kommentar:
- Berechnung der GFR z. B. mit der **Counahan-Barratt-Formel**:
GFR [ml/min/1,73 m²] = 0,43 · Körperlänge [cm] · $\text{Creatinin}_{\text{Serum}}$ [mg/dl]
- GFR Berechnung mit **Cystatin C** (gültig für Kinder ab 1 Jahr bis 70 Jahre [3]):
eGFR = 130 · Cystatin $C^{-1.069}$ · $\text{Alter}^{-0.117}$ - 7

348 Frage:
Was sind die **Grenzen der Näherungsverfahren**?

Kommentar:
- Bisher gibt es keine optimale GFR-Schätzung für Patienten mit akuter Nierenfunktionsverschlechterung, diabetischer Nephropathie, schwerer Adipositas, stark reduzierter Muskelmasse (Amputation, Kachexie), bei massiver Zufuhr von Proteinen (z. B. Bodybuilder) oder niedriger alimentärer Creatininzufuhr (z. B. Vegetarier)[4]
- Die GFR wird immer auf 1,73 m^2 Körperoberfläche bezogen, d.h. Einheit ist eigentlich ml/min/1,73 m^2!
- **Cystatin C** hat viele Vorteile: Es ist für Kinder ab 1 Jahr geeignet, unabhängig von Geschlecht, Muskelmasse und Proteinaufnahme. Die Bestimmung von Cystatin C ist aber deutlich teurer als die von Creatinin!

Präanalytik in der Urindiagnostik

Prüfer: 349
Die **Präanalytik ist in der Urinanalytik** von großer Relevanz. An welchen präanalytischen Fehler denken Sie sofort, wenn Sie im **Urinsediment** zahlreiche Plattenepithelien finden?

Kommentar:
- **Epithelzellen** finden sich häufig im Urin. Sie weisen primär auf eine unzureichende Urinsammeltechnik hin und stammen aus der distalen Urethra (also kein Mittelstrahlurin) oder bei Frauen als Kontamination aus der Vagina
- **Renale Tubuluszellen** sind von diagnostischer Bedeutung. Sie sind, wenn sie nicht in Zylindern gefunden werden, schwer von Übergangsepithelien zu unterscheiden. Einige wenige renale Tubuluszylinder kommen im normalen Urin vor, eine größere Zahl spricht jedoch für einen tubulären Schaden, z. B. akute tubuläre Nekrose, tubulointerstitielle Nephropathie, Nephrotoxine, nephrotisches Syndrom

[3] A. Grubb, et al. Generation of a New Cystatin C–Based Estimating Equation for Glomerular Filtration Rate by Use of 7 Assays Standardized to the International Calibrator Clin Chem. 2014 Jul;60(7):974-86

[4] Quelle: Deutsche Gesellschaft für Nephrologie, www.dgfn.eu

Cystatin C

350 Prüfer:
Sie werden nach den Vorteilen und Nachteilen von **Cystatin C** gefragt. Welche Auskunft geben Sie?

Kommentar:

- **Cystatin C** wird im Gegensatz zu Creatinin nicht durch die Muskelmasse oder Ernährung beeinflusst. Cystatin C wird in allen kernhaltigen Zellen gebildet und steigt bereits bei kleinen Einschränkungen der glomerulären Filtrationsleistung (< 80 ml/min) an. Vorteile gegenüber der Creatinin-Clearance ist das Vermeiden von Sammelurin
- Hauptnachteil gegenüber Creatinin ist der etwa 10-fach höhere Preis für eine Betimmung (GOÄ 26,23 €, Creatinin GOÄ 2,33 €!) → dies verhindert (noch) einen flächendeckenden Einsatz

Fallbeispiel:
Sie wollen einen 60-jährigen Patienten mit Vancomycin behandeln. Er hat eine deutlich eingeschränkte Nierenfunktion (Serum-Creatinin: 2,0 mg/dl).

351 Frage:
Wie müssen Sie die **Medikamentendosierung** anpassen?

Kommentar:

- Wichtig für die Vancomycindosierung ist die GFR. In diesem Fall bei Creatinin 2,0 und 60 Jahre altem männlichen Patienten ergibt sich nach der MDRD-Formel eine GFR von 34 ml/min/1,73 m^2 (nach der CKD-EPI-Formel eine GFR von 35), also eine **moderate bis schwere Einschränkung der Nierenfunktion**
- Die Startdosis bleibt bei 1000 mg, das Dosierungsintervall für die weiteren 1000 mg wird aber von 12 Stunden auf 24 oder 48 Stunden erhöht. Außerdem werden Spiegelbestimmungen am 3. Tag vor der Gabe (**Talspiegel**) durchgeführt

Spontanurin

Prüfer: 352
Bei der **Beurteilung der Einzelproteine** im Urin ist der Bezug **mg-Protein/g-Creatinin** bevorzugt. Wo liegen die Vorteile gegenüber der üblichen Einheit mg-Protein/l?

Kommentar:

- Für den **Bezug der Proteine auf das Volumen** (Protein pro Liter) benötigt man zwingend 24-Stunden-Sammelurin mit Angabe der gesammelten Menge! Der 24-Stunden-Sammelurin ist aber eher unbeliebt bei den Patienten und schwierig mit der Einsenderpraxis umzusetzen
- Bezieht man die Proteine anstatt auf das Urinvolumen auf den Creatininwert im Urin kann der viel einfacher zu gewinnende Spontanurin verwendet werden

8.7 Leber

Merke: !
GOT(T) sitzt auf einem Ast (AST)

Merke: !
GOT = AST: w < 35 U/l, m < 59 U/l
GPT = ALT: w < 35 U/l, m < 50 U/l
γ-GT : w < 40 U/l, m < 60 U/l
AP: w 35–105 U/l, m 40–130 U/l
Gesamtbilirubin: bis 1,1 mg/dl
Direktes Bilirubin: < 0,3 mg/dl

Labordiagnostik Leber

Frage: 353
Welche Analyte sind zur Diagnostik von **Lebererkrankungen** wichtig?

Kommentar:
Die Basisdiagnostik besteht aus der Bestimmung der **Transaminasen** (GOT, GPT), der γ-GT und der Glutamatdehydrogenase (GLDH). Weitere Leberparameter wie Quick-Wert, AP, CHE ergänzen die Diagnostik je nach Klinik.

354 Frage:

Welche Rückschlüsse lassen sich aus den **Leberwerten** ziehen?

Kommentar:

- Die **GPT** ist nur im Zytoplasma vorhanden. Die γ-GT ist membrangebunden. Bei leichtem Leberschaden steigt daher zuerst die γ-GT (Störungen der Leber und des Gallengangsystems) an
- Die **GOT** ist zu 70 % in den Mitochondrien und nur zu 30 % im Zytoplasma → erst schwere Leberschädigungen führen zu GOT-Anstieg (geringer Anstieg durch die 30 % aus dem Zytoplasma)
- Auswertung als **De-Ritis-Quotient** = GOT/GPT < 1 (GPT höher) spricht für einen leichten Leberschaden, > 1 spricht für schweren Leberzellschaden!
- Die **γ-GT** findet sich in der Leber überwiegend in den kanalikulären Segmenten der Hepatozytenmembran und in den Epithelien der intrahepatischen Gallenwege → γ-GT ist ein Leberzellnekrose- und Cholestaseparameter
- **GLDH** ist ein ausschließlich mitochondriales Enzym

355 Frage:

Wie lassen sich **die Leberwerte** nach funktionellen Gesichtspunkten einteilen (z. B. in Syntheseleistung, Infektionsparameter)?

Kommentar:

- **Überprüfung der Syntheseleistung der Leber:**
  - CHE, Albumin, Quick-Wert (erfasst Gerinnungsfaktoren VII, X, V, II, I)
- **Entgiftungsleistung der Leberzellen:** Bilirubin, Ammoniak
- **Gallenstatus:** γ-GT, AP, Leuzin-Aminopeptidase (LAP)
- **Integrität der Leberzellen:** GOT (= AST), GPT (= ALT), γ-GT, GLDH, LDH
- **Tumormarker:** AFP, CEA
- **Infektiöse Hepatitis:**
  - Hepatitis-A, -B, -C,- D, -E-Virus
  - Humane Herpesviren: Herpes-Simplex-Virus (HSV), EBV, Cytomegalievirus (CMV), Varizella-Zoster-Virus (VZV), ...
  - Andere Viren wie Mumps, Röteln, Enterovirus
  - Bakterien: Brucellen, Leptospiren, ...
  - Protozoen: Toxoplasmose
  - Helminthen: Ascaris, Billharziose
- **Autoimmunhepatitis:**
  - Autoantikörper (AAK): Antinukleäre Antikörper (ANA), Smooth Muscle Antibodies (SMA), Soluble-Liver-Antigen-Antikörper (SLA-AK), Liver-Kidney-Microsomes-Antikörper (LKM-AK), perinukleäre antineutrophile cytoplasmatische Antikörper (pANCA), Antimitochondriale Antikörper (AMA)
- **Toxische Hepatitis:**
  - Medikamente: α-Methyldopa, Diclofenac, Salicylate, Phenytoin
  - Alkoholbedingte Schädigung: CDT, MCV erhöht
  - **Hämochromatose:** Ferritin, Transferrinsättigung ggf. Genanalyse
  - Morbus Wilson = Kupferspeicherkrankheit: Kupfer im 24-Stunden-Sammelurin, Coeruloplasmin im Serum
- **α-1-Antitrypsin-Mangel:** α-1-Antitrypsin < 0,9 g/l, Genotypisierung

Leberenzyme, Quotienten

Prüfer: 356

Was ist der **Schmidtsche-Quotient**?

Antwort:

- γ-GT/GPT < 2 alle Formen der Hepatitiden
- γ-GT/GPT > 2 Verschluss-Ikterus, alkoholische und biliäre Zirrhose, Alkoholabusus, Lebertumore

Kommentar:

- Der **Schmidtsche-Quotient** wird üblicherweise anders berechnet: Schmidtscher-Quotient = (GOT + GPT)/GLDH → auch **Transaminasen-GLDH-Quotient** genannt

< 20 Verschlussikterus, biliäre Zirrhose, Metastasenleber, akute hypoxische Schädigung

20–50 akute Schübe bei chronischer Hepatitis, cholestatische Hepatitiden

> 50 akute Virushepatitis (cholestatische Verlaufsform) oder alkoholtoxische Hepatitis, Vergiftungen (z.b. Pilze oder Zytostatika)

- Quotient γ-GT/GPT:
  < 1 akute Virushepatitis ohne Cholestase oder chronische Hepatitis
  1–6 chronische Hepatitis, intrahepatische Cholestase, Zirrhose, Fettleber, primär biliäre Zirrhose (PBC)
  > 6 extrahepatischer Verschlussikterus, Metastasenleber, akute Alkoholhepatitis, Zirrhose

357 Prüfer:
Wie lässt sich eine **cholestatische Hepatitis** unterscheiden?

Antwort:

- Schmidt Quotient (γ-GT/GPT) > 2 = Cholestase, < 2 = alle Hepatitiden
- Lipoprotein-X (LpX) = abnormes Lipoprotein wandert in der Lipidelpho in der β-Fraktion, Nachweis spricht für das Vorliegen einer Cholestase

Kommentar:
Lipoprotein-X ist ein Gallenlipid-Apolipoprotein-Komplex und bindet das Enzym γ-GT. Es ist ein sicherer Cholestaseparameter, wird wenige Tage nach Beginn des Gallenstaus nachweisbar und bleibt bis 7 Tage nach Normalisierung des Gallenflusses positiv. Nach Fällung mit Heparin / Magnesiumchlorid kann man LpX bei der Lipid-Elektrophorese nachweisen.

De-Ritis-Quotient

358 Prüfer:
Welche Aussage liefert der **De-Ritis-Quotient** und was ist bei der Berechnung sinnvoll?

Kommentar:

- Die Berechnung ist nur bei erhöhten Transaminasen sinnvoll!
- **De-Ritis-Quotient = GOT/GPT**
  < 1 akute extrahepatische Cholestase
  = 1 Leberzirrhose, hepatozelluläre Karzinom (HCC)
  > 1 fulminante Verlaufsformen Virushepatitis, chronische Virushepatitis
  > 2 Alkoholhepatitis, Herzinfarkt, Trauma

Frage: 359
Kann der **De-Ritis-Quotient als Prognosemarker** eingesetzt werden?

Kommentar:
Möglich bei Virushepatitiden: Ein Quotient < 0,7 spricht meist für einen unkomplizierten Verlauf und > 0,7 für einen schweren Verlauf bzw. ab > 2 besteht die Gefahr eines nekrotisierenden Verlaufs!

α-1-Antitrypsin-Mangel

Prüfer: 360
Was ist **α-1-Antitrypsin**?

Kommentar:
α-1-Antitrypsin ist ein **Proteaseinhibitor** im Blutplasma (90 % werden in der Leber synthetisiert) und spielt eine zentrale Rolle bei der Hemmung verschiedener Enzyme, die bei Entzündungsprozessen freigesetzt werden: u. a. Elastase, Trypsin, Chymotrypsin, Plasmin und Thrombin.

Frage: 361
Was passiert bei einem **α-1-Antitrypsin-Mangel**?

Kommentar:
Mangel an **α-1-Antitrypsin** führt zu einer unkontrollierten Aktivität der ansonsten gehemmten Enzyme → klinische Relevanz hat vor allem die fehlende Hemmung der **Elastase**. Durch die Elastase wird das Elastin der Lungenalveolen enzymatisch zersetzt. Nach langjährigem Krankheitsverlauf kommt es zu einer Zerstörung der Alveolarsepten und dadurch klinisch zu einem Lungenemphysem.

Frage: 362
Welche Symptome liegen bei einem **α-1-Antitrypsin-Mangel** vor?

Kommentar:
- Typische pulmonale Symptome sind: Husten, progrediente Dyspnoe, Atemwegsobstruktion, Lungenemphysem
- 10–20 % der Patienten mit α-1-Antitrypsin-Mangel haben auch eine Leberbeteiligung. Die abnorm synthetisierten α-1-Antitrypsin-Moleküle der Phänotypen PI*ZZ bilden durch Polymerisation riesige Molekülverbände, das führt zum intrahepatischen Zelluntergang, Inflammation und Zirrhose. Typische Symptome sind: **cholestatischer Ikterus, erhöhte Leberenzyme, Hepatomegalie**
- Häufigste vererbte Lebererkrankung bei Neugeborenen und Kindern
- Erkrankte Erwachsene haben ein höheres Risiko für eine Leberzirrhose oder einen Lebertumor. Nur ein kleiner Teil der Patienten (1–2 %) verstirbt bereits in der Kindheit an den Folgen der Leberzirrhose

363 Frage:
Wie kommt es zu dem **α-1-Antitrypsin-Mangel**?

Kommentar:
- Vererbung autosomal-rezessiv, Häufigkeit 20–50/100.000
- Verschiedene Phänotypen existieren: PI*MM (PI = Proteaseinhibitor, M = normal), defizienter Phänotyp PI*SS, PI*SZ oder PI*ZZ (schwere Form)

364 Frage:
Welche Labordiagnostik führen Sie bei **α-1-Antitrypsin-Mangel** durch?

Kommentar:
- Bestimmung des α-1-Antitrypsin aus dem Serum. Sinnvoll ist die zeitgleiche Messung des CRPs, da α-1-Antitrypsin ein APP ist, wird es bei Entzündungen falsch hoch gemessen! Abschätzung aus der Elpho (**α-1-Zacke**) ist zu unsicher!
- Bei einer verminderten α-1-Antitrypsin-Konzentration kann zur weiteren Diagnostik eine Phänotypisierung des α-1-Antitrypsin erfolgen

Unklare Transaminasenerhöhung?

Frage: 365
Welche Diagnostik veranlassen Sie bei unklarer **Transaminasenerhöhung**?

Kommentar:
GOT, GPT und zusätzlich die γ-GT und die AP.

Frage: 366
Wann sind **Transaminasen** relevant erhöht?

Kommentar:
- Von pathologisch erhöhten Leberwerten spricht man ab dem 2-fachen der Norm, klinisch relevant z. B. unter einer Medikamentengabe ist häufig das 5-fache der Norm
- Etwa 2,5 % der Bevölkerung haben erhöhte Transaminasen
- Normwert wurde bestimmt aus dem Mittelwert ± 2 Standardabweichungen

Frage: 367
Welche Differenzialdiagnosen sind bei **erhöhten Leberwerten** am häufigsten?

Kommentar:
- Bei stark erhöhten Leberwerten > 10-fache des Normwerts:
  - Virushepatitis: **HCV (0,6 %)**, HBV (0,4 %)
  - Vaskulär?
  - Morbus Wilson (3/100.000)
  - Autoimmunhepatitis: PBC (30/100.000), Autoimmunhepatitis (2–17/100.000), primär sklerosierende Cholangitis (PSC) (1–5/100.000)
  - Medikamente, Gifte (10/100.000)
- Bei Werten > 5-fache des Normwerts:
  - **Nicht-alkoholische Steatohepatitis = NASH (20 %)**
  - Alkohol bedingte Hepatitis (1,3 %)
  - Hämochromatose (0,3 %)

Leberenzyme

Prüfer: 368
Wie differenzieren Sie eine **obstruktive Hepatitis** von einer **akuten viralen Hepatitis**?

Kommentar:

- Bei der **obstruktiven Hepatitis = Cholestase** findet sich im Blut eine Erhöhung der alkalischen Phosphatase, γ-GT, LAP, Gallensäuren, Cholesterin, Phospholipide. Bilirubin im Blut und Urin. GGT/GPT > 6, **De-Ritis-Quotient = GOT/GPT** > 1
- Bei der **akuten Virushepatitis** ist der Quotient GGT/GPT < 6 und der **De-Ritis-Quotient = GOT/GPT** > 1

Leber Pathobiochemie

369 Prüfer:
Welche **pathobiochemischen Reaktionen der Leber** gibt es und was fordern Sie im Labor an?

Kommentar:

- **Zellnekrose:** meist nutritiv-toxisch (Alkohol) oder immunologisch (HBV, HCV)
  - GOT, GPT, GLDH → Beurteilung des **De-Ritis-Quotient = GOT/GPT** (> 1 schwere Schädigung)
- **Metabolische Insuffizienz** (Leberzirrhose, Aszites, Ödeme)
  - CHE, Albumin, Quick-Wert (Gerinnungsfaktoren)
- **Cholestase:**
  - AP, γ-GT → Quotient γ-GT/GPT > 1
  - direktes Bilirubin wird im Blut retiniert
  - Bilirubin im Urin

Cholestase

370 Frage:
Was ist eine **Cholestase**?

Kommentar:
Cholestase bedeutet Stillstand der Galle: die Gallenflüssigkeit fließt nicht und staut sich in den Gallengängen. Es kommt zu einem Ikterus und Symptomen durch den Gallenmangel im Darm.

371 Frage:
Welche Formen der **Cholestase** lassen sich unterscheiden?

Kommentar:

- **Extrahepatische Cholestase** mit meist mechanischer Abflussbehinderung (Steine, Tumore, narbige Einziehungen)
- **Intrahepatische Cholestase** bei Virushepatitiden, Hämangiomen, Medikamenten und einer Schwangerschaft

Frage: 372
Welche Symptome treten bei der **Cholestase** auf?

Kommentar:

- **Ikterus** (= Gelbsucht), praktisch nur bei extrahepatischer Cholestase, entfärbter Stuhl (weißer Stuhl durch Fehlen von Stercobilinogen, typisches Zeichen für eine obstruktive Cholestase) und dunkel gefärbter Urin
- Juckreiz, Übelkeit, Müdigkeit, Appetitlosigkeit
- Kolikartige Schmerzen bei verklemmtem Gallenstein

Frage: 373
Welche Labordiagnostik führen Sie bei der **Cholestase** durch?

Kommentar:

- Empfindlichster Marker für eine **Cholestase** ist die AP und die γ-GT
- Zusätzliche Bestimmung des direkten und des indirekten Bilirubins

Bilirubin

Frage: 374
Was versteht man unter dem **direkten bzw. indirekten Bilirubin**?

Kommentar:

- Das **direkte Bilirubin** entspricht dem **konjungierten Bilirubin**, es wird in der Leber an Glucuronsäure gebunden. Dadurch wird es wasserlöslich!
- Das **indirekte Bilirubin** ist **unkonjungiertes Bilirubin** und nicht wasserlöslich

Prüfer: 375
Was sind Ursachen einer **Bilirubinerhöhung**?

Antwort:
Hunger, Morbus Gilbert-Meulengracht, nach Fasten und Stress steigt Bili

Kommentar:
- **Indirekte Hyperbilirubinämie** (> 80 % des Gesamtbilirubins als indirektes Hyperbilirubin): Hämolyse, Rhabdomyolyse, Verbrennungen, Neugeborenenikterus (CAVE: Spezielle Normwerte) oder als Familiäre Hyperbilirubinämie bei **Morbus Meulengracht** oder **Crigler-Najjar-Syndrom**
- **Direkte Hyperbilirubinämie** in der Regel bei Verschlussikterus (Cholelithiasis, Pankreaskarzinom, Gallengangskarzinom, Gallengangsatresie) oder sehr selten Dubin-Johnson-Syndrom, Rotor-Syndrom
- Hunger, Anstrengung, Operation, Sepsis, Arzneimittel (Pille, Östrogene). Schwangerschaft führt zur Zunahme der Hyperbilirubinämie durch unkonjungiertes (= indirektes) Bilirubin. Andere Arzneimittel (Kortison, Sulfonamide, Cholestyramin), UV-Licht und Austauschtransfusionen führen zur Abnahme des unkonjungierten Bilirubins!

376 Frage:
Wie manifestiert sich eine **Hyperbilirubinämie**? Klinische Einteilung?

Kommentar:
- Als Folge einer **Hyperbilirubinämie** (Bilirubin > 2 mg/dl im Blut) entsteht ein **Ikterus** (= Gelbfärbung der Haut und Schleimhäute, auch innere Organe)
- Klinisch wird der Ikterus in einen prähepatischen (hoher Bilirubinanfall durch vermehrten Hämoglobinabbau bei unzureichender Glucuronidierung), intrahepatischen (gestörte Bilirubinsynthese oder intrahepatische Cholestase) und posthepatischen (extrahepatische Cholestase) Ikterus unterteilt

377 Frage:
Wie lässt sich ein **prähepatischer Ikterus von einem intra- oder posthepatischen Ikterus** unterscheiden?

Kommentar:
- Bei dem intrahepatischen / posthepatischen Ikterus liegt meist > 50 % des Bilirubins als direktes Bilirubin vor
- Anteil des direkten Bilirubins meist < 20 % beim prähepatischen Ikterus
- Ikterus Einteilung anhand des Urins:
  - Prähepatisch: Urobilinogen erhöht, Bilirubin normal
  - Intrahepatisch: Urobilinogen erhöht, Bilirubin erhöht
  - Posthepatisch: Urobilinogen erniedrigt, Bilirubin normal

8.8 Pankreas

Elastase

Prüfer: 378
Elastase – Welche Erkrankung?

Kommentar:
- Es gibt zwei verschiedene Formen der **Elastase**: **Pankreas-Elastase** (Elastase 1), **Granulozyten-Elastase** (Elastase 2) aus neutrophilen Granulozyten
- Ein **Elastasemangel** im Stuhl spricht für eine exokrine Pankreasfunktionsstörung mit Störung der Eiweißverdauung. Ein Mangel tritt auf bei der chronischen Pankratitis, Pankreasinsuffizienz und der zystischen Fibrose

Prüfer: 379
Was ist die **Pankreas-Elastase**?

Kommentar:
Pankreas-Elastase wird in der Bauchspeicheldrüse als inaktives Proenzym gebildet und exokrin ausgeschieden. Im Dünndarm wird es durch Trypsin gespalten und in die (Pankreas-) Elastase umgewandelt. Die Pankreas-Elastase ist wichtig für die Eiweißverdauung!

Pankreas

Frage: 380
Welche Aufgaben hat das **Pankreas**?

Kommentar:
Die Bauchspeicheldrüse (Pankreas) hat mit der Insulinproduktion **endokrine Funktionen** und mit der Sekretion von täglich 1,5 l alkalischem Pankreassekret (Wasser, Bikarbonat, Chlorid und Verdauungsenzymen) auch **exokrine Funktionen**. Proteolytische Enzyme werden als Vorstufen (= Zymogene, werden im Darm aktiviert) ausgeschieden: Trypsin, Chymotrypsin, Elastase und Carboxypeptidase. Amylase und Lipase werden in aktiver Form ausgeschieden.

381 Frage:
Wie sind die Symptome einer **Pankreasinsuffizienz**?

Kommentar:
- **Exokrine Insuffizienz:** Steatorrhoe, Diarrhö oder Obstipation, Meteorismus und Flatulenz, Übelkeit, Oberbauchschmerz, Nahrungsintoleranz
- **Endokrine Insuffizienz** (Mitbeteiligung bei exogener Insuffizienz möglich): Diabetes mellitus (DM)

382 Frage:
Wie kann die **exokrine Pankreasfunktion** überprüft werden?

Kommentar:
Die Bestimmung der **Pankreas-Elastase** im Stuhl ist besser als die Bestimmung von Chymotrypsin. Bei der Mukoviszidose finden sich ebenfalls erniedrigte Werte!

Diagnostik bei Pankreatitis

383 Prüfer:
Wie unterscheiden sich eine **akute und eine chronische Pankreatitis**?

Kommentar:
- **Akute Pankreatitis:** akute Schmerzen im Oberbauch, typischerweise gürtelförmige Ausstrahlung zu den Seiten und in den Rücken, gelegentlich auch in die Brust (ähnelt einem Herzinfarkt). Häufig Übelkeit und Erbrechen, Ileus und Fieber
- **Chronische Pankreatitis:** Folge einer längerdauernden Schädigung der Bauchspeicheldrüse. Dauerhafte oder immer wiederkehrende Schmerzen im Oberbauch mit zunehmendem Funktionsverlust und Verdauungsstörungen, Durchfällen, Fettstühlen und Gewichtsabnahme. Zystenbildung durch rezidivierende akute Entzündungen und Organumbau. Insulinmangeldiabetes bei etwa einem Drittel der Patienten durch Verlust der endokrinen Funktion

Frage: 384
Welche Rolle spielt das **CRP**?

Kommentar:
Bei persistierenden oder erneut ansteigenden Werten von CRP und LDH muss an eine **nekrotisierende Pankreatitis** gedacht werden.

Frage: 385
Welche Rolle spielt der **Alkoholkonsum**?

Kommentar:
- 80 % der chronischen Pankreatiden sind alkoholbedingt!
- 35 % der akuten Pankreatitiden sind durch Alkoholabusus bedingt (zweithäufigste Ursache!), mit 50 % ist die häufigste Ursache einer akuten Pankreatitis eine Gallenwegserkrankung (vor allem Gallensteine). Seltene Ursachen sind Hyperkalzämie, Hypertriglyzeridämie, Infektionen (Mumps, Hepatitis, HIV), Medikamente, Mukoviszidose

Frage: 386
Welche Laboruntersuchungen führen Sie bei V.a. **Pankreatitis** durch?

Kommentar:
- Amylase und Lipase
- **Cholestaseparameter:** γ-GT, AP
- CRP und Leukozyten
- Bei der akuten Pankreatitis kommt es zum Anstieg der Pankreaslipase und α-Amylase um mindestens das Dreifache der Norm. Bei biliärer Genese sind die entsprechenden Cholestase-Parameter erhöht (γ-GT, AP, direktes Bilirubin)

387 Frage:
Was ist bei der **Amylase** zu beachten?

Kommentar:
- Die α-**Amylase** ist nicht Pakreasspezifisch und stammt zu 40 % vom Pankreas und zu 60 % von der Mundspeicheldrüse
- Messung der spezifischen **Pankreas-Amylase** nach Blockierung der Speichel-Amylase mit zwei Antikörpern und danach Messung der α-Amylase-Aktivität
- 99 % werden in den Intestinaltrakt abgegeben, bei Entzündungen / Abflussstörungen steigt die Konzentration im Blut

Pankreatitis

388 Prüfer:
DD **Pankreatitis** – neuester Stand der Serodiagnostik?

Kommentar:
- Bestimmung der pankreasspezifischen Lipase und Elastase
- Amylasebestimmung ist nicht Pankreass-pezifisch, da etwa 60 % Speicheldrüsen-Amylase sind (problematisch ist eine vorhandene Makroamylase)
- Bei Anstieg der γ-GT, AP, LAP und des direkten Bilirubins besteht der V. a. eine Choledochusobstruktion
- Prognosefaktoren für eine **nekrotisierende Pankreatitis**:
  - Im Verlauf ansteigendes CRP (> 15 mg/dl) und LDH (> 350 U/l)
  - Leukozytose > 16 TSD/µl
  - Hypokalziämie < 2 mmol/l
  - Hämatokrit > 50 %
  - Hyperglykämie
  - Hypoxämie
  - Creatininanstieg
  - Alter > 55 Jahre, Body-Mass-Index (BMI) > 30

Gürtelförmiger Oberbauchschmerz

389 Prüfer:
An was denken Sie bei **gürtelförmigen Oberbauchschmerzen**?

Antwort:
Pankreatitis

Kommentar:
Gürtelförmige Oberbauchschmerzen sind typisch für eine **akute Pankreatitis**, auch eine Ausstrahlung in den Rücken oder in die Brust ist möglich.

Prüfer: 390
Welche **Marker** bestimmen Sie bei V. a. **Pankreatitis**?

Antwort:
α-Amylase, Lipase

Prüfer: 391
Was bedeutet eine **hohe Amylase im Serum** bei **niedriger Amylase im Urin**?

Antwort:
Makroamylase

Kommentar:
3 % der Bevölkerung bilden eine **Makroamylase**, aufgrund der Größe wird die Makroamylase nicht über die Nieren ausgeschieden und führt daher zur Erhöhung der Amylase im Serum! Eine Makroamylase hat primär keinen Krankheitswert.

Prüfer: 392
Welche **Amylase** befindet sich im **Pleurapunktat**?

Antwort:
α-Amylase

Kommentar:
α-**Amylase** als Hinweis auf einen Pleuraerguss durch eine Pankreatitis, Ösophagusperforation oder Neoplasie.

Prüfer: 393
Welche **Amylase bei Lungen-Karzinom**?

Antwort:
Eventuell Speichel-Amylase

8.9 Kohlenhydratstoffwechsel

Blutglukosemessung

394 Frage:

Was sind **wichtige präanalytische Fehler** bei der **Blutzuckermessung**?

Kommentar:

- Falsche Entnahmeröhrchen: Serum-Röhrchen, Röhrchen ohne Zusatz eines Glykolyse-Hemmers oder eines Gerinnungshemmers (Gerinnselbildung benötigt Energie → Glukoseverbrauch), ungekühlte Probenaufbewahrung
- Zeitverzögertes Zentrifugieren der Probe (> 15 Minuten)
- Probe wird nicht sofort gemessen – trotz Glykolyse-Hemmstoff (NaF) sinkt die Blutglukosekonzentration bereits in der ersten Stunde nach Entnahme um 6 % (→ falsch negative Ergebnisse!)
- Zeitverzögert einsetzende Glykolysehemmung erst nach etwa 2 Stunden durch NaF allein (volle NaF-Wirkung erst nach etwa 4 Stunden). NaF in Kombination mit Na-Oxalat führt zu etwa 7 % niedrigeren Blutglukosekonzentrationen 24 Stunden nach Entnahme (Postversand)

395 Frage:

Wie können **präanalytische Fehler** bei der **Blutzuckermessung** vermieden werden?

Kommentar:

- Unmittelbare patientennahe Glukosemessung (kein Patienten-Blutzuckermessgerät verwenden, nur Rili-BÄK qualitätsgesicherte Messmethodik!) aus venösen Vollblutproben mit einer Umrechnung des Vollblut-Glukosewerts in das Plasmaäquivalent gemäß IFCC-Empfehlung (Faktor 1,11)
- Blutentnahme und -versand ins Labor innerhalb von 24 Stunden mit Zusatz eines sofort (Citratpuffer oder D-Mannose) und verzögert wirkenden Glykolysehemmers (NaF) sowie eines Gerinnungshemmers (EDTA / Heparin)
- Fertig erhältlich ist ein Gemisch aus NaF und Citrat / Citratpuffer, das das Blut ansäuert (pH wird auf 5,3–5,9 gesenkt → dadurch sofortige Inaktivierung der Enzyme Hexokinase und Phosphofruktokinase) und verzögerte permanente Glykolysehemmung durch NaF = Glukoseabfall nur etwa 0,3 % in 2 Stunden und 1,2 % in 24 Stunden
- Alternativ Glykolysehemmung durch ein Gemisch aus NaF und D-Mannose

Frage: 396

Welche **praktischen Empfehlungen** können Sie Leitlinienkonform der einsendenden Praxis **für die Blutzuckermessung** geben?

Kommentar:

- Optimal wäre die patientennahe, sofortige Messung der Glukose aus venösen Vollblutproben und Umrechnung in **Plasmaäquivalente** (mit dem Faktor 1,11, also + 11 %) oder die Verwendung eines plasmakalibrierten Geräts (Röhrchen sind nur mit Gerinnungshemmern versetzt ohne Glykolysehemmer!)
- Zum Versand venöser Vollblutproben ohne signifikante Glykolyse ist nach bisher publizierten Ergebnissen das System *VenoSafe Glycemia/Terumo* oder *Sarstedt S-Monovette GlucoEXACT* geeignet – die Glukosemessung erfolgt dann im Labor innerhalb von 24 Stunden nach Blutentnahme
- Optimalerweise Versand von venösem Plasma statt Vollblut (zellfreier, nicht hämolysierter Überstand, der innerhalb von 15 Minuten nach der Blutentnahme in einer Kühlzentrifuge abgetrennt wurde). Glykolysebedingte Messfehler werden so weitestgehend vermieden

Diabetes mellitus

Frage: 397

Wie ist die Definition eines **Diabetes mellitus**?

Kommentar:

Ein **Diabetes mellitus** ist ein Zustand chronischer Hyperglykämie durch einen absoluten oder relativen Insulinmangel oder eine

Insulinresistenz (ungenügende Insulinwirkung an der Zielzelle).

398 Frage:
Wie wird der **Diabetes mellitus** eingeteilt?

Kommentar:

- **Typ-1-DM:** β-Zellzerstörung (absoluter Insulinmangel), meist immunologisch, aber auch idiopathisch, LADA (late autoimmune diabetes in adults)
- **Typ-2-DM:** Insulinresistenz mit relativem Insulinmangel
- Andere spezifische Diabetes mellitus-Typen:
  - exogene Pankreaserkrankung (Pankreatitis)
  - Endokrinopathien (Cushing-Syndrom, Akromegalie, Phäochromozytom)
  - Medikamentös-toxischer DM (Glukokortikoide, Neuroleptika)
  - Genetischer Defekte der β-Zellfunktion (MODY-Formen) oder der Insulinwirkung
  - DM durch Infektionen oder autoimmunvermittelter DM
  - Gestationsdiabetes!

399 Frage:
Diagnosekriterien und Laboruntersuchungen bei **Diabetes mellitus**?

Kommentar:

- **Neu ist die Verwendung von HbA1c zur Diagnosestellung!** HbA1c ≥ 6,5 % (≥ 48 mmol/mol) spricht für einen DM, bei einem HbA1c < 5,7 % kann ein DM ausgeschlossen werden!
- **Gelegenheits-Plasmaglukosewert** (unabhängig von vorangegangenen Mahlzeiten) **≥ 200 mg/dl** (≥ 11,1 mmol/ l)
- Nüchtern-Plasmaglukose von ≥ 126 mg/dl (≥ 7,0 mmol/l)
- oraler Glukosetoleranztest (oGTT) mit 75 g Glukose: ist der 2-Stunden-Wert im venösen Plasma ≥ 200 mg/dl (≥ 11,1 mmol/l), liegt ein DM vor!

Frage: 400
Was versteht man unter einer **abnormen Nüchternglukose** bzw. **gestörten Glukosetoleranz**?

Kommentar:
Nach Leitlinie ist die **abnorme Nüchternglukose** ein intermediärer Blutzuckerwert zwischen 100 und 125 mg/dl und von einer **gestörten Glukosetoleranz** spricht man bei einer Plasmaglukose zwischen 140 und 199 mg/dl als 2 Stundenwert im oGTT (bei Nüchternblutzuckerwerten < 126 mg/dl).

Frage: 401
Wie wird ein **Gestationsdiabetes** festgestellt?

Kommentar:

- Bei dem **75 g oGTT** werden 75 g Glukose in 250–300 ml Wasser aufgelöst und innerhalb von 5 Minuten getrunken. Wichtig ist, dass der Patient davor mindestens 8 Stunden nüchtern gewesen ist! Blutzuckermessungen erfolgen vor der Glukosegabe (nüchtern), nach einer und nach zwei Stunden!
- Die Auswertung erfolgt nach der HAPO-Studie (DM) → ein DM liegt bereits vor, wenn EIN Wert erhöht ist. Die Grenzen sind bei dem Nüchternblutzucker ≤ 92 mg/dl, für den 1- Stundenwert ≥ 180 mg/dl und den 2-Stundenwert ≥ 153 mg/dl
- **CAVE:** Ein oGTT ist bei einem erhöhtem Nüchternblutzucker oder bei bereits gesichertem DM kontraindiziert!
- Bei 50 g oGTT ist ein Blutzuckerwert ≥ 135 mg/dl pathologisch!

Fallbeispiel:
Ein 12-jähriges Mädchen (160 cm, 68 kg, ohne Vorgeschichte oder Symptome) hat 2 Stunden nach der Mahlzeit (2 Scheiben Weißbrot, 1 Ei, 120 g Käse 45 % Fett, 250 ml Cola, 1 Stück Kuchen) einen Blutzucker von 220 mg/dl.

Prüfer: 402
Ist dieser Wert normal?

Kommentar:
Blutzuckerwerte *nicht-nüchtern* gemessen bzw. **Gelegenheits-Plasmaglukosewerte** (ohne Rücksicht darauf wann gegessen wurde) sind ab 200 mg/dl auffällig und müssen durch einen Nüchternblutzuckerwert überprüft werden.

403 Prüfer:
An was denken Sie?

Kommentar:
- Diabetes mellitus bei übergewichtigem Kind (BMI-Kind 26,6)
- **Metabolisches Syndrom**, da mindestens drei Kriterien erfüllt sind: Übergewicht, gestörte Nüchtern-Glukose, erhöhte Triglyceride, niedrige High Density Lipoprotein (HDL)-Werte

404 Prüfer:
Wie gehen Sie weiter damit um?

Kommentar:
Messung der Nüchternglukose oder Durchführung eines oGTTs. In diesem Fall nur Messung der Nüchternglukose, da ein hochgradiger Verdacht auf einen DM besteht! Bei einem Wert > 126 mg/dl liegt ein DM vor. Eine abnorme Nüchternglukose zwischen 100–125 mg/l sollte mit einem oGTT abgeklärt werden.

HbA1c

405 Frage:
Was ist **HbA1c** und wie wird es bestimmt?

Kommentar:
- **HbA1c** ist ein *glykiertes* Hämoglobinderivat. Es bildet sich durch eine Reaktion der β-Kette (genauer dem N-terminalen Valin) des Hbs mit der Glukose im Blut
- Die Glykierung ist **irreversibel**. Damit verschwindet das glykierte Hb (HbA1c) erst nach Abbau der Erythrozyten. Bei einer **Erythrozytenlebensdauer** von 120 Tagen ist das HbA1c ein Maß für den Blutzuckerspiegel in den letzten 4–6 Wochen!
- Verlaufskontrollen sind frühestens nach 2 Wochen sinnvoll
- **HbA1c Bestimmung aus EDTA-Blut:** die erhöhte Hämoglobinfraktion HbA1c kann mit elektrophoretischen, chromatographischen (High Performance Liquid Chromatography (HPLC)) und immunchemischen Verfahren (Immunoassay zur Erkennung der Glukose an der β-Kette) quantifiziert werden

Merke: Metabolisches Syndrom
Patienten mit einem **Metabolischen Syndrom** (Syndrom X: HDL-C erniedrigt, Hypertonie, Übergewicht, DM) haben ein erhöhtes Risiko für die koronare Herzkrankheit (KHK) und haben eine erhöhte Morbidität und Mortalität. !

Metabolische Syndrom

Frage: 406
Wie ist die **Definition eines metabolischen Syndroms**?

Kommentar:
- Mindestens drei Kriterien müssen zutreffen:
  - Adipositas: Taillenumfang > 80 cm (Frau) bzw. > 94 cm (Mann)
  - HDL-Cholesterin < 50 mg/dl (Frau) bzw. < 40 mg/dl (Mann)
  - Triglyceride > 150 mg/dl
  - Nüchternblutzucker > 100 mg/dl

Prüfer: 407
Welche **Labormarker** würden Sie regelmäßig kontrollieren?

Kommentar:
- Zur Diagnosestellung HDL-Cholesterin, Triglyceride, Nüchternblutzucker, ggf. Homeostasis Model Assessment (HOMA)-Index (Insulinresistenz), bei Frauen Ausschluss PCO-Syndrom sinnvoll
- In Abhängigkeit von der Klinik:
  - Bei DM unter Insulintherapie HbA1c
  - Bei Fettstoffwechselstörungen HDL- / Low Density Lipoprotein (LDL)-Cholesterin, Triglyceride
  - Ggf. Harnsäure
  - Ggf. hsCRP

Ketonkörper

408 Frage:
Wann kommen **Ketonkörper** vermehrt im Urin vor?

Kommentar:
Bei einem gestörten Kohlenhydratstoffwechsel kommt es zur Steigerung des Fettstoffwechsels, um den Energieverbrauch zu decken. Dabei fällt als Stoffwechselendprodukt aus den freien Fettsäuren Ketonkörper und Aceton im Urin an.

409 Prüfer:
Was sagt ein **positiver Ketonkörpertest** im Urin bei Gesunden aus?

Kommentar:
- Bei gesunden Menschen sprechen positive **Ketonkörper** für einen katabolen Stoffwechsel wie nach großer körperlicher Anstrengung, längerem Hungern (Fasten), Fieber, größere Verletzungen, Operationen und länger andauerndem Erbrechen
- Bei Neugeborenen muss an eine Stoffwechselkrankheit gedacht werden

410 Prüfer:
Was bedeutet ein **positiver Ketonkörpertest** im Urin bei Typ 2-Diabetes?

Kommentar:
Beim Diabetiker sind **Ketonkörper** im Urin ein Warnzeichen für einen zu hohen Ketonkörper-Spiegel im Blut und können als eine nicht ausreichende Therapie betrachtet werden. Problem ist die u.U. ausgeprägte Ketoazidose durch das massive Anreichern der Ketonkörper (= Säuren) im Blut → **ketoazidotisches Koma** (Aceton Geruch in der Atemluft). Die Hauptgefahr besteht bei Typ I-Diabetes, da bei Typ II meist noch eine geringe Eigenproduktion Insulin vorhanden ist.

Blutzucker und Urin

411 Prüfer:
Wie wahrscheinlich findet man im **Urintest** erhöhte Zuckerwerte bei einem Nüchternblutzuckerwert von 150 mg/dl?

Kommentar:
Normalerweise findet sich Glukose im Urin erst wenn die **Nierenschwelle** (160–180 mg/dl Glukose) im Blut überschritten wird. Bei geringeren Blutglukosespiegeln wird die gesamte Glukose rückresorbiert. Ältere Typ II Diabetiker haben häufig eine **höhere** Nierenschwelle (schlechtere Nierenfunktion führt zu weniger Primärharn und dadurch reicht die tubuläre Glukose-Rückresorptionskapazität), Schwangere haben häufig eine **niedrigere** Nierenschwelle (verstärkte Nierenfunktion = mehr Primärharn → Rückresorptionskapazität reicht nicht mehr aus).

Fallbeispiel:
Eine schwangere Frau (35. SSW) hat bereits 16 kg seit der Konzeption zugenommen. Die Plasmaglukose war 120 mg/dl (ohne Vorgeschichte), oGTT in der 22. SSW war nicht eindeutig pathologisch. Sie finden zufällig ein Plus (+) für Glukose auf dem Urinteststreifen.

Prüfer: 412
Ist das ein Hinweis für **Gestationsdiabetes**?

Kommentar:
- Normalerweise findet sich Glukose im Urin erst wenn die **Nierenschwelle** (160–180 mg/dl Glukose) im Blut überschritten wird. Bei geringeren Blutglukosespiegeln wird die gesamte Glukose rückresorbiert. Ältere Typ II Diabetiker haben häufig eine höhere Nierenschwelle und damit auch bei hohen Blutzuckerspiegeln einen negativen Urintest
- In der (fortgeschrittenen) Schwangerschaft ist die Nierenschwelle häufig erniedrigt → auch Blutzuckerspiegel < 160 mg/dl können zu einer Glukoseausscheidung führen, ohne dass dies unbedingt ein Hinweis auf einen Gestationsdiabetes ist. Es kann aber einer sein und ein **Gestationsdiabetes** muss bei einem Glukose-positiven-Urin immer ausgeschlossen werden! Auch die ausgeprägte Gewichtszunahme der Mutter spricht für einen Gestationsdiabetes. Wichtig ist darüber hinaus der Ultraschallbefund

sowie Gewicht und Größe des Kindes!

413 Prüfer:
Wie klären Sie **Glukose im Urin** weiter ab?

Kommentar:
- Zuerst wird der Nüchternblutzuckerwert bestimmt. Bei einem pathologischen Ergebnis (und eingehaltener 12-stündiger Nahrungskarenz!) ist der Gestationsdiabetes bestätigt und sollte diabetologisch (Insulin) versorgt werden
- Bei einem unauffälligen Nüchternblutzuckerwert wird zur weiteren Abklärung ein Glukosetoleranztest (75 g-oGTT) durchgeführt

Diabetes mellitus

414 Frage:
Was ist ein **oraler Glukosetoleranztest**?

Kommentar:
Beim **oGTT** wird eine definierte Menge Glukoselösung getrunken und anschließend nach ein und zwei Stunden der Blutzuckerspiegel bestimmt. Beim 75 g oGTT wird auch der Nüchternblutzuckerwert (vor Glukosegabe) gemessen, beim 50 g oGTT wird nur einmalig der Blutzucker nach einer Stunde gemessen.

415 Frage:
Gibt es unterschiedliche **Glukosetoleranztests**?

Kommentar:
Gebräuchlich ist der oGTT mit 50 g oder mit 75 g Glukose.

416 Frage:
Erklären Sie den **oGTT 50** und wann wird er eingesetzt?

Kommentar:
- Obwohl die Fachgesellschaften in ihren Leitlinien klar den oGTT 75 empfehlen, ist in der GKV zum Schwangerschaftsscreening eine Stufendiagnostik vorgesehen mit einem oGTT 50. Nur bei einem auffälligen oGTT 50 wird ein oGTT 75 als Kassenleistung bezahlt
- Ablauf beim **oGTT 50:** Patientin trinkt eine 50 g Glukoselösung und nach einer Stunde erfolgt die Blutentnahme. Vorteil für die Praxis ist, dass die Patientin nicht nüchtern sein muss.
- **Bewertung:**
  - < 135 mg/dl = normal
  - 135–200 mg/dl = weiterführende Diagnostik erforderlich (oGTT 75)
  - > 200 mg/l = V. a. auf manifesten Diabetes mellitus

Frage: 417
Wie wird der **oGTT 75** durchgeführt?

Kommentar:
Zuerst erfolgt eine Nüchternblutzuckermessung (mindestens 8 Stunden Nahrungskarenz einhalten), dann erfolgen ein und zwei Stunden nach dem Trinken der 75 g Glukoselösung weitere Blutentnahmen.

Frage: 418
Wie werden die Ergebnisse des **oGTT 75** interpretiert?

Kommentar:
- Grenzwerte sind für den Nüchternblutzucker < 92 mg/dl, nach einer Stunde < 180 mg/dl, nach zwei Stunden < 153 mg/dl
- Bereits ein erhöhter Wert beweist einen Gestationsdiabetes
- Ein Nüchternblutzucker ≥ 126 mg/dl spricht bereits für einen manifesten DM → Der Test sollte abgebrochen werden und keine Glukoselösung gegeben werden!

8.10 Hypertonie

Prüfer: 419
Welche Diagnostik führen Sie bei **anfallsweiser Hypertonie und Tachykardie** durch?

Antwort:
Ausschluss Phäochromozytom: A, NA, Vanillinmandelsäure (VMA)

Kommentar:

- Früher bestand die Diagnostik des **Phäochromozytoms** aus dem Nachweis der Katecholamine (Adrenalin, Noradrenalin) im Urin oder Plasma und den Abbauprodukten (VMA) im Urin. Nachteil sind die relativ geringen Sensitivitäten (max. 79 % bei Katecholaminen im Urin bzw. 69 % im Plasma)
- Besser ist die Bestimmung der **freien Metanephrine** im Plasma. Hier wird eine Sensitivität und Spezifität von 97 % erreicht! Metanephrine im Urin haben eine ähnlich gute Sensitivität bei einer etwas geringeren Spezifität. **Präanalytik:** 2,5 ml gefrorenes EDTA-Plasma, Blutentnahme erst nach 20 Minuten liegen des Patienten (12 Stunden vor Blutentnahme keinen Kaffee oder Schwarztee trinken)

Antwort:

Karzinoid: 5-HIES, Präanalytik! (Nahrungsverbot)

Kommentar:

- Bestimmung der 5-HIES im angesäuerten 24-Stunden-Sammelurin
- **Falsch positive Resultate sind durch serotoninreiche Nahrungsmittel möglich!!** Vorsicht bei Walnüssen, Bananen, Ananas, Kiwi, Auberginen, Avocados, Melonen, Tomaten

Antwort:

Neuroblastom: Homovanillinmandelsäure (HVA)

Kommentar:

Laut S1-Leitlinie von 2011 werden **Katecholamin-Metaboliten** (HVA, VMA) in Serum und Urin (sensitiver) und die Neuronenspezifische Enolase (NSE) als Tumormarker zur Diagnosestellung und im Verlauf eingesetzt. Eine relativ neue und sehr sensitive Möglichkeit ist der Nachweis der freien Metanephrine im Plasma / Urin

420 Prüfer:

Abbauwege der **Katecholamine**, Catechol-O-Methyltransferase (COMT), Monoaminooxidase (MAO)? +

Antwort:

Tyrosin → DOPA → Dopamin → NA → A (Abbau über MAO und COMT)

Kommentar:

- Adrenalin und Noradrenalin werden durch die COMT methyliert zu Metanephrin bzw. Normetanephrin!
- Dann wird durch die MAO die Aminogruppe zur Aldehydgruppe oxidiert, als Produkt erhält man VMA
- In sympathischen Nervenfasern wird ein großer Teil des Noradrenalins wieder in das Axon aufgenommen (Reuptake)

Prüfer: 421

Messtechnik? +

Antwort:

HPLC und elektrochemische Detektion

Kommentar:

Die **HPLC** ist ein Flüssigchromatographie-Verfahren zur Trennung bzw. Identifizierung und Quantifizierung von Proben.

Prüfer: 422

Probenmaterial?

Antwort:

24-Stunden-Sammelurin

Kommentar:

Für die freien Metanephrine im Plasma wird gefrorenes EDTA-Plasma benötigt. Für die Bestimmung von Adrenalin, Noradrenalin, Dopamin und VMA aus dem Urin benötigt man angesäuerten 24-Stunden-Sammelurin (Zugabe von HCL in Sammelgefäß, pH muss zwischen 1–4 liegen).

Prüfer: 423

Wie ist die **chemische Struktur der Katecholamine**?

Antwort:

Phenolcarbonsäuren

Hypertonus

Prüfer: 424

Wie ist die **Labordiagnostik bei Hypertonus**?

Antwort:

- **Urin:** Eiweiß, Blut, Glukose
- **Blut:** Elektrolyte, Blutbild, Creatinin, Harnsäure, Cholesterin, Triglyceride, Glukose
- **Spezielle Diagnostik:**
  - Karzinoid: 5-HIES im 24-Stunden-Sammelurin
  - Phäochromozytom: Adrenalin, Noradrenalin, Metanephrin, Normetanephrin, VMA im 24-Stunden-Sammelurin im Ggs. zum Serum

Kommentar:

- Vorgehen gemäß Pocketleitlinie arterielle Hypertonie 2014[5]:
  - Basisuntersuchungen
    - im Blut: Hämoglobin, Nüchternglukose, Gesamtcholesterin, LDL- und HDL-Cholesterin, Nüchterntriglyceride, K, Na, Harnsäure, Serumkreatinin mit GFR
    - im Urin: Sediment, Gesamteiweiß (Teststreifen), Mikroalbuminurie
  - Bei Auffälligkeiten (Basislabor, Anamnese, Klinik)
    - HbA1c
    - Bei positiven Urin-Teststreifen: quantitative Proteinbestimmung im Urin, Kalium und Natrium im Urin
  - Ggf. differenzierte Diagnostik bei V. a. sekundäre Hypertonie, bei pathologischer Basisdiagnostik, bei schwerer oder maligner Hypertonie, therapieresistentem Hypertonus, dauerhaftem Blutdruckanstieg, ungewöhnlichem Alter > 60 oder < 30 Jahre:
  - Endokrine Hypertonien:
    - **Hyperaldosteronismus (Conn-Syndrom):** Aldosteron, Renin, Aldosteron-/ Renin-Quotient (Material Serum und EDTA-Plasma, gefroren!)
    - **Hypercortisolismus (Morbus Cushing)**, Mitternachts-Cortisol (Speichel-Salivette), Cortisol 24-Stunden-Sammelurin, Dexamethason-Hemmtest
    - **Phäochromozytom**, Paragangliom: Metanephrine (Methode der Wahl) aus gefrorenem EDTA-Plasma, Katecholamine aus angesäuertem 24-Stunden-Sammelurin

[5] Leitlinie *Management der arteriellen Hypertonie* http://leitlinien.dgk.org/files/2014_Pocket-Leitlinien_Arterielle_Hypertonie.pdf

Prüfer: 425

Was beinhaltet die **Neuroblastom-Diagnostik?**

Antwort:

- Bei Kindern meist kein Hypertonus!
- Dopamin, HVA, Noradrenalin, Normetanephrin, VMA im 24-Stunden-Sammelurin

Kommentar:

- **Neuroblastome** treten vor allem bei Säuglingen und Kleinkindern auf. Bei Erwachsenen sind sie sehr selten! Zu 80 % sind Kinder in den ersten zweieinhalb Lebensjahren betroffen
- **Neuroblastome** kommen im Nebennierenmark oder in den Grenzstrang-Ganglien des Sympathikus vor. Symptome sind ein zunehmender Bauchumfang, Atemnot oder Husten (mechanisch durch das Tumorwachstum), Eine Hypertonie ist nicht zwingend vorhanden!
- **Diagnostik:** Nachweis der HVA (Abbauprodukt von Dopamin) und VMA (Abbauprodukt von Adrenalin / Noradrenalin) im 24-Stunden-Sammelurin sowie der NSE im Blut. Alternativ Nachweis der Metanephrine im gefrorenen EDTA-Plasma

Ursachen und Abklärung des Bluthochdrucks aus der Sicht des Laborarztes

Prüfer: 426

Endokrine Ursachen für einen **Bluthochdruck**?

Antwort:

Phäochromozytom (NA, A, VMS, Metanephrine im Urin)

Kommentar:
Phäochromozytome sind hormonell aktive Tumore des Nebennierenmarks oder der sympathischen Paraganglien. Zur Diagnosestellung werden die freien Metanephrine im gefrorenen EDTA-Plasma als Metaboliten (Stoffwechselprodukte) von Adrenalin (Epinephrin) und Noradrenalin (Norepinephrin) bestimmt.

Antwort:
Morbus Cushing (Cortisol Tagesprofil, Adrenocortikotropes Hormon (ACTH), Dexamthason-Hemmtest, 17-OH-Cortikosteroide)

Kommentar:
- Ursachen des **Morbus Cushing:**
  - **Exogen** (Langzeittherapie mit Glukokortikoiden und sekundärer Nebennierenrinde (NNR)-atrophie und –insuffizienz)
  - **Endogen** mit 85 % am häufigsten **ACTH-abhängig**, zentrales Cushing = **Morbus Cushing** mit erhöhter Produktion von ACTH im Hypophysenvorderlappen oder Ektopes bzw. Paraneoplastisches Cushing-Syndrom durch ACTH- / Corticotropin-Releasing-Hormon (CRH)-Bildung in ektopem Gewebe (z. B. Bronchialkarzinom). **ACTH-unabhängig:** adrenales Cushing-Syndrom mit einer gesteigerten Synthese in der NNR durch Neoplasien oder Hyperplasie (mit ACTH-Hemmung!) oder Cushing-Syndrom mit Störung der hypothalamisch-hypophysären Regulation
- Diagnostik des **Morbus Cushing:**
  - **Dexamethason-Hemmtest** mit Gabe von 1 mg Dexamethason um 23 Uhr mit Bestimmung des Serumcortisols um 8 Uhr
  - Kortisolausscheidung im 24-Stunden-Sammelurin (erhöht!) bzw. Kortisol-Tagesprofil aus Blut um 8, 20 und 24 Uhr. Bei einem Cushing-Syndrom fehlt der normale Kortisolabfall in der ersten Nachthälfte
  - Ggf. **ACTH-Test**, hier fehlt der Anstieg des Serumcortisols!
  - **CRH-Test** zur Differenzierung hypophysär-adrenal und ektop! Normalerweise führt die CRH-Gabe zum Kortisolanstieg

Antwort:
Morbus Conn (Kalium-, Aldosteron+, Salzbelastungstest)

Kommentar:
- Bis zu 14 % der Patienten mit einer arteriellen Hypertonie bzw. bis zu 31 % der Patienten mit einer therapieresistenten Hypertonie haben einen primären Hyperaldosteronismus
- **Diagnostik:** Aldosteronerhöhung bei gleichzeitiger Reninsuppression im Plasma. Der **Aldosteron-Renin-Quotient** ist deshalb ein sehr empfindlicher Screeningparameter und weniger durch die Präanalytik (Blutentnahme stehend / liegend) und die Kochsalzzufuhr abhängig. Gefrorenes Material (EDTA-Plasma und Serum)

Antwort:
AGS (17-OH-Steroide, 17-Keto-Steroide, DHEAS)

Kommentar:
- Beim **Adrenogenitalen Syndrom (AGS)** durch 21-Hydroxylasemangel (95 % der Fälle) kommt es zur vermehrten Testosteronproduktion, nicht zur arteriellen Hypertonie
- Bei **11-Hydroxylasemangel** oder **17-Hydroxylasemangel** treten vermehrt mineralkortikoid wirksame Vorstufen auf → Entwicklung einer hypokaliämischen Hypertonie!
- **Im Labor zeigt sich eine** Hypokaliämie, eine Natriumretention, ein erhöhtes ACTH und ein supprimiertes Plasmarenin

Antwort:
Akromegalie (Somatotropin (STH), Somatomedin)

Kommentar:
Diagnostik mittels Serum-STH, IGF-1, STH-Suppressionstest (Serum-STH nach Glukosebelastung).

Antwort:

Nierenarterienstenose (Renin)

Kommentar:

- Problem bei der Einzelbestimmung von **Renin** sind Schwankungen im Blut (morgens höher, abends niedriger) und die Lageabhängigkeit (Liegen → Stehen = Anstieg)
- Besser ist daher der **Captopril-Funktionstest:** Vor sowie 30, 60 und 90 Minuten (am wichtigsten 60 Minutenwert) nach oraler Gabe von 25 mg Captopril werden Blutproben zur Renin-Bestimmung entnommen. → Bei einer Nierenarterienstenose liegt der 60-Minutenwert etwa 300 % über dem Ausgangsreninwert, bei einer essentiellen Hypertonie findet sich keine relevante Änderung

8.11 Hämatologie

8.11.1 EXKURS: Veränderungen im Blutbild

Morphologische Erythrozytenveränderungen:

Anisozytose: unterschiedlich große Erythrozyten (Durchmesser doppelt oder halb so groß) → Hinweis auf Probleme im roten Blutbild
Polychromasie: Färbungsunterschiede durch diffus verteilte RNA → Hinweis auf gesteigerte Erythropoese (Retikulozyten)
Poikilozytose: Unterschiedliche Formen (Tränen, Birnen, Fragmente) → gesteigerte Erythrozytendestruktion, Hämolyse → Targetzellen (= Schießscheiben) → Thalassämie
Ery-Agglutinate: Paraproteinämie (IgM) → Kälteagglutinin Erkrankung
Cabot-Ringe: Reste des Spindelapparates → Thalassämie
Zigarrenform: → bei Eisenmangel
Sphärozyten: → Sphärozytose, Hämolysen

Erythrozytäre-Einschlüsse:

Basophile Tüpfelung:
- Ribonukleinsäure (RNA) (granulär verteilt)
- Hinweis auf gestörte Reifung → Musterbeispiel für basophile Tüpfelung ist die Bleiintoxikation

Jolly-Körperchen = Kernreste: Desoxyribonukleinsäure (DNA) → bei Splenektomie, Asplenie
Heinz'sche Innenkörper = Denaturiertes Hb, bis zu 3 µm große runde dunkelblaue Einschlüsse → Enzym-Defekte in Erythrozyten, instabiles Hb
Substantia reticulo-granulo filamentosa
- Ribosomen-Reste (Spezialfärbung)
- Nachweis für Retikulozyten

Färbungen

Frage: 427

Welche Färbung führen Sie bei einem **Blutausstrich** durch? Wie wird das gemacht?

Kommentar:

Der **Blutausstrich** auf dem Objektträger wird für 30 Minuten getrocknet, dann fixiert mit Methanol und gefärbt nach **Pappenheim**. Zuerst etwa 7 Minuten mit einer **May-Grünwald-Färbung**, dann für 20 Minuten mit einer **Giemsa-Färbung**.

Frage: 428

Was wird bei dem **dicken Tropfen** zur Malariadiagnostik anders gemacht?

Kommentar:

Der **dicke Tropfen** wird nach 30 Minuten lufttrocknen direkt gefärbt mit einer Giemsa (1:20). Durch die fehlende Fixierung kommt es zur Lyse der Erythrozyten!

Anämie

Frage: 429

Was ist die **häufigste Mangelerkrankung** beim Menschen?

Kommentar:
Eisenmangel, mit 80 % auch der häufigste Grund für eine Anämie → Eisenmangelanämie = mikrozytäre hypochrome Anämie.

430 Frage:
Wie viele Menschen sind weltweit von einem **Eisenmangel** betroffen und welche Gruppe ist es am häufigsten?

Kommentar:
- Laut WHO sind weltweit etwa 600 Mio. Menschen betroffen, die Prävalenz beträgt in Europa etwa 5-10 %
- Die Prävalenz bei Frauen im gebärfähigen Alter liegt sogar bei etwa 20 % (Blutverlust durch Menstruation, Geburt)
- Hohe Prävalenz bei chronischen Krankheiten (Nierenerkrankungen, Darmerkrankungen, Infektionen, Tumorerkrankungen)

431 Frage:
Wie hoch ist die **tägliche Eisenaufnahme** bzw. der tägliche Bedarf?

Kommentar:
- Täglicher Bedarf 1–2 mg, Aufnahme von etwa 15–20 mg täglich über die Nahrung
- Die Resorptionsfähigkeit liegt bei Aufnahme von 10 mg Eisen bei etwa 6 mg (60 %). Bei der Zuführung von 100 mg Eisen pro Tag werden nur 15 mg (also 15 %) aufgenommen
- 3-wertiges Eisen aus tierischen Lebensmitteln wird wohl besser resorbiert als pflanzliches 2-wertiges Eisen. Vitamin C verbessert dabei die Resorption
- Das an **Ferritin** gebundene Speichereisen beträgt im retikuloendothelialen System bei Frauen etwa 500 mg, bei Männern 1000 mg

432 Frage:
Wie hoch ist der **Eisenverlust** bei der Menstruation oder Blutspende?

Kommentar:
- Bei der Menstruation kommt es zu einem Blutverlust von etwa 50–60 ml das entspricht einem Eisenverlust von 25–30 mg **(2 ml Blut = 1 mg Eisen)**
- Eine Blutspende von 500 ml Blutverlust führt zu einem Eisenverlust von etwa 350 mg

Frage: 433
Warum besteht ein **Eisenmangel bei einer (chronischen) Entzündung**?

Kommentar:
Das in der Leber gebildete **Hepcidin** reguliert die Eisenresorption aus dem Darm. Bei einem erhöhten Eisenbedarf wird der Hepcidin-Spiegel herunterreguliert. Chronische Entzündungen führen durch den Anstieg von IL-6 zu einem Anstieg von Hepcidin und dadurch zu einer Hemmung der Eisenfreisetzung aus den Makrophagen. Das führt zur entzündungsbedingten Eisenmangelanämie.

Frage: 434
Wie ist die **Basisdiagnostik bei unkompliziertem Eisenmangel**?

Kommentar:
Zum Feststellen der Anämie: Blutbild mit MCV, MCH und Hämoglobin. Zur Abklärung eines Eisenmangels: Serum-Ferritin, Transferrinsättigung und das CRP.

Frage: 435
Was müssen Sie dabei beachten? Warum bestimmen Sie das **CRP**?

Kommentar:
Ferritin ist ein APP und daher unspezifisch erhöht (oder falsch normal bei Eisenmangel) bei Einnahme von Kontrazeptiva, bei Infekten und chronisch-entzündlichen Erkrankungen. Das CRP muss negativ (< 5 mg/l) sein, sonst kann der Ferritinwert nicht verwertet werden!

Frage: 436
Was können Sie bei einer Entzündung (CRP > 5 mg/l) zur Diagnose einer **Eisenmangelanämie** bestimmen?

Kommentar:
Sehr frühe Parameter sind das sogenannte **CHr** = Retikuläre Hb und das **%HYPO**

= Prozent hypochrome Erythrozyten. Diese Parameter können bei einem Eisenmangel bereits pathologisch werden, wenn das MCV, MCH oder der Hb-Wert noch normal hoch sind

Fallbeispiel:
Präparat: Blutausstrich → Blutbild bei **Mononukleose** (Lymphomonozyten)

437 **Frage:**
Wie sieht das **Differentialblutbild bei der Mononukleose** aus?

Kommentar:
- Die **infektiöse Mononukleose** ist ein akutes infektiöses Krankheitsbild durch eine Infektion mit EBV
- Im Blutbild finden sich **atypische mononukleäre Zellen** bzw. **atypische Lymhozyten**: Eine Lymphozytose, meistens auch Leukozytose durch atypische Lymphozyten. Teilweise auch eine Thrombozytopenie und Anämie. Vielgestaltige, große atypische Lymphozyten (Durchmesser von 15–30 µm, basophiles Zytoplasma, Vakuolen, gelappter großer Kern) = **gereizte Lymphozyten**
- Thrombopenie bei einem 1/3 der Patienten (Thrombozyten < 150.000/µl). Schwere Thrombopenie durch immunologisch bedingte Thrombozytenzerstörung
- Etwa bei 10 % Neutropenie < 10^9/µl
- Hämolytische Anämie durch Kälteantikörper → Im Ausstrich zeigen sich Erythrozytenagglutinate, Sphärozyten und eine Polychromasie

Thrombopenie

438 **Frage:**
An was denken Sie bei einem *gesundem* Patienten mit einer **isolierten Thrombopenie** bei ansonsten unauffälligem Laborbefund?

Kommentar:
Notwendig ist der Ausschluss einer **Pseudothrombozytopenie**. D.h. es müssen (in vitro) EDTA-induzierte Thrombozyten-Agglutinate, welche von den Blutbildautomaten nicht als Thrombozyten gezählt werden, ausgeschlossen werden. Möglich ist die Thrombozytenzählung aus Citrat-Vollblut oder Spezialröhrchen (Thromboexakt). Besser ist es aber, wenn man einen Blutausstrich anfertigt und eine manuelle Thrombozytenzählung bzw. Begutachtung, ob Agglutinate vorliegen, durchführt.

Frage: 439
Welche Ursachen können bei einer bestätigten **Thrompozytopenie** vorliegen?

Kommentar:
- **Angeborene Bildungsstörungen:** Fanconi-Anämie (Panzytopenie durch vollständige Knochenmarksuppression, autosomal-rezessiv vererbt), Wiskott-Aldrich-Syndrom (Erbkrankheit, Symptomtrias Ekzem, Thrombozytopenie und rezidivierende opportunistische Infektionen)
- **Erworbene Bildungsstörungen:** Hämatologische Erkrankungen (Leukämien), Knochenmarkschädigung (Medikamente, Bestrahlung, Bleiintoxikation), Substratmangel (Folsäuremangel, Vitamin-B12-Mangel)
- **Verkürzte Thrombozytenlebensdauer:**
  - **AAK:** Thrombotisch-thrombozytopenische Purpura (TTP) (synonym Moschcowitz-Syndrom, Antikörper gegen ADAM13, als thrombotische Mikroangiopathie → Symptome einer hämolytischen Anämie, Hautzeichen / Ptechien, Fieber, ischämiebedingte Organbeteiligung), idiopathische Thrombozytopenie (Morbus Werlhof)
  - **Alloantikörper:** Transfusionszwischenfall, Morbus hämolyticus neonatorum (MHN), fetale oder neonatale Alloimmun-Thrombozytopenie (Neonatale oder Fetale Alloimmun-Thrombozytopenie)
  - **Gerinnungsaktivierung:** Antiphospholipid-Syndrom, Verbrauchsthrombozytopenie bei intravasaler Gerinnung oder Blutung
  - **Vermehrter Abbau:** Künstliche Herzklappen, vermehrter Abbau in der Milz (Hypersplenismus)
- **Infektionskrankheiten:** Malaria (tropica), vor allem Virusinfekte (Parvovirus B19, EBV, ...) und Helicobacter pylori (H. pylori)

- Bei einer **schwangerschaftsassoziierten Thrombozytopenie** ist eine Abgrenzung von dem HELLP-Syndrom und der Präeklampsie notwendig
- Heparintherapie (**HIT**)

Hämoglobinmoleküle

440 Frage:
Wie ist das **Hämoglobin** aufgebaut?

Kommentar:
Aufbau Hämoglobin: zwei α- und zwei β-Untereinheiten (Globine), jedes Globin hat eine bestimmte Faltung und Tasche, in der ein Eisen-II-Komplex (= Häm) gebunden ist. An das Häm wird Sauerstoff gebunden. Farbänderung durch O_2-Bindung von dunkelrot zu hellrot!

441 Frage:
Welche unterschiedlichen **Hämoglobin-Typen** gibt es?

Kommentar:
- **Fetales Hämoglobin (HbF):** ab der 9. Woche post conzeptionem bis einige Wochen / Monate nach Geburt wird HbF in der Leber und Milz gebildet. HbF hat eine deutlich höhere Sauerstoffaffinität als adultes HbA und nimmt daher effizienter Sauerstoff aus dem mütterlichen Blut auf! HbF besteht aus zwei α- und zwei γ-Untereinheiten!
- **Adultes Hämoglobin:** 98 % sind HbA1 (zwei α- und zwei β-Untereinheiten) und 2 % sind HbA2 (zwei α- und zwei delta Untereinheiten). Die Bildung erfolgt im Knochenmark. HbF ist nur in Spuren nachweisbar.

442 Frage:
Wie wird **Hämoglobin abgebaut**?

Kommentar:
Erythrozyten werden in den mononukleären Phagozyten der Milz abgebaut. Hb wird im **Retikulohistiozytären System (RHS)** abgebaut. Der Globin-Anteil wird zu Aminosäuren degradiert und das Häm (= Blut-Farbstoff) über die Hämoxygenase (= Cytochrom-P450-abhängige Oxygenase) zu Biliverdin, Eisen und CO_2 gespalten. Durch die Biliverdin-Reduktase entsteht das **Bilirubin**. Dieses gelangt anschließend Albumingebunden in die Leber und wird dort mit Glucuronsäure konjungiert (= **konjungiertes Bilirubin**). Dadurch ist es löslich und kann über die Galle in den Darm ausgeschieden werden. Durch Aufspaltung der Glucuronsäure im Darm durch Bakterien wird ein Teil des orangefarbenen konjungierten Bilirubins in das farblose Urobilinogen und das braune Sterkobilinogen und Sterkobilin (= Stuhlfarbstoffe) reduziert. Ein geringer Teil wird über den Darm wieder aufgenommen und renal ausgeschieden. Dies führt zur Gelbfärbung des Urins.

Frage: 443
Wodurch wird die Intoxikationsgefahr bei der **schweren neonatalen Hyperbilirubinämie** vergrößert?

Kommentar:
Wichtig ist die **Albuminbindung** des Bilirubins. Daher steigt die Intoxikationsgefahr bei Albuminmangel, Azidose oder durch Medikamente und Substanzen, die um die Albuminbindung konkurrieren.

Haptoglobin

Prüfer: 444
Was ist **Haptoglobin** und welche Aufgaben hat es?

Antwort:
- Transportprotein von Hämoglobin
- Erythrozyten 120 Tage Lebenszeit → RES → Abbau

Kommentar:
- **Haptoglobin** wird in der Leber gebildet und hat eine HWZ von 3–4 Tagen. Es besteht aus zwei Polypeptidketten, der schweren β-Kette und der leichten α-Kette (α-1- und α-2) Es gibt drei Phänotypen: Haptoglobin 1-1 ist ein Dimer aus zwei α-1-β-Ketten (86 kDa), Haptoglobin 2-1 besteht aus einer α-1-β-Kette und einer oder mehreren α-2-β-Ketten (90–300 kDa), Haptoglobin 2-2 besteht aus mehreren α-2-β-Ketten (170–900 kDa)

- **Aufgabe von Haptoglobin:** Es bindet freies toxisches Hb (schädigt Glomeruli der Nieren). Der Hämoglobin-Haptoglobin-Komplex wird im RHS (früher auch RES = retikuloendotheliales System genannt) der Milz / Leber abgebaut
- Die Messung erfolgt durch Nephelometrie oder Immunturbidimetrie

445 Prüfer:
Was bedeutet ein **erniedrigtes Haptoglobin**?

Antwort:
DD Hämolyse

Kommentar:
Das freie **Haptoglobin** ist der empfindlichste Marker für eine Hämolyse! Daher ist es ein guter Marker zur Erkennung des Notfalls **HELLP-Syndrom** bei Schwangeren! Bei einer Hämolyse sinkt früh das freie Haptoglobin ab (normal etwa 0,5–2,5 g/l), da der Großteil als **Hämoglobin-Haptoglobin-Komplex** vorliegt. Bereits die Hämolyse von 1–2 % der Erythrozyten verbraucht das gesamte Haptoglobin!

Hämolyse

446 Prüfer:
Ab wann ist eine **Hämolyse** sichtbar?

Antwort:
Ab 300 mg/l

Kommentar:
Eher ab 150–300 mg/l sichtbar an einer zunehmenden Rotfärbung des Serums / Plasmas.

447 Prüfer:
Was sind die **Ursachen für eine Hämolyse**?

Antwort:
In vivo – in vitro (Stauung, dünne Nadel)

Kommentar:
- **Gründe für eine in vitro-Hämolyse:** zu lange Venenstauung, Punktionskanülen zu dünn, Probe zu stark zentrifugiert in nicht austarierten Zentrifugen, Blutprobe nicht unmittelbar nach Entnahme zentrifugiert, zu starke Erhitzung oder Abkühlung (Vollblut nicht einfrieren!) oder schlechte Transportbedingungen!
- **Gründe für eine in vivo Hämolyse:** mechanische Erythrozytenzerstörung (mechanische Herzklappen), Rhesusinkompatibilität (MHN), toxische Zerstörung durch Schlangengift, Parasiten wie Malaria, bakterielle Enzyme (Streptokokken), osmotische Schädigungen, physiologische Hämolyse (Lebensdauer Erythrozyten = 120 Tage)

Prüfer: 448
Nennen Sie **typische Befunde bei Hämolyse**?

Antwort:
- Haptoglobin erniedrigt, LDH und Kalium erhöht
- Abfall von AP(?)

Kommentar:
- Sensitivster Parameter für die Hämolyse ist das **erniedrigte Haptoglobin!**
- Durch Hämolyse werden die Erythrozyten zerstört, Hb und andere Zellbestandteile (vor allem GOT, Kalium, LDH) werden freigesetzt. Hb wird an Haptoglobin gebunden, das freie **Haptoglobin ist deutlich erniedrigt!** Ebenfalls erhöht sind die GPT, Bilirubin gesamt, Retikulozyten, Eisen, freies Hb und Hämopexin
- AP und γ-GT sind vermindert bei starker Hämolyse (Hemmung durch Hb)!

Anämie

Frage: 449
Wie wird laut WHO eine **Anämie** definiert?

Kommentar:
Hb < 13 g/dl bei Männern bzw. < 12 g/dl bei Frauen

450 Prüfer:
Welche **Anämieformen** gibt es?

Antwort:
Mikrozytäre Anämie, Makrozytäre Anämie

Kommentar:
Klassische Einteilung anhand des **MCV** in mikrozytär, nomozytär und makrozytär. Anhand des **mittleren korpuskulären Hämoglobingehalts** ist zusätzlich eine Unterteilung in hypochrom, normochrom und hyperchrom möglich.

451 Prüfer:
Welche **Anämie** ist häufiger? Was sind die Ursachen?

Kommentar:
Am häufigsten ist die **hypochrome mikrozytäre Anämie** durch den Eisenmangel. Der **Eisenmangel ist weltweit das häufigste Mangelsyndrom**. Die Prävalenz des Eisenmangels liegt in Deutschland (DE) bei etwa 5.000 / 100.000 (Frauen und Kinder) bzw. 1.000 / 100.000 (Männer). Am zweithäufigsten ist eine Anämie im Rahmen einer Neoplasie (auch MDS) mit etwa 3.000 / 100.000

452 Prüfer:
Welche **Diagnostik** führen Sie bei V. a. **Eisenmangelanämie**

Kommentar:

- **Basisdiagnostik Anämie:** Blutbild mit Hb, MCV, MCH und MCHC. Bei V. a. Eisenmangelanämie: Ferritin und CRP
- Bei einem erniedrigten Ferritin liegt eine Eisenmangelanämie vor, bei normalem oder hohem Ferritin (CRP im Normbereich) ist ein Eisenmangel ausgeschlossen
- Normale oder erhöhte Ferritinwerte sind bei erhöhten CRP-Werten (Entzündung!) nicht verwertbar, da Ferritin als APP bei Entzündungen auch ohne Eisenmangel erhöht sein kann

Prüfer: 453
Bei welchem Parasiten wird ebenfalls ein starker **Vitamin-B_{12}-Mangel** beobachtet?

Antwort:
Fischbandwurm

Kommentar:
Der **Fischbandwurm** ist sicher eine sehr seltene, aber denkbare Ursache! Bei etwa 2 % der Fischbandwurm-Infektionen kommt es durch die große Vitamin-B_{12}-Aufnahme des Fischbandwurms im Darm (wird bis zu 25 Jahre alt und 20 m lang!) zu einer makrozytären Anämie.

Differentialdiagnostik hämolytischer Anämien

Prüfer: 454
Wie ist eine **Hämolyse** definiert?

Antwort:
Hämolyse bedeutet eine Verkürzung der normalen (120 Tage) Erythrozytenlebensdauer! Wenn die Erythropoese den erhöhten Verbrauch ausgleichen kann (normaler Hb), liegt eine kompensierte Hämolyse vor.

Prüfer: 455
Wie können **hämolytische Anämien** eingeteilt werden?

Kommentar:

- Einteilung anhand der Ursache in **korpuskuläre** (Defekt eines Erythrozytenbestandteils) und in **extrakorpuskuläre** (Ursache außerhalb des Erythrozyten) hämolytische Anämien
- Einteilung nach Ort der Hämolyse in eine intravasale (Erythrozytenzerstörung in den Blutgefäßen) oder extravasale Hämolyse (überwiegend durch immunhämolytische Anämien oder Medikamente)
- Einteilung in angeborene und erworbene Hämolysen

Frage: 456
Welche Ursachen gibt es für eine **hämolytische Anämie**?

Kommentar:

- **Korpuskuläre hämolytische Anämien:**
  - Angeborene Membrandefekte: Kugelzellanämie (Sphärozytose)
  - Angeborene Störungen der Hämoglobinsynthese: Thalassämie, Sichelzellanämie
  - Erworbene Membrandefekte: Paroxymale nächtliche Hämoglobinurie
  - G6PDH-Mangel (Favismus)
- **Extrakorpuskuläre hämolytische Anämien:**
  - **Autoimmunhämatologische Anämien:**
    - zu 70 % mit Wärmeantikörpern (IgG): idiopathisch, SLE, rheumatoide Arthritis, CLL
    - zu 20 % mit Kälteantikörpern (IgM): Mononukleose, maligne Lymphome
    - zu 10 % mit gemischten bzw. bithermischen Antikörpern: Virusinfektion, Syphilis
  - **Transfusionsreaktion**
  - **Rhesusinkompatibilität**
  - **Hämolyse durch Infektionen:** Malaria (intraerythrozytärer Parasit)
  - **Hämolyse durch chemische / physikalische Schäden:** mechanische Hämolyse (künstliche Herzklappen), thermische Schädigung (Verbrennungen), chemische (Schlangengift, Arsen, Blei, Kupfer)
  - **Mikroangiopathische Anämie:** HUS (= Gasser-Syndrom), TTP (Moschcowitz-Syndrom), Medikamenten induziert

RDW

457 Frage:

Was sagt der **RDW-Wert** aus?

Kommentar:

- RDW steht für **Red Blood Cell Distribution Width** (= Erythrozytenverteilungsbreite) und wird aus den Werten des Blutbilds bestimmt
- Erythrozytenverteilungsbreite (RDW) = Standardabweichung des Erythrozyten-Volumens / MCV
- Normale Erythrozyten haben einen Durchmesser von 6 bis 9 µm und eine normal verteilte Glockenkurve (Price-Jones-Kurve). Das Maximum liegt bei 7,5 µm
- Stark **erhöhte RDW-Werte** weisen auf eine hämolytische Anämie, eine Eisenmangelanämie, eine pernizöse Anämie oder eine Kugelzellanämie hin

Frage: 458

Welche zusätzlichen Informationen bietet der **RDW-Wert**?

Kommentar:

- Bei einer **mikrozytären Anämie** (niedriges MCV) spricht ein hoher RDW-Wert (breitbasige Kurve) für eine Eisenmangelanämie. Ein normaler RDW-Wert kommt bei einer Thalasämie vor
- Bei **makrozytären Anämien** (erhöhtes MCV) hat die aplastische Anämie einen normalen, die perniziöse Anämie einen hohen RDW-Wert
- Eine **normozytäre Anämie** (normales MCV) und normaler RDW-Wert kommt bei einer Osteomyelofibrose vor

Hämochromatose +

Prüfer: 459

Ab welchem Ferritinwert besteht der Verdacht auf eine **Hämochromatose**?

Kommentar:

Bei einem Ferritinwert > 300 µg/l und einer Transferrinsättigung (= Serumeisen / Serumtransferrin) > 45 % (Frauen) bzw. > 50 % Männer

Frage: 460

Welche weitere Diagnostik führen Sie für die **Hämochromatose** durch?

Kommentar:

- Die **Hämochromatose** kann in 5 verschiedene Typen (1, 2a, 2b, 3, 4) mit verschiedenen Genen unterschieden werden. Relevant ist vor allem Typ 1 mit einer Mutation im **HFE-Gen**

- 90 % der Hämochromatose-Patienten haben eine homoygote **C282Y-Mutation im HFE-Gen**. Die Penetranz beträgt etwa 25 %, d.h. jeder Vierte entwickelt eine Hämochromatose. 5 % der Hämochromatose-Patienten sind compound-heterozygot für die C282Y- und die H63D-Mutation (selten auch S65C). Isolierte hetero- oder homozygote **H63D-Mutationen** führen nicht zur Hämochromatose!

461 Prüfer:
Welche **Folgeerkrankungen** können bei der Hämochromatose auftreten?

Kommentar:
Folgeerkrankungen kommen durch die toxische Wirkung des Eisens zustande, das in das Gewebe eingelagert wird → Lebervergrößerung (90 % der Betroffenen!), Leberzirrhose (75 %), später HCC, Milzvergrößerung, dunkle Hautpigmentierungen axillär (75 %), Diabetes mellitus (70 %, Bronzediabetes) und eine Kardiomyopathie.

462 Frage:
Welche Therapie wird durchgeführt und was ist das Therapieziel bei der **Hämochromatose**?

Kommentar:
- Therapieziel ist es das **Ferritin unter 50 µg/l** zu senken
- Therapie durch eisenarme Diät, Aderlasstherapie oder Erythrozytenapherese und Eisenchelatoren zur Reduktion der Eisenaufnahme (Deferoxamin, Desferasirox)

Fallbeispiel:
++ Frau mit Schwangerschaftshypertonie und jetzt festgestellter Anämie und Thrombozytopenie

463 Prüfer:
Zusammenhänge?

Kommentar:
Die Hypertonie kann Symptom einer **Präeklampsie (= Hypertonie plus Proteinurie)** sein. Bei einem Teil der Fälle kommt es zu Gerinnungsstörungen und zur Leberbeteiligung. Anämie und Thrombopenie sind typische Symptome des HELLP-Syndroms (**Labortrias: Hämolyse, erhöhte Transaminasen und Thrombozytopenie**). Wie sind hier die GOT, GPT, LDH und das Bilirubin? Klinisches Leitsymptom des HELLP-Syndroms ist der Oberbauchschmerz → hier vorhanden?

Prüfer: 464
Was ist das weitere, zwingend eiliges, **labordiagnostisches Vorgehen bei V. a. Präeklampsie**?

Kommentar:
- Hämolyse-Parameter: **freies Haptoglobin**, Bilirubin, LDH
- Gerinnungsfaktoren: Quick, PTT, ...
- Leberwerte: GOT, GPT, LDH, Bilirubin
- Niere: Creatinin und Gesamteiweiß im Urin

Prüfer: 465
Welche Vorschläge machen Sie der behandelnde Klinik? Begründung? ++

*Anm.: Hier muss klar werden, dass der Prüfling diese Konstellation als Notfall erkennt und sofort handelt! Ein Prüfling hat dies nicht erkannt und deshalb die Facharztprüfung **nicht bestanden**!* !

Kommentar:
- Labormedizinischer Notfall, daher **sofortige telefonische Befundübermittlung.** Intensivmedizinische Überwachung, Akuttherapie mit Antihypertensiva und Antikonvulsiva
- **Schwere Komplikationen:** Leberzellschädigung mit Hämatomen bis Leberruptur, akutes Nierenversagen, plötzliches Ablösen der Plazenta.
- Kausale Therapie nur durch Kaiserschnitt möglich (Beenden der Schwangerschaft ab SSW 34)

Präeklampsie

Frage: 466
Was ist eine **Präeklampsie**?

Kommentar:

Eine **Präeklampsie** ist die Vorstufe der **Eklampsie** (tonisch-klonische Krämpfe bis Koma, hämorrhagische Infarkte, Plazentainsuffizienz), typisch für die Präeklampsie sind die Hypertonie (> 140/90 mm Hg) und die Proteinurie (> 0,3 g/24 Stunden)!

467 Frage:

Laborchemischer Nachweis einer akuten oder drohenden **Präeklampsie**?

Kommentar:

- Ab SSW 18+0 bis zum Ende der Schwangerschaft kann der sFlt-1/PlGF-Quotient bestimmt werden. Ein Quotient > 85 (ab SSW 34 > 110) weist mit hoher Spezifität und einer Sensitivität von 82 % eine Präeklampsie nach
- **Begriffserklärung:** PlGF ist ein Wachstumsfaktor, sFlt-1 hemmt das Gefäßwachstum der Plazenta

468 Frage:

Gibt es ein **Präeklampsiescreening**?

Kommentar:

- Verschiedene Faktoren begünstigen das Entstehen einer **Präeklampsie**: eine Präeklampsie in früherer Schwangerschaft (Relatives Risiko (RR) 7), BMI ≥ 35 (RR 4), positive Familienanamnese – wenn die Mutter eine Präeklampsie hatte (RR 3), erste Schwangerschaft (RR 2,5) oder spätgebärend (älter als 40 Jahre (RR 2))
- **Screening nach Prof. Nicolaides in SSW 11–14:** Ateriae unterinae-Doppler, Blutdruck der Patientin, PAPP-A und PlGF → Erkennung von 80–90 % der Schwangerschaften, die eine frühe Präeklampsie (vor der 34. SSW) entwickeln und 35 % der späten Präeklampsien. Wie bei dem Ersttrimesterscreening werden dabei 5 % Falschpositive akzeptiert!

469 Frage:

Was empfehlen Sie bei einem **erhöhten Präeklampsierisiko**?

Kommentar:

Durch eine frühe prophylaktische Gabe von ASS 100 mg (vor der 16. SSW) können 50 % der Präeklampsien vermieden werden.

Differentialdiagnose Porphyrien

Prüfer: 470

Definition der **Porphyrie**?

Antwort:

Häm-Synthese-Störung

Kommentar:

Eine **Porphyrie** ist eine Stoffwechselerkrankung mit gestörter Hämsynthese.

Frage: 471

Was sind **typische Symptome** einer **Porphyrie**?

Kommentar:

- Schubweise akute Bauchschmerzen, neurologische Ausfälle und **rötlicher Urin** (= neuro-viszerale Form)
- Ablagerung von Zwischenprodukten in der Haut führen zu erhöhter Lichtempfindlichkeit, Bläschen und Narbenbildung (= kutane Form)
- Akute phototoxische Reaktionen unmittelbar (Minuten) nach Sonnenexposition mit Schmerzen, Brennen, Juckreiz, Rötung, Schwellung, Blasenbildung (= erythropoetische Protoporphyrie)

Prüfer: 472

Wie ist der **Abbauweg des Häm?**

Antwort:

- Erythrozytenabbau im retikuloendothelialen System (Monozyten / Makrophagen aus Milz, Leber, Knochenmark). Der Globinteil wird abgespalten und in Aminosäuren zerlegt
- Der Häm-Anteil wird durch die Häm-Oxygenase zu Biliverdin (blau-grün) gespalten. Die Biliverdin-Reduktase baut es dann zu **Bilirubin** (orange-rot) ab

Prüfer: 473

Arten der **Porphyrie**?

Antwort:
Sekundär, primär, erythropoetisch – hepatisch

Kommentar:
- **Erythropoetische Porphyrien:** kongenitale erythropoetische Porphyrie, erythropoetische Protoporphyrie
- **Hepatische Porphyrien:** akute hepatische Porphyrie, akute intermitttierende Porphyrie, Porphyria cutanea tarda, Porphyria variegata, heriditäre Koproporphyrie
- **Sekundäre Porphyrien:** Leberschädigung (Alkohol, Vergiftung, Medikamente), Bleivergiftung, Hämochromatose, Hämolytische Anämie, Leukämie, Bilirubintransportstörung
- Einteilung auch in akute und nicht akute Porphyrien möglich:
  - **Akute Porphyrien:** Akute intermittierende Porphyrie, Porphyria variegata, Hereditäre Koproporphyrie, Aminolävulinsäure (ALS)-Defizienz-Porphyrie
  - **Nicht akute Porphyrie:** Porphyria cutanea tarda, Erythropoetische Protoporphyrie, Kongenitale erythropoetische Porphyrie

474 Prüfer:
Welche Bedeutung hat die **Porphyrie in der Arbeitsmedizin**?

Antwort:
Bleivergiftung

Kommentar:
Eine **Bleivergiftung** ist eine Sonderform der exogen toxischen hepatischen Porphyrie!

475 Prüfer:
Welche **Diagnostik** führen Sie durch?

Antwort:
D-ALS, basophile Tüpfelung der Erythrozyten

Kommentar:
- Bestimmung der Porphyrinvorläufer ALS und Porphobilinogen und der Gesamtporphyrine im Urin → wichtig: Licht geschützte Verpackung! Typisch ist der nachdunkelnde rötliche Urin (30 Minuten warten)
- **Laborbefunde bei Bleivergiftung: Basophile Tüpfelung der Erythrozyten** (Zeichen einer gestörten Erythropoese) und erhöhte Ausscheidung von Delta-ALS durch Hemmung des Abbaus

Prüfer: 476
Gibt es ein **Porphyrie-Screening**?

Antwort:
Gesamtporphyrine im 24-Stunden-Sammelurin erfasst alle Porphyrien außer der Protoporphyria erythropoetica!

Kommentar:
Bei erythropoetischen Protoporphyrie erfolgt eine Bestimmung des Ferrochelatase-Mangels aus dem Stuhl

Porphyrie

Prüfer: 477
Wie ist der **Aufbau des Porphyrinrings**?

Kommentar:
- **Porphyrine** sind organische Farbstoffe und bestehen aus vier Pyrrol-Ringen (Tetrapyrrol). Diese sind über 4 Methingruppen (Kohlenstoffatom mit einem Wasserstoffatom) verbunden. Porphyrine sind wichtige Strukturbestandteile im Körper, z. B. Häm, Vitamin B_{12}, Gallenfarbstoffe (Bilirubin, Urobilin)
- **Häm** ist eine Komplexverbindung mit Protoporphyrin IX und Fe_2≡ als Zentralatom

Prüfer: 478
Welche **Porphyrien** gibt es?

Kommentar:
- **Porphyrien** lassen sich in sekundäre, primäre, erythropoetische und hepatische oder in akute und nicht akute Porphyrien einteilen
- Sonderform ist die Bleiintoxikation als exogen toxische hepatischen Porphyrie

479 Prüfer:
Beschreiben Sie den Wege des **Bilirubins** im Körper.

Kommentar:
Hämoglobin wird im RHS abgebaut, der Globin-Anteil zu Aminosäuren degradiert und das Häm zu Biliverdin (über Hämoxygenase = Cytochrom-P450-abhängige Oxygenase). Durch die Biliverdin-Reduktase entsteht das Bilirubin. Bilirubin gelangt albumingebunden in die Leber und wird dort mit Glucuronsäure konjungiert (= konjungiertes Bilirubin). Dadurch ist es löslich und kann über die Galle in den Darm ausgeschieden werden. Durch bakterielle Spaltung der Glucuronsäure im Darm wird ein Teil des orangefarbenen konjungierten-Bilirubin in das farblose Urobilinogen und das braune Sterkobilinogen und Stercobilin (= Stuhlfarbstoffe) reduziert. Ein geringer Teil wird über den Darm wieder aufgenommen und renal ausgeschieden (Gelbfärbung des Urins).

Blei

480 Frage:
Was sind die **Symptome bei der Bleivergiftung**?

Kommentar:
- Problematisch z. B. beim Abstrahlen von alter bleihaltiger Rostschutzfarbe (Partikel werden in die Lunge aufgenommen)
- Eine akute Vergiftung führt zu abdominellen Beschwerden, Abgeschlagenheit sowie Kopf- und Gliederschmerzen
- Bei einer chronischen Vergiftung findet sich eine Bleianämie mit **basophiler Tüpfelung** der Erythrozyten (Zeichen einer gestörten Erythropoese), Bleisaum am Zahnfleisch, Polyneuropathie, Enzephalopathie und Nierenschäden

8.12 Technik

Maschinelle Erstellung eines Blutbildes, Wie arbeitet ein modernes Analysesystem?

Frage: 481
Welches Gerät setzen Sie bei der **Blutbildmessung** ein?

Kommentar:
Beispiel XE-2100 der Firma Sysmex

Frage: 482
Wie viel Blut benötigen Sie zur **Blutbildmessung**?

Kommentar:
200 µl im Samplermodus, 130 µl bei manueller Zuführung, 40 µl im Kapillarblutmodus.

Frage: 483
Bitte erklären Sie grob das **Funktionsprinzip des Sysmex-Blutbild-Automaten**

Kommentar:
- Eine definierte Probenmenge wird angesaugt und mit einer definierten Menge an Lyse oder Färbemittel in die Messkammer gegeben
- In der Red Blood Cell (RBC)-Messkammer wird mittels Impedanzmessung die Größe und Anzahl der Erythrozyten (RBC) und Thrombozyten (Platelet (PLT)) bestimmt
- In der Durchflussküvette wird das Hb in Sodium-Lauryl-Sulfat (SLS)-Hb umgewandelt und die Hb-Konzentration photometrisch gemessen
- Im optischen Detektorblock wird die Leukozytenzahl und der Anteil der Basophilen ermittelt
- In der Diff-Messkammer werden die Erythrozyten lysiert und die Leukozyten gefärbt. Im optischen Detektorblock werden das Streulicht und die Fluoreszenzeigenschaften gemessen
- Im IMI-Detektor werden Erythrozyten hämolysiert, Leukozyten und kernhaltige Erythrozyten gefärbt. Im optischen Detektorblock werden die Gruppen von kernhaltigen Erythrozyten klassifiziert und analysiert

- In der Reaktionskammer der Retikulozyten wird die verdünnte Probe gefärbt und im optischen Detektorblock die Retikulozyten und Thrombozyten klassifiziert und analysiert

484 Frage:

Wie funktioniert die **Impedanzmessung**?

Kommentar:

- Erythrozyten und Thrombozyten unterscheiden sich deutlich in der Größe und können daher gemeinsam untersucht werden
- Zur Impedanzmessung werden 4 µl Blut 1:500 verdünnt und anschließend werden die Zellen durch eine Kapillaröffnung (einzeln durch hydrodynamische Fokussierung = Mantelstrom umhüllt die Zelle durch spezielles Reagenz) in die Messkammer gesaugt. Außerhalb und innerhalb der Messkammer ist eine Elektrode. Dadurch erzeugen die Zellen beim Durchtritt in die Messkammer eine Widerstandsänderung die proportional zur Größe der Zelle ist. Die Anzahl der Zellen ergibt sich aus der Anzahl der Impulse (= Widerstandsänderungen). Aus der Summe der Impulse lässt sich auch der Hämatokrit ermitteln

485 Frage:

Wann kann es zu Problemen kommen bei der **Impedanzmessung**?

Kommentar:

Bei sehr großen Thrombozyten oder bei Thrombozytenkonglomeraten (Pseudothrombozytopenie) werden Thrombozyten fälschlicherweise als Erythrozyten oder Leukozyten gezählt!

486 Frage:

Wie wird der **Hb-Wert** gemessen?

Kommentar:

- Beim Sysmex erfolgt die Messung des Hb-Werts mittels SLS-Hämoglobin-Methode. Das Blut wird 1:500 mit einem Reagenz verdünnt das SDS enthält, um damit die Lipoproteine der Zellmembranen aufzulösen und Hb freizusetzen. SLS ist ein Tensid mit einem hydrophoben und einem hydrophilen Anteil. Der hydrophobe Teil bindet an das Globin und bewirkt durch eine Konformitätsänderung des Hbs eine Oxidation zu Methämoglobin. **Methämoglobin** bildet mit den hydrophilenen Anteilen von SLS stabile Farbkomplexe. Dieses SLS-Hb kann photometrisch bei 555 nm gemessen werden
- **Vorteile:** Cyanidfreie Methode, Trübungen durch Fette werden durch die seifenartigen Reagenzien entfernt

Frage: 487

Damit haben Sie die Erythrozytenzahl, die Thrombozytenzahl, den Hämatokrit und den Hb-Wert. Wie bestimmen Sie die Leukozyten?

Kommentar:

- Für die weitere Differenzierung gibt es den White Blood Cells (WBC) / BASO- und DIFF-Kanal, hier wird die **Durchflusszytometrie** genutzt: Nach Färbung wird die Zelle mit einem Laser (monochromatisches Licht, 633 nm) bestrahlt. Drei Detektoren werten das Forward Scatter (FSC) (= Maß für die Zellgröße), das Side Scatter (SSC) (= innere Zellstruktur, Komplexität) und das Seitwärts-Fluoreszenzlicht (RNA-DNA-Gehalt der Zelle) aus
- WBC / Baso-Kanal: Mit einem sauren Reagenz (Stromatolyser-FB, Verdünnung Blut 1:50) werden die Erythrozyten lysiert. Die basophilen Granulozyten bleiben unverändert, andere Leukozyten schrumpfen bis auf den Kern. Es entsteht ein deutlicher Größenunterschied (sichtbar im FSC) und Unterschied bei der Zellstruktur (sichtbar im SSC = Seitwärtsstreulicht)

Frage: 488

Wie werden die restlichen **Leukozyten differenziert**?

Kommentar:

Es gibt einen sogenannten **DIFF-Kanal** zur Unterscheidung von Neutrophilen, Eosinophilen, Lymphozyten und Monozyten. Das Blut wird hierzu 1:51 mit einem Lysereagenz und Fluoreszenzfarbstoffen verdünnt. Erythrozyten werden lysiert und die

Zellmembran der Leukozyten perforiert. Fluoreszenzfarbstoffe färben Nukleinsäuren im Kern und Zytoplasma (Rückschlüsse auf Reifegrad und Aktivität möglich). Nach Inkubation wird die Fluoreszenzintensität (proportional zum RNA- / DNA-Gehalt) und das Seitwärtsstreulicht (Größe und Lobularität des Kerns) gemessen und in ein DIFF-Scattergramm eingetragen. Eosinophile reagieren stark mit dem Fluoreszenzreagenz. Mittels Software können auch Immature Granulocytes (IG = unreife Granulozyten), also Promyelozyten, Myelozyten und Metamyelozyten erkannt werden.

489 Frage:

Wie werden **kernhaltige erythrozytäre Vorstufen** erkannt?

Kommentar:

Im Nuclear Red Blood Cells (NRBC)-Kanal wird die Probe mit Diluent und Farbstoff 1:51 verdünnt. Erythrozyten und Zellmembran der NRBC werden lysiert. Die Leukozyten bleiben intakt, der Fluoreszenzfarbstoff gelangt aber in die Leukozyten und färbt RNA- / DNA-Bestandteile der Zellen an. Leukozyten haben die höchste Fluoreszenzaktivität, da RNA im Zytoplasma und DNA im Kern angefärbt wird. NRBC haben eine geringere Fluoreszenz, da nur der Kern gefärbt ist. Durch diese Unterscheidung können die NRBC genau bestimmt und die Leukozyten- und Lymphozytenzahlen automatisch korrigiert werden. (Die korrigierten Messwerte werden besonders markiert mit „&").

490 Frage:

Was ist mit den **Retikulozyten**?

Kommentar:

- Unreife Zellen (Vorstufen der Granulozyten) werden mit dem **IMI-Kanal** (= Immature Myeloid Information) identifiziert. Der IMI-Kanal wird als zweite Methode zum DIFF-Kanal automatisch beim großen Blutbild durchgeführt. Das Reagenz Stromatolyser-IM lysiert alle reifen Leukozyten aufgrund ihres hohen Lipidanteils im Zytoplasma. Unreife Leukozyten enthalten mehr Aminosäuren als Lipide und werden weniger beeinflusst. Die Probe wird danach komplett durch einen Messwandler gesaugt und ausgezählt. Anhand der DC- (Direct current = Gleichstrom) und der RF- (Radio frequency = Hochfrequenz) Messung werden das Volumen (über DC) und Kern-Plasma-Verhältnis (über RF) gemessen. So lassen sich stabkernige Granulozyten, unreife Granulozyten (Promyelozyten, Myelozyten, Metymyelozyten) und Blasten separieren
- Die Bestimmung der Retikulozyten erfolgt über den **RET-Kanal:** Das Blut wird hierzu mit einem Lyse- und Farbstoff-Reagenz (RET-Search) inkubiert. Dadurch werden die Zellmembranen perforiert und die Nukleinsäuren in Zellkern und Zytoplasma gefärbt. Die kernhaltigen Zellen (Erythroblasten und Leukozyten) enthalten mehr Nukleinsäure und werden dadurch stärker angefärbt als die Retikulozyten. Durch den abnehmenden RNA-Gehalt der Retikulozyten lassen sich 3 Altersstufen = reife Retikulozyten (LFR = Low Fluorescence Reticulocyte), halbreife Retikulozyten (MFR = Medium Fluorescence Reticulocyte), unreife Retikulozyten (HFR = High Fluorescence Retikulcyte) von den nicht gefärbten Erythrozyten (fast keine Nukleinsäure) unterscheiden. Mit einer speziellen Software (RET-Master) lässt sich auch zusätzlich das RET-Hb, also der Hb Gehalt der Retikulozyten bestimmen

Messprobleme

Frage: 491

Was stört die **Leukozytenzählung** (WBC)?

Kommentar:

- Die Leukozytenzählung kann falsch hoch sein bei lyseresistenten Erythrozyten, Kälteagglutininen, Thrombozytenaggregaten, kernhaltigen Erythrozyten, Kryoglobulinen

Frage: 492

Was stört die **Erythrozytenzählung** (RBC)?

Kommentar:

- Erythrozytenzählung kann falsch hoch sein bei einer Leukozytose > 100.000/µl oder falsch niedrig bei Kälteagglutininen, Mikrozyten oder fragmentierten Erythrozyten

493 Frage:
Was stört die **Hämoglobin-Messung**?

Kommentar:

- Das Hämoglobin kann falsch hoch sein bei einer Leukozytose > 100.000/µl, Lipämien oder bei abnormen Proteinen

494 Frage:
Was stört die **Hämatokrit-Messung**?

Kommentar:

- Der Hämatokrit ist falsch hoch bei einer Leukozytose > 100.000/µl oder falsch niedrig bei Kälteagglutininen, fragmentierten Erythrozyten oder einer Sphärozytose

495 Frage:
Was stört die **Thrombozytenzählung**?

Kommentar:
Die Thrombozytenzählung kann z. B. bei einer starken Hämolyse falsch hoch sein! Bei einer Hämolyse werden u.U. Zelltrümmer als Thrombozyten mitgezählt. Bei der **Pseudothrombozytopenie** entstehen in vitro durch den Kontakt mit EDTA Thrombozytenagglutinate. Daher wird die Thrombozytenzahl falsch niedrig und ggf. die Erythrozytenzahl bzw. Leukozytenzahl etwas zu hoch → Abhilfe schafft hier die Thrombozytenmessung in Citrat-Blut, da hier normalerweise keine Pseudothrombozytopenie auftritt oder die manuelle Zählung im Blutausstrich.

8.13 Lipidstoffwechsel

Lipoproteinklassen

496 Frage:
Wie werden die **Lipoproteine** eingeteilt?

Kommentar:

- Einteilung der **Lipoproteine** anhand ihrer Dichte in: **Chylomikronen** (Dichte < 0,95 g/ml), **Very low density lipoprotein (VLDL)** (< 1,006 g/ml), **LDL** (1,006–1,063 g/ml), **HDL** (1,063–1,210 g/ml)
- Die Lipoproteine haben ein kugelige Struktur und enthalten hydrophobe Bestandteile, Triglyzeride und Cholesterinester. Hydrophile Substanzen wie Proteine (Apolipoproteine), Phospholipide und freies Cholesterin befinden sich an der Oberfläche

Frage: 497
Wie werden **Lipoproteine** aufgetrennt?

Kommentar:

- Auftrennung der Lipopoteine durch die Ultrazentrifugation oder Lipidelektrophorese (Agarosegel-Elektrophorese)
- **Lipidelektrophorese:** elektrophoretische Auftrennung und qualitative Bewertung der Lipoproteine

Frage: 498
Was weist man mit dem **Kühlschranktest** nach?

Kommentar:
Wenn Serum im Kühlschrank mehrere Stunden bei 4 °C gelagert wird und sich auf der Oberfläche eine milchige, rahmige Schicht bildet, dann ist der Kühlschranktest positiv und der Nachweis von Chylomikronen erfolgt.

Lipoproteinstoffwechsel

Frage: 499
Aus welchen Schritten besteht der **Lipoproteinstoffwechsel**?

Kommentar:
Es ist eine Unterteilung in einen exogenen und einen endogenen Lipoproteinstoffwechsel möglich.

Frage: 500
Welche Aufgaben haben die **Chylomikronen**, das **VLDL**, das **LDL-Cholesterin** und das **HDL-Cholesterin**?

Kommentar:
- **VLDL** und **Chylomikronen** versorgen das periphere Gewebe mit Fettsäuren
- **LDL** liefert dem peripheren Gewebe das Cholesterin und die Cholesterinester
- Die Leberzellen nehmen das Cholesterin teilweise mit den Remnants auf und einen kleineren Teil über LDL. Die Cholesterin-Aufnahme erfolgt durch Endozytose ganzer Lipoproteinpartikel durch Apolipoprotein B und E spezifische Rezeptoren auf der Zelloberfläche
- **HDL** bereitet durch den Austausch von Apolipoproteinen und Lipiden die Chylomikronen und VLDL auf den Abbau vor. HDL nimmt freies membranassoziiertes Cholesterin auf und überführt es in Cholesterinester

501 Frage:
Welche Störungen im **Lipoproteinstoffwechsel** gibt es?

Kommentar:
- Die häufigste Störung ist die **Hyperlipidämie** mit Erhöhung der Trägerproteine, den Lipoproteinen
- Einteilung in primäre (= angeborene, also genetisch bedingte) und sekundäre (= erworbene) Störungen ist möglich
- Die Klassifikation nach **Fredrickson** erfolgt durch den vermehrt vorkommenden Lipoproteintyp

Lipoproteinstoffwechsel

502 Prüfer:
Beschreiben Sie den endogenen und exogenen **Lipoproteinstoffwechsel**

Kommentar:
- Der **exogene Stoffwechsel** ist der exogene Transportweg der intestinal resorbierten Lipide (Chylomikronen): Nahrungsfette werden durch die Pankreaslipase gespalten. Enterozyten aus der Darmwand nehmen Lipide, Glycerine und Fettsäuren auf. Kurz- und mittelkettige Fettsäuren gelangen über die Pfortader direkt in die Leber. Langkettige Fettsäuren und Glycerin werden als Triglyceride zusammen mit Cholesterin in Chylomikronen überführt. Die Chylomikronen gelangen über die Lymphe oder das venöse Blut in die Leber. Durch die LPL im Gefäßendothel des Fettgewebes und der Muskulatur ist der lipolytische Abbau der Triglyceride (Freisetzung von Fettsäuren) zur Energiegewinnung und –speicherung möglich. Übrig bleiben die cholesterinreichen **Chylomikronen-Remnants**, die in die Leber aufgenommen und verstoffwechselt werden
- Der **endogene Stoffwechsel** ist der endogene Transportweg der hepatischen Lipide (VLDL, LDL): körpereigene Lipoproteine aus der Leber werden um- und abgebaut. Das von der Leber stammende VLDL (enthält Triglyzeride, Phospholipide, Cholesterin) wird im Blut mittels LPL zu VLDL-Remnants bzw. Intermediate Density Lipoproteins (IDLs) abgebaut. IDLs sind triglyzeridarm (25 %) und cholesterinreich (35 %). Sie werden entweder von der Leber resorbiert oder in den Gefäßen in LDL umgewandelt (50 % Cholesterin! 5 % Triglyzeride). LDL versorgt das periphere Gewebe mit Cholesterin, überschüssiges LDL wird in der Leber abgebaut. Beides geschieht über den LDL-Rezeptor. Bei einem Überangebot von Cholesterin wird die LDL-Rezeptorenzahl der Zellen herunterreguliert
- Als dritten Bereich gibt es noch den **reversen Cholesterintransport** von nicht hepatischen Zellen zur Leber (HDL): LDL versorgt die Zellen mit Cholesterin und HDL stimuliert die Zellen zur Cholesterinabgabe! Durch Lipidaufnahme werden aus den scheibenförmigen HDL-Partikeln kugelförmige Strukturen (HDL2, HDL3). Das mit HDL-transportierte Cholesterin gelangt zurück zur Leber. Dort Speicherung oder Ausscheidung mit der Galle als Cholesterin oder als Gallensäuren im Stuhl

Prüfer: 503
Berücksichtigen Sie hier insbesondere die Funktionen der **LPL** und des **Apolipoprotein C-II**.

Kommentar:
LPL wird in der Leber synthetisiert und katalysiert die Aufspaltung der Triglyze-

ride aus Lipoproteinen (Chylomikronen und VLDL) zu freien Fettsäuren. Stimuliert wird die LPL durch Insulin und den Cofaktor **Apolipoprotein C-II** (Apo C-II). Apo C-II ist Teil der Chylomikronen und der VLDL.

LDL

504 Frage:
Welche Aufgaben hat **LDL**?

Kommentar:

- **LDL** hat mit etwa 50 % von allen Lipoproteinen den höchsten Cholesterinanteil. Das Cholesterin und die Cholesterinester aus der Leber werden in das extrahepatische Gewebe transportiert und dienen dort als integraler Bestandteil der Zellmembranen
- Weitere Aufgabe des LDLs ist die Regulation der Cholesterinbiosynthese. LDL-Rezeptoren kommen in der Leber und Peripherie vor. Wichtiger Ligand ist das in LDL vorkommende **Apolipoprotein B100** (Apo B100). Durch Bindung von Apo B100 an den Rezeptor wird der gesamte Rezeptor-Lipoprotein-Komplex durch Endozytose von der Zielzelle aufgenommen und in Lysosomen abgebaut. Das freie Cholesterin wirkt hemmend auf die HMG-CoA-Reduktase, dadurch kommt es zur Downregulation der Cholesterinbiosynthese und zur vermehrten Cholesterinspeicherung in der Zelle durch Aktivierung der Acyl-CoA-Cholesterin-Acyltransferase (ACAT) und Veresterung des Cholesterins mit freien Fettsäuren. Die LDL-Rezeptoren gelangen wieder an die Membranoberfläche. Bei Cholesterinüberschuss wird die LDL-Rezeptorsynthese gehemmt und dadurch die Cholesterinaufnahme aus dem Blut verringert!

505 Frage:
Welche Rolle spielt **LDL** bei der Entstehung der Artheriosklerose?

Kommentar:
Bei hohen **LDL-Werten** (> 200 mg/dl) sind die LDL-Rezeptoren gesättigt. Die Aufnahme in die Zelle geschieht dann vollständig über den nicht sättigbaren **Scavenger Pathway**. Diese Rezeptoren sind vor allem auf Makrophagen lokalisiert. Eine Überladung von Makrophagen mit Cholesterinestern führt zur Bildung von Schaumzellen, diese sind ein typischer Bestandteil von arteriosklerotischen Plaques.

Frage: 506
Was ist die besondere Bedeutung von **Lp(a)**?

Kommentar:

- Die Lipoproteine werden in der Leber synthetisiert und ähneln stark dem LDL. **Lipoprotein a** = Lp(a) kommt normalerweise nur in sehr geringen Dosen (10 mg/dl) vor, ab 30 mg/dl kommt es zur Steigerung des LDL-bedingten Risikos
- Der Plasmaspiegel ist hauptsächlich genetisch festgelegt und von außen kaum zu beeinflussen. Problematisch sind gleichzeitige Erhöhungen von LDL und Lp(a) → Notwendig ist dann eine Therapie, um das LDL zu senken und ggf. mittels Plasmapherese aus der Zirkulation zu entfernen

Methoden der Lipoproteinanalytik

Prüfer: 507
Wie funktioniert die **Ultrazentrifugation**?

Kommentar:
Bei der **Ultrazentrifugation** werden die Lipoproteinpartikel durch Flotationsanalyse im Dichtegradienten getrennt. Chylomikronen haben die geringste Dichte und schwimmen daher oben. Durch Zugabe von Kaliumbromid wird die Plasmadichte schrittweise erhöht, so dass nacheinander alle Lipoproteine nach oben gelangen und getrennt abpipettiert werden können.

Prüfer: 508
Homogener Test für LDL- und HDL-Cholesterin?

Kommentar:

- **Homogene Tests** benötigen weder geräteexterne Vorbehandlungsschritte noch Zentrifugationsschritte

- Standard ist heute die direkte Bestimmung von LDL- bzw. HDL-Cholesterin, obsolet ist die Bestimmung durch Fällung oder Immunseparation der Lipoproteine
- Direkte enzymatische **LDL-Cholesterinbestimmung** mittels Turbidimetrie: Die LDL-ähnlichen VLDL-Partikel werden mit einem zwitterionischen Detergenz maskiert. Dann reagiert LDL in Anwesenheit von Magnesiumionen über die Apo-B-Proteinkomponente mit einem polyanionischen Reagenz. Die Komplexe, die sich bilden, führen zu einer turbidimetrisch messbaren Trübung, diese repräsentiert die LDL-Konzentration
- Direkt enzymatische **HDL-Cholesterinbestimmung:** Andere Lipoproteinpartikel (außer HDL) werden mittels Hilfsreagenz komplexiert, danach wird selektiv das HDL-Cholesterin durch modifizierte Enzyme (mit höchster Substratspezifität für HDL) bestimmt. Durch Inkubation mit einem Komplexbildner werden LDL, VLDL und Chylomikronen in schwach alkalischer Magnesiumchloridhaltiger Lösung komplexiert. Die Cholesterinbestimmung erfolgt durch modifizierte, d.h. an Polyethylenglykol (PEG) gebundene Enzyme
  - HDL-Cholesterinester (PEG-Cholesterinesterase) → Cholesterin + Fettsäuren
  - Cholesterin (PEG-Cholesterinoxidase) → Cholestenon + H_2O_2
  - **Indikatorreaktion:** 2 H_2O_2 + 4-Aminophenazon + EMSE (Peroxidase) → Chinoniminfarbstoff (bei 600 nm gemessen)

509 Prüfer:

Wie ist das Funktionsprinzip der **Lipidelektrophorese**?

Kommentar:

Bei Auftrennung in der **Lipidelektrophorese** mittels einem albuminhaltigen Agarosegel bleiben die Chylomikronen an der Auftragsstelle liegen. VLDL und IDL wandern in der prä-β-Bande, LDL in der β-Bande und HDL in der α-Bande. Analog zur Elpho kann eine densitometrische Auswertung erfolgen.

Prüfer: 510

Wie ist die **Klassifikation der Hyperlipoproteinämien nach Fredrickson**?

Kommentar:

- Die **Klassifikation nach Fredrickson** ist weitestgehend eine phänotypische Beschreibung. Die Einteilung hat heute praktisch an klinischer Bedeutung verloren und ist (nur) noch didaktisch wertvoll. Typ...
  - I (selten) erhöhte Chylomikronen, geringes Arterioskleroserisiko
  - IIa (10 %) **familiäre Hypercholesterinämie:** LDL erhöht, sehr hohes Arterioskleroserisiko
  - IIb kombinierte Hyperlipidämie: LDL und VLDL erhöht, sehr hohes Arterioskleroserisiko
  - III VLDL und β-Lipoproteine erhöht, hohes Arterioskleroserisiko
  - **IV mit 60 % am häufigsten:** erhöhte VLDL und hohes Arterioskleroserisiko
  - V (5–20 %): erhöhte VLDL, Chylomikronen, geringes Arterioskleroserisiko

HDL

Prüfer: 511

Welche Funktion haben die **HDL-Partikel**?

Kommentar:

- **HDL** hat eine protektive Wirkung! Es transportiert das Cholesterin aus den extrahepatischen Zellen und Gefäßwänden in die Leber, wo das Cholesterin dann abgebaut und ausgeschieden wird
- HDL stimuliert die Cholesterinausscheidung aus den Zellen – auch bei lipidangereicherten Makrophagen der Arterienwand – und reduziert dadurch die Plaquebildung. Eine hohe HDL-Konzentration gewährleistet den Abtransport von Fett aus dem Blut und den Organen und sorgt für eine effektive Cholesterolentsorgung

Prüfer: 512

Berücksichtigen Sie dabei die Rolle des **Apolipoproteins A-I** und des **Lecithin-Cholesterin-Acyltransferase (LCAT)**-Enzyms.

Kommentar:

HDL nimmt das Cholesterin aus den peripheren Zellen bzw. dem Blut auf und transportiert es in die Leber. In den HDL-Partikeln wird Cholesterin über die **LCAT** verestert. Das Apolipoprotein A-I (= Apo A-I) dient dabei als Aktivator der LCAT.

Apolipoproteine

513 Prüfer:

Was sind **Lipoproteine** bzw. **Apolipoproteine**?

Kommentar:

- **Lipoproteine** sind nichtkovalente Aggregate, daher eigentlich Plasma-Lipoprotein-Partikel mit einem unpolaren hydrophoben Kern aus Triglyzeriden und Cholesterinester sowie einer hydrophilen Hülle aus Proteinen, Phospholipiden und unverestertem Cholesterin
- **Apolipoproteine** sind der Proteinanteil der Lipoproteine und bilden zusammen mit den Phospholipiden die Oberfläche (= Hülle) der Lipoproteine. Apolipoproteine werden vor allem in Leber und Dünndarm produziert
- Apolipoproteine können von einem Lipoprotein zu einem anderen wechseln – das funktioniert nicht bei ApoB-100 und ApoB-48

514 Prüfer:

Welche **Apolipoproteine** sind am wichtigsten bzw.welche Funktion haben Sie?

Kommentar:

- **Apolipoprotein A-I:** Aktivator der LCAT und Strukturprotein von HDL, kommt vor in HDL, Chylomikronen
- **Apolipoprotein B-48:** Strukturprotein von Chylomikronen
- **Apolipoprotein B-100:** Strukturprotein von VLDL, LDL und Ligand für die Aufnahme von Triacylglyzerinen in Endothelzellen
- **Apolipoprotein C-II:** Aktivator der LPL und Ligand für den Cholesterinstoffwechsel, kommt vor in: Chylomikronen, VLDL, HDL
- **Apolipoprotein (a):** Risikofaktor für KHK, Vorkommen in Lipoprotein (a)
- **Apolipoprotein D:** Aktivator der LCAT, kommt vor in HDL
- **Apolipoprotein E:** Ligand für zellulläre Aufnahme (Endozytose) in der Leber, Strukturprotein bei Chylomikronen, VLDL, IDL, HDL

Familiäre Hypercholesterinämie

Frage: 515

Beschreiben Sie das Krankheitsbild, die klinischen Zeichen und den molekularen Defekt der **familiären Hypercholesterinämie.**

Kommentar:

- Klinisch zeigen sich sehr hohe Gesamtcholesterinwerte > 300 mg/dl. Das führt zu frühzeitiger Artheriosklerose und Ausbildung von Xanthomen. Xanthome sind gelbliche knotenartige Hautveränderungen die sich durch Speicherung von Plasmalipoproteinen bei Hyperlipoproteinämien in der Haut bevorzugt an den Augenlidern und am Rumpf bilden
- Die **familiäre Hypercholesterinämie** entspricht dem Typ II nach Fredrickson. Ursache ist ein genetischer Defekt des LDL-Rezeptors (autosomal-dominant, Chromosom 19). LDL wird dadurch gar nicht oder stark vermindert von den Hepatozyten aufgenommen. Normalerweise hemmt aufgenommenes LDL die hepatische Cholesterinsynthese, fehlt diese negative Rückkopplung, führt das zur überschießenden VLDL-Synthese. Daraus entsteht LDL und erhöht massiv den Blutcholesterinspiegel. Die homozygote Form ist mit 1/1 Mio. sehr selten, die heterozygote Form mit etwa 1:500 relativ häufig. Unterteilung in Typ IIa und TypIIb nach Fredrickson:
  - **Typ IIa** bedingt durch familäre Hypercholesterinämie (Mutation im LDL-Rezeptor-Gen), Mutation im Apo-B-Gen, polygen oder sporadisch auftretend
  - **Typ IIb:** familiäre kombinierte Hyperlipoproteinämie (FCH), sekundäre kombinierte Hyperlipoproteinämie

! Merke:
Die **familiäre Hypercholesterinämie** ist die am besten molekulargenetisch charakterisierte primäre Hyperlipoproteinämie.

516 Frage:
Wie unterscheidet sich die **Arteriosklerose** und die **Atherosklerose**?

Kommentar:
- **Atherosklerose** ist die Plaquebildung von Schaumzellen (Lipide in Makrophagen) bis zum kalzifizierenden Plaque, vor allem im arteriellen System
- **Arteriosklerose** ist die Sklerosierung, also die umgangssprachliche *Verkalkung* einer Arterie (nicht zwingend durch Plaques)

Risikoklassifizierung Atherosklerose

517 Prüfer:
Beurteilung des **individuellen Atheroskleroserisikos**?

Antwort:
Für die Beurteilung des individuellen Atheroskleroserisikos ist das gesamte Risikoprofil zu beurteilen. Dies geschieht anhand mathematischer Modelle, den sogenannten Risiko-Scores, die sich aus großen Studien, beispielsweise der **Prospective Cardiovascular Münster (PROCAM)** oder der **Framingham-Studie** ableiten.

Kommentar:
- Aus den **Risiko-Scores** lässt sich für eine definierte Zielgruppe die Wahrscheinlichkeit ausrechnen, nach der in 10 Jahren ein koronares Ereignis auftritt. Hierfür werden einige Parameter benötigt. In der **PROCAM-Studie** waren die wichtigsten Risikofaktoren: Geschlecht, Lebensalter, LDL-Cholesterin, Raucherstatus, HDL-Cholesterin, systolischer Blutdruck, frühzeitige Herzinfarkte in der Familie, Diabetes mellitus und Triglyceride
- Gemäß der *International Task Force for Prevention of Coronary Heart Disease* kann das errechnete Risiko in drei Kategorien eingeteilt werden:
  - **niedriges Risiko (< 10 %):** Vermeidung von Alkohol, Nikotinkarenz, *Mittelmeerkost*, Gewichtabbau, körperliche Aktivität, Therapie nur bei einzelnen behandelbaren Risikofaktoren. Kontrolle in 5 Jahren
  - **erhöhtes Risiko (10–20 %):** Vermeidung von Alkohol, Nikotinkarenz, *Mittelmeerkost*, Gewichtabbau, körperliche Aktivität, Therapie nur bei einzelnen behandelbaren Risikofaktoren. Kontrolle in 2 Jahren
  - **hohes Risiko** (> 20 %): Veränderung der Lebensgewohnheiten wie bei niedrigem / erhöhtem Risiko und gezielte Therapie der Risikofaktoren! Kontrolle alle 3–6 Monate
  - unabhängig vom errechneten Risiko ist eine Therapie sinnvoll bei: dauerhaftem, starkem Nikotinabusus, LDL > 190 mg/dl oder Blutdruck > 140/90 mmHg nach therapeutischer Lebensstilumstellung, BMI ≥ 30 (kg/m2) und weiteren Risikofaktoren

Der PROCAM-Score wird in Deutschland häufig zur Beurteilung des individuellen Risikos eingesetzt.

Prüfer: 518
Wo wurden die zugrundeliegenden Daten des **PROCAM-Scores** erhoben?

Kommentar:
- In der Langzeitstudie **PROCAM** wurden 40.000 Berufstätige (Alter bei Erstuntersuchung: 35–65 Jahre) bei betrieblichen Vorsorgeuntersuchungen alle 2 Jahre untersucht. Nach 10 Jahren war bei 1,1 % der Frauen und bei 6,5 % der Männer ein koronares Ereignis aufgetreten
- Alter, Geschlecht, LDL, HDL, Triglyzeride, familiäre Anamnese, Blutdruck, Diabetes mellitus und Zigarettenkonsum ergeben das individuelle koronare Risiko für die nächsten 10 Jahre

Frage: 519
Kennen Sie noch andere **Risiko-Scores**?

Kommentar:
Framingham-Score (Altersgruppe 30–74): Hier werden das Alter, Geschlecht, Raucherstatus, systolischer und diastolischer Blutdruck, Gesamtcholesterin, HDL-Cholesterin, DM und EKG berücksichtigt → koronares Risiko für die nächsten 10 Jahre.

Chylomikronen

520 Prüfer:
Im Nüchternserum weisen Sie Chylomikronen nach. Durch welches klinisches Ereignis sind Patienten mit einer **Chylomikronämie** gefährdet?

Kommentar:
Hohe Triglyzeride, vor allem Chylomikronen, erhöhen das Risiko für eine **Pankreatitis** (Schwellenwert 1000 mg/dl)! Hier sind rezidivierende Pankreatiden, eruptive Xanthome und die Hepatomegalie häufig.

521 Prüfer:
Welche pathobiochemischen Störungen vermuten Sie?

Kommentar:
Familiäres Chylomikronämie-Syndrom (Typ I Hyperlipidämie nach Fredrickson) geht mit teils extrem hoher Triglycerid-Serumkonzentration (bis 30.000 mg/dl) einher. Die Ursache sind Mutationen im Gen für die LPL. Liegt noch eine Enzymrestaktivität vor, dann ist es eine kombinierte Hypertriglyzeridämie – Typ V nach Fredrickson.

Friedewald-Formel

522 Prüfer:
Die **Friedewald-Formel** liefert zuverlässige Ergebnisse des LDL-Cholesterins und wird in der Routinediagnostik eingesetzt. Wann darf die Friedewald-Formel nicht eingesetzt werden?

Kommentar:
Die **Friedewald-Formel** ist nur gültig für Triglyzeride < 400 **und** wenn keine Chylomikronen vorliegen.

Frage: 523 +
Wie lautet die **Friedewald-Formel**?

Kommentar:
- LDL-Cholesterin = Gesamtcholesterin – HDL – (Triglyzeridwert / 5)
- Bei der modifizierten Friedewald-Formel wird der Triglyzeridwert durch 6,5 geteilt und liefert dadurch zuverlässigere LDL-Cholesterinwerte

Cholesterin

Frage: 524
Welche Aufgabe hat **Cholesterin**?

Kommentar:
- **Cholesterin** ist ein integrativer Bestandteil der Zellmembranen. Es ist wichtig für die Beweglichkeit der Zellmembran. Die Synthese erfolgt im Endoplasmatischen Retikulum. Nicht benötigtes Cholesterin wird in der Zelle durch die ACAT verestert und im Zytoplasma gespeichert
- Cholesterin ist der Ausgangsstoff für Gallensäuren. Die Synthese der Gallensäuren aus Cholesterin erfolgt in den Leberzellen
- Synthese von Steroidhormonen in den Gonaden und der NNR

Cholesterinveresterung

Prüfer: 525
Was ist der pathobiochemische Grund dafür, dass freies Cholesterin aus dem **Cholesterinrücktransport** durch das Enzym LCAT verestert werden muss?

Kommentar:
- **Cholesterin** hat große lipophile und hydrophile (-OH Gruppen) Anteile und kann daher weder als Micelle noch als Fetttröpfchen gespeichert werden. Durch reversible Veresterung der Hydroxylgruppe entsteht ein lipophiler Cholesterinester, der gut gespeichert und transportiert werden kann
- Das Enzym **LCAT** bindet an die Oberfläche der HDL-Partikel und bewirkt die Bildung von Cholesterinester aus dem freien Cholesterin. Dadurch können die lipophilen Cholesterinester in **HDL-Partikeln** transportiert werden

526 Frage:
Was passiert mit dem nicht benötigten **Cholesterin** in einer Zelle?

Kommentar:
Im **Endoplasmatischen Retikulum** erhöht sich mit steigender Cholesterinkonzentration die Enzymaktivität der **ACAT**. Die ACAT ist für die intrazelluläre Veresterung zuständig

Ein 9-jähriges Kind hat ein LDL-Cholesterin von 850 mg/dl.

527 Prüfer:
An welches Krankheitsbild denken Sie?

Kommentar:
- Normal bei Kindern ist ein Gesamtcholesterin bis 200 mg/dl und ein LDL-Cholesterin bis 130 mg/dl
- 850 mg/dl LDL-Cholesterin sprechen für eine **familiäre Hypercholesterinämie** (autosomal dominant vererbt), am häufigsten ist die Funktion des LDL-Rezeptors beeinträchtigt und das LDL-Cholesterin wird nicht mehr aus dem Blut entfernt! Bei der heterozygoten Form (Häufigkeit 1:500) liegt das LDL-Cholesterin zwischen 300–500 mg/dl. Werte > 500 mg/dl sprechen für die homozygote Form (Häufigkeit 1:1 Mio.)

528 Prüfer:
Ist eine Behandlung des Kindes notwendig?

Kommentar:
- **JA**! Bei der homozygoten Form und den hohen LDL-Werten besteht ein hohes Risiko für das frühe Auftreten einer Arteriosklerose, KHK, pAVK, Herzinfarkt, Schlaganfall und koronare Herzkrankheit!
- Eine Therapie mit Statinen (Statine = Cholesterin-Synthese-Enzymhemmer = HMG-CoA-Reduktasehemmer) ist meist wenig erfolgreich trotz teils hochdosierter Gabe. Mittels LDL-Apherese kann das LDL-Cholesterin im Mittel um etwa 50 % gesenkt werden (60–80 % pro Therapie) und liegt damit immer noch über dem Zielwert von 100 mg/dl

Vorgehensweise bei V. a. Fettstoffwechselstörungen

Prüfer: 529
Welche Parameter untersuchen Sie als **Basis-Diagnostik**?

Antwort:
Gesamtcholesterin, LDL, HDL, Triglyceride, Lipidelektrophorese

Frage: 530
Was ist **präanalytisch** zu beachten?

Kommentar:
- Die Bestimmungen sollten nüchtern, d.h. 12 Stunden nach der letzten Nahrungsaufnahme erfolgen.
- Bei einer reinen Cholesterinmessung ist nach neueren Daten nicht unbedingt eine Nüchternblutentnahme notwendig. Das Gesamtcholesterin, das HDL- und das LDL-Cholesterin unterschieden sich in einer kanadischen Studie von 2012 an über 200 TSD Personen nur unwesentlich eine oder 16 Stunden postprandial. Lediglich die Triglyzerid-Werte lagen postprandial etwa 20 % höher. [6]

Frage: 531
Wie sollte der **Lebensstil** verändert werden?

Kommentar:
- Bei erhöhten LDL-Cholesterinwerten führen Änderungen der Lebensweise nur zu einer LDL-Reduktion von weniger als 10 %. Erfolgreicher ist die verminderte Zufuhr von gesättigten Fettsäuren (vor allem tierische Fette)
- Bei der **Hypertriglyzeridämie** kommt es durch Alkoholverzicht, Vermeiden schnell resorbierbarer Kohlenhydrate (Zucker) und körperlicher Aktivität teilweise zur Normalisierung der Triglyzeride und zum Anstieg des **HDL-Cholesterin**!

[6] Sidhu D, Naugler C. Fasting Time and Lipid Levels in a Community-Based Population: A Cross-sectional Study. Arch Intern Med. 2012;172(22):1707-1710.

532 Prüfer:
Welche **Normwerte für LDL** gelten bei Risikogruppen?

Antwort:
- Nach Herzinfarkt: LDL < 100 mg/dl
- Hohes Risiko bei Werten > 190 mg/dl

Kommentar:
- Nach den Empfehlungen der **European Society of Cardiology** ist der Zielwert abhängig vom Risiko eines Ereignisses bzw. von den Risikofaktoren:[7]
  - Zielwert **LDL < 70 mg/dl** oder Absenkung des Ausgangswerts um > 50 % bei sehr hohem Risiko, also z. B. bei nachgewiesener KHK oder einer anderen Atherosklerose, Diabetes mellitus mit Endorganschaden oder einer chronischen Niereninsuffizienz (10 Jahres-Risiko nach SCORE ≥ 10 %)
  - Zielwert **LDL < 100 mg/dl** bei hohem Risiko, z. B. Risikofaktoren wie die familiäre Hypercholesterinämie oder ein schwerer Hypertonus (10 Jahres-Risiko nach SCORE 5–10 %)
  - Zielwert **LDL < 115 mg/dl** bei moderatem Risiko (10 Jahres-Risiko nach SCORE 1–5 %)

533 Prüfer:
Benennen Sie Ursachen, die zum Auftreten einer **Hyperlipoproteinämie Typ IV** nach Fredrickson führen können.

Kommentar:
- Typ IV nach Fredrickson ist eine **Hypertriglyzeridämie** (Triglyzeride im Blut > 200 mg/dl):
  - Die Ursache ist entweder ein angeborener Enzymmangel (Lipoprotein-Lipase-Mangel, Apolipoprotein C-II-Defizienz, LDL-Rezeptormangel)
  - oder eine sekundäre = **erworbene Hypertriglyzeridämie** durch eine Stoffwechselstörungen (DM, Gicht, Hypothyreose, Morbus Cushing, Akromegalie, akute intermittierende Porphyrie), Fehlernährung (Anorexia nervosa, Adipositas, Alkoholismus), Niereninsuffizienz oder nephrotisches Syndrom, Lupus erythematodes, monoklonale Gammopathie, Medikamente (Betablocker, Glukokortikoide, Hormone, Isoretinoin)

[7] Normwerte und Empfehlungen ändern sich hier ständig. Es lohnt, sich aktuelle Leitlinien anzuschauen.

Fettstoffwechsel

Prüfer: 534
Apolipoprotein A, Apolipoprotein B?

Kommentar:
- **Apolipoprotein A-1** ist der Hauptbestandteil des HDLs, damit ist es wichtig für den Transport von überschüssigem zellulären Cholesterin in die Leber. Es aktiviert das Enzym Lecithin-Cholesterin-Acyltransferase, das die Veresterung von Cholesterin (wichtig für den Transport) katalysiert
- **Apolipoprotein B** ist der Hauptbestandteil des LDLs, etwa ein Drittel des benötigten LDLs stellt Cholesterin für die Zellen bereit, Zweidrittel werden in der Leber abgebaut. LDL wird über Apolipoprotein B an den LDL-Rezeptor gebunden → hoher Apolipoprotein B-Spiegel als Risiko für Atheriosklerose
- Die kombinierte Bestimmung von Apolipoprotein A-1 und B bietet eine gute Früherfassung für das koronare Risiko und dient der Therapiekontrolle bei lipidregulierenden Medikamenten. Ein deutlich erhöhtes Risiko besteht bei einem Apolipoprotein A-1/B-Quotienten > 0,7 bzw. ein stark erhöhtes Risiko bei einem Quotienten > 1,0

> Merke:
> Apolipoprotein B = LDL → B wie *Bad*, also böses Apolipoprotein !
> Apolipoprotein A = HDL → Note A, also gut!

Fettstoffwechselstörungen nach Fredrickson ++

Prüfer: 535
Welche Typen der **Fettstoffwechselstörung** gibt es nach **Fredrickson**?

Kommentar:

- Die Einteilung nach **Fredrickson** ist eine ältere deskriptive Klassifikation anhand des Lipoproteinphänotyps in 6 Typen – sie hat inzwischen nur eine noch geringe klinische Relevanz:
  - I **Chylomikronämie:** massive Triglycerid-Erhöhung durch Akkumulation von Chylomikronen, typisch ist die Aufrahmung der Chylomikronen im Nüchternplasma! Cholesterin ↑ Triglyzeride ↑↑↑
  - IIa **Hypercholesterinämie:** Cholesterin-Erhöhung durch LDL, klares Nüchternplasma, Cholesterin ↑↑, Triglyzeride normal
  - IIb **kombinierte Hyperlipidämie:** Cholesterin- und Triglycerid-Erhöhung durch Akkumulation von LDL und VLDL, trübes Nüchternplasma, Cholesterin ↑↑, Triglyzeride ↑
  - III **Dysbetalipoproteinämie:** Ähnliche Erhöhung von Triglyceriden und Cholesterin durch Akkumulation von IDL (= Chylomikronen und VLDL-Remnants), trübes Nüchternplasma, Cholesterin ↑↑, Triglyzeride ↑↑
  - IV **Hypertriglyzeridämie:** Triglyzerid-Erhöhung durch Akkumulation von VLDL, trübes Nüchternplasma, Cholesterin ↑, Triglyzeride ↑↑
  - V **kombinierte Hypertriglyzeridämie:** massive Hypertriglyzeridämie durch Akkumulation von Chylomikronen und VLDL, milchiges Nüchternplasma, Cholesterin ↑, Triglyzeride ↑↑

536 Prüfer:

Was ist wichtig bei Typ IV nach **Fredrickson**?

Antwort:

Nahrungskarenz

Kommentar:

- **Typ IV ist eine Hypertriglyzeridämie:** Eine Senkung der hohen Triglyzeride ist durch Alkoholkarenz und Verzicht auf leicht resorbierbaren Zucker (stattdessen ballaststoffreiche Kost) möglich
- Bei Fettstoffwechselstörungen ist immer eine körperliche Aktivität (Walken, Radfahren, Schwimmen) und Reduktion von Übergewicht sinnvoll
- Bei fehlendem Erfolg oder bei Risikofaktoren erfolgt eine Therapie mit Statinen (= HMG-CoA-Reduktasehemmer), z. B. Simvastatin oder Fibraten

Frage: 537

Was ist **Homocystein** und welche besondere Rolle hat es?

Kommentar:

- **Homocystein** ist eine Aminosäure und wird aus Methionin gebildet
- Für den Abbau von Homocystein wird Vitamin B6, B12 und Folsäure benötigt
- Bei Störung des Homocysteinstoffwechsels steigt die Plasma-Konzentration an, ab 12 µmol/l besteht ein zusätzliches Risiko für kardiovaskuläre Erkrankungen. Zusammen mit LDL-Cholesterin kommt es durch oxidative Prozesse zur Schädigung des Gefäßendothels und dadurch zur Entzündungsreaktion der Gefäßwand. Blutgefäße können sich verengen oder verschließen, Thromben sich lösen und zur Embolie (Thrombo-Embolie → Myokardinfarkt) führen
- Homocysteinerhöhungen kommen bei genetischen Störungen (Enzymdefekte im Homocysteinstoffwechsel), Vitamin B6-, B12- oder Folsäuremangel, Niereninsuffizienz oder durch Medikamente (Antiepileptika) vor
- Bestimmung mittels Immunoassay, z. B. Chemilumineszenzimmunoassay (CLIA) aus EDTA-Plasma, das umgehend nach der Abnahme von den Zellen getrennt wurde. **Wichtig ist die Nüchternblutentnahme!**

8.14 Entzündungsmarker

Klassische Entzündungsindikatoren

Frage: 538

Was ist eine **Entzündung**?

Kommentar:
Entzündung ist ein Überbegriff für verschiedene Reaktionen, die das Ziel haben, den Erreger zu eleminieren, die Gewebsschädigung zu begrenzen, Reparaturmechanismen in Gang zu setzen und den Gesamtorganismus wieder zu einer normalen Funktion zu bringen.

539 Frage:
Was versteht man unter der **Akuten-Phase-Antwort**?

Kommentar:
- Der frühe Anteil der Entzündungsreaktion ist die **Akute-Phase-Antwort (APA)** mit u. a. Fieber, B- und T-Zellaktivierung, ACTH- und Cortisolfreisetzung, veränderte hepatische Synthese der APP und der Anti-APP. Die Plasmakonzentration verschiedener Proteine (APP) ändert sich innerhalb weniger Stunden um mehr als 25 %
- Ziel der APA ist die gesteigerte Zufuhr regulatorischer Proteine an den Ort der Entzündung oder der Gewebeverletzung

540 Frage:
Was sind **Akute-Phase-Proteine**?

Kommentar:
- CRP, Serum-Amyloid-A (Änderung bis zu 1000-fach)
- α-1-Antitrypsin, Fibrinogen (bis zu 2-5 fache)
- Coeruloplasmin, Komplementfaktoren C3 / C4, saures α-1-Glykoprotein, Haptoglobin (bis 2-facher Anstieg)

541 Frage:
Bei welchen **Proteinen nimmt die Konzentration ab** bei einer Entzündung?

Kommentar:
Analog zu den **Akute-Phase-Proteine** gibt es die sogenannten Anti-APP wie Albumin, Präalbumin und Transferrin. Deren Konzentration nimmt bei einer Entzündung ab. Klinisch relevant ist es auch bei der Transferrinmessung und dem Eisenmangel.

Frage: 542
Wie wurden die **APP** früher gemessen? Und wie heute?

Kommentar:
- Früher: mittels Serumeiweißelektrophorese, jetzt eher obsolet da zu aufwendig und unspezifisch bei fragwürdiger diagnostischer Wertigkeit
- Heute: ggf. direkte Proteinbestimmung mit immunologischen Verfahren oder Messung *besserer* Entzündungsparameter wie CRP, PCT oder IL-6

CRP

Prüfer: 543
Woher kommt die Abkürzung **CRP**?

Kommentar:
Erstbeschreibung im Jahr 1930 als Substanz im Serum von Patienten mit einer akuten Entzündung (Freisetzung durch Leberzellen). Das Kapsel-Reaktive-Protein oder **C-reaktive Protein (CRP)** reagiert mit dem **C-Polysaccharid** von Pneumokokken und bewirkt zusammen mit Kalzium-Ionen eine Präzipitation. Das gebundene CRP aktiviert das Komplementsystem – das funktioniert nur sehr eingeschränkt bei Viren!

Prüfer: 544
Klinische Bedeutung des **CRP**?

Kommentar:
- CRP ist der wichtigste unspezifische **Entzündungsparameter** (APP). Es ist auch erhöht bei **rheumatologischen Erkrankungen** und kann ggf. als **Risikomarker für kardio-vaskuläre Erkrankungen** (hsCRP) dienen
- Vorteilhaft ist der schnelle und sehr starke Anstieg (Referenzwert < 5 mg/l) sowie die relativ kurze HWZ (24–48 Stunden)
- Einfache Bestimmung mittels immunchemischen Tests, turbidimetrisch oder nephelometrisch schnell möglich (innerhalb 15 Minuten) → damit deutlich günstiger als die Bestimmung von IL-6 oder PCT!

Frage: 545
Welcher Grenzwert gilt für das **hsCRP**?

Kommentar:

Bei dem **hsCRP** gilt ein Referenzwert von < 1 mg/l. Studien haben gezeigt, dass sehr kleinflächige Entzündungen im Rahmen einer Athereosklerose (Entzündung der Gefäßwand, Plaquebildung, Freisetzung von Zytokinen und Wachstumsfaktoren, Einwanderung von Immunzellen, Komplementaktivierung und Gerinnungsaktivierung) zu einem Anstieg des hsCRP auf Werte über 1 mg/l führen. Damit stellt ein erhöhter Wert ein Atheriosklerose- bzw. Myokardinfarkt-Risiko, da wenn gleichzeitig kein Infarkt besteht!

546 Frage:

Welche Alternativen gibt es zur **CRP-Bestimmung**?

Kommentar:

Das **Serum Amyloid A (SAA)** ist ebenfalls ein APP und zeigt einen raschen und starken Anstieg bei Entzündungen. Bei bakteriellen Infekten werden Werte bis 260 mg/l erreicht. SAA ist auch gut geeignet, Nieren-Transplantatabstoßungen mit SAA-Werte > 400 mg/l früh zu erkennen.

547 Frage:

Was ist die **Blutkörperchensenkungsgeschwindigkeit**?

Kommentar:

- Die **Blutkörperchensenkungsgeschwindigkeit (BSG)** wird häufig als unspezifischer Suchtest oder zur Verlaufskontrolle bei entzündlichen Erkrankungen (Infektionen, rheumatologischer Erkrankungen, ...) verwendet
- Die Bestimmung erfolgt meist nach der Westergren-Methode
- **Vorteile** sind die sehr einfache Durchführung und Auswertung! Blut wird mit Citrat im Verhältnis 4:1 in ein 200 mm langes Röhrchen (2 mm Durchmesser) vermischt und nach einer Stunde (< 15 mm) ggf. nach zwei Stunden (< 20 mm) abgelesen!
- **Störfaktoren:** Bei einer Anämie falsch hoch, bei einer Polyglobulie falsch niedrig und in der Schwangerschaft ist die BSG höher!

im LK Methode → Mikrophotometer mit Stopped flow Technik!

- **Prinzip:** negativ geladene Erythrozyten sedimentieren schneller, wenn sich positiv geladene Entzündungsproteine (Fibrinogen, Immunglobuline, α-2-Makroglobulin) anlagern

Prüfer: 548

Was passiert bei einem **Infekt**?

Antwort:

Proteinveränderungen, IgM-Titeränderungen

Kommentar:

- Es kommt zu einem relativ schnellen Anstieg der APP mit Zunahme der α-1- und α-2-Fraktion in der Elpho
- **Klassische systemische Veränderungen** sind Fieber, Leukozytose, erhöhte BSG, erhöhte APP (CRP, SAA)
- **Neuere Entzündungsindikatoren** sind Tumor-Nekrose-Faktor (TNF)-α, IL-6, lösliche α-Kette des IL-2-Rezeptors (IL-2R-α), Neopterin, PCT (gut geeignet zur Steuerung der antibiotischen Therapie bei Sepsis)
- TNF-α und IL-6 werden durch lokale Makrophagen im Bereich der Entzündung freigesetzt und sind damit sehr schnelle **direkte Marker** einer Entzündung

Serumeiweißelektrophorese

Prüfer: 549

Wie sieht eine **chronische Entzündung** in der Serumeiweißelektrophorese aus?

Kommentar:

Durch die Entzündung kommt es zu einer gesteigerten Synthese von polyklonalen Antikörpern. Nach 1–2 Wochen kommt es zur breitbasigen Erhöhung der γ-Globulin-Fraktion durch IgG- und IgM-Antikörper und im Übergang der β zur γ-Fraktion durch IgA-Antikörper.

Frage: 550

Wie sieht eine **akute Infektion** in der Serumeiweißelektrophorese aus?

notiz: ♂ ♀ Ref. achten / Altersspez.

Kommentar:
Innerhalb der ersten 1–2 Tage kommt es zu einem Anstieg der α-1-Fraktion durch den schnellen Anstieg der Akuten-Phase-Proteine.

Entzündung

551 Prüfer:
Wie weist man **Interleukine** nach?

Kommentar:
Interleukine liegen nur in einer niedrigen Konzentration vor. Daher sind hochempfindliche immunologische Verfahren notwendig, z. B. ELISA oder ECLIA (auf einer Analysestraße).

552 Prüfer:
Unter welchen Oberbegriff fällt das **CRP**?

Kommentar:
- **CRP** kann an die Polysaccharidkapseln von Streptokokken binden und diese präzipitieren. Es gehört zu den Akuten-Phase-Proteinen
- **APP** sind Proteine, die 4–12 Stunden nach einer Infektion einen Konzentrationsanstieg von mindestens 25 % im Plasma haben

553 Prüfer:
Wo wird das **CRP** synthetisiert?

Kommentar:
Bei entzündlichen Prozessen kommt es zu **IL-6** Freisetzung und dadurch zur Stimulation der CRP-Synthese in der Leber.

554 Prüfer:
Wann und wie schnell steigt das **CRP** an?

Kommentar:
- schneller Anstieg innerhalb von 4–6 Stunden, Maximalwerte werden nach etwa 24 Stunden erreicht
- relativ kurze HWZ von 24–48 Stunden (wichtig, um das Ansprechen der Therapie zu beurteilen und für Verlaufskontrollen)
- CRP hat den stärksten Anstieg der APP (bis 1000-facher Anstieg)

Frage: 555
Welche neueren **Entzündungswerte** können postoperativ oder im **Sepsis-Management** hilfreich sein?

Kommentar:
- **PCT:**
  - Das PCT (Prohormon von Calcitonin) reagiert selektiv auf systemische Infektionen (Sepsis!) mit Bakterien, Pilzen und Protozoen. Im Gegensatz zum CRP zeigt sich kein Anstieg bei viralen Entzündungen oder Tumorerkankungen und kein relevanter Anstieg bei lokalen Prozessen!
  - sehr schneller Anstieg innerhalb von 2 Stunden nach Erregerkontakt
  - Durch selektiven Anstieg bei bakteriellen Infekten ist es zur Therapieentscheidung einer Antibiose bzw. zur Therapiesteuerung einer Antibiose bei Sepsis geeignet
- **Granulozyten-Elastase:**
  - Die **Granulozyten-Elastase** ist ein proteolytisches Enzym, das im entzündeten oder nekrotischen Gewebe durch neutrophile Granulozyten, Makrophagen und Endothelzellen zum Abbau des phagozytierten Materials freigesetzt wird
  - Es ist ein unspezifischer Parameter des Entzündungsprozesses. Durch die sehr kurze HWZ von etwa 1 Stunde ist die **Granulozyten-Elastase** gut geeignet, Komplikationen postoperativ oder bei einer Sepsis zu erkennen
  - Messung ist einfach mittels Turbidimetrie möglich

Frage: 556
Welcher Parameter könnte theoretisch als **Screeningparameter für viele Infektionen** dienen?

Kommentar:
- Ein Maß für die Aktivität der unspezifischen Abwehr ist **Neopterin**!
- Bei transplantierten Patienten ist die prognostische Aussagekraft für Komplikationen wie die Abstoßungsreaktion sehr hoch (Biopsien sind seltener notwendig!)

- Beim Screening, z. B. von Blutspendern, können normale Neopterinkonzentrationen eine Vielzahl von Erkrankungen mit hoher Wahrscheinlichkeit ausschließen (HIV, CMV, ...)
- **Beispiel HIV:** bei 90 % aller HIV-Infizierten finden sich erhöhte Neopterinwerte, teilweise noch vor dem Nachweis HIV-spezifischer Antikörper. Bei zunehmender Krankheitsaktivität (Abnahme der CD4+-Zellen) steigt auch die Neopterinkonzentration an

8.15 Serumeiweißelektrophorese und Immunfixation

Serumeiweißelektrophorese

557 Prüfer:

Bitte erklären Sie die **Technik und Methode der Serumeiweißelektrophorese**?

Kommentar:

- Bei der **Agarosegel-Elektrophorese** wandern die in Lösung befindlichen Proteine auf einer Folie (Zellulose-Acetat, Agarosegel) durch Anlegen einer Gleichspannung. Als Trennmedium wird eine Pufferlösung mit einem definierten pH-Wert (üblicherweise pH = 8,6) eingesetzt. Durch unterschiedliche Wanderungsgeschwindigkeiten trennen sich die Serumproteine in Fraktionen (*Banden*) auf. Die Banden werden angefärbt und anschließend mit einem Densitometer (Absorptionskurve bei 545 nm) ausgewertet und in einem Diagramm als Kurve dargestellt (hohe Dichte = hoher Peak)
- Bei der **Kapillarelektrophorese** passiert die Auftrennung der Proteine ohne Trägermaterial. Das Serum durchläuft eine mit Puffer gefüllte etwa 20–100 cm lange Kapillare (Durchmesser 10–100 µm). Am kathodischen Ende der Kapillare ist ein Detektionsfenster. Dort werden die nacheinander vorbeikommenden Proteine im UV-Licht direkt detektiert. Die Wandergeschwindigkeit hängt von dem pH-Wert und der Ionenstärke des verwendeten Puffers, der Temperatur, der Spannung, dem Molekulargewicht und der elektrischen Ladung der Probe ab. **Vorteile** sind die schnellere Probenbearbeitung und die bessere Sensitivität, insbesondere bei der Detektion von Extragradienten!
- Durch die andere Trennmethode finden sich in der Kapillarelektrophorese zwei β-Fraktionen: β-1 und β-2 (C3-Komplement, Immunglobuline)

Prüfer: 558

Welche **Spannung** wird für die **Elektrophorese** benötigt?

Kommentar:

Bei der Agarosegel-Elektrophorese etwa 220 V, bei der Kapillarelektrophorese jedoch bis zu 30.000 V.

Frage: 559

In welche Richtung wandern die **Proteine** in der **Elektrophorese**?

Kommentar:

- **Agarosegel-Elektrophorese**: Der Isoelektrische Punkt (IEP) der Serumproteine liegt im sauren Bereich. Bei pH = 8,6 sind daher alle Proteine negativ geladen. Als Anionen wandern sie zum Pluspol (= Anode) in Abhängigkeit von ihrem Isoelektrischer Punkt (IEP)! Albumin (IEP pH = 4,6) wandert am weitesten, γ-Globulin (IEP pH = 6,4) am wenigsten weit!
- **Kapillarelektrophorese**: Hier wandern die Proteine trotz negativer Ladung vom Pluspol (Anode) zum Minuspol, da ein sehr starker elektro-osmotischer Fluss die gelösten Proteine mitnimmt in Richtung Minuspol

Prüfer: 560

Bitte begutachten Sie die Kurve.

Antwort:

Gamma Peak

Kommentar:

Ein **γ-Peak** ist ein schmalbasiger (spitzer hoher) Peak vor oder in der γ-Fraktion. Oft bezeichnet man diesen Peak als **M-Gradient** (M = Myeolom) oder als **Paraprotein**. Ein M-Gradient muss mittels Immunfixation weiter abgeklärt werden!

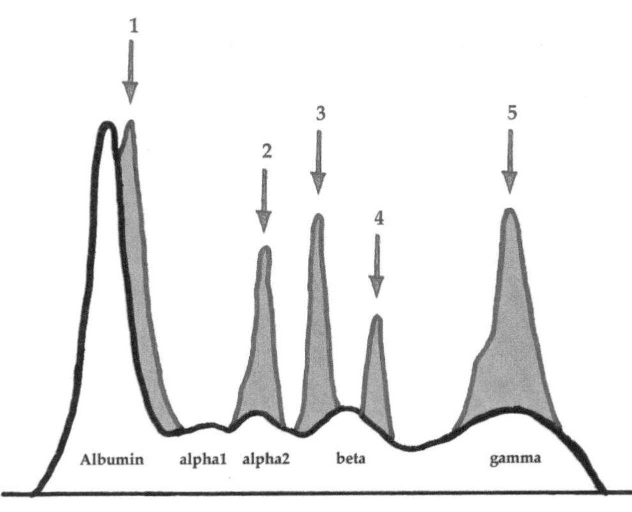

Abb. 8.1: Fehlerquellen: **1** Bisalbuminämie; **2** α-2-Makroglobulinämie, Verbrennungen, Nephrotisches Syndrom etc., Hyperlipoproteinämie (z.B. Typ IV, III nach Fredrickson); **3** Hämoglobin, Myoglobin; **4** Fibrinogen, bakterielle Kontamination, denaturierte Proteine; **5** Rheumafaktoren in hoher Konzentration, hohe Lysozymkonzentration (Monozytenleukämie)

561 Frage:

Welche Proteine sind in welcher **Fraktion der Serumeiweißelektrophorese** enthalten?

Kommentar:

- **Erster, höchster Peak:** Albumin → bei einem doppelgipfligen Peak liegt eine Bisalbuminämie vor. Dies ist eine Normvariante ohne bekannten Krankheitswert
- **α-1-Globulin:** α-1-Lipoprotein = HDL, α-1-Glykoprotein und α-1-Antitrypsin (beides Akute-Phase-Proteine)
- **α-2-Globulin:** α–2-Makroglobulin, Coeruloplasmin (APP), Haptoglobin (Akute-Phase-Protein)
- **Übergang α-2- und β-Globulin:** prä-β-Lipoprotein (VLDL / Triglyzeride)
- **β-Globulin:** Hämopexin, Transferrin (negatives-APP = Konzentrationsabnahme bei Entzündung), β-Lipoprotein (LDL), Komplement
- **Übergang β- zu γ-Globulin:** IgA-Antikörper und Fibrinogen (bei Plasma!)
- **γ-Globuline:** IgM- und IgG-Antikörper

Serumeiweißelektrophorese

Frage: 562

Wie sieht die Serumeiweißelektrophorese bei einer **Leberzirrhose** aus?

Kommentar:

Es zeigt sich ein niedriger Albuminpeak als Zeichen einer verminderten Albuminsynthese in der Leber sowie eine kompensatorische und entzündungsbedingte Erhöhung (AK-Synthese) der γ-Globulinfraktion.

Frage: 563

Wie sieht die **Serumeiweißelektrophorese beim Nephrotischen Syndrom** aus?

Kommentar:

Albumin ist vermindert durch eine renale Proteinurie, α-2-Mikroglobulin wird vermehrt gebildet und ist zu groß, um renal filtriert zu werden.

Frage: 564

Wie sieht die **Serumeiweißelektrophorese beim Antikörpermangelsyndrom** aus?

Kommentar:
Da die Antikörper fehlen, fehlt auch die γ-Globulinfraktion teilweise oder vollständig. Die α-1- und α-2-Fraktionen sind erhöht (APP sind erhöht!).

Fallbeispiel:
Elpho mit Peak zwischen β- und γ-
\+ Fraktion / mit Peak vor γ-Fraktion

565 Prüfer:
Was liegt hier vor?

Antwort:
Pseudo-M-Gradienten, Fibrinogenpeak durch Verwendung von Plasma!

Kommentar:
Ein **Fibrinogenpeak** ist möglich bei Verwendung von Plasma oder nicht vollständig geronnenem Serum (Siehe Abbildung 8.1, Seite 123). Wichtig ist die Abgrenzung zu einem **M-Gradient**, vor allem IgA-läuft ebenfalls im Übergang β- / γ-Fraktion und kann leicht mit einem Fibrinogenpeak verwechselt werden.

++ Bisalbuminämie

566 Prüfer:
Ursachen der **Bisalbuminämie**?

Antwort:
- Erworben durch Medikamente, z. B. Antibiotikatherapie (Penicillin, Cephalosporine) oder hereditär bedingt
- Serumeiweißelektrophorese auf Glasplatte

Kommentar:
Einteilung der **Bisalbuminämie** in zwei Gruppen: **Kongenitale Bisalbuminämie** = autosomal-dominant vererbte Albuminvariante und eine erworbene **Pseudo-Bisalbuminämie** durch exzessive Penicillinbindung (i. v. Hochdosistherapie), Bilirubin (schwerer Ikterus) oder an Albumin gebundener Harnstoff.

567 Prüfer:
Wo laufen die Peaks bei der jeweiligen Form der **Bisalbuminämie**?

Kommentar:
- Bei der hereditären Form bildet sich eine schnell wandernde Albumin-Variante, bei der Pseudoalbuminämie kommt es zur reversiblen Zunahme der anodischen Mobilität (schnell wandernde Variante) einer Albuminfraktion
- Langsam wandernde Varianten gibt es bei IgG-Albuminkomplexen, extremer α-1-Antitrypsinämie oder der Bence-Jones-Paraproteinämie

Prüfer: 568
Bedeutung der **Bisalbuminämie**?

Antwort:
Eine Bisalbuminämie hat keine klinische Bedeutung.

Kommentar:
Die **Bisalbuminämie** ist ein bedeutungsloses Auftreten einer Albuminnormvariante
ohne bekannten Krankheitswert! ++

Prüfer: 569
Welche klinische Folgen hat die **Bisalbuminämie**? Wie diagnostiziert man sie? +

Kommentar:
- Prima vista Diagnosestellung durch **zweigipfelige Albumin-Fraktion** in der Serumeiweißelektrophorese
- Eine klinische Bedeutung ist bisher nicht bekannt, auch die Gesamtalbuminkonzentration ist normal

Fallbeispiel:
Folie von Elpho (zu sehen: Peak zwischen β- und γ-Fraktion, Doppelpeak beim Albumin)

Prüfer: 570
Was liegt hier vor?

Antwort:
- Doppelpeak ist eine Bisalbuminämie. Meist hereditär oder medikamentenbedingt, harmlos
- Bande zwischen β und γ: Möglicherweise Fibrinogen oder „M-Gradient"

Kommentar:

Bei Verwendung von Plasma oder nur teilgeronnenem Serum kann ein **Fibrinogenpeak** auftreten (Peak 4, Abb.8.1, Seite 123). Der Peak kann auch ein M-Gradient sein, am ehesten durch IgA → IgA läuft vor IgG und IgM. Wichtig ist der Ausschluss einer Gammopathie (z. B. eines IgA-Plasmozytoms) durch eine IFE.

571 Frage:

Eine Immunfixations-Elektrophorese desselben Patienten: IgA Kappa monoklonale Gammopathie: Was bedeutet das?

Kommentar:

- **Monoklonale Gammopathie unklarer Signifikanz (MGUS)** (> 1 % der über 60-Jährigen haben ein MGUS) oder ein Plasmozytom
- Fließender Übergang zwischen einem MGUS und dem frühen Stadium eines Plasmozytoms. Vermutlich ist ein MGUS eine Vorstufe des Plasmozytoms (= Präkanzerose). Übergang ins Plasmozytom bei etwa 25 %. Bei den anderen dauert der Übergang evtl. so lange, dass sie ihn nicht mehr erleben
- MGUS-Häufigkeit bei < 70 Jahre etwa 0,1–0,3 %, > 70 Jahre 1–3 % und > 95 Jahre 19 %!
- Ein MGUS liegt nur vor, wenn folgende Bedingungen erfüllt sind:
  - ≤ 10 % klonale Plasmazellen im Knochenmark
  - < 30 g/l monoklonales Protein im Serum
  - Nicht nachweisbare Endorganschäden nach CRAB-Kriterien (**C** = Hyperkalzämie / Ca > 2,75 mmol/l, **R** = Renal function / Creatinin ≥ 2,0 mg/dl, **A** = Anämie < 10 g/dl, **B** = Bone / Knochenbeteiligung, Osteolysen, pathologische Frakturen)
- Falls kein MGUS vorliegt, muss unterschieden werden zwischen einem Plasmozytom (örtlich begrenzt) und einem Multiplen Myelom (generalisiert mit vielen Krankheitsherden)

Monoklonale Gammopathie

Prüfer: 572

Was ist eine **Monoklonale Gammopathie**?

Kommentar:

- Die **monoklonale Gammopathie** ist eine Krankheit mit Vermehrung monoklonaler Immunglobuline oder deren Teile (Leicht- oder Schwerketten) durch unkontrollierte Vermehrung eines immunkompetenten B-Lymphozyten. Bei einer monoklonalen Gammopathie treten vermehrt auf: vollständige Immunglobulinmoleküle einer Klasse und eines Typs (z. B. IgG-kappa), freie Leichtketten des Typs kappa oder lambda (= BENCE-JONES-Proteine), eine Kombination von Immunglobulinen und freien Leichtketten, freie Schwerketten (z. B. γ-, α-, μ-Kette), unterschiedliche Immunglobulinmoleküle (z. B. di-, tri-, multiklonale Gammopathie)
- Monoklonale Gammopathien können bei einem MGUS oder bei verschiedenen Erkrankungen aus dem Kreis der malignen hämatologischen Erkrankungen (MM, Plasmozytom, Amyloidose, CLL, Morbus Waldenström, Haarzelleukämie, Prolymphozytenleukämie) auftreten

Prüfer: 573

Wie diagnostizieren Sie eine **monoklonale Gammopathie**? +

Antwort:

Elpho, Immunfixation im Blut und Urin

Kommentar:

Ist in der **Serumeiweißelektrophorese** als Suchtest ein **M-Gradient** (schmaler hoher Peak) als Ausdruck eines Paraproteins in der γ-Fraktion sichtbar, dann erfolgt eine IFE aus Serum und Urin sowie eine quantitative Bestimmung der Immunglobuline (IgG, IgM, IgA) im Serum.

Frage: 574

Wie funktioniert die **Immunfixations-Elektrophorese (IFE)**?

Kommentar:

- Bei der **Immunfixations-Elektrophorese (IFE)** erfolgt eine elektrophoretische Auftrennung der Proteine auf einem Agarosegel und danach ein Überschichten mit einem Antiserum gegen IgG / IgA / IgM und gegen die beiden Leichtkettenklassen lambda und kappa
- Die Antiseren diffundieren in das Gel und bilden mit dem zugehörigen Antigen (Ag) einen unlöslichen Komplex aus. Diese Immunkomplexe bleiben bei den Waschschritten im Gel erhalten, werden anschließend mit einem Proteinfarbstoff (z. B. Säureviolett) angefärbt und die Banden visuell beurteilt
- Als Kontrolle werden in einer Bahn die denaturierten Proteine fixiert und gefärbt
- Die Antiseren für die kappa- und lambda-Ketten detektieren gebundene und freie Leichtketten

575 Frage:

Welche Verlaufskontrollen empfehlen Sie bei einem **MGUS**?

Kommentar:

- **Alle 3 Monate** werden durchgeführt:
  - quantitative Bestimmung des Myelom-Proteins in der Elpho
  - quantitative Bestimmung der Immunglobulinklassen im 24-Stunden-Sammelurin
  - BENCE-JONES-Protein-Ausscheidung im 24-Stunden-Sammelurin
  - Messung der Blutkörperchensenkungsgeschwindigkeit
  - kleines Blutbild
- **Alle 12 Monate**, je nach Symptomen:
  - radiologische Untersuchung des Skeletts
  - Knochenmarkshistologie bzw. -zytologie
  - β-2-Mikroglobulin im Serum

Fallbeispiel:
Serumeiweißelektrophorese mit M-Gradient

Prüfer: 576

Wie ist das weitere Vorgehen bei einem **M-Gradienten**?

Antwort:

Immunglobuline quantitativ bestimmen, Immunfixation aus Blut und Urin durchführen

Fallbeispiel:
Eiweißelektrophorese mit Doppelpeak Albumin und beginnendem Extragradienten (Peak 1, Abb.8.1, Seite 123) ++

Prüfer: 577

Wie häufig ist das?

Kommentar:

Die **Bisalbuminämie** ist relativ selten (*Anm.: geschätzt aus der Praxis < 0,1 %*), bei stationären Patienten unter hochdosierter Therapie mit intravenösem Penicillin sicher häufiger!

Merke: Bisalbuminämie
Die **Bisalbuminämie** mag selten sein, sie ist aber ein besonderer Befund, den Prüfer sehr gerne prüfen! !

Prüfer: 578

Wie ist das weitere Vorgehen bei einer **beginnenden monoklonalen Gammopathie**?

Antwort:

Immunfixation

Kommentar:

Durchführen einer IFE aus Blut und Urin (Bence-Jones-Proteine) sowie quantitative Bestimmung der Immunglobuline (IgG, IgM, IgA) aus dem Blut.

Prüfer: 579

Wie sieht ein **α-1-Antitrypsin-Mangel** aus?

Kommentar:
α-1-Antitrypsin ist das Hauptprotein in der α-1-Fraktion, daher fehlt der α-1-Peak in der Elpho (fast) vollständig → Albumin geht in α-2-Fraktion über!

580 Prüfer:
Klinik des **α-1-Antitrypsin-Mangels**?

Antwort:
Mangel führt zu einem vermehrten Abbau von Strukturgewebe in Lunge und Leber.

Kommentar:
- **α-1-Antitrypsin** ist ein **Proteaseinhibitor** und wichtig bei der Hemmung verschiedener Enzyme, die bei Entzündungsprozessen freigesetzt werden: Gehemmt werden u. a. Elastase, Trypsin, Chymotrypsin, Plasmin und Thrombin
- Ein α-1-Antitrypsin-Mangel führt zu einer unkontrollierten Aktivität dieser Enzyme. Klinische Relevanz hat vor allem die fehlende Hemmung der Elastase mit enzymatischer Zersetzung des Elastins in den Lungenalveolen. Dadurch führt ein langjähriger Krankheitsverlauf zur Zerstörung der Alveolarsepten und klinisch zu einem Lungenemphysem mit Husten, progredienter Dyspnoe und Atemwegsobstruktion
- 10–20 % der Patienten mit einem α-1-Antitrypsin-Mangel haben eine Leberbeteiligung. Hier führen abnorm synthetisierte α-1-Antitrypsin-Moleküle zu einem intrahepatischen Zelluntergang mit Inflammation und Zirrhose (Lebertumor). **Typische Symptome sind:** cholestatischer Ikterus, erhöhte Leberenzyme und Hepatomegalie. Es ist die häufigste vererbte Lebererkrankung bei Neugeborenen und Kindern (etwa 1–2 % der Patienten verstirbt bereits in der Kindheit an den Folgen der Leberzirrhose)

Fallbeispiel:
Bild einer Elpho mit α-1-Antitrypsin-Mangel.
Anm.: Zu sehen ist vermutlich ein fehlender oder deutlich abgeschwächter α-1-Peak! ++

581 Prüfer:
Was ist **α-1-Antitrypsin**?

Antwort:
α-1-Antitrypsin ist ein APP. Mangel ist klinisch bedeutsam!

Prüfer: 582
Was inhibiert **α-1-Antitrypsin**? +

Antwort:
Hemmt die Proteasen Trypsin, Chymotrypsin und Elastase durch Komplexbildung, die Komplexe können dann entfernt werden

Kommentar:
α-1-Antitrypsin ist ein **Proteaseinhibitor** (PI) und wichtig bei der Hemmung verschiedener Enzyme, die bei Entzündungsprozessen freigesetzt werden.

Antwort:
Im Entzündungsherd wird α-1-PI durch Peroxidase aus Granulozyten gehemmt, in der Umgebung begrenzt α-1-PI den Prozess

Serumeiweißelektrophorese

Prüfer: 583
Wie sieht eine **Leberzirrhose in der Serumeiweißelektrophorese** aus?

Kommentar:
Auffällig ist ein niedriger Albuminpeak als Zeichen einer verminderten Albuminsynthese in der Leber. Kompensatorisch und entzündungsbedingt kommt es durch die Antikörpersynthese zu einer Erhöhung der γ-Globulinfraktion.

Prüfer: 584
Wie ein sieht ein **M-Gradient in der Serumeiweißelektrophorese aus** ?

Kommentar:
Schmalbasiger, hoher Peak meist in der γ-Fraktion durch IgG- und IgM-Antikörper oder vor der γ-Fraktion durch IgA-Antikörper. Der **M-Gradient** = Myeolom-Gradient ist ein monoklonales Paraprotein

Prüfer: 585
IgA Kappa – wie häufig ist das?

Kommentar:

- IgA Kappa ist mit etwa 13 % das dritthäufigste **Paraprotein**
- Absteigende Reihenfolge der Paraproteine-Typen: **IgG kappa (34 %) > IgG lambda (18 %) > IgA kappa (13 %)** > IgA lambda (8 %) > Leichtkettenmyelom (= Bence Jones Myelom) kappa (9 %) > Leichtkettenmyelom (= Bence Jones Myelom) lambda (7 %) > Asekretorisches Myelom (unauffällige Immunfixation, aber pathologisches Verhältnis der freien Leichtketten) (7 %) > Biklonale Myelome (2 %) IgD kappa und lambda (etwa 1%) > IgM kappa und lambda (etwa 0,5 %)

Merke: Paraproteine

! Jedes dritte Paraprotein ist IgG Kappa (34 %) zusammen mit IgG lambda (18 %) sind es mehr als die Hälfte der Paraproteine. Eine absolute Rarität mit < 1 % sind IgM-Paraproteine.

586 Prüfer:

+ Wie sieht **Fibrinogen in der Serumeiweißelektrophorese** aus?

Kommentar:

- Fibrinogen stellt sich als Bande zwischen der β- und γ-Fraktion dar. Bei Verwendung von Plasma oder nur teilgeronnenem Serum kann hier ein **Fibrinogenpeak** auftreten
- **Wichtig:** der Peak kann auch ein M-Gradient durch monoklonales IgA sein. IgA läuft vor der γ-Fraktion (hier IgG und IgM). Ausschluss einer Gammopathie durch eine IFE

587 Prüfer:

Nephrotisches Syndrom, Proteinurie → α-2-Kompensation

Kommentar:

Beim **Nephrotischen Syndrom** ist Albumin durch die renale Proteinurie vermindert. α-2-Makroglobulin wird eher vermehrt gebildet und da es zu groß ist, um renal filtriert zu werden, findet sich eine (relativ) erhöhte α-2-Fraktion im Blut.

Multiples Myelom

Prüfer: 588

Wie ist die Stadieneinteilung des **Multiplen Myeloms**?

Kommentar:

- Früher war die Einteilung nach **Salmon und Durie** anhand von Hb, Kalzium, Knochenstruktur und Röntgen, IgG, IgA, Bence-Jones-Proteine im Urin gebräuchlich
- Jetzt Einteilung nach dem **International Staging System**, da es einfacher ist und nur Parameter aus dem Blut (Serum) herangezogen werden. Stadium ...
  - **I** β-2-Mikroglobulin < 3,5 mg/l, Albumin ≥ 35 g/l
  - **II** β-2-Mikroglobulin < 3,5 mg/l, Albumin < 35 g/l oder β-2-Mikroglobulin 3,5–5,5 mg/l
  - **III** β-2-Mikroglobulin ≥ 5,5 mg/l

Prüfer: 589

Wie ist die klinische Wertigkeit der **relativen Fraktionen** in Prozent der Elpho ohne Kenntnis des Gesamteiweißes?

Kommentar:

- Die relativen Fraktionen sind wenig aussagekräftig. Beispielsweise sind bei einer Hypoalbuminämie die anderen Fraktionen prozentual erhöht (höhere Peaks in der Serumeiweißelektrophorese bei gleichen Absolutwerten), Extragradienten werden aber trotzdem erkannt
- Zu beachten ist, dass auch bei einem Proteinmangel die Kurve normal aussehen kann

Immunfixations-Elektrophorese vs. Immunelektrophorese

Prüfer: 590

Methoden?

Kommentar:

Heutzutage ist die Immunfixations-Elektrophorese Standard. **Vorteil der Immunfixation** ist vor allem die höhere Sensitivität für Paraproteine — die Nachweisgrenze von 0,5–5 mg/dl entspricht einer etwa 5–10-fach höheren Sensitivität gegenüber der Immunelektrophorese. Für die Immunfixations-

Elektrophorese spricht außerdem eine kürzere Untersuchungsdauer und ein relativ geringer Antiserumverbrauch.

591 Prüfer:
Erklären Sie die **Technik der Immunfixation**.
+

Antwort:
Elektrophoretische Auftrennung im Agarosegel → Zelluloseacetatfolie (5 mAK) aufgelegt → Immunkomplexbildung, bleiben beim Auswaschen erhalten → Färbung

Kommentar:
Die Serumproteine werden im Agarosegel elektrophoretisch aufgetrennt. Dann wird ein mit monospezifischen Antiseren getränkter Zelluloseacetatstreifen auf das Gel gelegt. Nach der Präzipitatbildung werden die im Gel entstandenen Immunkomplexe gefärbt.

592 Prüfer:
Erklären Sie die **Technik der Immunelektrophorese**?

Antwort:
Elektrophoretische Auftrennung → AK-haltiges Serum in der Mitte der OT, dazu senkrecht diffundieren AK und Ag

Kommentar:
Eine **Immunelektrophorese** ist eine Kombination aus der Eiweißelektrophorese und der Immunpräzipitation: Auf einem Agarosegel (oder Zelluloseacetatfolie) erfolgt die elektrophoretische Trennung des Patientenserums und eines Kontrollserums. Dann wird zwischen beiden Seren in Trenn-Richtung ein Antiserumtrog ausgeschnitten und mit Antiserum gefüllt. Die Antikörper diffundieren senkrecht zur Trennrichtung und die aufgetrennten Proteine in Richtung der Antiserumrinne. Da, wo sich AG und korrespondierende AK treffen, bilden sich scharfe Präzipitationslinien.

593 Prüfer:
Wo wird das Patientenserum aufgetragen?

Antwort:
Kathodenseitig!

Antikörper

Frage: 594
Was sind **freie Leichtketten**?

Kommentar:
- **Plasmazellen** bilden getrennt voneinander schwere und leichte Ketten und setzen diese dann zu kompletten Immunglobulinen zusammen. Leichtketten, die nicht an die Schwerketten gebunden sind, nennt man freie Leichtketten. Plasmazellen bilden normalerweise mehr Leichtketten als benötigt werden und geben diese ins Blut ab
- Normale Immunglobuline setzen sich aus zwei Leichtketten (lambda oder kappa) und zwei Schwerketten zusammen
- Kappa liegt als Monomer, lambda als Dimer vor

Frage: 595
Wie viele verschiedene **Schwerketten** gibt es?

Kommentar:
- Es gibt fünf verschiedene Klassen von Schwerketten: **IgG, IgM, IgA, IgD und IgE**
- Zusammengesetzt ergeben sich: IgG kappa, IgG lambda, IgA kappa, IgA lambda, IgM kappa, IgM lambda, IgD kappa, IgD lambda, IgE kappa, IgE lambda

Multiples Myelom

Frage: 596
Welche **diagnostische Alternative** gibt es **zur Serumeiweißelektrophorese bzw. Immunfixations-Elektrophorese**?

Kommentar:
- Am unempfindlichsten ist der *Suchtest* Elpho, empfindlicher ist die IFE und mit Abstand die größte Sensitivität hat die direkte Bestimmung der **freien Leichtketten** im Blut → Steigerung der Sensitivität um Faktor 100!

- Weiterer Vorteil ist die kurze HWZ der freien Leichtketten von 2–6 Stunden und dadurch Eignung zur Therapiekontrolle — Im Vergleich dazu beträgt die HWZ bei IgG etwa 20 Tage, bei IgM etwa 10 Tage und bei IgA etwa 5–6 Tage
- Plasmazellen produzieren etwa 40 % mehr Leichtketten als für die Antikörpersynthese benötigt werden
- Deshalb liegt das Kappa- / Lambda-Verhältnis normalerweise bei 2:1

597 Frage:
Wie sind die **unteren Nachweisgrenzen** der **Eiweißelektrophorese**, der **Immunfixation** und des direkten Nachweises der **freien Leichtketten**?

Kommentar:
- Serumeiweißelektrophorese 500–2000 mg/l (Kappa und Lambda)
- Immunfixations-Elektrophorese 150–500 mg/l (Kappa) bzw. 100–500 mg/l (Lambda)
- **Immunnephelometrie** für freie Leichtketten 1,2 mg/dl (Kappa) bzw. 1,6 mg/l (Lambda)

Fallbeispiel:
Immunfixation mit freien Leichtketten
\+ vom lambda-Typ

598 Prüfer:
Was ist das?

Antwort:
Bence-Jones-Proteine

Kommentar:
Bei der **Bence-Jones-Proteinurie** kommen niedermolekulare, nephrotoxische Paraproteine (= freie Leichtketten) im Urin vor. Etwa 2/3 der Multiplen Myelome führen zu einer Bence-Jones-Proteinurie. Die Proteine lagern sich in den glomerulären Kapillaren (Amyloidose) oder in den distalen Tubuli (adultes Fanconi-Syndrom) ab oder fallen als Präzipitate aus. Dies führt zu einem progredienten Nierenversagen.

Urin-Immunfixation
Nur monoklonale Leichtketten vom lambda-Typ

Prüfer: 599
Was sind die Indikationen zur Bestimmung von **IgD und IgE**?

Kommentar:
- Multiples Myelom des Typs IgD kappa oder lambda sind mit < 1 % sehr selten. Extrem selten sind IgE kappa oder IgE lambda
- Bestimmung der Gesamt-IgE-Antikörper bei parasitären oder allergischen Erkrankungen. Eine Allergiediagnostik ist durch die Bestimmung der allergenspezifischen IgE-AK möglich
- Funktion von IgD unklar, eventuell Funktion bei der B-Zellaktivierung?

Zum Nachdenken:
Eiweißelektrophorese mit Gradient zwischen α-2- und β-Stellung, Serum nicht hämolytisch und nicht lipämisch, Immunglobuline supprimiert → IFE im Serum: Präzipitat bei Fixation mit Anti-lambda-Leichtkettenserum ohne Schwerkette → nach Ausschluss auch von IgD- und IgE-Myelom Diagnostellung eines Leichtkettenmyeloms → IFE im Urin mit massiver Leichtkettenproteinurie → ungewöhnlicher Serumbefund

8.16 Tumormarker und Tumordiagnostik

Tumormarker

Prüfer: 600
Was ist die **Idealvorstellung eines Tumormarkers**?

Kommentar:
Ein idealer **Tumormarker** sollte eine hohe Sensitivität haben um möglichst viele Tumorerkrankte zu erkennen und eine hohe Spezifität haben, damit er bei möglichst vielen Gesunden negativ ist. Er soll aber auch einen hohen positiven prädiktiven Wert

haben, damit viele mit einem auffälligen Tumormarker auch wirklich krank sind.

601 Prüfer:
Kann es so etwas auf **molekularer Ebene** geben?

Kommentar:

- Bekannte Beispiele sind die Breast Cancer Gene **BRCA-1** und **BRCA-2**. Zwischen 65–75 % der Frauen mit einer BRCA-1-Mutation erkranken vor dem 70-ten Lebensjahr an Brustkrebs, bei einer BRCA-2-Mutation etwa 45 bis 65 %! Das ergibt ein etwa 10-fach erhöhtes Risiko gegenüber Frauen ohne diese Mutation ! Außerdem tritt das Mamakarzinom mit durchschnittlich 40 Jahren anstatt 60 Jahren früher auf. Auch das Ovarialkarzinom kommt bei BRCA-1 mit 50 % und bei BRCA-2 mit 20 % deutlich gehäuft vor!
- Beim Beispiel Mamacarcinom ist jedoch zu beachten, dass Veränderungen in den BRCA-1/-2 Genen nur für etwa 5–10 % der Brustkrebs-Fälle verantwortlich sind. Die Sensitivität des *Genscreenings* wäre dadurch für die Fragestellung **Brustkrebs** sehr schlecht!

602 Prüfer:
Wie handhaben Sie (freies) **prostataspezifische Antigen (PSA)**?

Kommentar:

- **PSA** hat als einziger Tumormarker eine gute Organspezifität. Es ist aber nicht karzinomspezifisch. 90 % sind im Blut an Antichymotrypsin gebunden. 10 % kommen ungebunden also frei im Serum als fPSA vor
- Bei der benignen Prostatahyperplasie und der Prostatitis ist vor allem das freie PSA erhöht. Daher wird bei PSA-Werten zwischen 4 und 10 ng/ml ergänzend das **fPSA** bestimmt. Ist der Anteil des freien PSA geringer als 10 %, besteht der Verdacht einer bösartigen Erkrankung
- Zur weiteren Differenzierung zwischen gutartiger und bösartiger Prostataveränderung, kann auch die PSA-Anstiegsgeschwindigkeit zwischen zwei PSA-Bestimmungen ermittelt werden. Ist diese > 0,7 ng/ml/Jahr oder die PSA-Verdoppelungszeit < 9 Monate, spricht das für eine bösartige Erkrankung

Klinik und Diagnostik eines Karzinoid:

Prüfer: 603
Welche **Diagnostik** empfehlen Sie bei einem **Karzinoid**?

Antwort:
5-Hydroxyindolessigsäure im Sammelurin

Kommentar:
Üblich ist die Bestimmung der 5-HIES (5-Hydroxyindolessigsäure) im angesäuerten 24-Stunden-Sammelurin.

Prüfer: 604
Mit welcher **Technik bzw. Methode** bestimmen Sie **HIES**?

Antwort:
HPLC-elektrochemische Detektion

Kommentar:
HPLC (High Performance Liquid Chromatography) ist ein Flüssigchromatographie-Verfahren zur Trennung bzw. Identifizierung und Quantifizierung von Proben.

Prüfer: 605
Von welcher Aminosäure leitet sich **Serotonin** ab?

Antwort:
Tryptophan

Prüfer: 606
Was ist bei der **Präanalytik von Serotonin** zu beachten?

Antwort:
Keine Nüsse oder Bananen essen

Kommentar:
Falsch positive Resultate kommen nach dem Konsum von **serotoninreichen Nahrungsmittel** wie Walnüsse, Bananen, Ananas, Kiwi, Melonen, Auberginen, Avocados und Tomaten vor.

607 Prüfer:
Welche besondere **chemische Struktur hat Serotonin**?

Antwort:
Indol (aromatischer Heterozyklus)

Morbus Kahler

608 Prüfer:
Wie verhält sich die AP bei **Morbus Kahler**?
+

Antwort:
Morbus Kahler ist synonym für das Plasmozytom (hier Osteolysen, Plasmazellnester im Knochenmark, monoklonale Gammopathie)

Kommentar:

- Die AP und die knochenspezifische AP sind bei osteolytischen Prozessen erhöht. Beim **Morbus Kahler** ist die Alkalische Phosphatase nur zu etwa 17 % erhöht
- Üblich ist die Einteilung in ein solitäres Myelom = (solitäres) **Plasmozytom** und ein **Multiples Myelom**. Das ist ein generalisiertes Plasmozytom oder Morbus Kahler. Die Begriffe Plasmozytom, MM und Morbus Kahler werden häufig synonym gebraucht – auch weil solitäre Myelome (Plasmozytome des Knochens) nur etwa 2 % der Myelome ausmachen
- Jährlich gibt es etwa 3/100.000 Neuerkrankungen. Das MM macht 1 % aller Krebserkrankungen aus. Es ist die Dritthäufigste maligne hämatologische Erkrankung nach den Leukämien und den Non-Hodgkin-Lymphomen. Der Häufigkeitsgipfel liegt zwischen dem 55. und 75. Lebensjahr, Männer sind häufiger betroffen. Die Krankheitsursache ist unbekannt
- **Typische Symptome sind** Knochenschmerzen (55 %), Leistungsminderung (40 %), Schwäche, Müdigkeit (40 %), Infektneigung (22 %), Appetitlosigkeit (20 %) und Gewichtsverlust (17 %)

Morbus Waldenström

Prüfer: 609
Was sind die Unterschiede zwischen dem **Plasmozytom** und dem **Morbus Waldenström**?

Antwort:

- Plasmozytom: Plasmazellen, letzte Stufe der B-Zelldifferenzierung
- Morbus Waldenström: lymphoplasmozytoides Immunocytom (1/3 der Fälle produziert IgM, Vorstufe der Plasmazellen bei der B-Zelldifferenzierung)
- B-Zelle (Lymphozyt) → Immunoblast → plasmozytoide Zelle (lymphoplasmozytoides Lymphom → Plasmazelle)
- AP nur selten hoch (osteoblastisch)

Kommentar:

- Der **Morbus Waldenström** ist eine histopathologische Diagnose und ist ein lymphoplasmatisches Lymphom mit monoklonaler IgM-Gammopathie. Die Prognose ist abhängig von β-2-Mikroglobulin, der Zytopenie (Hb, Thrombozyten) und Höhe der IgM-Gammopathie
- Das **Plasmozytom**, richtig MM ist eine gemäß WHO den B-Zell-Lymphomen zugehörige maligne Erkrankung mit vermehrter Produktion monoklonaler Immunglobuline. Dieses Paraprotein (monoklonales Protein daher auch M-Gradient) ist im Serum und Urin nachweisbar. Im Knochenmark zeigt sich eine monoklonale Plasmazellvermehrung

8.17 Liquordiagnostik

Liquor

Frage: 610
Was ist **Liquor** und was ist dessen Aufgabe?

Kommentar:

- **Liquor cerebrospinalis** ist ein farbloses, wasserklares Ultrafiltrat des Blutplasmas. Nach Zirkulation in den inneren und äußeren Liquorräumen geht der Liquor in den Arachnoidalzotten in das venöse Blut über

- Der Liquormantel um Gehirn und Rückenmark schützt die empfindlichen Strukturen vor Stößen gegen die Schädelkalotte. Die Flüssigkeit verleiht dem Gehirn *Auftrieb* und macht es leichter. Verschiedene Substanzen können über den Liquor ins Venenblut abgeleitet werden. Liquor hat keine Versorgungsfunktion für das Zentrale Nervensystem (ZNS)!

611 Frage:
Wie viel **Liquor** hat ein Erwachsener?

Kommentar:
- Etwa 150 ml davon sind etwa 25 ml in den Ventrikeln und 30 ml im spinalen Subarachnoidalraum
- Im Plexus choroideus (in den Ventrikeln) werden täglich etwa 500 ml Liquor produziert, damit wird der Liquor dreimal pro Tag *ausgetauscht*

612 Frage:
Wieviel **Liquor** kann zur Diagnostik entnommen werden?

Kommentar:
Bei Erwachsenen etwa 8–10 ml, bei (Klein-) Kinder eher 1–2 ml.

613 Frage:
Was ist bei **Liquoruntersuchungen** zu beachten?

Kommentar:
- Antikörper bzw. Proteine sind sehr stabil und können bei Raumtemperatur 2–3 Tage bzw. > 1 Woche bei 4–8 °C (Kühlschrank) untersucht werden
- Die **Liquorzytologie** muss zeitnah durchgeführt werden. Verfälschungen durch Zelluntergänge und Artefakte beginnen bereits 1–2 Stunden nach Abnahme. Am empfindlichsten sind die Granulozyten. Die reine Zellzahl kann auch noch nach mehreren Stunden erfolgen → hohe Zellzahl = **Pleozytose**

Liquordiagnostik

Frage: 614
Welche **Liquorbasisdiagnostik** führen Sie durch?

Kommentar:
Zellzahl (bei erhöhter Zellzahl auch Zelldifferenzierung), Gesamtprotein (Eiweiß) und Lactat. Ggf. mit BLS also Albumin, Gesamt-IgG / -IgM / -IgA im Serum und Liquor.

Prüfer: 615
Welche Zählkammer wird zur **Liquorzellzählung** benutzt?

Kommentar:
Die **Liquorzellzählung** erfolgt mikroskopisch in der **Fuchs-Rosenthal-Zählkammer**. Die Kammer hat 4x4 Großquadrate mit je 16 Kleinstquadrate das ergibt insgesamt 256 Quadrate. Zellen auf den vier äußeren Begrenzungslinien werden nur zur Hälfte gezählt.

Frage: 616
Was bedeutet die Angabe von **Drittelzellen**?

Kommentar:
Die **Drittelzellen** ergeben sich aus der Fuchs-Rosenthal-Zählkammer. Hier sind insgesamt 3,2 µl Volumen enthalten. In einer Leukozytenpipette werden zehn Teile Liquor mit einem Teil Färbelösung gemischt und 3,2 µl in die Zählkammer gegeben. Die gezählten Zellen (256 Quadrate) entsprechen dann der Zellzahl / 3 (3,2 µl · 10/11 also eigentlich Zellen pro 2,9 µl). Die Angabe in Drittelzellen ist inzwischen obsolet und führt häufig zu Missverständnissen. Heute sollten die Zellen pro µl angegeben werden.

Frage: 617
Wie gehen Sie vor, wenn der Liquor viele **Erythrozyten** enthält?

Kommentar:
Erythrozyten im Liquor bedeuten immer, dass es zu einer Blutbeimengung im Liquor gekommen ist, da Erythrozyten physiologisch nicht im Liquor vorkommen! Damit

stammt auch ein Teil der Leukozyten aus dem Blut. Grob kann man pro 700–1000 Erythrozyten einen Leukozyten abziehen. Der blutige Liquor sollte vor der weiterer Analyse zentrifugiert werden. Trotz Zentrifugation können Bestandteile der hämolysierten Erythrozyten (Hb etc.) evtl. die weitere Analyse stören. Problematisch ist es, wenn blutiger Liquor bereits auswärts abzentrifugiert wurde, und das nicht mitgeteilt wird.

618 Frage:
Eiweißmessung im Liquor: Methode? Indikation?

Kommentar:

- **Turbidimetrie**: Nach Eiweißfällung mittels Säuren wird die Trübung photometrisch gemessen oder man gibt Farbstoffe hinzu, die mit den Proteinen photometrisch messbare Komplexe bilden
- Die Gesamteiweißmessung im Liquor ist Teil der Notfalldiagnostik und dient als Hinweis für eine bakterielle Meningitis
- Albumin und die Gesamtimmunglobuline (IgG, IgM, IgA) werden gemessen um eine Blut-Liquor-Schrankenstörung bzw. eine intrathekale Antikörpersynthese zu erkennen. Nach H. Reiber werden diese Werte in **Reiber-Diagramme** eingetragen

619 Frage:
Welche **bakterielle Diagnostik** kann aus dem **Liquor** durchgeführt werden?

Kommentar:

- Standarddiagnostik ist der Liquorausstrich und die Liquorkultur zur Erregeranzucht
- Der Liquorausstrich erfolgt auf einem Objektträger mit einer **Pappenheim-Färbung** (Zelldifferenzierung) und einer Gram-Färbung
- **Gram-positiv** Erreger sind z. B. Pneumokokken, Streptokokken, Staphylokokken, Listeria monocytogenes
- **Gram-negativ** Erreger sind z. B. Neisseria meningitides, Enterobakterien, Haemophilus influenzae

Liquorchemie

Frage: 620
Welche klinisch-chemischen **Liquorparameter** kennen Sie?

Kommentar:

- Glukose und das Abbauprodukt Lactat
- Ferritin
- β-2-Mikroglobulin
- Carcinoembryonales Antigen
- Glutamat-Decarboxylase-II-AK
- Paraneoplastische antineuronale Antikörper (Yo, Hu, Ri, Amphiphysin)
- Antigangliosid-AK
- Basisches Myelinprotein

Frage: 621
Warum ist das **Lactat** wichtig?

Kommentar:
Bei **bakteriellen Meningitiden** ist das Lactat bis zum 10-fachen der Norm erhöht. Virale Infektionen haben normwertige Lactatwerte. Die Entscheidungsgrenze zwischen viralen und bakteriellen Menigitiden liegt bei etwa 5 mmol/l.

Frage: 622
Welchen anderen Ursachen für eine **Lactaterhöhung** kennen Sie?

Kommentar:
Eine **Lactaterhöhung** kommt vor allem bei bakteriellen oder tuberkulösen Prozessen (Meningitis), Einblutungen in Liquorraum, durch Stoffwechselprozesse (bei hoher Zellzahl = Pleozytose im Liquor) durch Erythrozyten oder Leukozyten und bei infiltrierenden Tumoren vor.

Frage: 623
Warum ist die **isolierte Glukose-Bestimmung im Liquor** nicht sinnvoll?

Kommentar:
Die Glukosekonzentration im Liquor hängt stark von dem Serumwert ab. Normalerweise ist **im Liquor etwa 70 % der Blutglukose** messbar. Ein Anteil < 50 % spricht für eine bakterielle, tuberkulöse oder pilzbedingte ZNS-Infektion.

Erregernachweis im Liquor

624 Frage:
Bei welchem Erreger ist eine **Liquor-PCR** sinnvoll?

Kommentar:

- Bei einer HSV-Enzephalitis ist die PCR in den ersten 7 Tagen fast immer positiv!
- Eine hohe diagnostische Sensitivität besteht für alle Humane Herpesviren (HSV-1 und -2, VZV, CMV, EBV wenig relevant sind hier HHV-6, HHV-7 und HHV-8)
- Eine PCR ist sinnvoll bei JC-Virus (JCV), Influenzavirus, Mycobacterium tuberculosis (Sensitivität > 80 %), Cryptococcus neoformans, Aspergillus fumigatus, Enteroviren (kurze Virämie im Liquor, besser Stuhl)
- Die Sensitivität ist eher gering bei Toxoplasma gondii bzw. sehr gering und damit nicht sinnvoll bei Borrelien oder der Frühsommer-Meningo-Enzephalitis (FSME). Hier ist die Antikörperbestimmung in Serum und Liquor mit Bestimmung des spezifischem Antikörperindex vorrangig! Hierfür muss aber auch die BLS bestimmt werden (mehr Liquor und Serum notwendig!)

625 Frage:
Welche Präanalytik sollte für eine **Liquor-PCR** eingehalten werden?

Kommentar:

- Bei bakteriologischen Untersuchungen darf der Liquor nicht abzentrifugiert werden. Für virologische Untersuchungen kann auch zentrifugierter Liquor verwendet werden
- Bei Nachweis von RNA-Viren sollte der Liquor bis zum Transport im Kühlschrank (4–8 °C) gelagert werden, bei DNA-Viren ist dies unproblematisch.

Liquorrhoe

626 Frage:
Was versteht man unter einer **Liquorrhoe**?

Kommentar:
Unter einer **Liquorrhoe** versteht man das Ausfließen von Liquor cerebrospinalis aus der Nase (**Rhinoliquorrhoe**) oder dem Ohr (**Otoliquorrhoe**) meist durch eine Schädelbasisfraktur oder Fraktur des Felsenbeins.

Frage: 627
Sie bekommen **unklares Sekret aus Ohr oder Nase** eingeschickt. Wie können Sie Liquoranteile nachweisen?

Kommentar:

- **β-2-Transferrin** ist im Liquor nachweisbar im Serum jedoch nicht!
- β-Trace-Protein beträgt im Liquor > 6 mg/l und im Nasensekret < 1 mg/l, Werte < 1 mg/dl sprechen daher für eine Liquorrhoe

Blutiger Liquor

Prüfer: 628
Wie können Sie eine **artifizielle Blutung** (Punktionsartefakt) von einer **Einblutung in die Liquorräume** (Hirnblutung, Subarachnoidalblutung (SAB)) unterscheiden?

Kommentar:

- Einfacher klassischer Test ist die **3-Gläser-Probe**. Hierzu werden bei der Liquorpunktion 3-Gläser nacheinander gefüllt. Bei einer artifiziellen Blutung (Verletzung durch Punktion) wird der Liquor vom ersten bis dritten Röhrchen klarer, bei einer SAB oder Hirnblutung bleibt der Liquor rot = blutig!
- Bei der **SAB** findet sich auch ein xanthochromer Überstand nach Zentrifugation, positiver Bilirubinnachweis, Ferritin > 15 ng/ml und Hämatomakrophagen
- Bei Punktionsartefakten findet sich ein klarer Überstand, keine Bilirubin, Ferritin < 15 ng/ml und keine Hämatomakrophagen

Xanthochromer Liquor

Prüfer: 629
Worauf beruht die Färbung eines **xanthochromen Liquors**?

Kommentar:

Die Färbung eines **xanthochromen Liquors** entsteht durch freies Hb nach Hirnblutung oder SAB, durch Bilirubin und sehr hohem Eiweißgehalt. Punktionsartefakte (artifiziell zugemischtes Blut) ergibt eine Rosa bis Rotfärbung und einer Trübung durch Blutzellen. Die Beurteilung der **Xanthochromie** erfolgt nach einer Zentrifugation!

630 Prüfer:

Welche typischen Zellen finden Sie in einem Zellpräparat aus **xanthochromen Liquor**?

Kommentar:

In einem **xanthochromen Liquor** ist die Zellzahl stark erhöht. Es findet sich ein gemischtest Zellbild mit allen im Blut vorkommende Zellen! Außerdem ein erhöhtes Lactat, Eiweiß und ein erhöhter Albuminquotient. Diesen darf man nicht als Schrankenstörung fehlinterpretieren!

Blut-Liquor-Schranke

631 Prüfer:

Was gibt der **Albumin-Quotient** an?

Kommentar:

Albumin wird **nur** in der Leber produziert. Sämtliches im Liquor gemessenes Albumin muss daher aus dem Blut, nach Übertritt der Blut-Liquor-Schranke (BLS) stammen! Der Albumin-Quotient repräsentiert daher die BLS und errechnet sich aus dem Albuminwert im Liquor geteilt durch den Albuminwert im Serum. Wegen Messschwankungen ist wichtig, dass beide Werte im gleichen Lauf gemessen werden!

632 Frage:

Hängt der **Albumin-Quotient** von Geschlecht oder Alter ab?

Kommentar:

- Nicht geschlechtsabhängig!
- **Starke Altersabhängigkeit:** Hoher Albumin-Quotient bei Neugeborenen (32), dann abfallend auf niedrigsten Stand (2) im Alter von 6 Monaten und dann langsam ansteigend
- Ab 5 Jahre langsam ansteigend, obere Grenze: Q-Albumin = $(4 + \text{Alter}/15) \cdot 10^{-3}$

Frage: 633

Was sind die **Reiber-Diagramme**?

Kommentar:

- Laut Hans Reiber treten die Immunglobuline nicht linear durch die BLS in den Liquor über, sondern gemäß einer Hyperbel
- **Beispiel:**
  IgG-Quotient
  $= \frac{a}{b} \cdot \sqrt{(Q - Albumin)^2 + b^2} - c$
- Damit kann die Kurve für IgG, IgM und IgA errechnet werden. Es gibt eine obere und untere Grenze sowie einen Mittelwert

Prüfer: 634

Wie kann eine **intrathekale IgG-Synthese** nachgewiesen werden?

Kommentar:

Immunglobuline stammen normalerweise komplett aus dem Blut. Bei entzündlichen Prozessen im ZNS kann es zusätzlich zu einer **intrathekalen Synthese** von Immunglobulinen kommen. D.h. es wird der IgG-Quotient bestimmt (IgG im Liquor geteilt durch IgG im Serum) und in das **Reiber-Diagramm** eingetragen. Der Punkt liegt bei einer intrathekalen Synthese über der oberen Begrenzung. Es findet sich also mehr IgG-AK im Liquor als nach dem Albumin-Quotient zu erwarten wäre.

Indirekter Nachweis einer ZNS-Infektion

Prüfer: 635

Wie unterscheiden sich **Liquorbefunde** einer bakteriellen von einer viralen **Meningitis**?

Kommentar:

- **Bakterielle Meningitis:** trüber, weißlicher Liquor mehr als 1000 granulozytäre Zellen pro µl, Lactat > 3,5 mmol/l, Albumin-Quotient sehr hoch, Eiweiß > 120 mg/dl
- **Virale Meningitis:** klarer, farbloser Liquor, nur max. mehrere 100 lymphozytäre Zellen pro µl, Lactat < 3,5 mmol/l, normaler

Albumin-Quotient und Eiweiß, normale bis mäßige Schrankenstörung

636 Frage:
Wie erkennen Sie eine **ZNS-Infektion** in Abgrenzung zu einer peripheren oder systemischen Infektion?

Kommentar:
- Wichtig ist die Unterscheidung der Antikörper, die über die BLS aus dem Blut in den Liquor gelangen und den autochthon (also im ZNS) gebildeten Antikörpern. Hierzu wird der Antikörperindex (AI) gebildet
- Beispiel IgG-AK gegen HSV:

$$AI = \frac{\frac{HSV\text{-}AK(Liquor)}{HSV\text{-}AK(Serum)}}{IgG\text{-}Quotient}$$

637 Frage:
Bei welchem **Antikörperindex** besteht eine intrathekale Synthese?

Kommentar:
- Das ist methodenabhängig und muss von dem Labor validiert werden
- Typische Normwerte sind für ELISA-AIs = 0,7–1,3, bei Titer-AIs > 4 (± 1 Titerstufe wird bei der Ablesung toleriert)

638 Frage:
Welche Methode führen Sie zur Bestimmung des **Antikörperindex** durch?

Kommentar:
- Vorteil des offenen Systems ELISA ist, dass beliebige Verdünnungen und Materialien eingesetzt werden können. So können bestehende Tests für Aviditätsbestimmungen oder Serum-Liquor-Messungen modifiziert werden. Häufig werden Mikrotiterplatten-ELISAs durchgeführt. Liquor und Serum werden dabei im gleichen Lauf, auf der gleichen Mikrotiterplatte getestet und mit der gleichen Standardkurve ausgewertet
- Bei geschlossenen Systemen wie z. B. dem Liaison XL (CLIA) oder dem Architect (Chemilumineszenz-Mikropartikel-Immunoassay (CMIA)) können keine Vorverdünnungen durchgeführt werden. Dies ist jedoch für Liquormessungen erforderlich. Auch können in der Gerätesoftware normalerweise keine Änderungen durch den Benutzer durchgeführt werden, da das System aus Software und Gerät komplett CE geprüft ist. Bei diesen Systemen ist der Nutzer daher begrenzt auf die vom Hersteller angebotenen Tests

Frage: 639
Was ist bei der Bestimmung des **Antikörperindex** zu beachten?

Kommentar:
- Der Liquor muss mindestens um einen Faktor 2 verdünnt werden um **Matrixeffekte** zu reduzieren
- Das Serum sollte auf die Liquorkonzentration verdünnt werden (etwa 200-fach)
- Die OD beider Proben muss im Bereich der Standardkurve liegen. OD < 0,1 und > 2,0 sind inakzeptabel.
- Optimalerweise sollte die OD des Serums und des Liquors identisch sein! Ggf. müssen mehrere Verdünnungen angesetzt werden und dann anhand der ODs das beste **Liquor-Serum-Paar** ausgewählt werden

Intrathekale Antikörpersynthese

Frage: 640
Welche Bedeutung kann ein erhöhter **Antikörperindex** haben?

Kommentar:
- Die Ursache eines erhöhten AIs kann eine akute ZNS-Infektion mit Antikörperproduktion sein, z. B. eine Herpes-Enzephalitis mit erhöhtem AI für HSV
- Unspezifische Stimulation von B-Zell-Linien mit einer sekundären, polyspezifischen Immunreaktion z. B. bei chronischen Entzündungen wie der Multiplen Sklerose

Frage: 641
Sie haben die **Multiple Sklerose** erwähnt. Welche Befunde würden Sie hier typischerweise erwarten?

Kommentar:
Typisch für die **Multiple Sklerose** sind positive oligoklonale Banden sowie eine sogenannte **MRZ-Reaktion**.

642 Frage:
Was ist eine **MRZ-Reaktion**?

Kommentar:
Bei der **MRZ-Reaktion** finden sich erhöhte Antikörperindices gegen Masern, Röteln und Windpocken als Zeichen einer polyspezifischen Immunreaktion.

Demenz

643 Frage:
Was kann im Liquor zur **Demenz-Diagnostik** bestimmt werden?

Kommentar:
Gesamt-Tau-Protein, Phospho-Tau, β -Amyloid 1-42, β-Amyloid-Ratio 1-40/1-42, Protein 14-3-3, Genetische Bestimmung Apolipoprotein E

644 Frage:
Wie werden diese **Demenz-Marker** bestimmt?

Kommentar:

- Gesamt-Tau-Protein, β-Amyloid und Phospho-Tau werden mit Immunoassays bestimmt
- Protein 14-2-2 wird mittels 1D-Immunoblotverfahren bestimmt
- NSE wird mittels EIA bestimmt, S-100B mittels ILMA = Immun-Lumineszenz-Assay

645 Frage:
Was ist **präanalytisch bei den Demenz-Marker** zu bedenken?

Kommentar:
Am besten eignet sich ein Gefäß aus Polypropylen um eine Absorption der Proteine an der Gefäßwand zu verhindern. Lagerung max. 4 Stunden bei 20 °C. Versand auf Trockeneis, bei Transport > 24 Stunden ist einfrieren bei - 20 °C sinnvoll. Langfristige Lagerung bei - 80 °C.

646 Frage:
Wie bewerten Sie die **Sensitivität und Spezifität der Demenz-Marker**?

Kommentar:

- Klinisch relevant sind vor allem β-Amyloid 1-42, Gesamt-Tau, Phospho-Tau
- Phospho-Tau als guter Biomarker für eine Alzheimer Demenz

Antikörperindex

Prüfer: 647
Wie werden die **Immunglobulin-Indizes** berechnet? +

Kommentar:

- Für die Berechnung des spezifischen Antikörperindex wird zuerst der **Immunglobulinquotient** berechnet z. B.: IgG-Quotient = $\frac{Liquor-IgG}{Serum-IgG}$
- Berechnung AI = $\frac{\frac{spez.IgG-Liquor}{spez.IgG-Serum}}{IgG-Quotient}$

Frage: 648
Was ist bei der Berechnung der **Immunglobulin-Indizes** zu beachten?

Kommentar:

- Liegt eine intrathekale polyspezifische Antikörpersynthese vor (im Reiber-Diagramm, Punkt über der Grenzlinie) ist die o.g. Formel nicht gültig, da man hier falsch niedrige Werte erhält. Dann muss statt des realen IgG-Quotienten der Grenzwert (Limes) also Q-Limes errechnet und verwendet werden. AI = Quotient spezifisch / Quotient-Limes
- Beispiel IgG[8]: $IgG - Quotient_{Limes} = 0,93 \cdot \sqrt{(Q - Albumin)^2 + 6 \cdot 10^{-6}} - 1,7 \cdot 10^{-3}$

Prüfer: 649
Warum soll der **Liquor** möglichst rasch ins Labor transportiert werden?

Kommentar:

- Eilige Untersuchungen (*Notfalluntersuchungen*) sind vor allem: Zellzahl und Zelldifferenzierung, Eiweiß, Glukose und Lactat. Die **Zellmorphologie im Liquor** ist bereits nach 1–2 Stunden verändert. Evtl. vorhandene Bakterien oder Erythrozyten aus Blutbeimengungen bauen die Glukose rasch in Lactat ab

[8] Berechnung nach H. Reiber

- Nicht zeitkritisch sind die Proteinuntersuchungen, die BLS und die Serologie (spezifische Antikörperindices)

Liquor

650 Prüfer:

Warum muss **gleichzeitig** mit dem Liquor auch Blut entnommen werden?

Kommentar:

- Die Konzentration der meisten Analyte hängt von der Blutkonzentration ab, das gilt besonders bei: Proteine, Antikörper und Glukose. Gerade bei der Antikörperbestimmung ist eine Differenzierung notwendig zwischen der intrathekalen autochthonen Antikörperproduktion und den Antikörpern die durch die BLS aus dem peripheren Blut in den Liquor gelangt sind
- ZNS spezifische Analyte wie Lactat, Demenzparameter oder liquorzytologische Untersuchungen sind ohne gleichzeitige Blutentnahme möglich

651 Frage:

Was heißt *gleichzeitig*? Wie viel **Zeit** darf **zwischen Blutentnahmen und Liquorpunktion** vergangen sein?

Kommentar:

- Zeitgleich bedeutet innerhalb einer Stunde. In der Praxis werden oft **tagesgleiche Abnahmen** akzeptiert (identisches Abnahmedatum, Uhrzeit fehlt häufig)
- Bei einer zu großem Zeitdifferenz – auch bereits bei tagesgleicher Abnahme, kann nicht mehr sicher von einem Konzentrationsgleichgewicht ausgegangen werden

Oligoklonale Banden

652 Frage:

Was sind **Oligoklonale Banden**?

Kommentar:

Oligoklonale Banden sind in der Elektrophorese sichtbare Banden und entsprechen den intrathekal produzierten Immunglobulinen und den aus dem Blut über die BLS in den Liquor übergetretenen Immunglobuline.

Prüfer: 653

Was ist die **Isoelektrische Fokussierung (IEF)**?

Kommentar:

Bei einer **IEF** wird in verschiedenen Trägermaterialien wie einem Agarose- oder Polyacrylamid-Gel durch ein Ampholytgemisch ein pH-Gradient aufgebaut. Durch Anlegen einer elektrischen Spannung wandern die einzelnen Immunglobuline im elektrischen Feld an die Stelle, an der der pH-Wert ihrem isoelektrischen Punkt entspricht. Hier verschwindet seine *elektrophoretische Beweglichkeit*. Die unterschiedlichen Immunglobuline werden als scharfe Einzelbanden sichtbar und als **Oligoklonale Banden** bezeichnet.

Frage: 654

Wie werden die **Oligoklonale Banden** beurteilt?

Kommentar:

- Die **Oligoklonale Banden** werden in 5 Typen bzw. Konstellationen nach europäischem Konsens eingeteilt:
  1. Normaler Befund (polyklonal)
  2. Oligoklonale Banden im Liquor
  3. Oligoklonale Banden im Liquor, zusätzlich identische Banden in Liquor und Serum
  4. Identische oligoklonale Banden in Liquor und Serum
  5. Monoklonale Banden in Liquor und Serum, IgG Paraprotein

Frage: 655

Ist die Bestimmung der **oligoklonalen Banden** sinnvoll bei unauffälligem Reiber-Diagramm ohne intrathekale Synthese?

Kommentar:

- Ja, da der Nachweis der oligoklonalen Banden sehr empfindlich ist. Es kann bereits eine intrathekale Produktion von 1–3 % nachgewiesen werden
- Im **Reiber-Diagramm** ist erst eine **intrathekale Synthese** von > 10 % sicher nachweisbar. Außerdem ist der Normbereich im Reiber-Diagramm eine statistisch ermittelte

Größe (aus 4000 Patienten) und kann im Einzelfall falsch sein

Liquor-Proteine

656 Frage:
Wie viel Prozent der **Liquor-Proteine** stammen aus dem ZNS und welche spielen diagnostisch eine Rolle?

Kommentar:
- Nur etwa 15 % der **Liquor-Proteine** stammen aus dem ZNS
- Untersucht werden NSE, Protein S-100B, Tau-Protein, Beta-Amyloid, Protein 14-3-3, Ferritin, CEA, β-2-Transferrin, Beta-Trace-Protein, AAK

657 Frage:
Warum ist das **S-100B** wichtig?

Kommentar:
- Großer Vorteil ist, dass mit **S-100B** eine ZNS-Diagnostik aus dem Blut durchgeführt werden kann
- S-100B ist ein unspezifischer Marker für eine **Gliazellschädigung** und geeignet zur Abschätzung der Prognose bei hypoxischer Hirnschädigung
- S-100B kommt im Zytoplasma von Gliazellen vor, wird bei Schädigungen oder Astroglia-Aktivierungen freigesetzt und gelangt dann ins Blut → Anstieg in Serumverlaufskontrollen!

658 Frage:
Welche Bedeutung hat die **Neuronenspezifische Enolase**?

Kommentar:
Die **Neuronenspezifische Enolase (NSE)** ist ein Marker für eine akute ZNS-Läsionen mit Untergang neuronaler Strukturen. Primär kommt es zum Anstieg im Liquor und dann zum Übertritt ins Blut.

Tumormarker im Liquor

659 Frage:
Welche **Tumormarker** gibt es im Liquor?

Kommentar:
- Bei **Primären Hirntumoren** gibt es als Tumormarker im Liquor AFP, das β-humane Choriongonadotropin (hCG) und die PLAP
- Bei **Sekundären Hirntumoren** CEA, CA 15-3, CYFRA 21-1

Frage: 660
Bei welchen **Tumormarker** macht es Sinn die Spiegel im Blut und Liquor zu vergleichen?

Kommentar:
Sinnvoll ist die Spiegel im Blut und Liquor zu vergleichen vor allem **bei Hirnmetastasen peripherer Karzinome** z. B. das CEA beim Mammakarzinom. Hier kann analog zum AI ein Quotient aus Liquor und Serumkonzentration gebildet werden

Liquorbefund

Frage: 661
Was ist ein **integrierter Liquorbefund**?

Kommentar:
Ein **integrierter Liquorbefund** ist eine übersichtliche und zusammenfassende Darstellung des kompletten Liquorbefunds auf einer Seite. Mit den Reiber-Diagrammen, der BLS, den Oligoklonalen Banden und der Antikörperindices. Wichtig ist die zusammenfassende Interpretation der Ergebnisse.

Frage: 662
Warum sollten **Liquor-Befunde** nicht isoliert interpretiert werden?

Kommentar:
Bei einer isolierten Interpretation würden sich evtl. falsche Schlussfolgerungen ergeben. Zum Beispiel spricht eine **MRZ-Reaktion** nicht für eine (akute) ZNS-Infektion mit Masern, Röteln und Windpocken, sondern ist in der Summe zusammen mit positiven Oligoklonalen Banden typisch für eine chronisch entzündliche (Autoimmun-) Erkrankung wie die Multiple Sklerose.

663 Frage:
Was ist ein **entzündliches Liquorsyndrom**?

Kommentar:
Bei einem **entzündlichen Liquorsyndrom** findet sich eine Pleozytose, aktivierte B-Zellen, Antikörper sezernierende B-Lymphozyten und eine intrathekale Immunglobulinsynthese (Reiber-Diagramm, Oligoklonale Banden, Erregerspezifische AIs)

664 Frage:
Welcher Liquorbefund ist typisch für die **Multiple Sklerose**?

Kommentar:
- Es gibt keine spezifischen Einzelparameter. Die Stellung der Verdachtsdiagnose ist nur aus dem Gesamtbefund (integrierter Liquorbefund) möglich
- Eine hohe Sensitivität für die **Multiple Sklerose (MS)** ergibt sich bei positiven Oligokolonalen Banden (Typ 2 oder 3), einer positiven **MRZ-Reaktion**, bei normaler BLS-Funktion, bei aktivierten B-Lymphozyten (> 0,1 % der Gesamtpopulation), einer intrathekalen Ig-Synthese (Reiber-Diagramm > 10 %) und einer nur leicht erhöhten Leukozytenzahl (max. 35 / µl)

8.18 Sonstiges

665 Frage:
Welche **Zöliakie-Diagnostik** kennen Sie?

Kommentar:
- Bei der **Zöliakie** = einheimische Sprue (korrekte Bezeichnung bei Erwachsenen) kommt es durch eine **Gliadin-Unverträglichkeit** zu einer progredienten Darmzottenatrophie mit Verschlechterung der Resorption der Nahrungsbestandteile und dadurch zur bakteriellen Zersetzung im Darm. Der Stuhl ist fettig glänzend, riecht säuerlich und ist eiweißreich. Symptome: Durchfälle, Blähungen, Gedeihstörung, Eisenmangel, ...
- Besteht der klinische Verdacht einer Zöliakie sollten primär die anti-Gewebs-**Transglutaminase-IgA-Antikörper** (tTG-IgA-Ak) oder die Endomysium-IgA-Antikörper (EmA-IgA-Ak) bestimmt werden, da diese eine sehr hohe Sensitivität und Spezifität besitzen. **Problematisch sind** falsch-negative Befunde bei **IgA-Mangel-Erkrankung** → daher ist die parallele Messung der Gesamt-IgA-AK sinnvoll!
- Eine zusätzliche Bestimmung der Antikörper gegen **deamidierte Gliadinpeptide** (dGP) bringt gegenüber EmA-IgA-Ak und tTG-IgA-Ak gemäß S2k-Leitlinie Zöliakie keinen Vorteil! Nur bei einem **IgA-Mangel** kann die Bestimmung von dGP-IgG-Antikörpern sinnvoll sein

Blutgase:

Frage: 666
Was versteht man unter einer **Blutgasuntersuchung**?

Kommentar:
- **Blutgasuntersuchungen** sind im klinischen und intensivmedizinischen Bereich typische Point-of-care-Tests (POCT). Gemessen wird: Partialdruck von Sauerstoff und Kohlendioxid (pO_2, pCO_2), pH-Wert, Basenüberschuss und Bikarbonat
- Die pH-Bestimmung erfolgt über eine Glaselektrode (Normal 7,36–7,44), pCO_2 (Normal 35–45 mmHg) über eine pCO_2-Elektrode und der pO_2 (Normal 65–100 mmHg) wird über eine Platinelektrode gemessen. Das Plasmabikarbonat (Normal 22–26 mmol/l) und der Basenüberschuss (Base exzess) können mittels der **Henderson-Hasselbalch-Gleichung** errechnet werden oder aus dem Säure-Basen-Normogramm bestimmt werden. Das Standard-Bikarbonat ist die Konzentration von Vollblut bei 37 °C, das mit einem pCO_2 von 40 mmHg eingestellt wurde und bei der das Hb vollständig mit O_2 gesättigt ist! Berechnung: Standard HCO_3^- = 1,2 x antilog (pH 4,0–6,1)

Prüfer: 667
Was passiert bei der **Hyperventilationstetanie**?

Antwort:
pCO_2, pO_2 usw

Kommentar:
Eine **Hyperventilation** ist eine übermäßige bzw. unphysiologisch vertiefte oder beschleunigte Atmung. Dadurch kommt es zur Verminderung des alveolären und arteriellen pCO_2 (CO_2-Partialdruck). Dies führt zur respiratorischen Alkalose und dadurch zur erhöhten Eiweißbindung des Kalziums im Plasma und zur Abnahme des freien aktiven (ionisierten) Kalziums im Serum. Das fehlende freie Serumkalzium führt zu Muskelkrämpfen, Parästhesien, Schwindel und Angstzuständen bis Panikanfällen. Zur Therapie muss der *Circulus vitiosus* durchbrochen werden. Das gelingt am besten durch Beruhigung oder Sedierung, Verringerung der Atemfrequenz und kontrollierte (CO_2)-Rückatmung (*in Tüte atmen*).

668 Prüfer:
Was ist die Ursache für **Gichttophi an der Achillessehne**

Kommentar:
- **Gichttophi** entstehen durch Uratablagerungen (Harnsäurekristalle) im Weichteil und Knorpelgewebe als knotige Verdickung im Rahmen einer mehrjährigen Gicht. Häufig kommen sie im Bereich der Ohrmuschel, Subkutis, Schleimbeutel und den Sehnenscheiden vor!
- Bei Entzündung der Achillessehne muss differentialdiagnostisch an eine Fettstoffwechselstörung (Hyperlipoproteinämie Typ II) gedacht werden. Diese führt zur Ablagerung von Cholesterinkristallen (Xanthelasmen) in den Sehnen, speziell in der Achillessehne, aber auch periartikulär (Knie, Ellenbogen, Handrücken, Fingergelenken). Sie ähneln den Ablagerungen von Harnsäurekristallen (Gichttophi). Eine Unterscheidung gelingt durch die Bestimmung des Serum-Cholesterin, der Triglyceriden und der Lipidelektrophorese

9 Transfusionsmedizin

Merke:
Häufigkeit: A (43 %) → 0 (41 %) → B (11 %) → AB (5 %)
! 85 % sind *Rhesus-positiv* also D+!
Häufigster Phänotyp im Rh-System ist **CcDee**
kk = Kell negativ 92 %, Kk = 7,8 %, KK = Kell positiv 0,2%

Transfusionsreaktion

669 Prüfer:
Routine-Abklärung einer **Transfusionsreaktion**?

Kommentar:
- Verwechslung ausschließen: Bestimmung der Blutgruppe und des Rh-Faktors vor und nach der Transfusion beim Patienten
- Überprüfung der Blutgruppe des Konserveninhalts
- Überprüfung der Patientenblutgruppe mittels Bedside-Test
- Mikrobiologische Untersuchungen
- Diagnostik bezüglich irregulärer erythrozytärer Antikörper (entstehen bei Kontakt mit Fremd-Antigenen von Erythrozyten, durch Bluttransfusionen, Schwangerschaften)

Fallbeispiel:
Bei einem Patienten mit einer **Transfusionsreaktion** war der Bedside-Test in Ordnung. Es sind Anti-E-AK bekannt (Rh-Formel CcDee) und die Konserven waren entsprechend ausgewählt worden. Der Coombs-Test vor und nach der Transfusion war negativ! Eine ähnlich Reaktion ist schon mal aufgetreten, nur weniger schwerwiegend. Deshalb eine Prämedikation mit 100 mg Prednisolon i. v. bei Verdacht auf eine Autoimmunerkrankung als Grunddiagnose!

670 Prüfer:
Weitere Abklärung dieser **Transfusionsreaktion**?

Kommentar:
- Notfallmäßig ist die Bestimmung des Gesamt-IgA und der anti-IgA-Antikörper zum Ausschluss eines **IgA-Mangels** bzw. einer Immunisierung gegen das transfundierte *Fremdprotein* IgA notwendig
- Ein absoluter IgA-Mangel mit anschließender Anti-IgA-Immunisierung ist zwar ein seltenes Phänomen muss aber bei zukünftigen Transfusionen beachtet werden!

Frage: 671
Was machen Sie, wenn sich Ihr Verdacht bestätigt und der Patient weiterhin transfusionspflichtig ist? z. B. Hb = 5

Kommentar:
IgA-Mangel (nach Immunisierung Vorliegen von Anti-IgA-Antikörpern) ist eine Indikation für gewaschene Erythrozyten oder die Gabe von Blutprodukten von Spendern die selbst einen IgA-Mangel haben!

Frage: 672
Transfusionsreaktion – Warum ist ein **IgA-Mangel** relevant?

Kommentar:
- Bei jeder Transfusion können (geringe) Mengen IgA-Antikörper enthalten sein. Patienten mit einem IgA-Antikörpermangel können bei IgA-Kontakt anti-IgA-Antikörper gegen das körperfremde Protein entwickeln. Durch Komplexbildung und Komplementaktivierung kann es zu einer Transfusionsreaktion bis hin zum anaphylaktischen Schock kommen
- Bei nachgewiesenem **IgA-Mangel** und Z.n. Transfusionsreaktion müssen gewaschene Erythrozytenkonzentrate verwendet bzw. IgA-freie Plasmen von Spendern mit einem IgA-Mangel gegeben werden

Blutgruppen

Prüfer: 673
Welche **Blutgruppensysteme** gibt es?

Antwort:

ABO, Rhesus, Kell, Lutheran, ...

Kommentar:

- Insgesamt sind etwa 35 Blutgruppensysteme mit einer Vielzahl an Antigenen bekannt. Das **wichtigste Blutgruppensystem ist das AB0-System** mit den Hauptgruppen A (43 %), B (11 %), AB (5 %) und 0 (41 %) → Antikörper gegen die nicht vorhandenen AB-Eigenschaften werden im ersten Lebensjahr (ohne *vorherige* Sensibilisierung) ausgebildet!
- Das zweitwichtigstes System ist das **Rhesus-System** mit den Faktoren C, D und E. D wird dominant vererbt, dadurch sind **85 % der Bevölkerung Rh-positiv (= D)** → Anti-D-Antikörperbildung bei Rh-negativen Menschen nur durch Kontakt mit Rhesus-positivem Blut (Transfusion, Schwangerschaft, Entbindung). Nach Sensibilisierung in der ersten Schwangerschaft kann bei Rh-negativen Müttern und Rh-positiven Kindern ein Morbus hämolyticus neonatorum führen
- Das drittwichtigste System ist das **Kell-System.** 92 % sind Kell-negativ (kk), 7,8 % Kk und 0,2 % Kell-positiv (KK)
- **Weitere Systeme sind das** MN-System bzw. MNS-System (M,N mit S,s und U), Duffy-System, Cellano, Kidd, Lewis, Lutheran, P, Xg

674 Frage:

Was ist das besondere am **Duffy-System**? Wo ist es besonders relevant?

Kommentar:

Das **Duffy-Antigen** ist gleichzeitig ein Rezeptor für Plasmodium vivax (Malaria tertiana) und Plasmodium knowlesi. Dadurch sind Duffy-negative Menschen (Fy(a-b-)-Phänotyp) resistent gegenüber der Malaria tertiana. Da das Duffy-Antigen dadurch ein Überlebensvorteil in Malariagebieten bietet, ist es häufiger im südlichen Afrika vorhanden!

Rhesusprophylaxe

Frage: 675

Wann wird eine **Rhesusprophylaxe** durchgeführt?

Kommentar:

- Bei Rh-negativen Schwangeren und Rh-positiven oder unbekanntem Kind wird in der 28. SSW eine Anti-D-Immunprophylaxe (**Rhesusprophylaxe** mit Rhophylac 300 µg = 1500 IE) durchgeführt. **Weitere Indikationen zur Rhesusprophylaxe sind** Fehlgeburten ab SSW 7+0, Abruptio, Tubargravidität, invasive Eingriffe (Amniozentese, Chorionzottenbiopsie, Chordozentese), Abortus imminens, abdominelle Traumen, Schwere Präeklampsie, Polyhydramnion oder vorzeitige Wehentätigkeit
- Nach Entbindung erfolgt bei Rh-positivem Kind eine weitere Anti-D-Immunprophylaxe innerhalb 72 Stunden

Frage: 676

Wie viel *kindliches Blut* deckt eine Gabe **Rhophylac** mit 1500 IE ab?

Kommentar:

1500 IE reichen bei einer fetomaternalen Transfusion von etwa 30 ml Blut und decken damit 99% aller Ereignisse ab. Bei vermeintlich größeren Transfusionen muss die doppelte Menge gegeben werden z. B. bei Mehrlingsschwangerschaften, Multiparität, partielle / vorzeitige / unvollständige oder manuelle Plazentalösung, Uterusatonie, Chorionkarzinom oder prolongierte Geburt über 24 Stunden.

Prüfer: 677

Was ist bei einem **Weak-D** bei der **Rhesusprophylaxe** zu beachten?

Kommentar:

- Die meisten **Weak-D-Typen** können kein Anti-D bilden und werden daher als Rh-positiv eingestuft (als Empfänger und auch als Spender!). Schwangere erhalten keine Anti-D-Prophylaxe, bei Bedarf bekommen Sie Rh-positives Blut
- Ausnahme bildet der Typ IV, hier kommen Anti-D-Immunisierungen vor!

Anti-D-Prophylaxe

Fallbeispiel:
Schwangere mit bereits einer Vorschwangerschaft, bei der versäumt wurde eine Anti-D-Prophylaxe zu betreiben.

678 **Prüfer:**
Wie sieht in der Regel der Titer am Anfang einer neuen Schwangerschaft aus?

Antwort:
Meist nur gering nachweisbarer Titer.

Kommentar:
Bei fehlender Immunisierung sind keine Anti-D-AK nachweisbar (Kind aus Vorschwangerschaft Rh-negativ) oder niedrig bis hoch bei durchgemachter Immunisierung.

679 **Prüfer:**
Welches weitere Vorgehen empfehlen Sie nun dem Gynäkologen?

Antwort:
Es gibt zwei Möglichkeiten: Wenn der Fetus Rh-negativ ist, dann besteht überhaupt kein Handlungsbedarf. Wird sichtbar in der AK-Titerverlaufskontrolle, da dann das Anti-D im Titer gleich bleibt bzw. abnimmt. Wenn der Fetus Rh-positiv ist, dann ist ein Titeranstieg zu erwarten, sobald kindliche Erythrozyten in den mütterlichen Kreislauf gelangen. Anhand des Titerverlaufs kann eine Prognose vorgenommen werden.

Kommentar:
- Wichtig sind regelmäßige Anti-D-Titerverlaufskontrollen. Ein gleichbleibender (niedriger) oder abfallender Titer spricht gegen eine Immunisierung. Es besteht dann kein Handlungsbedarf
- Bei einem Rh-positiven Fetus kommt es zu einer weiteren Anstieg des Anti-D-Titers durch den Übertritt kindlicher Erythrozyten in den mütterlichen Kreislauf. Zum Ausschluss einer relevanten Hämolyse (**MHN**) bzw. einer kindlichen Anämie wird regelmäßig der Blutfluss in der Arteria cerebri media gemessen. Bei Auffälligkeiten kann eine Blutuntersuchung aus der Nabelschnurvene und ggf. eine Austaustransfusion erfolgen
- Ab einem Anti-D-Titer von 1:64 bzw. einem Anti-Kell-Titer von 1:2 besteht ein erhöhtes Risiko für eine schwere fetale Anämie bzw. einen immunologischen Hydrops. Ein Titeranstieg im Verlauf von 2 Titerstufen ist signifikant! Kontrollen bis zur 24. SSW alle 4-Wochen dann alle 2 Wochen. Ab der 15. SSW ist die dopplersonographische Flussmessung in Arteria cerebri media möglich. Bei Auffälligkeiten erfolgt eine Nabelschnurvenenpunktion und eine Transfusion bei Hb < 10 g/dl (Zielwert 12–15 g/dl)

Fetale Anämie

Frage: 680
Was sind die Hauptursachen einer **fetalen Anämie**?

Kommentar:
- 85 % der transfusionspflichtigen fetalen Anämie basieren auf einer **Rhesus-D-Inkompatibilität** (Mutter Rh-negativ, Fötus Rh-positiv)
- Etwa 10 % der immunologisch bedingten Anämien werden verursacht durch Anti-Kell-Antikörper, 3,5 % durch Anti-Rh-c-Antikörper und etwa 1,5 % durch Anti-Rh-E und Anti-Fy-Antikörper (Duffy)

Frage: 681
Gibt es noch andere Ursachen für eine **fetale Anämie**?

Kommentar:
- Bei den Infektionen ist das **Parvovirus B19** am wichtigsten
- Fetomaternale Hämorrhagie
- Homozygote α-Thalassämie
- Erythrozytendefekte wie Enzymdefekte (G6PDH-Mangel, Pyruvatkinase-Mangel) oder Membrandefekte (Sphärozytose, Elliptozytose)

Frage: 682
Was passiert bei einer immunologisch bedingten **fetalen Anämie**?

Kommentar:

- Bei der immunologisch bedingten **fetalen Anämie** kam es bereits im Vorfeld zu einer Immunisierung (Vorschwangerschaft mit Rh-positivem Kind) und bei erneutem Antigen-Kontakt (zweite Schwangerschaft mit Rh-positivem Kind) kommt es zur schnellen Immunantwort mit Produktion von plazentagängigen IgG-AK. Dort binden sie an kindliche Erythrozyten und führen zu deren Hämolyse. Nach der Kompensationsphase mit Anstieg der Retikulozyten und erhöhtem Herzzeitvolumen kommt es bei weiterem Hb-Abfall zur Lactatazidose und zu einem immunologischen Hydrops
- **Parvovirus B19** (Ringelröteln) vermehrt sich bevorzugt in erythropoiden Vorläuferzellen im Knochenmark und im blutbildenden System. Dabei kommt es zur Lyse der Zellen und dadurch auch zur Anämie

+ Was ist ein Coombs-Test?

683 Prüfer:
Welche **Coombs-Tests** gibt es?

Antwort:
Direkten Coombs-Test und indirekten Coombs-Test.

Kommentar:
Beide **Coombs-Tests** weisen Antikörper gegen blutgruppenspezifische Antigene nach. Unterschieden wird aber zwischen kompletten und inkompletten Antikörpern. An der Oberfläche sind Erythrozyten negativ geladen und halten sich dadurch auf Abstand (Zeta-Potential). Komplette (= agglutinierende Antikörper, meist Typ IgM) können diesen Abstand direkt überbrücken, inkomplette AK benötigen zur Agglutination noch weitere Zusätze.

684 Prüfer:
Was weist der **direkte Coombs-Test** nach? Und wann ist er positiv?

Antwort:
Autoimmunhämolyse, MHN, Fehltransfusion

Kommentar:

- Der **direkte Coombs-Test** ist ein direkter Antiglobulintest. Er überprüft, ob Erythrozyten mit (inkompletten) IgG-Antikörpern oder mit Komplement C3d beladen sind. Nach Waschen der Erythrozyten gibt man tierische Anti-Human-IgG-Antikörper oder humanes C3d (Antiglobulin) zu den Erythrozyten. Bei entsprechender Beladung der Erythrozyten kommt es zur Quervernetzung und sichtbaren Agglutination
- **Direkter Coombs-Test** bei MHN, hämolytischen Transfusionszwischenfällen und der auto-immunhämolytischen Anämie

Prüfer: 685
Was weißt der **indirekte Coombs-Test** nach? Und wann ist er positiv?

Antwort:
AKS, Kreuzprobe, Schwangerschaftsuntersuchung

Kommentar:

- Der Indirekte Coombs-Test (ICT) ist ein **indirekter Antiglobulintest:** Erythrozyten sind noch nicht mit Antikörpern beladen → Zugabe eines blutgruppenspezifischen humanen Antikörpers (= Beladen der Erythrozyten) und dann erst Zugabe eines tierischen Antihumanglobulins zur sichtbaren Agglutination
- **Indirekter Coombs Test (ICT)** wird eingesetzt als AKS, in Schwangerschaft (Rhesusprophylaxe) sowie vor / nach Transfusionen (irreguläre Antikörper) und bei der Kreuzprobe

Prüfer: 686
Welche Antikörper bestimmt man in der Schwangerschaft?

Antwort:
Rhesus-Faktor

Kommentar:
Bestimmung des **Rhesus-Faktors D**, da es bei Rh-negativen Müttern und Rh-positiven Müttern häufig zur Immunisierung kommt und Anti-D ein hohes Risiko für ein MHN

bietet. 80 % der Rh-negativen Menschen bilden Antikörper, wenn sie mit Rh-positivem Blut in Kontakt kommen!

687 Prüfer:
Welche weiteren **Blutgruppensysteme** gibt es?

Antwort:
Kell, Kidd, Duffy, MNS, . . .

Kommentar:
Insgesamt gibt es 35 verschiedene **Blutgruppensysteme** die wichtigsten sind Kell und Cellano, MNS, Duffy a und Duffy b sowie Kidd a und Kidd b.

Antikörpersuchtest

688 Frage:
Welche Antikörper müssen beim **Antikörpersuchtest** erfasst werden?

Kommentar:
- Eingesetzt werden normalerweise mindestens zwei besser drei Testzellen (Erythrozytensuspensionen), die bestimmte Blutgruppenantigene enthalten und sich optimalerweise ergänzen:
  - **Rh-System:** C, Cw, c, D, E, e
  - **Kell-System:** K (Kell), k (Cellano)
  - **Duffy-System:** Fy(a) (Duffy a), Fy(b) (Duffy b)
  - **Kidd-System:** Jk(a) (Kidd a), Jk(b) (Kidd b)
  - **MNS-System:** M, N, S, s
  - **P-System:** P1
  - **Lewis-System:** Le(a), Le(b)

689 Frage:
Wie funktioniert ein **Antikörpersuchtest**?

Kommentar:
- Der **Antikörpersuchtest** ist Teil der Blutgruppenbestimmung und zwingend vorgeschrieben vor einer Transfusion. Zum Zeitpunkt der Transfusion darf der AKS nicht älter als 3 Tage sein
- Transfusionsrelevante Antikörper reagieren am empfindlichsten im indirekten Antihumanglobulintest bei 37 °C

Frage: 690
Wie gehen Sie bei einem **positiven AKS** weiter vor?

Kommentar:
- Der **AKS dient dem Antikörperscreening**. Ist er positiv, muss eine Antikörperdifferenzierung durchgeführt werden
- Die Durchführung der Differenzierung der **irregulären Antikörper** erfolgt analog zum AKS als ICT, hier jedoch mit einem erweiterten Testpanel mit mindestens 8 (meistens 11) Testzellen. Da die Testzellen vom Hersteller bereits vorgetestet wurden, sind die vorhanden Blutgruppenantigene bekannt
- Anhand der positiven Testzellen kann auf das Antigen bzw. auf die vorliegenden Antikörper geschlossen werden. Beispiel: Alle Testzellen, die eine positive Reaktion ergeben, sind Duffy a positiv, damit sind irreguläre Antikörper gegen Duffy a vorhanden!
- Durch Enzymvorbehandlung können Antikörper auch verstärkt sichtbar gemacht werden oder verschwinden: Dadurch, dass **Proteinasen** (Bromelin, Papain) Proteine der Erythrozytenmembran spalten, können Antikörper leichter an die Blutgruppenantigene binden (Rhesus, Kidd) oder sie werden zerstört wie bei Duffy

Bluttransfusion:

Prüfer: 691
Was ist zur **Transfusion** notwendig?

Antwort:
Kreuzprobe in drei Stufen

Kommentar:
- Blutgruppenbestimmung des Spender(blut)s und des Empfängers
- AKS mit Antikörperdifferenzierung aus Spenderblut und Empfängerblut
- Kreuzprobe als serologische Verträglichkeitsprüfung
- VOR der Applikation des Erythrozytenkonzentrats muss am Patientenbett der **Bedside-Test** durchgeführt werden (ABO-Überprüfung) um eine Verwechslung des Patienten auszuschließen (wenn z. B. zwei Herr Meier auf einer Station liegen)

692 Prüfer:
Wie erklärt sich ein **negativer AKS und eine positive Kreuzprobe**?

Kommentar:
- Im **AKS** werden immer nur diejenigen Antikörper erfasst, deren Antigene auch auf den Testzellen vorhanden sind!
- Sehr seltene Antikörper werden daher im AKS eventuell nicht erfasst, wenn diese Blutgruppenantigene jedoch im Spenderblut vorhanden sind, kommt es bei der **Kreuzprobe** zu einer Agglutination

693 Prüfer:
Welche **Antikörper** findet man am meisten?

Kommentar:
Am häufigsten sind die Antikörper, die mit den AKS-Testzellen erfasst werden. Vor allem die **Rhesus-Antikörper**.

D-Weak

694 Frage:
Was ist das **D-Weak**?

Kommentar:
- Seit 1992 wird anstatt dem Begriff *Du* von D-Weak (oder Weak-D) gesprochen. Etwa 0,2–1 % der Europäer reagieren nur schwach auf die kommerziell erhältlichen Anti-D-Testseren. Wichtig: **Rhesus-negativ sind etwa 15–20 % der Menschen europäischen Ursprungs**, aber nur **5 % der Afrikaner** bzw. nur **0,3 % der Asiaten**
- Bei Auswahl der Testseren ist zu beachten, dass Seren verschiedener Hersteller verschiedene Untertypen der schwachen Rhesusvarianten erfassen
- Neben der Serologie ist die molekulare Diagnostik zur genauen Abklärung der verschiedenen schwachen RHD-Varianten erforderlich

695 Frage:
Welche Ursachen gibt es für ein **D-Weak**?

Kommentar:
- Der so genannte Positionstyp des Weak-D-Typs entsteht durch den suppressiven Effekt (**Ceppellini-Effekt**) des C–Gens, wenn es sich in Transstellung zum D-Gen des Rhesuskomplexes befindet (Dce/Ce) → Es kommt es zu keiner Immunisierung
- Durch die molekulare Diagnostik wurden intrazelluläre Rh-D-Veränderungen nachgewiesen (mehr als 40 Varianten). Mehr als 90 % davon sind die Typen 1, 2 oder 3, die nicht immunogen sind

Prüfer: 696
Was ist der **Ceppellini-Effekt**?

Kommentar:
Der **Ceppellini-Effekt** ist ein Positionseffekt, der sich als **D-Weak** darstellt. Das D-Merkmal ist genotypisch normal, wird aber durch ein C-Gen in der anderen Chromosomenhälfte (also in Transposition) unterdrückt z. B. **CCD.ee**

Gefrorenes Frischplasma

Prüfer: 697
Was sind die **Vorteile von Fresh Frozen Plasma (FFP)** im Gegensatz zu Vollblutkonserven in der Hämotherapie?

Antwort:
Gerinnungsfaktoren bleiben erhalten

Kommentar:
- In Vollblut sind **Gerinnungsfaktoren nur wenige Stunden stabil** – daher wird zu diagnostischen Zwecken gefrorenes Citrat-Plasma ins Labor gesandt
- FFP enthält in physiologischer Konzentration Proteine (Albumin), Faktoren der Fibrinolyse, Faktoren des Komplementsystems, Gerinnungsfaktoren und Immunglobuline
- FFPs sind bei –30 bis -40 °C bis zu 2 Jahre haltbar! Unmittelbar vor der Gabe werden sie aufgetaut auftaut und innerhalb von maximal 6 Stunden appliziert
- **Faustregel:** 1 ml Plasma pro kg Körpergewicht erhöht den Faktorengehalt um bis zu 1 % (ein Beutel enthält etwa 200 bis 350 ml)

698 Frage:
Welche **Indikation für FFP** kennen Sie?

Kommentar:

- Notfallsubstitution einer klinisch relevanten Blutungsneigung oder einer manifesten Blutung bei komplexen Störungen des Hämostasesystems, besonders bei schwerem Leberparenchymschaden oder im Rahmen einer DIC
- Verdünnungs- oder Verlustkoagulopathien
- Substitution bei Faktor V- oder Faktor XI-Mangel
- Thrombotisch-thrombozytopenische Purpura
- Austauschtransfusion

699 Frage:
Kennen Sie **PPSB**? Wann werden diese eingesetzt?

Kommentar:

- **Prothrombinkomplexkonzentrat** werden eingesetzt bei lebensbedrohlichen Blutungen durch Vitamin-K-Antagonisten (Phenprocoumon = Falithrom, Marcumar, Coumadin = Warfarin) und bei notwendigen Notfall-OPs bei *markumarisierten* Patienten
- PPSBs enthalten die Vitamin-K abhängigen Gerinnungsfaktoren (II, VII, IX und X), Protein C und Protein S, meist auch AT und geringe Mengen Heparin
- Kontraindiziert sind PPSBs, wenn eine Indikation für eine orale Antikoagulation besteht, z. B. bei Hochrisikopatienten: (künstliche Herzklappe, kürzliche LAE), disseminierte intravasale Gerinnung, HIT, Fibrinogenmangel → PPSB enthalten nicht das für die Gerinnung notwendige Fibrinogen und sind daher bei einem Fibrinogenmangel bei einer Verbrauchskoagulopathie wirkungslos!
- Die PPSB-Gabe erfolgt als Kurzinfusion über 15 Minuten, Faustformel: 1 IE/kg Körpergewicht erhöht Quick um 1–2 %, Ziel-Quick-Wert sind etwa 60 %. Parallele Vitamin-K-Gabe ist sinnvoll, da die HWZ von PPSB nur 4–6 Stunden beträgt

Frage: 700
Was ist bei **Bluttransfusionen** bezüglich **Syphilis** zu beachten?

Kommentar:
Laut RKI sind in gekühlten Blutkonserven nach 5 Tagen noch vitale Treponemen nachweisbar. Wenn das wirklich so ist, wäre es bei den meisten Blutprodukten kein Problem. Problematisch könnten nur frische Präparate sein, die für einen bestimmten Empfänger hergestellt werden. Gerade zelluläre Blutprodukte werden heute immer leukozytendepletiert, also gefiltert. Fraglich, ob da Treponemen noch enthalten sein können. Die Größenverhältnisse sind ähnlich. Leukozyten sind etwa 7–20 µm (Monozyten) groß und Treponema pallidum etwa 5–15 µm lang aber nur 0,2 µm breit. Wahrscheinlich stammt das Problem daher aus Zeiten der Vollblutkonserven.

10 Serologie und Infektiologie

10.1 Immunsystem

Immundefekte:

701 Prüfer:
Welche **sekundäre** nicht HIV-induzierten **Immundefekte** gibt es?

Kommentar:

- Die weltweit häufigste Ursache eines **sekundären Immundefekts** noch vor HIV ist die **Malnutrition**, also die Mangelernährung
- **Iatrogen:** Immunsuppression, Zytostatika
- **Malignome:** Lymphome, Plasmozytom, Leukämien
- **(Virale) Infektionen:** HIV, EBV, CMV, Masern, Mykobakterien
- **Autoimmunerkrankungen bzw. systemisch entzündliche Erkrankungen:** Systemischer Lupus Erythematodes, rheumatoide Arthritis, Sarkoidose
- **Proteinverlust:** Eiweißverlust-Enteropathie oder renaler Verlust bei Glomerulo- und Tubulopathien, Urämie, bei Verbrennungen

702 Frage:
Wie führen Infektionen zu einem **Immundefekt**?

Kommentar:

- Funktionsausfall oder -einschränkung durch Infektion von Lymphozytensubpopulationen sowie bei Lyse oder Apoptose
- Interferon- und Zytokinsekretion durch infizierte Zellen
- Infektion und Schädigung der Phagozyten, der Antigenpräsentierenden Zellen und anderen an der zellulären Immunität beteiligter Zellen
- Ungleichgewicht der Immunregulation mit Überaktivität immunmodulierender T-Zellen
- Sekundäre Immuntoleranz durch Infektion des Thymus

Immunglobuline:

Prüfer: 703
Welche Bedeutung hat ein **IgA-Mangel**?

Kommentar:
Der **selektive IgA-Mangel** (die Immunglobuline G und M sind normal hoch) ist mit etwa 1:400 der häufigste genetische Immundefekt und verläuft häufig asymptomatisch. Durch die abwehrgeschwächte Schleimhaut (fehlen von IgA-AK) kommt es auch zu **chronisch rezidivierenden respiratorischen Infekten** oder eine erhöhte Anfälligkeit für Darminfekte mit Lamblien. Es finden sich auch gehäuft Nahrungsmittelunverträglichkeiten und Assoziationen mit der Zöliakie.

Frage: 704
Wann kann ein **IgA-Mangel** gefährlich werden?

Kommentar:
Da bei einem **IgA-Mangel** das Immunsystem IgA als fremd erkennt, kann es bei der Transfusion von IgA-haltigen Blutprodukten zur Ausbildung von Anti-IgA-Antikörpern kommen. Insbesondere bei einer zweiten Gabe kann es dann durch diese Immunisierung über Immunkomplexbildung und Komplementaktivierung zu schweren anaphylaktischen Reaktionen kommen.

Frage: 705
Wie kann kann eine Transfusionsreaktion bei bekanntem **IgA-Mangel** vermieden werden? +

Kommentar:

- Notwendig ist die Gabe von Immunglobulin-freien Erythrozytenkonzentraten, also sogenannte gewaschene Erythrozyten
- Bei der Gabe von Plasmaprodukten wird ein Spender mit einem **IgA-Mangel** ausgewählt

706 Prüfer:
Welche Rolle spielt das **sekretorische IgA** aus dem Darm?

Kommentar:
- Das **sekretorische IgA** (sIgA) besteht aus zwei durch zwei Polypeptidbrücken verbundenen IgA-Monomeren. Es wird von den Plasmazellen in der Submukosa des Intestinums im darmassoziierten Immunsystems (GALT) produziert und sezerniert. sIgA ist auch wichtig für für einen kontrollierten Stofftransport durch die Mukosa. Daher geht ein verminderter sIgA-Gehalt oft mit einer erhöhten Schleimhautpermeabilität einher
- Ein Mangel an Serum-IgA bedeutet nicht zwangsläufig ein Fehlen von sekretorischem IgA, da die sIgA-Bildung unabhängig von der Serum-IgA-Synthese erfolgt
- Erniedrigte sIgA-Werte finden sich bei allergischen Erkrankungen, erhöhter Infektanfälligkeit, Immunsuppression und Darmmykosen

707 Prüfer:
Welche Bedeutung hat ein **IgG-Mangel**?

Antwort:
Sogenannte **Hypogammaglobulinämie** wird durch verschiedene Krankheiten verursacht

Kommentar:
- **Agammaglobulinämie** mit verminderten oder vollständig fehlenden Antikörperklassen und -subklassen → durch fehlende reife B-Zellen
- **Hypogammaglobulinämie** oder variabler, humoraler Immundefekt (= **CVID** für *common variable immunodeficiency*) mit ebenfalls deutlich verminderter Antikörpermenge bei vorhanden B-Zellen. Symptombeginn häufig erst nach der Kindheit
- **Transiente Hypogammaglobulinämie** (= zeitlich begrenzte) als Immundefekt mit verminderten Antikörperspiegeln durch eine verlangsamte Reifung des Immunsystems. Betroffen sind Kinder zwischen dem 6. Monat und etwa dem 4. Lebensjahr. Dieser Immundefekt verschwindet wieder, wenn das Immunsystem vollständig ausgereift ist!
- Hyper-IgM Syndrom mit gleichzeitig verminderter IgG-AK Bildung. Das IgM ist dabei deutlich erhöht und die T-Zellfunktion gestört
- **IgG-Subklassenmangel:** Das Immunglobulin G lässt sich in vier Unterklassen einteilen (IgG1, IgG2, IgG3 und IgG4). Jeder Subklasse hat bestimmte Funktionen für die Erregerabwehr. Mangelzustände der Subklassen treten oft kombiniert und häufig auch auch mit einem **IgA-Mangel** auf

Prüfer: 708
Was ist ein **IgG-Subklasen**-(mangel)?

Kommentar:
- IgG-Antikörper setzen sich aus vier Subklassen **IgG1** (etwa 60–75 %), **IgG2** (etwa 15–25 %), **IgG3** (3–6 %) und **IgG4** (2–6 %) zusammen. Die Funktion der Immunglobuline besteht darin, eindringende Pathogene und ihre Produkte zu eliminieren
- Die spezifische Antikörperbildung innerhalb der einzelnen **IgG-Subklassen** ist antigenabhängig:
  - T-Zell-abhängige Antigene wie z. B. Viren und bakterielle Toxine induzieren eine Immunantwort in den IgG1- und IgG3-Subklassen. T-Zell-unabhängige Antigene, wie die Polysaccharid-Kapsel von Haemophilus Influenzae und Pneumokokken führen überwiegend zu einer IgG2-restringierten Immunantwort
  - Allergen-spezifische Antigene (Bienengift) werden unter einer Hyposensibilisierung vor allem in der IgG4-Subklasse gebildet

MiBio

Prüfer: 709
Wie werden **monoklonale Antikörper** hergestellt?

Kommentar:
- **Monoklonale Antikörper** sind Klone eines einzigen B-Lymphozyten und richten sich gegen ein einzelnes Epitop
- 1975 Entwicklung der **Hybridom-Technik** (1984 Nobelpreis):

- Eine Maus wird mit einem Antigen infiziert und bildet B-Lymphozyten
- Blutentnahme und Isolation der B-Lymphozyten
- Knochenmarkpunktion und Kultivierung von Myelomzellen
- Fusionierung von B- und Myelomzellen = Hybridomzelllinie
- Eigenschaften: Unsterbliche Zellen, Produktion eines Antikörpers
- Selektion und Screening der geeigneten Zelllinie
- Tumorinduktion (Applikation der Maus) und Gewinnung der Antikörper (Blutentnahme)
- Problematisch ist, dass Murine Antikörper als fremd erkannt werden und die murine FC-Region nicht zur gewünschten Aktivierung führt. Mögliche Lösung ist eine Humanisierung der murinen Antikörpern bei der nur die Antigen Bindungsstellen erhalten bleiben, die restlichen Mausbestandteile werden durch humane Antikörperbestandteile ersetzt. Alternativ ist die Herstellung humaner AK in transgenen Mäusen möglich

Antikörper

710 Frage:
Welche Aufgaben haben **Immunglobuline**?

Kommentar:
- **Neutralisation** von Antigenen / Toxinen
- **Opsonierung** von Bakterien und Aufnahme durch Makrophagen
- **Komplementaktivierung:** Antigen + AK + Komplement

711 Frage:
Was versteht man unter der **Avidität** bzw. **Affinität**?

Kommentar:
- Die **Affinität** ist ein Maß für die Neigung von Molekülen oder Materialien mit anderen eine Verbindung einzugehen → xy ist *affin*. In der Immunologie versteht man unter der Affinität die Fähigkeit von Antikörpern reversibel an spezifische Antigen-Epitope zu binden
- Die **Avidität** ist die Kraft einer Mehrfachbindung (= multivalenten Bindung) zwischen Antigen und Antikörper. Die Avidität ist daher die Summe aller Affinitäten

Frage: 712
Wofür nutzt man die **Aviditätsbestimmung** diagnostisch?

Kommentar:
- IgG-Antikörper machen eine **Aviditätsreifung** durch. D.h. bei akuten oder kürzlichen Infektionen besteht eine niedrige (IgG-) Avidität, bei länger zurückliegenden Infektionen eine hohe Avidität. Dadurch kann bei fehlenden IgM-Antikörpern (können je nach Erreger bereits nach etwa 8 Wochen verschwinden) der Infektionszeitpunkt näher bestimmt werden → Besondere Bedeutung in der Schwangerschaft (Infektion vor der Schwangerschaft?)
- Mit der Aviditätsbestimmung kann auch bei positiven IgM-Antikörpern zwischen einer akuten Infektion und **lang persistierenden IgM-Antikörpern** bei einer zurückliegenden Infektion unterschieden werden! Lang persistierende IgM-AK kommen beispielsweise gehäuft nach einer Rötelnimpfung vor

10.2 Allgemeines

Differentialdiagnostische Überlegungen bei der Differenzierung von akutem rheumatischen Fieber und der rheumatoiden Arthritis MiBio

Prüfer: 713
Gibt es eine Immunität gegen **A-Streptokokken**?

Kommentar:
Es gibt keine allgemeine Immunität gegen **A-Streptokokken**! Beispielsweise besteht nach durchgemachter Scharlach-Infektion durch Streptococcus pyogenes nur eine Immunität gegenüber dem erythrogenen Toxin.

714 Prüfer:
Aufbau des **Lancefield Schema**?

Kommentar:

- Das **Lancefield Schema** ist eine Einteilung in verschiedene Gruppen basierend auf den Antikörpern gegen das **C-Polysaccharid** (C-Substanz) der Bakterienzellwand. Medizinisch relevant sind die Gruppen A, B, C, D und K!
  - **A** Streptococcus pyogenes: Scharlach, Tonsillitis, Pharyngitis, Erysipel, Phlegmone, Sepsis
  - **B** Streptococcus agalactiae: bei Neugeborenensepsis, Meningitis, Kindbettfieber
  - **C** Streptococcus anginosus: Abszesse, Endokarditis, Atemwegsinfekte
  - **D** Enterokokken wie Enterococcus faecalis, faecium und equinus: Darmflora, Endokarditis bei E. faecalis
  - **K** Streptococcus salivarius Endokarditis, Karies

715 Prüfer:
Was sind **Rheumafaktoren**?

Antwort:
Anti-IgG-Ak

Kommentar:

- **Rheumafaktoren** sind Antikörper die gegen den Fc-Teil von IgG-Antikörper gerichtet sind
- Am häufigsten sind Rheumafaktoren IgM-Antikörper. Es gibt aber auch Rheumafaktoren der Klasse IgA und IgM

716 Prüfer:
Wie weist man mit **Rheumafaktoren** nach?

Antwort:
Waaler-Rose = IgG beladene Erythrozyten

Kommentar:
Der **Waaler-Rose-Test** ist ein semiquantitativer indirekter Hämagglutinationstest. Schaferythrozyten werden mit Antierythrozytenserum (IgG) von Kaninchen in einer niedrigen Konzentration vermischt, so dass (noch) keine Agglutination stattfindet. Nach Zugabe des Patientenserums, bindet der Rheumafaktor (RF) an das IgG (dies sitzt bereits auf den Schaferythrozyten) und führt dadurch zur Agglutination der Schaferythrozyten. Durch eine Verdünnungsreihe lässt sich ein Titer bestimmen.

Antwort:
Latexagglutination

Kommentar:
Analog zum Treponema-pallidum-Partikel-Agglutination (TPPA) (Syphilis-Suchtest) werden Latexpartikel mit IgG-Antikörper beschichtet. Die Zugabe des Patientenserums führt zur Agglutination. Die Auswertung erfolgt *visuell* als Schnelltest oder automatisiert (quantitativ) mittels Turbidimetrie.

Prüfer: 717
CRP, was ist das? Nachweis? +

Kommentar:

- **CRP** kann an die **Polysaccharidkapsel von Streptokokken** binden und diese präzipitieren. Bei entzündlichen Prozessen (vor allem bei bakteriellen) steigt es stark an und gehört dadurch zu den APP
- Eine Immunchemische Bestimmung ist über die Bildung von Antigen-Antikörper-Komplexen mittels Nephelometrie oder Turbidimetrie möglich
- **CRP**-Referenzbereich < 5 mg/l

Prüfer: 718
Was sind **zirkulierende Immunkomplexe**? Nachweis?

Kommentar:

- Bei Antigen- oder Antikörperüberschuss können aus einem Antikörper und einem Antigen kleine lösliche **zirkulierende Immunkomplexe** entstehen
- Ein Teil wird von Phagozyten aufgenommen, der Rest gelangt als zirkulierende Immunkomplexe ins Blut und kann dort zu

Ablagerungen in Gefäßen oder zur Glomerulonephritis führen. Im Gewebe abgelagerte Immunkomplexe aktivieren das Komplementsystem und führen zur Entzündungsreaktion

- Die physiologische Funktion von zirkulierenden Immunkomplexen ist die Neutralisation und Elimination von Antigenen, die Interaktion mit Komplement bzw. den Fc-(C-) Rezeptoren auf Zellen
- Die Bestimmung des monoklonalen C3d erfolgt mittels ELISA und Standardisierung nach WHO-Standard. **Störfaktoren:** Plasma statt Serum, Anti-C3d-Antikörper beim Patient, vorherige Hitzedeaktivierung, wiederholtes Auftauen

719 Prüfer:

Welche Bedeutung hat **HLA-B27** beim Morbus Bechterew?

Kommentar:

Über 90 % der Bechterew-Patienten sind **HLA-B27** positiv!

720 Prüfer:

Aufbau und biologische Bedeutung des **HLA-Systems**?

Kommentar:

- Ursprünglich wurden in Transplantations-Tierversuchen die Haupthistokompatibilitätsantigene (= MHC-Antigene) entdeckt. Bei Menschen wurden nach Transplantationen Antikörper gegen Leukozyten entdeckt. Daher werden diese als Humane-Leukozyten-Antigene (HLA) bezeichnet. HLAs findet man aber auf fast allen kernhaltigen Zellen
- Die Gene für HLA-Proteine sitzen auf dem kurzen Arm des Chromosomen 6. Hier liegen auch andere wichtige Gene wie für den TNF-α und -β
- Eine Einteilung ist in zwei Gruppen möglich: Klasse-I-Antigene (HLA-A, HLA-B, HLA-C, HLA-E, HLA-F, HLA-G) und Klasse II-Antigene (HLA-DM, HLA-DO, HLA-DP, HLA-DQ, HLA-DR)
- Die HLA-Diagnostik wird bei der Organtransplantation zur Vermeidung von Abstoßungsreaktionen oder zu diagnostischen Zwecken (Beispiel **HLA-B27** bei **Morbus Bechterew**)

Komplementsystem

Frage: 721

Erklären Sie in Grundzügen das **Komplementsystem**?

Kommentar:

- Das **Komplementsystem** ist ein wesentlicher Teil des angeborenen Immunsystems. Es ergänzt die humorale und zelluläre Abwehr. Im Gegensatz zum erworbenen Immunsystem sind die Komponenten des angeborenen Immunsystems im Plasma gelöst und wirken sofort. Die Komplementaktivierung passiert durch Oberflächenstrukturen von Mikroorganismen, Parasiten, Tumorzellen oder Viren, aber auch durch inerte Oberflächen wie Kunststoffe und führt zu deren Zerstörung
- Das **Komplementsystem ähnelt dem Gerinnungssystem:** Es erfolgt eine kaskadenartige Aktivierung diverser Serinproteasen. Verschiedene Aktivierungswege führen zu einer gemeinsamen Endstrecke auf ein zelllytisches Endprodukt = **Membranangriffskomplex**. Dieser bildet Poren ähnlich nichtselektive Ionenkanäle und führt durch Zerstörung der Zellmembran zur Lyse der Zelle
- Über spezifische Inhibitoren erfolgt eine Regulation. Die Komponenten des Komplementsystems sind positive APP und werden vor allem in der Leber gebildet. Im Rahmen einer Erkrankung ist ein Verbrauch möglich. Eine Aktivierung des Komplementsystems kann überschießend sein. Als Cofaktor werden wie bei der Gerinnung Kalziumionen benötigt

Frage: 722

Was passiert bei Störung des **Komplementsystems**?

Kommentar:

Eine unkontrollierte, überschießende Komplementaktivierung durch körpereigene Oberflächen führt zu Gewebeschäden. Dies spielt u. a. eine Rolle bei der Glomerulonephritis, HUS, paroxysmale nächtliche

Hämaturie, systemischer Lupus erythematodes, altersbedingtes Macula-Ödem und beim angioneurotisches Syndrom.

723 Frage:

Was versteht man unter **Opsonierung**?

Kommentar:

Die **Opsonierung** ist wichtig für die Phagozytose! Dabei werden Erreger oder Immunkomplexe für die Phagozyten *markiert*. Für die **Opsonierung** sorgen Antikörper, APP (CRP, Serum Amyloid, Mannose bindende Lektin) und Komplementfaktoren! Die Bindung von C4b und C3b (iC3b, C3c, C3dg) an Komplementrezeptoren führt zur Stimulation von Phagozyten. Bei Immunkomplexen verhindert die Opsonierung die Phagozytose und dadurch Gewebeablagerungen!

724 Frage:

Wie beeinflusst das **Komplementsystem** die Entzündung?

Kommentar:

- Wichtig sind die sogenannten Anaphylatoxine, die Abbauprodukte des Immunsystems: C3, C4 und C5 sowie die aktivierten Formen C3a, C4a, C5a → bewirken eine Aktivierung der angeborenen Immunantwort und eine Stimulation von B- und T-Zellen
- Wenn C5a und C3a ihre Rezeptoren C5a-Rezeptor (CD88) bzw. C3a-Rezeptor (auf PBMCs: Monozyten, Makrophagen, Neutrophilen, Mastzellen) binden führt das zur Vasodilatation durch Steigerung der Gefäßpermeabilität und durch Chemotaxis zur Freisetzung von Entzündungszellen Exsudat (Antikörper, Komplementfaktoren)

725 Frage:

Wie kommt es zur **Komplementsystem-Aktivierung**?

Kommentar:

- Die **Komplementsystem-Aktivierung** erfolgt über drei Wege:
  - **Klassischer Weg:** Antigen-Antikörper-Komplexe (besonders gebundene IgM- und IgG1-AK) mit C1q als Aktivierungsprodukt
  - **Lektin Weg:** MBL (Mannose-bindendes Lektin) kann ähnlich dem C1q an Polysaccharide / Acetylglukosamine Pathogen associated molecular patterns (PAMPS) an Zelloberflächen binden
  - **Alternativer Weg:** Durch Plasmaproteasen kommt es zur spontanen Aktivierung von C3 zu C3a und C3b
- Zusätzlich ist eine Aktivierung durch Kallikrein oder Thrombin möglich
- Unabhängig von der Aktivierung endet die Kaskade immer in der Ausbildung eines Membranangriffkomplex

Komplementsystem

Frage: 726

Welche Laboruntersuchungen führen Sie zur **Abklärung des Komplementsystems** durch?

Kommentar:

- Der **CH-50-Test** misst die **gesamthämolytische Komplementaktivität**. Es ist ein globaler Test zur Aktivitätsbestimmung des (klassischen) Weges des Komplementsystems und entspricht der Lysekapazität des klassischen Weges
- Gemessen wird die 50 %-ige Lyse von mit Antikörpern bedeckten Schafserythrozyten durch das klassische Komplementsystem
- Bei einer bestehenden in-vivo Aktivierung des Komplementsystems oder einem Mangel an Komplementfaktoren kommt es auch zu einer geringeren in-vitro Komplementaktivierung im Test und dadurch zu einer geringeren Hämolyserate
- Entzündliche Erkrankungen erhöhen die CH50-Aktivität (akute Phase) – Autoimmunerkrankungen verbrauchen das Komplementsystem → die CH-50-Lyse-Kapazität ist dadurch erniedrigt!

Frage: 727

Was ist **präanalytisch** bei der **CH-50-**Bestimmung zu beachten?

Kommentar:
Benötigtes Material ist Serum. Vollblut sollte bei 37 °C (oder Raumtemperatur) gerinnen und nach 30 Minuten abzentrifugiert werden. Bis zur Untersuchung nicht kühlen, da es auch durch **Kryoglobuline** zu einer Kälteaktivierung des Komplementsystems kommen kann.

728 Frage:
Wie interpretieren Sie die **CH-50-Werte**?

Kommentar:
- Erhöhte Messwerte sind ohne klinische Relevanz! Sie kommen u. a. bei der Akute-Phase-Reaktion vor, bei akuten oder chronischen (bakteriellen) Infekten
- Niedrige Messwerte sprechen für einen angeborenen Mangel an Komplementfaktoren (z. B. Lebererkrankungen mit verminderter Synthese), Autoimmunerkrankungen (Lupus Erythematodes, Immunkomplexerkrankungen – typisch bei der Glomerulonephritis), Nephritis, Meningitis, Vaskulitis, Kryoglubulinämie, Kollagenosen, immunhämolytischen Anämie, Immundefekte

Borreliose Diagnostik

729 Prüfer:
Welche Laboruntersuchungen führen Sie bei V. a. **Borreliose** durch?

Kommentar:
- Direkter Erregernachweis (Anzucht in Nährmedium oder NAT) ist aus Blut oder Liquor nicht mit ausreichender Sensitivität möglich → Möglich ist aber ein direkter Erregernachweis aus Gewebe (Haut) im Bereich des **Erythema migrans**

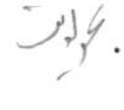

- Vorrangig ist die Serologie also die Antikörperbestimmung als indirekter Erregernachweis

730 Prüfer:
Wie gehen Sie bei der **Borreliosediagnostik** vor?

Kommentar:
Primär werden als Suchtest die Borrelien-IgG- und IgM-Antikörper z. B. mittels ELISA (höhere Sensitivität, geringere Spezifität) bestimmt. Bei positivem Antikörpernachweis, folgt ein IgG- / IgM-Immunoblot zur Klärung der Spezifität und zur Differenzierung zwischen einer akuten Infektion, einer länger zurückliegenden Infektion und einer chronischen Infektion.

Frage: 731
Welchen Befund erwarten Sie bei einer akuten, chronischen oder zurückliegenden **Borreliose**?

Kommentar:
- Bei einer **akuten Infektion** finden sich noch wenig Banden im Immunoblot, typischerweise eine positive **OspC-Bande** (früher und wichtigster Marker der IgM-Antwort) und eine positive **VlsE-Bande** (AK bereits im Frühstadium im IgG-Blot nachweisbar)
- **Chronische Infektionen** führen zu hohen IgG-Antikörpertitern mit einem breitem Bandenmuster im IgG-Blot, da sich der Körper seit langem mit dem Erreger beschäftigt und AK gegen viele verschiedene Antigene bildet
- **Zurückliegende Infektionen** haben meist hohe IgG-Antikörper mit eher unspezifischen Banden wie der p100 (treten spät auf) und der p41 (Kreuzreaktionen zu anderen Spirochäten und geißeltragenden Bakterien)

Frage: 732
Warum ist die **Borreliosediagnostik** problematisch?

Kommentar:
- Die Seroprävalenz von Borreliose-Antikörpern bei Kindern liegt im einstelligen Prozentbereich, aber bei (beruflich) Exponierten und älteren Menschen kann sie bis 20 % betragen. Bei gesunden Blutspendern haben etwa 8 % Borrelien-AK
- Problematisch sind insbesondere lang persistierende Antikörper. IgM-Antikörper persistieren u.U. auch nach einer erfolgreichen Therapie und einer ausgeheilten Infektion teils Jahre oder Jahrzehnte lang

→ dies darf aber nicht als chronische Infektion fehlinterpretiert werden
- Häufige Meldungen in der Laien-Presse und auch durch Selbsthilfegruppen im Internet vermitteln den Eindruck, dass unspezifische Allgemeinsymptome wie chronische Schmerzen, Müdigkeit, Konzentrationsstörungen als ein chronisches Fatique Syndrom (Depressionen) häufig Ausdruck einer chronischen Borreliose sind. Von diesen Kreisen werden diese unspezifischen Symptome oft auch als Hinweis auf eine *chronische* EBV-Infektion gesehen. Das ist jedoch stark zu hinterfragen!
- Die Serologie hat nur einen geringen prädiktiven Wert bei einer ungezielten Diagnostik (nur Allgemeinsymptome ohne Hinweis auf eine Borreliose). D.h. Antikörper können bei Z.n. ausgeheilter Infektion gefunden werden oder Ergebnisse können auch falsch positiv sein (die Spezifität ist immer kleiner 100 %). Dadurch werden Gesunde krank gemacht und unnötig therapiert

733 Frage:

Wann würden Sie also eine **Borreliosediagnostik** veranlassen?

Kommentar:

- Wenn ein **Zeckenstich** erinnerlich ist und die **Zeckenanhaftdauer > 12 (–24) Stunden** gewesen ist. Bei einer kürzeren Anhaftdauer besteht nur sehr ein geringes Übertragungsrisiko
- Wenn typische Symptome vorliegen (**Lyme-Arthritis**) oder wenn anamnestisch ein **Erythema migrans** bestanden hat
- Bestimmung der BLS mit Bestimmung des spezifischen Antikörperindex (Ausschluss einer intrathekale Antikörpersynthese) bei V. a. **Neuroborreliose**. Borrelien-PCR aus Liquor nicht sinnvoll, da (fast) immer negativ!
- Serologische Untersuchungen sind frühestens 3–4 Wochen nach Zeckenstich sinnvoll. Bei Auftreten des Erythema migrans (10–14 Tage nach Zeckenstich) sind die AK meist noch negativ!

734 Frage:

Welche Therapie empfehlen Sie bei einer **Borreliose** bzw. **Neuroborreliose**?

Kommentar:

- **Bei einer einfachen Borreliose** ist eine Therapie für 2 Wochen mit Doxycyclin 200 mg/Tag ausreichend. Bei einer **Lyme-Arthritis** wird meist mit 3–4 Wochen eine längere mit Doxycyclin-Therapie durchgeführt
- **Bei Schwangeren und Kindern < 8 Jahre** ist Doxycyclin kontraindiziert. Daher erfolgt die Therapie hier mit Amoxicillin über 2–3 Wochen
- Bei der Neuroborreliose erfolgt typischerweise eine **i. v. Therapie** mit Rocephin (Ceftriaxon) einem 3. Generations-Cephalosporin

Fallbeispiel:

Sie haben einen serologischen Test für die Borreliose-Diagnostik mit einer sehr guten Spezifität von 98 % und einer Sensitivität von 90 %.

Frage: 735

Wenn Sie mit diesem Test die gesamte Bevölkerung *screenen*, wie wahrscheinlich ist es dann, dass ein Patient mit einem positiven Testergebnis auch wirklich eine Borreliose hat?

Kommentar:

- Diese Frage zielt auf den **Positiver Prädiktiver Wert** ab. Das ist der positive Vorhersagewert
- Der PPW hängt dabei stark von der Borreliose-Prävalenz in dem untersuchten Kollektiv ab

Frage: 736

Da keine exakten Zahlen bekannt sind, gehen Sie bitte von einer **Prävalenz** von 25/100.000 aus

Kommentar:

- Bei einer **Prävalenz** von 25 / 100.000 haben von 100.000 Untersuchten nur 25 eine Borreliose. Bei einer **Sensitivität** von 90 % werden 25 · 0,9 = 22,5 (22) erkannt!
- Bei einer **Spezifität** von 98 % bekommen aber auch 2 % (100 % – Spezifität) fälschlicherweise ein positives Ergebnis: (100.000 – 25) · 2 % = 1999,5 = 2000!

- Insgesamt sind es damit 22 + 2000 = 2022 positive Ergebnisse
- Der PPW liegt damit bei 22 / 2022 also 1,09 %!! D.h. nur rund 1 % der positiv getesteten sind wirklich krank!

737 Frage:
Was ist notwendig um den **prädiktiven Wert** zu verbessern?

Kommentar:
- Aufklären der Patienten und der Kliniker, dass Untersuchungen nur bei einer hohen **Prävalenz** in dem untersuchten Kollektiv sinnvoll sind. Die Prävalenz im untersuchten Kollektiv ist dann höher, wenn erkrankungstypische Symptome vorliegen:
  - **Beispiel Borreliose:** Etwa 10 % (bei Kinder höher) der an einer akuten Faszialisparese erkrankten haben eine (Neuro-) Borreliose!
  - Von 1000 Erkrankten haben 100 eine Borreliose (1000 · 10 % = 100). Bei einer **Sensitivität** von 90 % werden davon 90 gefunden (richtig positive: 100 · 0,9 = 90). Bei einer **Spezifität** von 98 % ergeben sich (1000 – 100) · (100 – 98) = 18 falsch positive Ergebnisse → **Positiver Prädiktiver Wert** = 90 / (90 + 18) also 83 %
  - Durch klinisch sinnvolle Vorselektion (Symptom: Faszialisparese) lässt sich in dem Beispiel der PPW von 1 % auf 83 % erhöhen!

Yersinien-Infektion

738 Frage:
Welche **Yersinien-Infektion** kennen Sie?

Kommentar:
- Yersinien korrekt Yersinia sind gramnegative stäbchenförmige (kokkoide Stäbchen) Bakterien aus der Familie der Enterobacteriaceae (= Enterobakterien)
- In Europa kommen **Yersinia enterocolica** und **Yersinia pseudotuberkulosis** (eher in Osteuropa und Russland) vor
- **Yersinia pestis** gehört ebenfalls zu den Yersinien und ist der Erreger der Pest!

Frage: 739
Wie äußert sich eine **Yersinien-Infektion**?

Kommentar:
- Verschiedene Verlaufsformen sind möglich, ¾ der symptomatischen Darminfektion treten bei Kindern < 15 Jahre auf
- **Gastroenteritis** ähnlich der Salmonellose mit wässrigen, schleimigen auch blutigen Durchfällen mit Bauchschmerzen im rechten Unterbauch. Mittlere Erkrankungsdauer beträgt etwa 9 Tage. Betroffen sind vor allem Kindern unter 5 Jahre
- **Enterokolitis:** bakterielle Gastroenteritis mit Durchwanderung der Kolonschleimhaut und Entzündung der Submukosa (Peyer-Plaques = Teil des lymphatischen MALD-Systems) → akute Erkrankung etwa 2 Wochen aber auch chronisch rezidivierende Symptomatik mit Schmerzen und Diarrhö möglich
- **Pseudoappendizitis** = mesenteriale Lympadenitis, klinisch wie eine Appendizitis mit Schmerzen im rechten Unterbauch (McBurney-Punkt), Fieber und Leukozytose! Jedoch vergrößerte mesenteriale Lymphknoten, teils entzündetes Ileum und unauffälliger Appendix. Bis 10 % der Verdachtsfälle *akute Appendizitis* sind eigentlich Yersinien-Infektionen

Frage: 740
Welche typische Komplikation gibt es nach einer ausgeheilten **Yersinien-Infektion**?

Kommentar:
Nach einer **Yersinien-Infektion** kann es zur **reaktiven Arthritis** kommen. Dabei tritt mehrere Tage bis Wochen nach Erkrankung eine Oligoarthritis der großen Gelenke (Knie) selten auch der kleinen Gelenke auf. Etwa 10–20 mal häufiger kommt es zur reaktiven Arthritis bei **HLA-B27** positiven Patienten. Postinfektiös nach Yersiniosen haben **vor allem Kinder zwischen 3–7 Jahre** eine reaktive Arthritis.

Frage: 741
Welche Diagnostik kennen Sie die **Yersinien-Infektion**?

Kommentar:

- **Erregeranzucht** bei der Gastroenteritis aus Stuhl, bei der Sepsis aus der Blutkultur, ggf. auch aus mesenterialen Lymphknoten
- **Serologie:** Nachweis von IgG-, IgM- und IgA-AK mittels ELISA (Lysat Antigen), Zum Ausschluss einer Kreuzreaktion mit Brucellen oder Salmonellen ergänzende Durchführung eines IgG-, IgM- und IgA-Immunoblots, Spezifische Banden sind AK gegen YOP Antigene. Ein Titeranstieg ist beweisend (häufig persistierende Antikörper) für eine frische Infektion

742 Frage:

Welcher **Yersinien-Serotyp** kommt an häufigsten vor?

Kommentar:

- Die Differenzierung erfolgt nach den somatischen O-Antigenen
- Am häufigsten sind in Europa:
  - Yersinia enterocolica: O:3, O:9, O:5, O:27 und O:8 (nordamerikanischer Typ)
  - Yersinia pseudotuberculosis 1a, 1b, 2a, 2b, 2c, 3, 4a, 4b, 5a, 5b, 6

743 Frage:

Wie sind die Ansteckungswege der **Yersiniose**?

Kommentar:

- Typischerweise geschieht die Ansteckung über kontaminierte Nahrung (**Yersinia pestis** = Pest über Ratten bzw. den Rattenfloh)
- Nicht-chloriertes Wasser, Rohmilchprodukte, Salate, rohes Fleisch etc. Yersinien vermehren sich auch noch bei 4 °C (Kälteanreicherung im Kühlschrank ähnlich wie bei Listerien)
- Eine fäkal-orale Übertragung von Mensch zu Mensch (Familie, Schule, Krankenhaus) ist möglich
- Yersinien sind wohl der häufigste mit Blutkonserven übertragene gram-negative Erreger!
- Infektiosität besteht noch Wochen nach Durchfallende

Frage: 744

Bitte beschreiben Sie die grundsätzlich möglichen Verlaufsformen von **Viruserkrankungen** und nennen Sie typische Beispiele von Erregern?

Kommentar:

- **Akute Infektion** mit temporärer Virämie und anschließender virusfreien Ausheilung → Beispiele sind die Influenza oder die Enteroviren
- **Persistierende oder chronische Infektion** sind Infektionen mit einer permanenten (ggf. im Verlauf schwankenden lebenslangen Virämie wie z. B. die chronische Infektion mit HCV oder HBV)
- Bei einer **latenten Infektion mit möglichen Reaktivierungen** kommt es nach einer initialen temporären Virämie zu einem Rückgang der Viruslast auf eine Hintergrundaktivität bei lebenslanger Viruspersistenz im Körper. Es kann zu (wiederholten) Reaktivierungen mit dann wieder hoher temporärer Virämie kommen → Dieser Verlauf ist typische für humane **Herpesviren** wie CMV, EBV, HSV (Lippenherpes), VZV (Windpocken bzw. Herpes zoster), Humane Herpesviren (HHV)-6, HHV-7 und HHV-8
- Bei einer **Slow Virus Infektion** kommt es zur akuten Virämie mit Erstsymptomen und danach zur klinische Ausheilung. Nach langer Latenzzeit kommt es zum Wiederauftreten der Virämie mit einer klinischen Symptomatik. Ein Beispiel ist die Maserninfektion mit nachfolgender SSPE als Spätkomplikation!

10.3 Impfungen

Impfungen MiBio

Prüfer: 745

Welche **therapeutischen Impfungen** kennen Sie?

Kommentar:

- Verschiedene Dinge fallen unter diesen Begriff:
  - **Postexpositionell aktive Impfung** nach Kontakt mit einem Erkrankten

innerhalb der Inkubationszeit als Riegelungsimpfung (= **Inkubationsimpfung**) typisch bei VZV, Menigokokken, HAV, Mumps (innerhalb von 5 Tage), Masern (innerhalb 3 Tage), Polio und Tollwut! → Die Inkubationsimpfung funktioniert gut bei Lebendimpfstoffen und bei Infektionen mit langer Inkubationszeit (Hepatitis A/B, Tollwut)

- **Passive Impfung (Immunisierung) mittels (spezifischem) Immunglobulin** nach Kontakt als sofortiger Schutz und wenn eine aktive Lebendimpfung nicht möglich ist wie z. B. bei Schwangeren nach Kontakt Windpockenkontakt (Immunglobulingabe innerhalb 96 Stunden bzw. neuerdings laut STIKO innerhalb von 10 Tagen nach Kontakt), bei Säuglingen HBV positiver Mütter (Aktiv+Passiv), Tollwut nach Tierbiss (Aktiv + Passiv) etc.
- Wirkliche **therapeutische Impfung** zur Bekämpfung einer Krebserkrankung sind in Erprobung. Anhand des Mutationsprofil des Krebspatienten wird eine individuelle Vakzine hergestellt = *individualisierte Immuntherapie*. Hierzu laufen Studien zur Therapie von Melanomen, Brustkrebs, Leberkrebs und Lungenmetastasen. Ziel ist die Aktivierung von T-Zellen zur Bekämpfung der malignen Zellen. Es existieren auch andere Ansätze beispielsweise eine gezielte Infektion mit onkogenen Viren, die maligne Zellen befallen und dort zu einem Absterben der Zellen führen sollen

746 Prüfer:
Was sind **postexpositionell angewendete Impfungen**?

Antwort:
Passive Immunisierung mit Immunglobulinen

Kommentar:

- **Post-Expositions-Prophylaxe** entweder **passiv mittels Immunglobuline** (= spezifische Antikörper) oder **aktiv mittels Impfung. Aktive Immunisierung** nach Exposition ist möglich bei Lebendimpfstoffen (VZV, Masern) mit schneller Immunreaktion und bei Krankheiten mit langer Inkubationszeit (Hepatitis A/B, Tollwut)
- Die **Passive Immunisierung** erfolgt mittels Immunglobuline. Meist sind es humane oder rekombinante, selten tierische Proteine. Humane Proteine werden aus einer Vielzahl (> 1000) Plasmaspenden gepoolt um ein breites Antikörperspektrum zu erreichen. Erregerspezifische hochkonzentrierte Immunglobulinpräparate bezeichnet man als Hyperimmunglobuline z. B. Cyctotect bei CMV, Varicellon bei Windpockenkontakt, Berirab / Tollwutglobulin Merieux P bei Tollwut

Prüfer: 747
Was wissen Sie zur **Tollwut**?

Kommentar:

- Die **Tollwut** wird durch das **Rabiesvirus** verursacht. Letzter terrestrischer Tollwutfall in Deutschland war 2006 (bei einem Fuchs) daher empfiehlt die STIKO eine präexpositionelle Impfung nur für Risikopersonen bei neu aufgetretener Wildtollwut (Tierärzte, Jäger, Forstpersonal) oder Laborpersonal mit Exposition gegenüber dem Tollwutvirus. Achtung: Die **Fledermaustollwut** kommt weltweit vor auch in Deutschland. Die Impfung wird deshalb auch für Menschen mit engen Kontakt zu Fledermäusen empfohlen
- Laut WHO gibt es weltweit etwa 50.000 Tollwutfälle jährlich. Nur in Nordeuropa, der Karibik oder Australien / Ozeanien (Pazifik Inselgruppe nord-östlich Australiens) besteht ein sehr niedriges Risiko. Eine Impfempfehlung gibt es für Länder mit hoher Tollwutgefährdung insbesondere da in Entwicklungsländern ein Impfstoff bzw. die Immunglobuline nicht immer verfügbar sind. Risikogebiete sind u. a. Brasilien, Costa Rica, Südamerika, Afrika

Frage: 748
Was empfehlen Sie bei Reisen in Risikogebiete bzw. **nach Tollwutkontakt**?

Kommentar:

- **Tollwutprophylaxe:** Impfung mit Totimpfstoff (Zellkulturimpfstoff) als Grundimmunisierung an Tag 0, 7 und 21 (evtl. 4 Dosis nach 12 Monate). Auffrischung alle 2–5 Jahre. Titerkontrolle sind sinnvoll je nach Expositionsrisiko alle 6–24 Monate. Boosterung ist notwendig bei Abfall der neutralisierenden Antikörper unter 0,5 IE/ml
- **Nach einer tollwutverdächtigen Bissverletzung wird bei vollständiger Grundimmunisierung** mit zwei Impfdosen an Tag 0 und 3 geboostert – Immunglobuline müssen nur bei fehlender Grundimmunisierung gegeben werden!
- **Ohne vollständige Grundimmunisierung:** hängt das Vorgehen von der Exposition ab (gemäß RKI 2011): Grad
  - I Berühren / Belecken der intakten Haut: Keine Impfung erforderlich
  - II nicht blutende oberflächliche Kratzer, knabbern an nicht intakter Haut: Impfung nach dem **Essen-Schema** mit aktiver Impfung an Tag 0, 3, 7, 14 und 28
  - III Bissverletzung oder Kratzwunden, Speichel auf Schleimhäute: vollständige aktive Immunisierung erforderlich. Mit der ersten Impfdosis erfolgt auch eine Gabe von 20 IE/kgKG **Tollwutimmunglobulin**

749 Frage:

Wann besteht nach einer **Tollwut-Grundimmunisierung** ein zuverlässiger **Schutz**?

Kommentar:

4 Wochen nach Beginn der Grundimmunisierung.

MiBio

Grundlegende Prinzipien der Infektionsserologie und Schutzimpfungen

750 Prüfer:

Modellbeispiel **Tollwut**?

Kommentar:

- Bei der **Tollwut** kommt es zur Infektion mit Rabiesvirus durch ein infiziertes Tier (Tierbiss, Viruskontakt mit Schleimhaut). Die **Inkubationszeit kann bis zu mehreren Monaten dauern, abhängig von der Bissstelle** (bei einem Biss im Kopf- / Halsbereich kürzer, bei einem Biss ins Bein länger), dann treten die **Leitsymptome Aggressivität, Krämpfe und Lähmungen auf mit letalem Ausgang!**
- Eine präexpositionelle aktive Impfung mit dreimaliger Gabe eines Totimpfstoffs ist verfügbar. Nach einem Biss erfolgt bei vollständiger Grundimmunisierung eine zweimalige Boosterung
- Bei fehlender oder inkompletter Grundimmunisierung erfolgt eine 5-malige aktive Impfung (Tag 0, 3, 7, 14, 28) und eine einmalige passive Immunisierung

Prüfer: 751

Unterschiede zwischen einer **aktiven- und passiven Immunisierung**?

Kommentar:

- Bei der **aktiven Immunisierung** wird der Körper mit lebenden Erregern (Lebendimpfstoff) oder Erregerbestandteile (Totimpfstoff, Toxoidimpfstoff) infiziert und bildet dadurch Antikörper bzw. Gedächtniszellen. Je nach Impfstoff besteht ein Schutz nach etwa 2–4 Wochen, der dann jedoch lang andauerndert
- Bei der **passiven Immunisierung** werden Immunglobuline d.h. Antikörperpräparate gegeben. Diese wirken sofort bieten aber keinen Langzeitschutz. HWZ IgG etwa 35 Tage, IgM etwa 10 Tage, IgA 5–6 Tage

Prüfer: 752

Unterschiede zwischen **Lebend-, Tot- und Toxoid-Impfstoffen**? Beispiele?

Kommentar:

- **Lebendimpfstoffe** enthalten vermehrungsfähige attenuierte Erreger: Beispiel Masern, die Impfviren können die Erkrankung in abgeschwächter Form auslösen. Die Lebendimpfung ist daher prinzipiell kontraindiziert in der Schwangerschaft! Bis zu 5–10 % der Impflinge bekommen **Impfmasern**. Bei oralen Lebendimpfstoffen kann es durch die Darmpassage zu einer *Rückentwicklung* zum pathogenen Wildvirus mit möglicherweise Ansteckung der Umwelt kommen.

Das kann bei dem oralen Polioimpfstoff auftreten

- **Totimpfstoffe** sind komplett abgetötete Erreger oder daraus extrahierte Antigenestrukturen (Spaltimpfstoffe). Daneben gibt es auch Impfstoffe mit rekombinant hergestellten Antigenen. Beispiel: rekombinant hergestelltes HbsAg als HBV-Impfstoff
- Bei den **Toxoidimpfstoffen** wird nicht gegen den Erreger, sondern gegen den Virulenzfaktor eine Immunität aufgebaut. Beispiele sind die Pertussis-Impfung mit einem **Toxoidimpfstoff** gegen das Toxin von Bordetella pertussis oder der Tetanus- und Diphtherieimpfstoff

753 Prüfer:
Was sind die Vor- und Nachteile von **Lebend- und Totimpfstoffen**?

Kommentar:

- **Vorteile der Lebendimpfstoffe:** Schutz hält nach Grundimmunisierung (theoretisch reicht 1 Impfung) oft lebenslang an. **Nachteile:** Impfkrankheit in abgeschwächter Form der Wildvirusinfektion möglich (Impfmasern, Impfwindpocken etc.), kontraindiziert in Schwangerschaft oder bei schwerer Immunsuppression
- **Vorteile Totimpfstoffe:** gut verträglich mit geringe Nebenwirkungen (NW), kann theoretisch in der Schwangerschaft gegeben werden (Impfstoffen sind oft aber nicht erprobt bzw. zugelassen für Schwangere). **Nachteile:** Zur Grundimmunisierung sind mindestens 3 Impfungen erforderlich. Der Impfschutz besteht oft nur 3–10 Jahre. Beispiel FSME 3–5 Jahre, Pertussis etwa 5 Jahre, Tetanus 10 Jahre

MiBio

Impfung gegen Polio

754 Prüfer:
Wie wird der **Polioimpfstoff** gewonnen?

Antwort:
Zellkulturpassage → attenuierter Lebendimpfstoff

Kommentar:

- Der **inaktivierte Polioimpstoff nach Salk ist ein Totimpfstoff:** Virulente Polioviren Typ 1, 2, 3 werden durch Zellkultur in Vero-Zellen (Zelllinie aus Nierenzellen der grünen Meerkatze = Affen) oder in humanen diploiden Zellen vermehrt. Nach Filtration und Ultrafiltration erfolgt eine Virusinaktivierung durch Formaldehyd (Vermehrungsfähigkeit wird zerstört) und Entfernung des Formaldehyds
- Der **orale Polioimpfstoff nach Sabin ist die sogenannte Orale Polio Vakzine (OPV):** geimpft werden avirulente Polioviren (Typ 1, 2, 3) mit Mutationen, die eine Vermehrung in Nervenzellen verhindern. Im Darm bleiben die Polioviren vermehrungsfähig. Die WHO stellt Referenzkulturen der Impfviren zur Verfügung. Nach Vermehrung wird ihre Pathogenität getestet (Neurovirulenztest), früher in Rhesusaffen seit 2000 in transgenen Mäusen
- **NEU:** Seit 09/2015 ist laut WHO das **Poliovirus Typ 2** eradiziert. Seit April 2016 wird daher weltweit nur noch der **bOPV-Impfstoff** (nur Typ 1 und 3) anstatt dem tOPV-Impfstoff (Typ 1–3) eingesetzt. Nur ausgewählte Labore dürfen den Typ 3 weiterhin z. B. für Neutralisationstests (NTs) vorhalten (**Laborcontainment**) !

Prüfer: 755
Wie unterscheidet sich der **Salk- vom Sabin-Impfstoff**?

Antwort:
Tot – lebend

Kommentar:

- Der Lebendimpfstoff nach **Sabin** wird oral auf Würfelzucker gegeben. Er führt zur **stillen Feigung** also einer Infektion des Magen-Darm-Tracks mit Induktion von Antikörpern im Blut und Darm (IgA) ohne Krankheitssymptome. Vorteilhaft ist die bessere Schutzwirkung und das Mitimpfen von Angehörigen über die ausgeschiedenen Viren. Dadurch wird die Wildviruszirkulation unterbunden (**Herdenimmunität**)
- Bei der Darmpassage kann es zu einer Rückmutation des Impfvirus zum Wildvirus und damit zur einer seltenen **Impf-**

Poliomyelitis (etwa 1 / 4 Mio. Geimpfte) und zur weiteren Verbreitung kommen

- Wegen der Gefahr der Impfpoliomyelitis und der gelungenen **Polioeradikation** in Deutschland empfiehlt die STIKO seit 1998 nur noch den Polio-Impfstoff nach Salk

756 Prüfer:

Warum muss **Polio** oral mehrmals geimpft werden?

Antwort:

Es kommt zu Konkurrenz im Darm mit anderen Enteroviren.

Kommentar:

Im Darm kann sich durch andere evtl. anwesende Enteroviren keine ausreichende Immunität aufbauen. Kontraindikationen für die Impfung sind daher neben Immundefekten vor allem akut-fiebrige Infekte sowie Darmerkrankungen (Durchfälle).

757 Prüfer:

Warum darf **Polio** im Sommer nicht geimpft werden?

Antwort:

Häufige Enterovirusinfekte im Sommer!

Kommentar:

Polioviren sind ebenfalls **Enteroviren**. Andere Enteroviren sind typische Verursacher der **Sommergrippe** und verhindern u.U., dass sich eine ausreichende Polioimmunität ausbildet.

758 Frage:

Wann ist der beste Zeitpunkt für eine **Grippeimpfung**?

Kommentar:

Die **Grippeimpfung** bietet nur relativ kurz einen ausreichend Schutz. Schützende Antikörper sind etwa 2 (–4) Wochen nach Impfung vorhanden. Da die Influenzasaison typischerweise im Januar beginnt, ist der idealer Impfzeitpunkt Mitte oder Ende November. Dann besteht ein Schutz in der Hauptsaison Januar bis März.

Grippeschutzimpfung:

Prüfer: 759

Wie wird die Zusammensetzung des **Influenzaimpfstoffs** festgelegt?

Antwort:

Jährlich neu durch die WHO

Kommentar:

Der saisonale Influenzaimpfstoff wird anhand der zirkulierenden Virusstämme in der Südhalbkugel in dem dortigen Winter (Juni bis September) festgelegt. Die aktuelle Impfstoffzusammensetzung sowie eine Übersicht über die verfügbaren Impfstoffe findet sich unter www.PEI.de

Prüfer: 760

Was ist ein **Antigenshift** und ein **Antigendrift**?

Antwort:

- Bei einem **Antigenshift** kommt es zum Austausch funktionell gleichartiger RNA-Segmente zwischen zwei Virusstämmen des Influenzavirus bei gleichzeitiger Infektion einer Zelle mit beiden Virusstämmen. Daraus resultieren entscheidende Veränderungen der Antigenität des Virus z. B. kann durch Aufnahme eines neuen Hämagglutinins ein neuer Virussubtyp auftreten und zur **Pandemie** (etwa alle 10–20 Jahre) führen!
- Beim **Antigendrift** führt eine Punktmutation zu kleineren Antigenveränderungen (v.a. des Hämagglutinins) und damit zur Abwandlung des Virussubtypvariante. Das ist die übliche jährliche Änderung des Virussubtyps, die eine Anpassung des Impfstoffs notwendig macht

Prüfer: 761

Wer soll gegen die **Grippe** geimpft werden?

Kommentar:

- **STIKO-Empfehlung 2015:**
  - Kinder von 2–6 Jahren werden bevorzugt mit dem attenuierten Influenza-Lebendimpfstoff geimpft (bis 17 möglich)

- Impfung aller Personen ab 60 Jahre und besonders Bewohner von Altersheimen
- Impfung von Schwangeren ab dem 2. Trimenon, bei erhöhter Gefährdung ab dem 1. Trimenon
- Impfung alle Kinder und Erwachsenen bei chronischen Krankheiten (Asthma, COPD, Herz-Kreislauf, Leber, Nieren), DM, MS, Menschen mit angeborener / erworbener Immundefizienz, Immunsupprimierte, HIV-Infektion
- Berufliche Impfindikation bei z. B. medizinischem Personal, bei Kontakt zu Geflügel oder Wildvögel (aviäre Influenza)
- Ggf. Reisende impfen!

762 Prüfer:
Was ist den **Influenza-Impflingen** zu erklären?

Antwort:
Influenzaimpfung schützt nicht vor anderen respiratorischen Infekten

Kommentar:
Die **Influenzasaison** geht meist von Januar bis März (April), davor im Herbst / Winteranfang überwiegen andere Viren wie z. B. Rhinoviren. Vor diesen *grippalen Infektionen* bietet eine Influenza Impfung keinen Schutz.

763 Prüfer:
In welche Virusgruppe gehört das **Influenzavirus**?

Antwort:
Myxoviren

764 Prüfer:
Welche **Virusgruppe** ist nah verwandt?

Antwort:
Paramyxoviren

765 Prüfer:
Welche Viren gehören zu der **Gruppe der Paramyxoviren**?

Antwort:
Masern, Mumps, Respiratory Syncytial Virus (RSV), Parainfluenzaviren

Prüfer: 766
Welche **Untersuchungsmethoden** gibt es für **Influenzaerkrankungen**?

Antwort:
Komplementbindungsreaktion (KBR) kann nur zwischen Virusstämme A, B und C unterscheiden, Hämagglutinationshemmtest (HHT) kann auch einzelne Virussubtypen unterscheiden

Kommentar:
Bei einer akuten Erkrankung erfolgt ein direkter Influenzavirusnachweis mittels NAT aus einem tiefen Nasenrachenabstrich. Bei epidemiologischen Fragestellungen oder zur Abklärung eines Impferfolgs kann ein spezifischer Neutralisationstest für das zirkulierende Virus durchgeführt werden. Ein Antikörperanstieg im Verlauf spricht für eine kürzliche Infektion. Die allgemeine Bestimmung von *Influenza-AK* mittels EIA ist aufgrund der hohen Seroprävalenz und den verschiedenen zirkulierenden Stämmen nicht sinnvoll.

Prüfer: 767
Welche Impfungen empfehlen Sie bei **Tropenreisen**?

Kommentar:
- Bei Reisenden sollte ein lückenloser Impfschutz gemäß den Empfehlungen der STIKO vorhanden sein: Tetanus, Diphtherie, Pertussis, Polio, HBV, Masern-Mumps-Röteln. Polio wird in Deutschland nur grundimmunisiert. Eine Polio-Auffrischimpfung ist bei Reisen in Endemiegebiete ggf. sinnvoll
- Die **Hepatitis A Impfung** ist für fast alle Reiseländer (außer Nordeuropa) sinnvoll. Fäkal-orale Übertragung vor allem bei schlechten hygienischen Bedingung aber auch über *Meeresfrüchte* (Südeuropa: Italien, Frankreich)
- **Cholera** und **Typhus** Impfungen sind sinnvoll für Länder mit schlechten hygienischen Bedingungen

- **Tollwutimpfung** in Endemiegebieten (fast weltweit außer Westeuropa und Australien / Ozeanien) mit hohem Risiko und schlechter medizinischer Versorgung
- **Japanische Enzephalitis Impfung** bei Abenteuerreisen mit engem Kontakt zur Bevölkerung in Südostasien (Bangladesch, Bhutan, China, Indien, ...)
- **Gelbfieberimpfung** ist ggf. sinnvoll bei Reisen in Endemiegebiete wie Afrika (Äthiopien, Kongo, Ruanda, Elfenbeinküste, ...) und Südamerika (Bolivien, Brasilien, Ecuador, ...). Sie kann aber auch bei der Einreise vorgeschrieben sein, wenn man aus einem Endemiegebiet (Vorsicht bei Rundreisen!) einreist!
- **Meningokokkenimpfung** (tetravalenter Impfstoff: A, C, W-135, Y) vor Reisen in Endemiegebiete sinnvoll (u. a. Meningitis-Gürtel in Afrika = südlich der Sahara) oder teilweise bei Einreise vorgeschrieben: Pilgerreise nach Mekka (Hadj)

Impfstoffe

768 Frage:
Was sind **Polysaccharid-Impfstoffe**?

Kommentar:
Aus den Kapselpolysacchariden von verschiedenen Bakterien können Impfstoffe hergestellt werden. Diese **Polysaccharid-Impfstoffe** induzieren protektive Antikörper. Diese Schutzdauer ist zeitlich begrenzt, da sie nicht wie Protein-Antigene zur Induktion einer T-Zellantwort (fehlende Prozessierung über das MHC-System) führen. Diese Impfungen lassen sich deshalb auch nicht Boostern (fehlen von Gedächtniszellen). In den ersten beiden Lebensjahren führen Polysaccharid-Impfstoffe zu keiner ausreichenden Immunantwort.

769 Frage:
Wie lassen sich diese Probleme lösen?

Kommentar:
- Zuerst ist es bei dem Haemophilus influenzae Typ b (Hib) gelungen durch Koppelung des Polysaccharids an ein Protein einen sogenannten **Konjugatimpfstoff** (also ein Protein-Polysaccharid-Konjugat) zu entwickeln. Konjugatimpfstoffe werden auch bei der Pneumokokken- und der Meningokokken-Impfung eingesetzt
- **Konjugatimpfstoffe** könne bereits im Säuglingsalter angewendet werden und haben eine lang andauernde Schutzwirkung

Frage: 770
Nennen Sie ein Beispiel für einen **Konjugatimpfstoff**?

Kommentar:
Beispielsweise ist der **Meningokokken-C-Impfstoff** an das Tetanustoxid oder Diphtheritoxoid konjungiert, da diese stark immunogen wirken.

Typhus:

Prüfer: 771
Was ist **Typhus**?

Kommentar:
- Erreger des **Typhus** ist Salmonella Typhi (S. Typhi), bzw. des **Paratyphus** ist Salmonellea Enteritidis (S. Enteritidis): Es sind begeißelte gram-negative Bakterien aus der Familie der Enterobakterien. Sie bewirken eine systemische Allgemeininfektion mit einem primärem Befall des Dünndarms
- Weltweit laut WHO etwa 17–30 Mio. Typhusfälle mit bis zu 600.000 Todesfälle in tropischen und subtropischen Gebieten mit schlechter Trinkwasserversorgung und Hygiene. Risikogebiete sind u. a. Delhi in Indien und das Mekong Delta in Vietnam
- Fäkal-orale Übertragung durch kontaminierte Lebensmittel und Trinkwasser
- Nach der Inkubationszeit von 3–60 Tage kommt es zum (stufenartigen) Fieberanstieg bis auf 41 °C, unregelmäßigen Puls, grippeähnliche Symptome (Kopfschmerzen, Unwohlsein, Husten), dann zuerst zur Obstipation und später zu Durchfällen. Im Verlauf kommen auch Hepatosplenomegalien, Darmblutungen mit Perforation, Meningoenzephaitis, Mykarditis, Osteomyelitis und Pneumonien vor
- Etwa 3 % bleiben bei S. Typhi länger als 12 Monate **Dauerauscheider**

772 Frage:
Welche Diagnostik führen Sie bei V. a. **Typhus** durch?

Kommentar:
- Im Zentrum steht die Reiseanamnese, da autochthone Fälle zuletzt in den 80er Jahren in Deutschland aufgetreten sind
- **Wichtig** ist der mikrobiologische Nachweis durch **mehrfache Blutkulturen**. Stuhluntersuchungen sind zu Beginn der Infektion meist negativ!
- Ein serologischer Nachweis von Salmonellenantikörpern ist möglich, jedoch geringe Spezifität durch häufige Kreuzreaktionen mit anderen Bakterien. O-Antigene (Zellwand) und H-Antigene (Geißel) kommen ähnlich bei anderen Bakterien vor (Nachweis durch **Gruber-Widal-Reaktion**)

773 Prüfer:
Welche **Typhusimpfungen** gibt es?

Kommentar:
- **Typhus-Polysaccharid-Impfstoff** (Totimpfstoff = Vi-Kapselpolysaccharid von S. Typhi): Die Polysaccharid-Impfung wird i. m. mit einer einzigen Dosis verabreicht. Der Impfschutz beginnt etwa 10–14 Tagen nach Impfung, die Auffrischung erfolgt nach drei Jahren mit 1 Dosis
- Der **orale Typhus-Lebendimpfstoff** ist zugelassen ab 2 Jahre: Die Lebendimpfung oral (apathogene und inaktivierte Keime von S. Typhi 21a Berna) erfolgt mit drei Dosen an Tag 1, 3 und 5. Auffrischung nach einem Jahr mit 3 Dosen
- Schutz bei beiden Impfstoffen bis zu 95 % gegen S. Typhi
- Einen begrenzten Schutz (etwa 49 %) vor Salmonella Paratyphi (S. Paratyphi) bietet nur der orale Impfstoff!
- Kombinationsimpfstoffe für Typhus und HAV sind verfügbar

774 Prüfer:
Was ist im **Typhoral-Impfstoff** und können Sie das besondere, einmalige Wirkprinzip dieses Impfstoffs erklären?[1]

[1] Chiron Vaccines, Behring: Fachinformation Typhoral L

Kommentar:
- Der Lebendimpfstoff mit attenuierten S. Typhi Bakterien (Stamm Ty 21a Berna) enthält mindestens 2 Mrd. apathogene Lebendkeime und 5 Mrd. inaktivierte Keime. Die Impfung wirkt wie eine natürliche Infektion im Darm. Der Lebendimpfstoff soll dabei selbstlimitierend sein. Da die Impfbakterien sich autolytisch zersetzen, kann kein Impftyphus auftreten
- **Lokale Immunität im Darm an der Eintrittspforte:** Durch die Impfung bilden sich im Darm schützende sekretorische IgA-Antikörper, die die Bakterien bereits an der Eintrittspforte bekämpfen und das Eindringen des Erregers in das Blut (eine Bakteriämie) verhindern
- Humorale (Antikörper) und zelluläre Immunität: Durch die Impfung werden im Blut spezifische Antikörper gebildet. Eine zelluläre Immunität im Blut und Gewebe verhindert eine Organ-Besiedelung und Dauerausscheider
- Bei der parenteralen Impfung werden zirkulierende Antikörper gebildet!

Frage: 775
Wann sollte die **Typhus-Impfung** nicht erfolgen?

Kommentar:
- Die orale Typhuslebendimpfung ist kontraindiziert bei einer immunsuppressiven Therapie, da es durch die Impfbakterien zu einer manifesten Erkrankung = **Impftyphus** kommen kann
- Die Malariaprophylaxe (Chloroquin, Pyrimethamin / Sulfadoxin, Mefloquin, Proguanil), Antibiotika und Sulfonamide sollten frühestens 3 Tagen nach Einnahme der letzten Typhoral-L-Kapsel eingenommen werden. Sonst wirkt die Impfung evtl. nicht
- **Typhoral L** sollte nicht in Kombination mit Laxantien gegeben werden

Prüfer: 776
Welche **immunologischen Vorgänge** laufen bei der **Typhusimpfung in der Darmschleimhaut** ab?

Kommentar:
Durch die orale Typhuslebendimpfung kommt es zur lokalen Bildung von **sekretorischen IgA-Antikörper** im Darm und zur Ausbildung einer zellulären Immunität.

Allergische Reaktionen

777 Frage:
Wie lassen sich **allergische Reaktionen** einteilen?

Kommentar:
- Überempfindlichkeitsreaktionen / allergische Reaktionen (Hypersensitivität) lassen sich nach Coombs und Gell in vier Typen (I bis IV) einteilen:
  - I **Soforttyp:** IgE-beladene Mastzellen binden Antigen und schütten Entzündungsmediatoren (Histamin) aus. Beispiel: allergisches Asthma / Rhinitis, Urtikaria, Anaphylaxie (Erdnuss)
  - II **verzögerte Reaktion:** Medikamente (Penicillin) binden an Erythrozyten, nach Sensibilisierung bilden sich IgG-Antikörper. Bindung der IgG-AK an die auf Erythrozyten gebundenen Antigene führt zur Komplementaktivierung (Opsonierung, Chemotaxis, Lyse). Beispiele: ABO-Inkompatibilität, Hemmung durch Antikörperbildung (Intrinsic-Factor) → megaloblastäre Anämie, Insulinhemmung → Insulinresistenz, Blockade der Acetylcholinrezeptoren → Myasthenia gravis
  - III **verzögerte Reaktion:** Lösliche Antigene bilden mit Antikörpern Immunkomplexe. Entzündliche Gewebeschäden durch lokale Immunkomplexe (Exogen-Allergische Aveolitis, Farmerlunge, Zöliakie, Arthus Reaktion) oder Krankheiten durch zirkulierende Immunkomplexe (Vaskulitis, chronische Glomerulonephritis, Rheumatoide Arthritis, SLE)
  - IV **Spätreaktion:** Vermittelt über antigenspezifische Th1-Zelle, Interleukine und Makrophagen kommt es zur lokalen Entzündungsreaktion → Diagnose durch Epikuntantest mit Allergenprovokation und klinischer Reaktion nach 6–48 Stunden

Prüfer: 778
Was versteht man unter einer **Typ-IV-Reaktion**?

Kommentar:
- Die **Typ-IV-Reaktion** ist die zellulär (allergenspezifische T-Zellen) vermittelte Spätreaktion (Kontaktallergie). Nach Allergen-Erstkontakt bilden sich spezifische T-Lymphozyten und persistieren in Milz und Lymphknoten als Gedächtniszellen (Memory cells). Bei Zweitkontakt kommt es zur schnellen Aktivierung und klonalen Vermehrung der T-Zellen. Durch Zytokine wandern auch unspezifische Entzündungszellen (Monozyten) ein. Bis zum Vollbild der Entzündung dauert es 48–72 Stunden
- Typ-IV-Reaktionen sind u. a. das allergische Kontaktekzem, die Transplantatabstoßung und die Tuberkulinreaktion

Tuberkulose

Prüfer: 779
Was ist **Tuberkulin**?

Kommentar:
Tuberkulin ist eine Mischung aus gereinigten und selektierten Proteinen von Mycobacterium tuberculosis (M. tuberculosis). Wird als PPD (= Purified Protein Derivate)-Tuberkulin für den **Tuberkulin-Hauttest** verwendet.

Prüfer: 780
Was ist der **Tine-Test**?

Kommentar:
Der **Tine-Test** ist ein Stempeltest mit getrocknetem Tuberkulin, das an 4 Stacheln des Einmaltestkörpers (*Stempel*) haftet. Der Stempel wird in die gespannte Haut des Unterarms eingedrückt = intradermal. **Vorteile:** einfache Durchführung, Reihentestung möglich, Fertigtest – keine Verdünnungslösungen notwendig, einheitliche Dosierung.

Prüfer: 781
Was versteht man unter **Mendel-Mentoux-Test**?

Kommentar:

- Der Mendel-Mentoux-Test ist ein intrakutaner Tuberkulin-Test. Dorsal am Unterarm wird streng intrakutan eine Tuberkulin-Lösung appliziert
- Die Ablesung erfolgt frühestens nach 72 Stunden mit einer tastbaren Induration (= verhärtete Schwellung) > 5 mm bzw. 10 mm bei Z.n. **Bacillus Calmette-Guérin (BCG)-Impfung**
- Anwendung für: Epidemiologie → Durchseuchungsgrad, Umgebungsuntersuchungen, Berufliche Exposition, Ausschluss einer (latenten) Tuberkulose
- Ein falsch positiver Tuberkulintest ist nach einer **BCG-Impfung** möglich, falsch negative Befunde kommen unter Immunsuppresion, bei Immundefekten und nach Virusinfekten vor!

782 Frage:

Gibt es (moderne) **Alternativen zum Tine-Test bzw. Mendel-Mentoux-Test**?

Kommentar:

- Seit einigen Jahren gibt es sogenannte **Interferon-Gamma-Release-Assay (IGRA)-Testsysteme** um M. tuberculosis-spezifische T-Zellen im peripheren Blut nachzuweisen. Hierzu wird lediglich Patienten-Blut benötigt. Die Spezifität ist mit > 98 % und die Sensitivität mit > 90 % deutlich höher als bei den Tuberkulin-Hauttesten
- **Beispiel ELISPOT.TB (T-Spot):** Aus Heparinblut werden mittels Dichtegradientenzentrifugation (Ficoll) die peripheren mononukleären Zellen isoliert. Nach Inkubation mit M. tuberculosis Antigen (ESAT-6 und CFP-10) kommt es zu einer Aktivierung der Effektor-T-Lymphozyten und zu einer messbaren Interferon-gamma (IFN-γ)-Sekretion. Mittels ELISPOT (T-SPOT.TB) erfolgt eine Quantifizierung
- **Indikationen** sind der Nachweis bzw. der Ausschluss einer aktiven oder latenten Infektion (z. B. vor Immunsuppressiver Therapie) mit M. tuberculosis
- Vorteile gegenüber Hauttests: Bessere Standardisierung – keine subjektive Auswertung, auch bei Immunschwäche (HIV) oder Kleinkindern einsetzbar, Infektionen mit atypischen Mykobakterien stören normalerweise nicht
- Durch die Untersuchung anderer Materialien wie Bronchoalveoläre Lavage (BAL), Pleuraerguss oder Liquor kann ein quantitativer Vergleich mit Blut zum Nachweis einer Anreicherung von spezifischen T-Zellen als Hinweis auf eine akute lokalisierte Infektion hilfreich sein

Frage: 783

Was heißt **BCG**?

Kommentar:

- **BCG** steht für Bacillus Calmette-Guérin. BCG ist ein attenuierter Stamm des humanpathogenen Tuberkuloseerregers Mycobacterium bovis (M. bovis), der als Tuberkuloseimpfstoff (intrakutane Lebendimpfung) verwendet wurde. Aktuell ist dieser Impfstoff in DE nicht mehr zugelassen
- Grund für die STIKO den Impfstoff 1998 nicht mehr zu empfehlen, waren der unzureichende Schutz, die geringe Tuberkulose-Prävalenz in Deutschland und die unerwünschten Wirkungen

Prüfer: 784

Was ist die **Lübecker Katastrophe**?

Kommentar:

- 1930 wurden in Lübeck 256 Neugeborene (84 % aller Neugeborenen) oral gegen Tuberkulose geimpft, 77 Kinder starben, da versäumt wurde, im Tierversuch die Pathogenität des Impfstoffs zu überprüfen. Während der Herstellung wurde der Impfstoff versehentlich mit einem pathogenen Stamm kontaminiert
- Die **Lübecker Katastrophe** hat medizingeschichtliche Bedeutung als Geburtsstunde des Medizinrechts (Calmette-Prozess) und führt zur Verzögerung der **BCG-Impfung** in DE bis nach dem 2. Weltkrieg

Frage: 785

Welche **Impfungen** dürfen **bei HIV-positiven** durchgeführt werden?

Kommentar:

- Standardimpfungen nach STIKO! Ergänzend HAV, HBV und Pneumokokken
- Problematisch sind Lebendimpfstoffe: Bei CD4-Zellen < 200 oder bei einer symptomatischen HIV-Infektion sind **Lebendimpfstoffe** wie Mumps-Masern-Röteln-Windpocken, Gelbfieber, BCG, Typhus und Cholera prinzipiell kontraindiziert

10.4 Retroviren

Retroviren

786 Frage:
Was sind **Retroviren**?

Kommentar:

- **Retroviren** sind RNA-Viren, die ihre Doppelstrang-RNA in Virus-DNA umschreiben und in das Wirtsgenom integrieren können. Dadurch können sie lebenslang persistieren
- Nach Verschmelzung des Virus mit der infizierten Zelle wird im Zytoplasma die virale RNA mit Hilfe der **reversen Transkriptase** in DNA umgeschrieben. Mit Hilfe einer Integrase wird diese virale DNA als Provirus in das Wirtsgenom integriert. Nach der Translation trennt die Protease die einzelnen Viruskomponenten heraus

787 Frage:
Einteilung der **Retroviren**? Bekannte humanpathogene Erreger?

Kommentar:

- Die **Retroviren** lassen sich in drei Untergruppen einteilen:
  - Onkoviren: Humanes T-lymphotropes Virus (HTLV)-1 und HTLV-2
  - Lentiviren: HIV-1 und HIV-2
  - Spumaviren: infizieren Primaten

788 Frage:
Wie ist die Morphologie und der Aufbau der **Retroviren**?

Kommentar:

- **Retroviren** sind kleine hüllentragende Viren mit einem Kapsid
- Das Kapsid enthält zwei RNA-Stränge und die wichtigen Enzyme: Reverse Transkriptase, Integrase und Protease
- Das Kapsid ist von einer Proteinmatrix umgeben und diese von einer Virushülle!
- Die Virushülle entspricht der Doppel-Lipidmembran der infizierten Zelle. Dadurch sind → Retroviren empfindlich gegenüber lipidlöslichen Desinfektionsmitteln!

HTLV

Frage: 789
Was ist das **HTLV**?

Kommentar:
HTLV ist ein Retrovirus. Die Abkürzung steht für humanes T-lymphotropes Virus (früher auch: Humanes T-Zell-Leukämie-Virus).

Frage: 790
Welche **HTLV-Varianten** gibt es?

Kommentar:

- **HTLV-1** wurde 1979 / 80 noch vor HIV entdeckt, kurz danach dann HTLV-2
- Ursprünglich wurde daher HIV-1 und HIV-2 als HTLV-3 bzw. HTLV-4 bezeichnet
- 2005 wurden in Kamerun (bei Buschwildjägern) eng verwandte Retroviren entdeckt und mit HTLV-3 / HTLV-4 bezeichnet

Frage: 791
Wie unterscheidet sich **HTLV-1** und **-2**?

Kommentar:

- Übertragung bei HTLV-1 und -2 erfolgt vertikal, perinatal (Muttermilch), über infizierte Blutprodukte und durch Sexualkontakte
- **HTLV-1** infiziert primär CD4+ T-Lymphozyten und kann neurologische Erkrankungen (tropische spastische Paraparese) oder eine T-Zell-Leukämie verursachen. Es wurde als erstes humapathogenes Retrovirus bei Patienten mit einer T-Zell-Leukämie 1979/80 entdeckt. Weltweit gibt es etwa 15–20 Mio. Infizierte vor allem in Japan, in der

Karibik, in Mittelamerika, in Äquatorialafrika, in Südamerika und den USA – in Europa ist das Virus sehr selten

- **HTLV-2** infiziert CD8+ T-Lymphozyten. Unklar ist ob überhaupt Krankheiten mit HTLV-2 assoziiert sind (*fraglich* T-Zell-Lymphome). Die Zahl der Infizierten ist deutlich geringer als bei HTLV-1. In den USA besteht die Hauptverbreitung vor allem bei i. v. Drogenabhängigen, in Europa dagegen ist das Virus extrem selten

792 Frage:
Welche **HTLV-Diagnostik** ist verfügbar?

Kommentar:
Die serologische Bestimmung der HTLV-1-/2-Antikörper ist mittels EIA (ELISA, CLIA, CMIA) möglich. Zur Bestätigung der AK sind im Nationalen Referenzzentrum (NRZ) für Retroviren (bis 2012 Uni Erlangen Dr. Korn, ab 2012 Uni Frankfurt Prof. Keppler) auch Immunoblots sowie PCRs verfügbar. Nachgewiesen wird molekularbiologisch das integrierte Genom, also die provirale DNA! In DE wurde bisher faktisch nur HTLV-1 nachgewiesen (Typ 2 ist eine absolute Rarität).

Viren

793 Frage:
Was sind **kanzerogene Viren**?

Kommentar:
Humane **kanzerogene Viren** sind weltweit für etwa 10–15 % aller Krebserkrankungen verantwortlich.

794 Frage:
Welche **kanzerogenen Viren** kennen Sie?

Kommentar:

- **HTLV-1** → adulte T-Zell-Leukämie
- **HBV, HCV** → **HBV** ist (weltweit) für 50 % der HCC auf der Basis einer Zirrhose verantwortlich
- **EBV** → EBV-assoziierte B-Zell-Lymphome (HIV-Patienten), Nasopharynxkarzinom, Burkitt-Lymphom
- **Humane Papillom Viren (HPV)** → 99 % der Zervixkarzinome sowie Karzinome an Penis, Anus, Mund- und Rachenraum
- **HHV-8** → Kaposi-Sarkom bei HIV-Positiven

Frage: 795
Was ist ein **Provirus**?

Kommentar:

- Als **Provirus** wird Virus-DNA bezeichnet, die in das Genom der Wirtszelle integriert ist. Dadurch kann das Virus in einem latenten (= passiven) Zustand im Organismus bleiben und an die Tochterzellen weitervererbt werden. Die provirale Form ist Teil des normalen Replikationszyklus von Retroviren wie beispielsweise HIV oder HTLV. Diese RNA-Viren benötigen hierfür aber die reverse Transkriptase zum Umschreiben der RNA in DNA
- Ein beträchtlicher Teil des menschlichen Genoms (etwa 8 %) sind Provirus-Gene von fast ausschließlich *humanen endogenen Retroviren*. Insgesamt 31 Gruppen sind bekannt und manche stehen im Verdacht Autoimmunkrankheiten oder die MS zu verursachen
- Die **Erstbeschreibung eines Provirus** erfolgte 1935 bei dem Papillomvirus des Kaninchens durch Richard Shopebei – das DNA-Virus verblieb als Provirus in latenter Form im Organismus. Durch Entdeckung der reversen Transkriptase wurde klar, wie Retroviren das machen

10.5 Human Immunodeficiency Virus (HIV)

Ätiologie und Epidemiologie von HIV

Frage: 796
Wann wurde **HIV** zum ersten Mal beschrieben?

Kommentar:

HIV ist der Erreger des Acquired Immunodeficiency Syndrome (AIDS) – Die Erstbeschreibung erfolgte 1981 bei einem Erwachsenen. 1983 dann die erste Publikation von einer Mutter und einem Neugeborenen mit unbekanntem Immundefekt und V. a. konnataler Infektion bzw. perinataler Übertragung.

797 Prüfer:

Wie viele **HIV-Infizierte** gibt es in Deutschland?

Kommentar:

- Die **HIV-Prävalenz** beträgt weltweit etwa 0,8 %, in Deutschland 0,1 %. Laut RKI geschätzt **80.000 Menschen mit HIV-Infektion in Deutschland**
- Laut RKI-Schätzung sind 75 % der neu infizierten Männer die Sex mit Männer haben (MSM), 9,4 % haben einen i. v. Drogenabusus, 11,3 % sind heterosexuelle Frauen und 5,9 % heterosexuelle Männer
- In DE sind weniger als 100 HIV-2-Infektionen bekannt. Die meisten davon sind Doppelinfektionen. Eine sichere Bestätigung mittels positivem Virusdirektnachweis (HIV-2-PCR) fehlt meist

798 Frage:

Gibt es in Deutschland **HIV infizierte Kinder**?

Kommentar:

Laut Deutsche Gesellschaft für Pädiatrische Infektiologie e.V. (DGPI) werden jährlich etwa 180 HIV-exponierte Kinder geboren. Die Erstdiagnose HIV wird jährlich bei 15–20 Kinder unter 15 Jahren gestellt.

799 Frage:

Welche **HIV-Gruppe** kommt bei uns vor allem vor?

Kommentar:

- In Deutschland und Europa kommt fast ausschließlich HIV-1 vor. HIV-2 kommt in Westafrika vor. Bei HIV-1 gibt es 4 Untergruppen: M, N, O, P
- Die Gruppe M = Major Group (Hauptgruppe) umfasst 90 % aller HIV-Infektionen (M hat durch das VPU-Protein eine höhere Infektiosität). Die M-Gruppe lässt sich weiter in die Subtypen A, B, C, D, F, G, H und J unterteilen. Subtyp B ist in Nordamerika und Europa am häufigsten, A und D in Afrika und C in Afrika und Asien.
- Die Gruppe N = new (neu) und P sind selten
- Die Gruppe O kommt vor allem in Westafrika vor

Frage: 800

Wie unterscheidet sich **HIV-1** und **-2**?

Kommentar:

- **HIV-2** kommt hauptsächlich in Westafrika vor und hat einen milderen und langsameren Krankheitsverlauf. Vertikale Übertragungen sind seltener als bei HIV-1!
- HIV-2 wird auch im HIV-Suchtest erfasst (jedoch nur Antikörper → diagnostisches Fenster größer!) und im HIV-2-Blot aber nicht in der routinemäßigen HIV-1-NAT. Eine HIV-2-NAT ist bisher nicht kommerziell verfügbar. Eine Probenverschickung an das Nationale Referenzzentrum (NRZ) für Retroviren (Frankfurt am Main) ist möglich
- Die HIV-2-Therapie ist ähnlich wie bei HIV-1, es kommen jedoch häufiger Resistenzen vor und auch das Therapieansprechen ist schlechter bei HIV-2!

Frage: 801

Wie hoch ist das **HIV-Übertragungsrisiko**?

Kommentar:

- Laut Centers for Disease Control and Prevention (CDC) beträgt das **HIV-Übertragungsrisiko**[2]
    - bei Nadelstichverletzungen etwa 0,23 %
    - bei Drogenabusus und Nadeltausch etwa 0,63 %
    - bei Bluttransfusion 92,5 %

[2]CDC, HIV Transmission Risk: www.cdc.gov/hiv/policies/law/risk.html

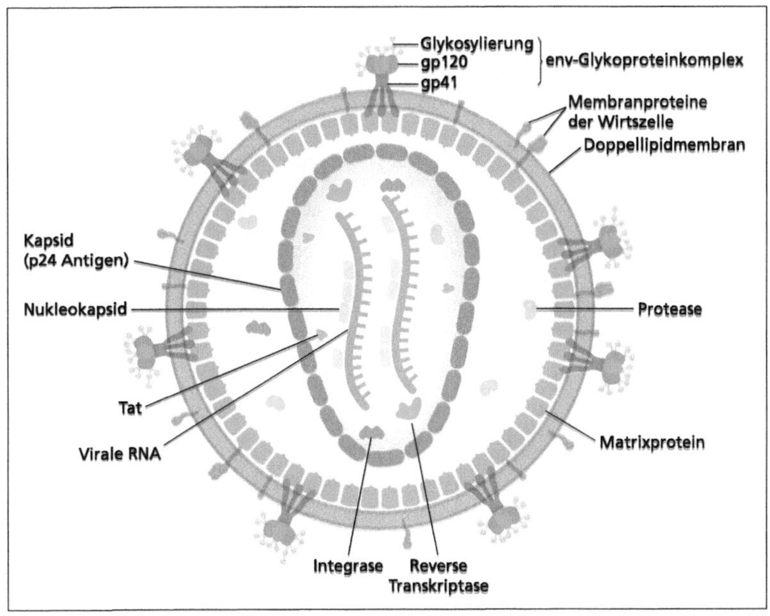

Abb. 10.1: Aufbau HI-Virus, Copyright Dr. Thomas Splettstößer (www.scistyle.com)

  - bei empfangenden (passiven) Analverkehr 1,38 % und bei aktiven Analverkehr 0,11 %
  - bei Vaginalverkehr für Frauen 0,08 % und für Männer 0,04 %
- Bei Oralverkehr besteht ein sehr geringes Risiko, bei Küssen und ähnlichem besteht kein (messbares) Risiko

802 Frage:
Was empfehlen Sie bei einer **Nadelstichverletzung**?

Kommentar:
- Wunde bluten lassen, desinfizieren (3 Minuten mit alkoholischen Desinfektionsmitteln)
- **Indexpatient** untersuchen: Wenn positiv (Viruslast?) dann sofortige orale antiretrovirale Post-Expositions-Prophylaxe (PEP): Standard ist Raltegravir (Isentress) 1 Tablette zweimal täglich plus Tenofovir / Emtricitabin (Truvada) 1 Tablette täglich über 4 Wochen

Frage: 803
Was ist nach einer **Nadelstichverletzung** durch eine benutzte Drogenspritze zu beachten?

Kommentar:
- Laut DGPI ist nur jeder zehnte Drogenabhängige HIV-positiv. Da das Übertragungsrisiko durch einen Nadelstich < 1 % ist und das HI-Virus nur für 4–6 Stunden im Freien infektiös bleibt, wird bei dem sehr geringen Gesamtrisiko keine Empfehlung für eine PEP gegeben
- Wichtig ist zu klären ob ein HBV-Impfschutz besteht, da die Infektiosität von HBV bis zu 100-mal höher als bei HIV ist!

Frage: 804
Wie sind die **HIV-Therapieindikationen** nach Leitlinie?

Kommentar:
- Therapie erfolgt bei einer symptomatischen HIV-Infektion d.h. Kategorie B oder C nach

CDC!

- Die Therapie bei asymptomatischen Patienten ist abhängig von der CD4-Zahl:
  - Therapie bei CD4+ < 350/µl da ein deutliches Progressrisiko besteht
  - Therapie sollte bei CD4+ Zellen zwischen 350 und 500/µl erfolgen, da auch hier ein höheres Progressrisiko besteht (nicht AIDS definierende Erkrankungen treten vermehrt auf)
- Indikation ist auch die Senkung der Virämie und damit der Reduktion der Infektiosität und die Transmissionprophylaxe in der Schwangerschaft!
- ! **NEU:** Seit September 2015 empfiehlt die WHO eine HIV-Therapie für alle Infizierte unabhängig von der CD4-Zahl. Studien deuten darauf hin, dass eine Therapie die Mortalität auch bei > 500 CD4+Zellen/µl senkt. Außerdem soll so die Infektiosität reduziert und die HIV-Epidemie eingedämmt werden

805 Frage:

Nach welchem Prinzip erfolgt die **HIV-Therapie**?

Kommentar:

- HIV-Monotherapien führen häufig zur Resistenzentwicklung. Daher erfolgt immer eine Kombinationstherapie mit mindestens drei Medikamenten. Beispielsweise mit zwei Nukleosidanaloge Reverse-Transkriptase-Inhibitoren (NRTI) oder Nukleotidanaloge Reverse-Transkriptase-Inhibitoren (NtRTI) und einer dritten Substanz (Proteaseinhibitoren (PI), Nicht-nukleosidische Reverse-Transkriptase-Inhibitoren (NNRTI), Integrase-Inhibitoren (INI))
- Eine lebenslange kontinuierliche und regelmäßige Einnahme aller Medikamente ist notwendig
- Für eine gute Compliance sind Fixkombinationen also eine Tablette mit mehreren Wirkstoffen, die nur einmal täglich eingenommen werden muss, notwendig
- Mindestens alle 3 Monate erfolgt eine Laborkontrolle mit Bestimmung der Viruslast, der CD4- / CD8-Zellen und einem Routinelabor
- Eine konsequente Senkung der Virämie vermindert die Morbidität, Mortalität und vor allem der Infektiosität. Die Reduktion der Viruslast < 50 RNA-Kopien/ml verhindert die Resistenzentwicklung
- Therapiepausen fördern die Resistenzentwicklung → engmaschige Kontrolle der Viruslast und Immunstatus
- Resistenztestung vor Therapieeinleitung – in DE sind etwa 10–12 % resistente HIV-Varianten vertreten!
- Die Viruslast muss unter die Nachweisgrenze innerhalb von 3–6 Monate nach Therapieeinleitung kommen

Frage: 806

Welche **HIV-Medikamente** gibt es?

Kommentar:

- Mehr als 30 Medikamente verfügbar aus 5 Wirkstoffklassen:[3]
- In Abbildung 10.2 (Seite 175) ist die HIV-Replikation dargestellt. Ansatzpunkte einer Anti-Retrovirale-Therapie (ART) ist die Verhinderung der Fusion des Virus mit der CD4-Zelle (Fusionsinhibitoren), eine Behinderung der reversen Transkription (Reverse Transkriptase Hemmer), das Verhindern des Einbaus der viralen DNA in das Wirtsgenom (Integrase-Inhibitoren) oder die Hemmung der Protease (Proteaseinhibitoren)
  - **NRTI** und **NtRTI**
  - **PI** (NW: Lipodystrophie = dicker Bauch, Büffelnacken, Storchenbeine, schmales Gesicht)
  - **NNRTI**
  - **INI:** von HIV-pol-Gen kodierte Enzym wird gehemmt, die Integrase ist wichtig für die Integration der viralen DNA in die Wirts-DNA. Erstes Medikament Raltegravir (2007)
  - **Entry-Inhibitoren:** Attachment-Inhibitoren, Fusion-Inhibitoren (CCR5- und CXCR4-Antagonisten)

[3] Deutsch-Österreichische Leitlinien zur antiretroviralen Therapie der HIV-Infektion, AWMF-Register-Nr.: 055-001

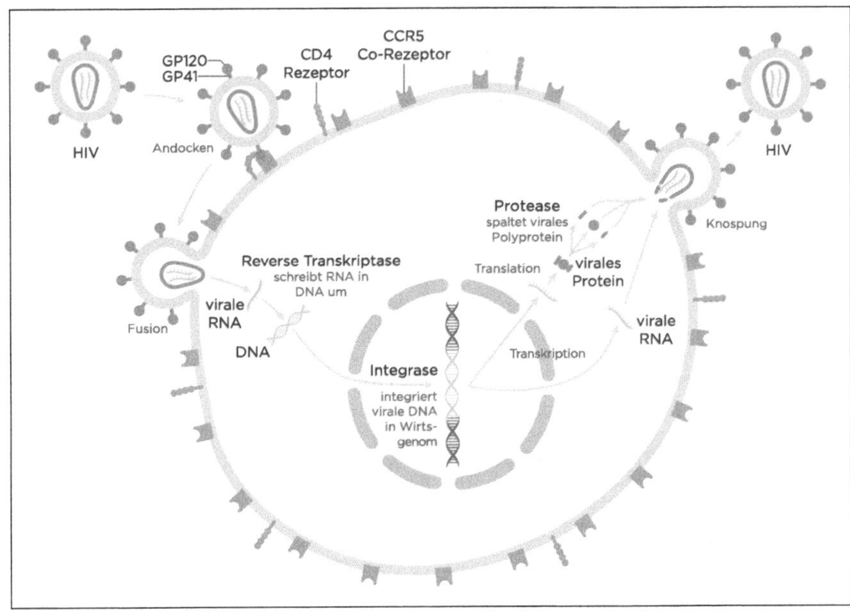

Abb. 10.2: HIV-Replikation, Copyright Dr. Thomas Splettstößer (www.scistyle.com)

Merke: Nukleosid- / Nukleotidanaloga

Nukleosidanaloge Reverse-Transkriptase-Inhibitoren (NRTI) (z. B. Entecavir, Lamivudin, Zidovudin) und **Nukleotidanaloge Reverse-Transkriptase-Inhibitoren (NtRTI)** (z. B. Adefovir, Tenofovir) bewirken eine Hemmung der **reversen Transkriptase**. NRTI müssen im Gegensatz zu NtRTI nach der Aufnahme in die Zelle erst noch phosphoryliert werden. NRTIs und NtRTIs konkurrieren mit den echten Nukleotiden und verdrängen diese von ihren Bindungsstellen an der reversen Transkriptase. Werden nun diese *falschen* Bausteine in die DNA eingebaut führt das zum Strangabbruch und zur Verhinderung der Virusreplikation.

!

Labordiagnostisches Vorgehen bei HIV-Verdacht

MiBio

Anm.: Der Kommentar basiert auf der Stellungnahme der Gemeinsamen Diagnostikkommission der Deutschen Vereinigung zur Bekämpfung von Viruskrankheiten e.V. (DVV e.V.) und der Gesellschaft für Virologie e.V. (GfV e.V.) Stand Juni 2015

Prüfer: 807

Erklären Sie die verschiedenen **Testgenerationen der HIV-Suchtests**.

Kommentar:

- Aktuelle **HIV-Screeningtests** sind Testsystem der 4. Generation zum gleichzeitigem Nachweis von HIV-1- und -2-AK sowie dem p24-Antigen (nur HIV-1). Die p24-Antigensensitivität muss ≤ 2 International Units (IU)/ml sein
  1. Generation (1985): Viruslysat, erfasst werden nur HIV-IgG-AK
  2. Generation (1989): Rekombinante Antigene, nur Nachweis von HIV-IgG-AK
  3. Generation (1995): Rekombinante Antigene zum Nachweis von HIV-IgG- und -IgM-AK, HIV-2, HIV-O
  4. Generation (2002): zusätzliche Erken-

10 Serologie / Infektiologie

nung von p24-Antigen → diagnostisches Fenster wird für HIV-1 weiter verkürzt. HIV-2 wird aber weiterhin erst durch den Nachweis von Anti-HIV-2-AK entdeckt!

! · **NEU seit Juni 2015:** Neue Empfehlungen, dass ein HIV-Suchtest der 4. Generation bereits 6 Wochen nach Risikokontakt ausreichend sicher sind. Für Suchtests der 3. Generation gilt weiterhin die 12 Wochen bzw. 3 Monatsfrist!

808 Frage:
Was sind die Ziele der Weiterentwicklungen des **HIV-Suchtests**?

Kommentar:
Ziele sind eine verbesserte Sensitivität, eine bessere Subtypenerkennung, eine Verkürzung des diagnostischen Fensters und eine bessere Standardisierung.

809 Prüfer:
Wie ist das Vorgehen bei einem **reaktivem HIV-Test**?

Kommentar:
- Gemäß der Stellungnahme zur **HIV-Stufendiagnostik** (6/2015) kann bei einem reaktivem HIV-Screeningtest gleichwertig der bisher übliche **HIV-Westernblot (WB)** (Immunoblot mit nativen oder rekombinant hergestellten HIV-1- und HIV-2-spezifischen Proteinen) zur immunologischen Bestätigung oder der direkte Nachweis der viralen Nukleinsäure mittels sensitiver (Nachweisgrenze < 50 RNA-Kopien/ml) **HIV-NAT** abgeklärt werden. Bei Verzicht auf den Immunoblot muss ggf. auch eine HIV-2-Infektion mittels NAT ausgeschlossen werden, da der Screeningtest HIV-1- und -2-Antikörper erfasst
- Insbesondere bei akuten Infektionen bei denen die Antikörper erst in geringer Konzentration vorhanden sind kann der Westernblot aufgrund der geringeren Sensitivität noch negativ sein. Wiederholungsuntersuchung bzw. eine ergänzende HIV-NAT ist erforderlich

810 Prüfer:
Welche **HIV-Bestätigungstests** gibt es?

Antwort:
WB, Immunfluoreszenz

Kommentar:
- **HIV-Bestätigungstests** müssen optimalerweise eine Spezifität von 100 % haben (keine falsch positiven Befunde)
- Klassischerweise ist der HIV-1- / -2-Westernblot (Immunoblot) der Bestätigungstest für einen reaktiven HIV-Suchtest
- Bei akuten / frischen Infektionen ist der WB oft noch negativ (höhere Nachweisgrenze) hier ist ein molekularbiologischer Nachweis sinnvoll → HIV-1-NAT ggf. auch HIV-2-NAT

Prüfer: 811
Wie ist das Vorgehen wenn der **HIV-Westernblot** positiv ist?

Antwort:
Wiederholung des Tests mit neuer Blutprobe!

Kommentar:
- Bei bisher unbekannter HIV-Infektion muss zwingend eine zweite Probe aus einer neuen Blutentnahme zum Ausschluss einer Probenverwechslung untersucht werden
- Vorgehen: reaktiver HIV-Suchtest → Bestätigungstest → positiv? → Wenn ja wird eine zweite Blutprobe (Suchtest, WB, PCR) untersucht
- Aus der zweiten Probe prinzipiell gleiche Untersuchungen (Suchtest, WB), ergänzende HIV-Viruslastbestimmung und zellulärer Immunstatus (CD4+ / CD8+ T-Zellen) sinnvoll um eine evtl. bestehende Therapieindikation zu klären
- Bei bestätigter Neuinfektion erfolgt eine anonyme Meldung des Patienten (verschlüsselt um Doppelmeldungen zu vermeiden) an das RKI!

Prüfer: 812
Wie gehen Sie vor wenn manche Banden im **HIV-WB** nicht kommen?

Antwort:
Anderen WB verwenden, Herstellerspezifische Unterschiede.

Kommentar:

- Bei V. a. kürzliche Infektion Kontrolle in 2–3 Wochen bzw. HIV-NAT zum direkten Erregernachweis durchführen
- Verfügbar sind Line-Blots mit rekombinanten Antigenen z. B. recomLINE mit HIV-1- und HIV-2- Proteine gp120, gp41, p51, p31, p24, p17, gp105, gp36 und Westernblots mit Lysat-Antigenen
- Vorteil des Line-Blot ist das leichtere Ablesen, da alle Banden an definierten Positionen sind. Vorteile des Lysat-Blots ist, das mehr Banden vorhanden sind. Nachteile des Lysat-Blots sind stärkere Chargenschwankungen und Störeffekte wie der *smile-Effekt* durch die elektrophoretische Auftrennung des Lysatantigens und ein wannenförmiges Gel

813 Prüfer:

Wie ist die Bedeutung des **p24-Antigennachweis**?

Kommentar:

- Das **p24-Antigen** ist ein Strukturprotein (Kernhülle) von HIV-1. Es ist jedoch nur nachweisbar wenn die Viruslast sehr hoch ist (> 10.000 Kopien/ml). Da nur freies p24-Ag durch den Test erfasst wird, ist das Ag nicht nachweisbar, wenn es genügend Antikörper gibt um es zu binden (Analog zu HBsAg). Eine hohe Viruslast und wenig Antikörper gibt es bei der akuten Infektion oder bei einer fehlenden Immunantwort (Aids)!
- In den 4. Generationsscreeningtests wurde der Nachweis des p24-Antigens eingeführt um das sogenannte **diagnostische Fenster** zwischen Infektion und Antikörper-Serokonversion zu verkürzen
- Das p24-Antigen wird etwa 5–7 Tage vor dem Auftreten spezifischer Anti-HIV-1-AK nachgewiesen. Die HIV-RNA wird sogar 1 Woche (12 Tage vor Serokonversion) vor dem p24-Ag nachgewiesen und oft bereits in der zweiten Woche nach Infektion (12–14 Tage) positiv

814 Prüfer:

Wie ist die **Methodik der PCR** im Allgemeinen?

Antwort:

Annealing, Extension, Denaturation

Kommentar:

- Die **PCR** ist ein zyklischer Prozess mit drei Schritten die mit unterschiedlichen Temperaturniveaus gefahren werden und sich mehrfach wiederholen:
  1. Schmelzen der Doppelstrang-DNA (= **Denaturierung**): Bei einer Temperatur von 92 °C für 30 s bilden sich zwei komplementäre DNA-Stränge
  2. Binden kurzer Oligonukleotide an die nun einzelstrangig vorliegende DNA (Primer-**Annealing**): Primer bindet an komplementäre Einzelstrang-DNA und bildet kurzen Doppelstrang, Temperatur 50–60 °C für 30 s
  3. Verlängerung des Primers durch die DNA-Polymerase (Primer-**Extension**): Die DNA-Polymerase ergänzt die Einzelstrang-DNA zum Doppelstrang und beginnt bei dem 3′ Ende des Primers, Temperatur 72 °C für 60 s
- Bei RNA-Viren erfolgt vorab eine reverse Transkription der RNA in DNA mittels reverser Transkriptase

Prüfer: 815

Wann kommt die **PCR bei der HIV-Infektion** zum Einsatz? Sensitivität? Spezifität?

Kommentar:

- HIV-PCRs sind validiert für die Bestimmung der Viruslast bei bekannter HIV-Infektion und zur Beurteilung des Therapieerfolges. Sie sind (normalerweise) von den Herstellern nicht als Suchtest validiert!
- Kommerziell sind nur HIV-1-NATs (PCR, TMA) verfügbar
- Problematisch für die Sensitivität ist die hohe Mutationsrate des Virus. Erkennt die PCR aber zu viele allgemeine Strukturen sinkt die Spezifität!
- Notwendig ist die Erkennung der M-Gruppe (Genotyp A-H) und der O-Gruppe. Beispielsweise werden bei dem TaqMan-Test (Roche) mittels Dual-Target-Technologie zwei hoch-konservierte Zielregionen (5′ NCR-Target und GAG-Target) verwendet. Diese sind normalerweise nicht

von (Medikamenten induzierten) Mutationen betroffen und sollen damit eine hohe Sensitivität bei einem sich ständig veränderten Virus ermöglichen → COBAS TaqMan: Sensitivität = 20 Kopien/ml, Spezifität ≥ 99,5 % → trotzdem gibt es O-Typen die in den verfügbaren NAT-Verfahren nicht erkannt werden!

HIV-Suchtest

816 Frage:
Was versteht man unter dem **diagnostischen Fenster**?

Kommentar:
Das **diagnostische Fenster** ist der Zeitraum zwischen der Infektion und dem positivem Testergebnis (ähnlich der Inkubationszeit). Bei 3. Generationstests ist das die Zeit bis zu dem AK-Nachweis, bei 4. Generationstests verkürzt sich das **diagnostische Fenster** durch den frühen p24-Antigennachweis!

817 Frage:
Was ist das **zweite diagnostische Fenster**?

Kommentar:
Denkbar ist eine Konstellation in der das p24-Antigen nicht mehr nachweisbar ist und HIV-AK noch nicht (ausreichend hoch) nachweisbar sind. Allerdings sind in den meisten Fällen, zu dem Zeitpunkt an dem die AK das p24-Antigen binden können, auch genügend Antikörper für den Antikörpernachweis vorhanden.

Nadelstichverletzung

818 Frage:
Wann machen Sie eine **HIV-Diagnostik** bei einer **Nadelstichverletzung**?

Kommentar:
- **HIV-Suchtest** sofort als Ausgangswert (bereits positiv vor Nadelstich? Vor allem Interessant aus versicherungsrechtlichen Gründen für die Berufsgenossenschaft) sowie **nach 6 Wochen, 3 Monaten und 6 Monaten**
- Medizinisch gesehen ist der HIV-Suchtest bereits nach 6 Wochen (früher 3 Monate) ausreichend sicher → aus versicherungsrechtlichen Gründen ist jedoch eine längere Nachbeobachtung notwendig!

Frage: 819
Welche Diagnostik führen Sie nach bestätigter **HIV-Erstdiagnose** durch?

Kommentar:
- HIV-Viruslast
- Lymphozytendifferenzierung (CD4+ / CD8+ Quotient, ggf. B-Zellen und NK-Zellen)
- Ausschluss weiterer Infektionskrankheiten mittels Hepatitis-Serologie (HBV, HCV), Syphilis-Serologie, Toxoplasmose-Serologie, CMV-Serologie und IGRA-Tests zum Ausschluss einer Tuberkulose
- Allgemeine Laboruntersuchungen wie Blutbild, Leberwerte, Nierenwerte, Elektrolyte, Gesamteiweiß, Elektrophorese, IgA, IgM, IgG, CRP
- Klinische Untersuchungen wie Sonographie und Röntgen-Thorax. Konsile sind ggf. sinnvoll in Dermatologie, Neurologie und Opthalmologie

HIV-Blot

Frage: 820
Welche Bedeutung haben die **HIV-Banden**?

Kommentar:
- Die Banden eines HIV-Blots lassen sich in drei funktionelle Gruppen einteilen (p = Protein, gp = Glykoprotein):
  - **Hüllproteine** (env = envelope) gp41, gp160, gp120
  - **Polymerase-Proteine** (pol = polymerase) p31/34, p39/p40, p51/p52, p66/p68
  - **Kernproteine** (gag = group specific antigen) p17/p18, p24/p25, p55
- Antikörper gegen p24/p25 und gp120 sind früh nachweisbar, p31/p34 erst später

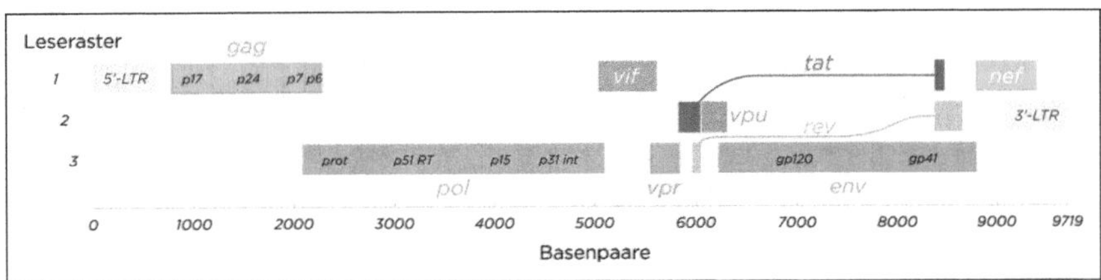

Abb. 10.3: Aufbau des aus neun Genen bestehenden RNA-Genoms von HIV-1, Copyright Dr. Thomas Splettstößer (www.scistyle.com)

821 Frage:

Wie wird der **HIV-Blot** interpretiert?

! Merke:

Es sind unterschiedliche Interpretationen des HIV-Blots möglich und gebräuchlich! Bei einem positiven Blot muss aber immer mindestens eine **ENV-Bande** (Hüllprotein) und eine zweite Bande (ENV, GAG, POL) vorhanden sein.

Kommentar:

- **WHO-Kriterien:**
  - Positive Bewertung bei zwei positiven ENV-Banden mit oder ohne GAG oder POL
  - Fragliche Bewertung bei weniger als zwei positiven ENV-Banden, also eine positive ENV-Bande ± GAG ± POL oder GAG + POL oder nur GAG oder nur POL
  - Negative Bewertung wenn keine Banden zu sehen sind
- **CRSS**-Kriterien (= Consortium for Retrovirus Serology Standardization)[4] bzw. DIN 58 969 Teil 41 (Serodiagnostik von Infektionskrankheiten – Immunoblot)
  - Positive Bewertung mit einer positiven ENV-Bande und einer GAG- oder POL-Bande
  - Fragliche Bewertung bei nur einer ENV-Bande oder GAG + POL oder nur GAG oder nur POL
  - Negative Bewertung wenn keine Banden zu sehen sind
- Der HIV-2-Blot wird positiv bewertet bei einer positiven ENV-Bande und einer positiven GAG- und POL-Bande!

[4] JAMA, Aug. 5, 1988 – Vol 260, No5: Serological Diagnosis of Human Immunodeficiency Virus Infection by Western Blot Testing, The Consortium for Retrovirus Serology Standardization www.omsj.org/wp-content/uploads/Consortium-Western-Blot-19-labs.pdf

Frage: 822

Können Sie die Banden anhand des BIO-RAD **HIV-1-Blots** erklären?

Kommentar:

- ENV = Hüllproteine (das ENV-Gen kodiert die Glykoproteine der Virushülle gp41 und gp120):
  - **gp160** (diffuse breite Bande) = Glykoproteinvorläufer von **gp110/120** und **gp41**
  - **gp110/120** (diffuse breite Bande) = Hüllglykoprotein (Knöpfe die das Virus an das CD4 der T-Zelle binden)
  - **gp41** (diffuse Bande) = Transmembranglykoprotein (verankert das p120 in der Virushülle)
- GAG = Kernproteine (das GAG-Gen kodiert für die Proteine des Kapsids):
  - **p55** (Doppelbande) = Vorläufer des Core-Proteins
  - **p40** (scharfe Bande) = Vorläufer des Core-Proteins
  - **24/25** (scharfe Bande) = Core-Protein (Protein, das die Hülle um den Viruskern bildet)
  - **p18/17** (manchmal Doppelbande) = Core-Protein (Protein, dass die Virushülle im Inneren auskleidet)
- POL = Polymerase-Proteine (POL-Gen kodiert für alle enzymatischen Virusproteine):
  - **p68/66** (Reverse Transkriptase)

- **p52/51** (Reverse Transkriptase)
- **p34/31** (Endonuklease / Integrase)

823 Frage:

Banden des **HIV-2-Blots** (Beispiel BIO-RAD)?

Kommentar:

- ENV:
  - **gp140** (diffuse Bande) = Vorläufer von gp105 und gp36
  - **p105/gp125** (diffuse Bande) = Hüllglykoprotein
- GAG:
  - **p56** (scharfe Bande) = Vorläufer der Core-Proteine
  - **p26** (scharfe Bande) = Core-Protein
  - **p16** (scharfe Bande) = Core-Protein
- POL:
  - **p68** (scharfe Bande) = reverse Transkriptase
  - **p34** (scharfe Bande) = Endonuklease

824 Frage:

Nennen Sie ein Beispiel eines **rekombinanten HIV-Blots**!

Kommentar:

- Mikrogen recomLINE HIV-1 & HIV-2 IgG
- Vorhandene Banden:
  - **gp120** (ENV HIV-1) = Externes Glykoprotein, Teil der Hülle von HIV-1
  - **gp41** (ENV HIV-1) = Teil der Virushülle von HIV-1
  - **p51** (POL) = reverse Transkritase von HIV-1
  - **p31** (POL) = Integrase von HIV-1
  - **p24** (GAG) = Capsidprotein von HIV-1
  - **p17** (GAG) = Capsidprotein von HIV-1
  - **gp105** (ENV HIV-2) = Externes Glykoprotein, Teil der Hülle von HIV-2
  - **gp36** (ENV HIV-2) = Transmembranes Glykoprotein, Teil der Virushülle von HIV-2
- **Positiv wenn** zwei ENV-Banden des gleichen HIV-Typs (gp120 + gp41 oder gp105 + gp36) ≥ Cut-off oder eine ENV-Bande (nur gp41 oder gp36) und mindestens eine GAG-Bande (p17, p24) oder POL-Bande (p31, p51) ≥ Cut-off sind
- Differenzierung HIV-1 und HIV-2:
  - **HIV-1:** Testergebnis ist positiv und gp41 reagiert ≥ Cut-off und gp41 reagiert deutlich stärker als gp36
  - **HIV-2:** Testergebnis ist positiv und gp36 reagiert ≥ Cut-off und gp36 reagiert deutlich stärker als gp41

Frage: 825

Was sind die **Vorteile eines rekombinanten Blots**?

Kommentar:

- Banden sind immer an definierten Stellen! z. B. kein Smile-Effekt. Eine automatisierte Ablesung (mittels Scanner) ist dadurch gut möglich!
- Banden können mit einer Reaktionsstärke bezogen auf den Cut-off abgelesen werden
- Nachteile: keine Zwischenbandenmuster! Nur Detektion der Antikörper deren rekombinant hergestelltes Antigen aufgetragen wurde! Beim Lysat-Blot theoretisch Detektion aller vorhanden Antikörper, da das lysierte Vollvirus aufgetragen wird

Fallbeispiel:
Ein Patient war vor kurzem in Kenia und hat nun eine generalisierte Lymphknotenschwellung und Fieber.

Prüfer: 826

An was denken Sie?

Antwort:

HIV

Kommentar:

- Viele Differentialdiagnosen sind bei Fieber, Lymphknotenschwellung und Afrikareisen denkbar. Erster Gedanke bei Fieber nach Reiserückkehr, ist die Malaria. Zur Differenzierung ist die Anamnese sehr wichtig! (Vorerkrankungen, Reiseverhalten, Insektenstichen, ...) dabei unbedingt auch nach Sexualkontakten fragen!
- Bei einer akuten HIV-Infektion treten Symptome typischerweise zwischen der 2. und 3. Woche nach Infektion auf und dauern

7 bis 10 Tage: **Das Leitsymptom ist Fieber (80 %)**, Abgeschlagenheit (68 %), makulopapulöses Exanthem (51 %), Gelenkschmerzen, Appetitverlust, Gliederschmerzen, Hals- / Rachenentzündung, Lymphknotenschwellung nur bei 35 %

827 Frage:
Bei welchen **Markererkrankungen** denken Sie an **HIV**?

Kommentar:

- HIV-Infektionen kommen gehäuft vor wenn eine Syphilis (Synonym Lues) vorliegt! Alle Sexuell übertragbare Erkrankungen (STD) mit lokalen Läsionen erhöhen die Übertragungswahrscheinlichkeit für HIV. Außerdem sprechen STDs für einer erhöhte Promiskuität und ein damit erhöhtes Risiko für HIV
- Ein HIV-Ausschluss ist u. a. sinnvoll bei **Syphilis, Gonorrhoe, Chlamydien, Lymphogranuloma venereum, HPV, HSV-2, Trichomonaden und Hepatitis B/C**
- Auch bei rezidivierenden, lang andauernden, **Virusinfekten** ist ein HIV-Ausschluss sinnvoll!

828 Prüfer:
++ Diagnostik der **HIV-Infektion**?

Antwort:
p24-Antigennachweis, Antikörper-ELISA

Kommentar:
Standarddiagnostik ist ein **HIV-Suchtest** der 4. Generation zum Nachweis von HIV-1- und -2-Antikörpern sowie dem p24-Antigen von HIV-1!

829 Prüfer:
Welche **HIV-Bestätigungstest** kennen Sie?
\+ Methodik des Westernblot?

Kommentar:

- Klassischer Bestätigungstest ist der HIV-1- / -2-Blot. Bei kürzlichem Kontakt oder isoliert positivem p24-Antigen ist eine hochsensitive HIV-NAT indiziert
- Beim **Westernblot** werden Proteine des lysierten und inaktivierten HI-Virus durch eine Polyacrylamid-Gel-Elektrophorese nach ihrem Molekulargewicht aufgetrennt und elektrisch auf eine Nitrocellulosemembran übertragen
- Die Blot-Durchführung im Labor ähnelt dem Testprinzip eines ELISA. Bei der Inkubation des Teststreifen mit Patientenserum binden Anti-HIV-Antikörper an das korrespondierende Virusantigen auf dem Teststreifen. Nach Waschschritten erfolgt die Konjugation mit Anti-human-IgG-Antikörpern die mit alkalischer Phosphatase als **Konjugat** markiert sind. Das Konjugat bindet an die gebundenen Anti-HIV-AK und überschüssiges Konjugat wird durch Waschen entfernt. Substrat wird zugegeben und durch das Konjugat (AP) in einen Farbstoff umgesetzt. Dies führt zu sichtbaren Banden an den Antigenen, gegen die AK im Patientenblut vorhanden sind

Prüfer: 830
Welche **HIV-Banden** sind zu erwarten?

Kommentar:
Bei HIV-1 treten die p24- / 25- und gp105- / gp120-Banden früh und die P31 üblicherweise erst spät im Infektionsverlauf auf. Im Verlauf kommt es zu einem vollständigen Bandenmuster im Immunoblot.

Prüfer: 831
Welche **HIV-Banden** haben die höchste Spezifität?

Kommentar:
Die Bandenmuster werden unterschiedlich interpretiert. Wichtig sind aber immer die Glykoprotein-Banden (gp-Banden). Nach WHO ist der HIV-1-Blot positiv, wenn mindestens zwei Envelope-Banden (gp160, gp120, gp41) positiv sind!

Prüfer: 832
Wie verändert sich der **HIV-Blot beim Vollbild AIDS**? ++

Antwort:
Anti-p24-AK

Kommentar:
Bei ausgebrochenem AIDS verschwinden zuerst die (freien) p24-Antikörper (durch die hohe Viruslast gibt es auch viel p24-Antigen) und dann verschwinden nach und nach fast alle Antikörper durch Versagen des Immunsystems. Der Suchtest bleibt aufgrund seiner hohen Sensitivität reaktiv.

833 Prüfer:
Wie kommt es zum **Wiederauftauchen des p24-Antigens**?

Kommentar:
Gemessen wird nur das **freie p24-Antigen**. Das ist messbar, wenn entweder die Viruslast sehr hoch ist (akute Infektion), oder nicht ausreichend Anti-p24-Antikörper zur Verfügung stehen, um das komplette p24-Antigen zu binden (Immundefekt, AIDS).

834 Prüfer:
Wie ist der **Ablauf einer HIV-Infektion**?

Antwort:
- Mechanismen des CD4 Verlustes
- Grund für hohen Lymphozytenturnover

Kommentar:
- Die Infektion mit HIV führt durch eine starke Aktivierung zellulärer und humoraler Immunreaktionen zur (teilweisen) Viruselimination. Durch die sehr hohe Viruslast und hohe Mutationsrate kann das Immunsystem die Infektion nicht vollständig abwehren. Es kommt zu einer chronischen HIV-Persistenz mit andauernden Hyperreaktivität des Immunsystems und nachfolgender zunehmender Immundefizienz
- HIV gelangt meist über Schleimhäute in den Körper, wird dann durch dendritische Zellen aufgenommen und führt zur massiven Stimulation von T-Zellen. In der chronischen Phase benutzt HIV CD4-Zellen zu seiner Vermehrung. Die Aktivierung der CD4-Zellen führt zu einer Integration der viralen DNA in den Zellkern
- Eine Immunstimulation durch Infektionen (M. tuberculosis) oder Impfungen (Tetanus Toxoid) kann durch CD4-Zellen zu einer vermehrten Virusproduktion und Proliferation von zytotoxische T-Zellen (CD8+) führen. CD8-Zellen, Natürlichen Killerzellen und Monozyten führen zur *Kontrolle* von HIV
- Initial spielen CD8-Zellen eine wesentliche Rolle in dem spezialisierte CD8-Zellen HIV-infizierte CD4-Zellen lysieren. Langfristig (nach 10–15 Jahre) führt das wiederum zur verminderten Funktion der HIV spezifischen zytotoxischen CD8-Zellen da die Hilfe der CD4-Zellen fehlt
- Zusammen mit der Produktion von Chemokine und Blockade der Chemokinrezeptoren die von HIV selbst beim Eintritt in die CD4-Zellen benötigt werden, kommt es zur Kontrolle der HIV-Replikation in der ersten Phase der Virämie. CD8-Zellen können ein immunologisches Gedächtnis ausbilden und bei Zweitkontakt mit den HIV-Proteinen (gag, pol, env und nef) spezifisch reagieren
- Durch vermehrte CD4-Aktivierung kommt es zur gesteigerten Apoptose und durch Präsentation der Virusproteine auf der Oberfläche auch zur Zerstörung durch Killerzellen. Das führt zu einem sehr hohen Umsatz an CD4-Zellen ($2x10^9$ Zellen/Tag, HWZ infizierter CD4-Zellen beträgt etwa 1,6 Tage). Durch diesen unphysiologisch hohen Umsatz wird das Immunsystem vorzeitig erschöpft – ein fortschreitender Immundefekt entsteht
- Der kontinuierliche Verlust von CD4+ T-Lymphozyten durch hohe Viruslasten (CD4 < 350/µl und > 50 000 HIV-RNA Kopien/ml Plasma) führt zu einer deutlichen Störung der Thymusfunktion
- **CD4** als Teil des T-Zellrezeptors findet sich auf 60 % der T-Lymphozyten, T-Vorläuferzellen (Knochenmark, Thymus), Makrophagen, Monozyten, Eosinophile, dendritische Zellen und Mikrogliazellen des ZNS und wurde bereits 1984 als primärer Rezeptor für HIV erkannt. Eintritt von HIV in die CD4-Zelle erfolgt über drei Schlüsselstellen: Nach Bindung von HIV über das Hüllprotein gp120 an den CD4-Rezeptor (= Attachment), kommt es zur Bindung an Korezeptoren und dann zur Fusion von Virus und Zelle

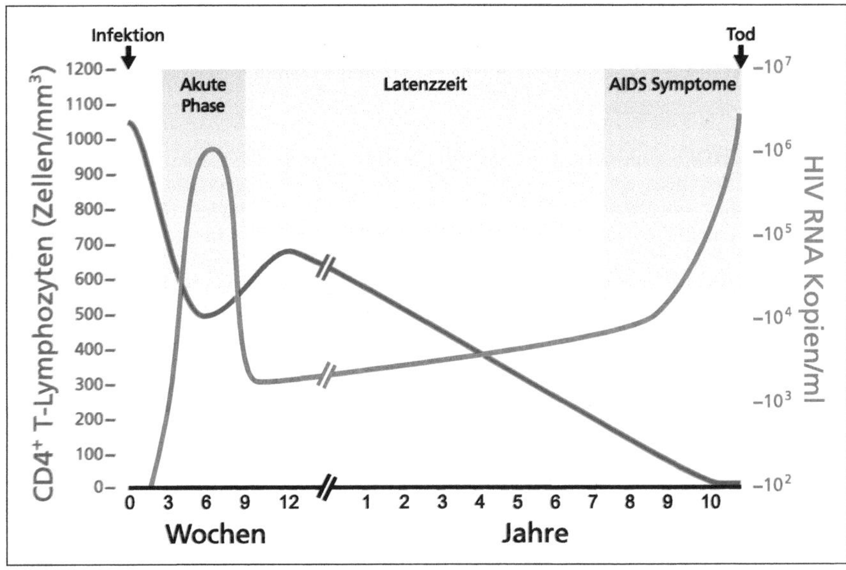

Abb. 10.4: Verlauf einer typischen unbehandelten HIV-Infektion in Abhängigkeit von der T-Helferzellzahl (CD4+-T-Zellzahl), Copyright Dr. Thomas Splettstößer (www.scistyle.com)

Antwort:
Lymphokinverschiebungen?

Kommentar:
Im Krankheitsverlauf werden die für T-Helferzellen (TH1) spezifischen Zytokine (IL-2, IFN-γ, IL-12, TNF-α) zugunsten der TH2 spezifischen Zytokine (IL-4, IL-5) vermindert synthetisiert. Durch die Effekte von IL-4 und IL-5 kommt es zu einer Hypergammaglobulinämie und zur vermehrten Allergieneigung in fortgeschrittenen Stadien der HIV-Infektion.

835 Prüfer:
Änderungen des Verhaltens in Zellkultur?

Kommentar:
HIV-Zellkulturen sind durch die Molekularbiologie (PCR, TMA) für die HIV-Diagnostik obsolet geworden. Neben dem zeitlichen Aufwand ist vor allem auch das hohe Infektionsrisiko für Labormitarbeiter bei der Virusanzucht problematisch!

HIV

Prüfer: 836
HIV-Serologie? Wie ist das Vorgehen zur **HIV-Diagnostik**? ++

Antwort:
EIA, WB, PCR, quantitative PCR

Kommentar:
- Standard ist ein HIV-Suchtest der 4. Generation zum gleichzeitigen Nachweis von HIV-1- und HIV-2-Antikörpern sowie dem p24-Antigen
- Bei einem reaktivem Suchtest erfolgt zur Bestätigung ein Westernblot oder eine HIV-NAT (bei akuten Infektionen und zur Viruslastbestimmung)
- Zur Bestätigung und zum Ausschluss einer Probenverwechslung wird eine zweite Probe aus einer neuen Blutentnahme untersucht
- Zur weiterführende Diagnostik erfolgt die Bestimmung eines zellulärer Immunstatus (CD4+ / CD8+ Zellen)

837 Prüfer:
Erstes klinisches Zeichen? Akute **HIV-Krankheit**?

Kommentar:

- Die akute **HIV-Krankheit** tritt bei 40 bis 90 % der Patienten ein bis vier Wochen nach Infektion auf. Häufigste klinische Zeichen sind Fieber, Pharyngitis, Lymphknotenschwellungen und Hautausschlag (fleckig mit kleinen Knötchen). Die Symptome dauern meist 7 bis 10 Tage, selten 14 Tage
- Während der symptomatischen Phase kommt es zur starker Virusvermehrung (mehr als 100 Mio. Kopien/ml) mit Zerstörung der CD4+ T-Helferzellen (Lunge und Darm) und zur Virus-Aussaat in verschiedene Gewebe. Die Viruslast fällt mit dem Auftreten von Anti-HIV-Antikörpern wieder ab
- Letztlich pendelt sich die Viruslast auf eine individuelle Höhe ein (= **viraler Setpoint**). Die Höhe des Setpoints hängt von genetischen Faktoren (Mutationen am Chemokin-Rezeptor-Genen, HLA) und der Immunantwort ab und ist prognostisch verwertbar als Prädiktor für die spätere Krankheitsprogression

838 Prüfer:
Tritt die **HIV-Krankheit** bei allen auf?

Antwort:
Nein

839 Prüfer:
Wird der **Übergang des latenten HIV-Stadiums in die produktive Phase** durch andere Infektionen ausgelöst?

Kommentar:
Zunehmende Erschöpfung des Immunsystems mit Abfall der CD4-Zellen → zelluläre Immunschwäche mit Begünstigung von anderen Infektionen: zerebrale Toxoplasmose etc.

840 Prüfer:
Welche Zellen infiziert **HIV**?

Antwort:
Makrophagen, T-Helferzellen, Megakaryozyten, Gliazellen

Kommentar:
HIV infiziert alle Zellen, die CD4 an ihrer Oberfläche tragen (*CD4-Zellen*), das sind z. B. T-Lymphozyten, T-Vorläuferzellen (Knochenmark, Thymus), Makrophagen, Monozyten, Eosinophile, dendritische Zellen und Mikorgliazellen des ZNS.

Prüfer: 841
Wie repliziert sich **HIV**?

Antwort:
Provirus

Kommentar:

- HIV repliziert sich als **Provirus**. Nach reverser Transkription der Virus-RNA in DNA kann das Virus-Genom in das Genom der Wirtszelle integriert werden. Dadurch kann das Virus in einem latenten (= passiven) Zustand im Organismus bleiben und an die Tochterzellen weitervererbt werden:
  - Bindung an gp120 an CD4-Zellen
  - Bindung von gp120 an Korezeptoren (CCR5 oder CXCR4)
  - Beginn der Fusion (= Verschmelzung) hierzu verändern gp120 und gp41 ihre Form
  - Nach der Fusion gelangt die RNA ins Zytoplasma
  - Mittels reverser Transkription erfolgt ein Umschreiben der HIV-RNA in DNA
  - Integration des Viralen-Genoms in die menschliche DNA
  - Bildung und Aktivierung (Proteasen) von Virusproteinen
  - Ausknospung der Viren (Budding)
- Entstehung von Virusvarianten: Vor allem bei der reversen Transkription passieren viele Fehler, die nicht korrigiert werden und dann das Genom verändern

Prüfer: 842
Welche **HIV-Infektionswege** gibt es?

Antwort:
Sexuelle Übertragung, Bluttransfusion, Drogen, prä- / perinatal, Muttermilch

Kommentar:
- Die HIV-Übertragung geschieht vor allem:
  - bei ungeschütztem sexuellen Kontakt mit HIV infiziertem Partner (Viruslast positiv) dabei besteht bei einem Analverkehr das höchste Transmissionsrisiko
  - bei Verwendung gleicher Spritzen bei Drogenabhängigen mit i.v. Abusus
  - durch infizierte Mütter auf ihr Kind während Schwangerschaft, Geburt oder Stillen
- Besondere Risikogruppen sind: MSM, Sexarbeiter(innen), Partner HIV-positiver (= diskordante Paare), häufig wechselnde Partner (> 5 pro Jahr), Drogenabhängige, Reisende (Thailandreisen) oder Migranten aus Hochprävalenzländern (Afrika südlich der Sahara oder Südostasien)

HIV

Fallbeispiel:
Ein Patient ist HIV-AK positiv, es besteht der klinische Verdacht, dass bei dem Patienten das Vollbild von AIDS ausbrechen könnte.

843 Prüfer:
Was schlagen Sie an **HIV-Diagnostik** vor, um den Verdacht zu erhärten?

Kommentar:
Durchführen einer HIV-Viruslastbestimmung (quantitative PCR oder TMA) und Bestimmung der CD4- und CD8-Zellen (zellulärer Immunstatus).

844 Prüfer:
Welche **HI-Virusnachweismethoden** gibt es?

Kommentar:
- Früher erfolgte eine Virusanzucht zum direkten HIV-Nachweis, Nachteile waren dabei das zeitaufwendige Verfahren sowie das hantieren mit infektiösem Virus

(handling)

- Heute erfolgt stattdessen der Nachweis von p24-Antigen (HIV-1), oder der molekularbiologische Erregernachweis mittels NAT (PCR, TMA, ...)

Prüfer: 845
Welche anderen Parameter zur klinischen Verlaufsüberwachung bei HIV-Infektion kennen Sie?

Antwort:
Lymphozytensubpopulationen T4/T8, abs. T4-Zellzahlen, Neopterin, β-2-Mikroglobulin als Zeichen der Aktivierung des zellulären Immunsystems, wird von Lymphozyten gebildet, erhöht bei Stadien der HIV-Infektion, die nicht mehr vom Immunsystem beherrscht werden. LAS in 80 % d.F. AID in 100 % d. F.

Kommentar:
Die wichtigsten Parameter zur Verlaufskontrolle, auch unter Therapie, sind die Viruslast (PCR) und der zelluläre Immunstatus (**CD4/CD8-Zellen**). Die Therapieindikation wird meist von der Zahl der CD4-Zellen abhängig gemacht! Die Langzeitprognose der HIV-Infektion hängt auch von dem **viralen Setpoint** ab, also der Höhe der Viruslast in der latenten Phase!

HIV-Infektion

Prüfer: 846
Wie dringt das **HI-Virus in die Zelle** ein?

Kommentar:
Der Eintritt von HIV in die CD4-Zelle geschieht über drei Schlüssel-Stellen: Nach der **Bindung von HIV über das Hüllprotein gp120 an den CD4-Rezeptor (= Attachment)** erfolgt die **Bindung an den Korezeptor (CCR5 oder CXCR4)** und zum Schluss dann die **Fusion von Virus und Zelle (= Verschmelzung).**

Prüfer: 847
Was passiert mit der **HIV-RNA**?

Kommentar:
Die HIV-RNA muss in DNA umgeschrieben werden. Erst danach kann das Virusgenom in das Wirtsgenom (DNA) integriert werden – **Provirus**! Zur Transkription der RNA hat HIV die sogenannten **reverse Transkriptase**.

848 Prüfer:
Wie wird das **HI-Virus latent**?

Kommentar:
HIV repliziert als sogenanntes **Provirus**. Nach reverser Transkription der Virus-RNA in -DNA kann das Virus-Genom in das Genom der Wirtszelle integriert werden. So kann das Virus in einem latenten (= passiven) Zustand im Organismus bleiben und an Tochterzellen weitervererbt werden.

849 Prüfer:
Wie wird das Virus wieder **aktiv**?

Kommentar:
- Die HIV-Infektion führt durch starke Aktivierung zellulärer und humoraler Immunreaktionen zur Viruselimination – CD8-Zellen, Natürliche Killerzellen und Monozyten führen zur *Kontrolle* von HIV. Durch die sehr hohe Viruslast und hohe Mutationsrate kann das Immunsystem die Infektion aber nicht vollständig abwehren. Es kommt zu einer chronischen HIV-Persistenz mit andauernden Hyperreaktivität des Immunsystems und nachfolgender zunehmender Immundefizienz
- Initial spielen CD8-Zellen eine wesentliche Rolle. Spezialisierte CD8-Zellen lysieren HIV-infizierte CD4-Zellen. Langfristig (nach 10–15 Jahren führt) das zu einer verminderten Funktion der HIV spezifischen zytotoxischen CD8-Zellen, da die Hilfe der CD4-positiven fehlt
- CD4-Zellen können vom Immunsystem bzw. dem Thymus nicht schnell genug nachgebildet werden – es kommt zur **Erschöpfung des Immunsystems** mit deutlichem Anstieg der Viruslast!

850 Prüfer:
Wie verläuft die **HIV-Infektion** (grob, keine genaue Klassifikationen der Stadien)?

Kommentar:
- Klinisch lässt sich die HIV-Infektion in drei Stadien einteilen:
  - **Akute Phase:** Akute HIV-Krankheit (meist maximal 4 Wochen) mit unspezifischen Allgemeinsymptomen wie Fieber, Hautausschlag, Lymphnotenschwellung, Pharyngitis und Abgeschlagenheit
  - **Chronische Phase** als Latenzphase, meist symptomloser Verlauf (Dauer Monate bis Jahre)
  - **AIDS** ist die klinisch manifeste Immunschwäche (Median 8 bis 10 Jahre nach Erstinfektion)
- Einteilung anhand der CD+-Lymphozyten:

  1. Stadium bei > 500/µl CD4-Lymphozyten
  2. Stadium bei 200 bis 499/µl CD4-Lymphozyten
  3. Stadium bei < 200/µl CD4-Lymphozyten

  - Abfall der CD4-Zellen hängt von der Viruslast ab. Ab Stadium 2: Auftreten von Herpes zoster, Mundsoor, Tuberkulose evtl. Kaposisarkom und ab Stadium 3: Pneumocystose, Toxoplasmose, Kryptokokkose, Kryptosporidiose, Atypische Mykobakterien, CMV, Lymphom = AIDS!
- Klinische Einteilung in Kategorie A bis C:
  A asymptomatische HIV-Infektion, akute / symptomatische HIV-Infektion, persistierende generalisierte Lymphadenopathie
  B keine AIDS-definierenden Erkrankungen, aber Erkrankungen mit Bezug zu HIV, wie z. B. persistierender Durchfall, Herpes Zoster oder oropharyngeale Candida-Infektion
  C **AIDS-definierende Erkrankungen**

Frage: 851
Welche sind **AIDS-definierende Erkrankungen**?

Kommentar:
- Tumore:
  - (invasives) Zervix-Karzinom
  - Non-Hodkin-Lymphom
  - Kaposi-Sarkom

- Bakterielle Infektionen:
  - Tuberkulose
  - Infektionen mit M. tuberculosis oder Mycobacterium kansasii (M. kansasii), disseminiert oder extrapulmonal
  - Rezidivierende Salmonellen-Septikämien
  - Rezidivierende Pneumonien (häufiger als zweimal innerhalb eines Jahres)
- Virusinfektionen:
  - CMV-Retinitis oder generalisierte CMV-Infektion (nicht von Leber oder Milz)
  - Chronische HSV-Ulcera oder Herpes-Bronchitis, -Pneumonie oder -Ösophagitis
  - JCV (Polyoma Virus) → Progressiv multifokale Leukenzephalopathie
- Parasitäre Infektionen:
  - Toxoplasma gondii bedingte Enzephalitis
  - Kryptosporidien-Diarrhö (> 1 Monat)
  - Atypische disseminierte Leishmaniose
- Pilzinfektionen:
  - Ösophageale Candida-Infektion oder Befall von Bronchien, Trachea oder Lunge
  - Disseminierte oder extrapulmonale Histoplasmose
  - Extrapulmonale Kryptokokken-Infektionen
  - Pneumocystis jirovecii-Pneumonie (früher Pneumocystis carinii)
- Sonstiges:
  - **HIV-Enzephalopathie**
  - **Wasting-Syndrom**

MiBio

852 Prüfer:
Bei AIDS-Patienten sehen wir häufiger eine **Pilzinfektion im ZNS**. An was denken Sie?

Antwort:
Cryptococcus neoformans, beziehungsweise Filobasidiella neoformans, wie die vollständige Form dieses Pilzes heißt.

Kommentar:
- **Cryptococcus neoformans** ist ein rundlicher etwa 1–5 µm großer, hefeähnlicher, bekapselter Pilz. Er ist weltweit verbreitet und gehört zu den Ständerpilzen (Basidiomycota). 1976 wurde das geschlechtliche (teleomorphe) Stadium, von Cryptococcus neoformans, mit Filobasidiella neoformans beschrieben
- Eine Extrapulmonale **Kryptokokkose** ist eine AIDS-definierende Erkrankung (CDC Kategorie C), die in Europa selten ist. In den USA und Südostasien ist die Kryptokokkose deutlich häufiger

Prüfer: 853
Wie gehen Sie diagnostisch bei V. a. eine **Kryptokokkose** vor?

Kommentar:
- Die Bestimmung des **Kryptokokken-Antigen** sollte vor allem bei neurologischen Symptomen und niedrigen CD4+ Zellen erfolgen. Der Antigentest im Serum hat einen hohen PPW!
- Blutkulturen sind ebenfalls häufig positiv
- Bei Liquorpunktion erfolgt eine Tuschefärbung, eine Pilzkultur und die Bestimmung des Kryptokokken-Antigen
- Bei CD4-Zellen > 100/µl eher unwahrscheinlich!

Prüfer: 854
Wie ist die Therapie bei einer **Kryptokokkose**?

Kommentar:
- Eine Therapie erfolgt mit Amphotericin B plus Fluconazol und wenn noch nicht erfolgt wird eine ART begonnen
- Wegen möglichen NW Laborkontrolle der Elektrolyte (Hypokaliämie), Creatinin (Nephrotoxisch), Harnstoff, GPT, Blutbild

MiBio

Prüfer: 855
Wie wird der Liquor eines HIV-Patienten untersucht?

Antwort:
bakteriologisch, mykotisch, serologisch

10 Serologie / Infektiologie

Kommentar:

- Eine Liquoruntersuchung erfolgt bei Verdacht auf eine zerebrale Infektion z. B. Kryptokokkose, HIV-1-assoziierte neurokognitive Störung (engl. HIV-1-associated neurocognitive disorder = HAND) oder progressiver multifokaler Leukoenzephalopathie:
  - **Viren:** JCV-PCR, CMV (AK, PCR), VZV (AK, PCR), HSV (AK, PCR), ggf. HTLV bei Auslandsaufenthalt
  - **Pilze:** Kryptokokken-Antigen, Histoplasmose-Antigen, Aspergillus-Antigen, Candida-Antigen, Kultur, Direktpräparat
  - **Parasiten:** Toxoplasmose (AK, PCR)
  - **Syphilis** (AK), Kultur
  - **AAK** z. B. 14-3-3 Protein, tau-Protein
  - **Basisdiagnostik:** Zellzahl mit Zelldifferenzierung, BLS mit Reiber-Diagrammen und intrathekaler AK-Synthese

HIV

856 Prüfer:

Wie und wo wird das **HIV** in das menschliche Genom integriert?

Kommentar:

- Nach Eintritt von **HIV** in die Zelle kommt es zur Verschmelzung von Virus und Zelle
- Die virale RNA muss in DNA umgeschrieben werden damit das Virusgenom in das Wirtsgenom (DNA) integriert werden kann – **Provirus**! Hierzu besitzt das HI-Virus die sogenannten **reverse Transkriptase**

857 Prüfer:

Welche Fehlermöglichkeiten bestehen bei der **reversen Transkription**? Und wie wirken sich diese aus?

Antwort:

Vergleich reverse Transkriptase – humane DNA-Polymerase: reverse Transkriptase ist viel ungenauer als die humane DNA-Polymerase, daher höhere Mutationsrate beim HIV!

Kommentar:

- Die **virale reverse Transkriptase hat eine Fehlerrate von 1:1000 bis 1:10.000** und hat keine Korrekturfunktion (**proof-reading**). Das führt zu einer sehr hohen Mutationsrate von HIV!
- Die humane Polymerase kann durch Fehlerkorrektur (z. B. proof-reading mit einer 3'-5'-Exonuklease) die Genauigkeit um 2–3 Zehnerpotenzen steigern
- Die Hemmung der reversen Transkriptase von HIV wird therapeutisch durch verschiedene Wirkstoffe (NNRTI, NtRTI, NRTI) ausgenutzt. **Reverse-Transkriptase-Hemmer** waren bis 1994 die einzigen zur HIV-zugelassenen wirksamen Medikamente

Prüfer: 858

Diskussion serologischer Parameter in Bezug auf schwere und Dauer der **HIV-Erkrankung**?

Kommentar:

Bei positiven p24-Antigen und negativen / niedrigen HIV-Antikörpern (negativer Blot) liegt eine akute / frische Infektion vor. Bei hohen Antikörperwerten und WB mit vollständigem Bandenmuster liegt die Infektion bereits ein paar Monate zurück. Bei Ausbruch von AIDS verschwinden durch die Immunschwäche nach und nach wieder Antikörperbanden (p24-Bande zuerst).

Prüfer: 859

Welche Diagnostik außer ELISA und WB kann man noch durchführen?

Antwort:

T4/T8-Lymphozyten, p24-Antigen

Kommentar:

- Zielführender als die Serologie zur Bestimmung der Krankheitsaktivität ist die quantitative PCR (= Viruslast) insbesondere unter Therapie
- Ergänzend wird regelmäßig die zelluläre Immunität beurteilt:
  - CD4+ T-Zellen und CD8+ T-Zellen, wichtig ist die absolute Zahl und das Verhältnis zueinander (normalerweise ist die CD4/CD8-Ratio > 1!)

- CD19+ Zellen → B-Zellen
- CD16+CD56+ Zellen → Natürlichen Killerzellen
- CD8+CD38+ Zellen → als Prognosemarker, Anstieg ist schlecht!

HIV-Diagnostik

860 Frage:
Welche Zielsequenz erfasst die **Roche HIV-1-PCR**?

Kommentar:
Es ist eine **Dual-Target-PCR** mit Zielsequenzen in der gag- und pol-Region.

861 Frage:
Warum macht hier ein **Dual-Target** Sinn?

Kommentar:
Da das HI-Virus eine sehr hohe Mutationsrate hat ist für eine hohe Detektionsrate also eine gute Sensitivität mehr als eine Zielsequenz notwendig.

862 Frage:
Welche **HIV-Typen** werden erkannt?

Kommentar:
Die Roche-PCR ist validiert für die M- und O-Typen aber nicht validiert für die N-Typen.

863 Frage:
Welche Sequenzen werden bei der **HIV-TMA** detektiert?

Kommentar:
LTR und pol-Region

Fallbeispiel:
Sie werden konsillarisch zu einem HIV-positiven Patienten gerufen, bei dem im Röntgenthorax pneumonische Infiltrate zu sehen sind.

864 Prüfer:
Was schlagen Sie an mikrobiologischen Untersuchungen vor?

Antwort:
TBV, Pneumocystis carinii

Kommentar:

- Auch bei HIV Patienten unterscheidet man zwischen ambulant und nosokomial erworbenen Pneumonien. Bei ambulant erworbenen Pneumonien ist auch an die Reiseanamnese zu denken!
- Häufigsten Erreger ambulant erworbener Pneumonien sind **Pneumokokken, Haemophilus influenza und Mykoplasmen** (besonders bei jüngeren Patienten!). Ebenfalls häufig sind: Klebsiellen, Staphylococcus aureus (S. aureus) und Pseudomonas aeroginosa – Legionellen sind eher selten
- Besonders gefährdet sind Patienten in einer Therapiepause (niedrige CD4-Zellen), i. v. Drogenabhängige, Alkoholabhängige und Patienten mit vorbestehende Lungenerkrankungen (auch Nikotinabusus – Nikotinkarenz reduziert das Risiko einer bakteriellen Pneumonie)
- **Nosokomiale Pneumonien** werden häufig durch typische Hospitalkeime (Klebsiellen, Staphylokokken oder Pseudomonas) verursacht. Bei der Therapie müssen Resistenzen (Methicillin-resistenter Staphylococcus aureus (MRSA), Extended-Spectrum-Betalaktamasen (ESBL) etc.) bedacht werden
- Klassischer Pneumonie Erreger bei AIDS ist Pneumocystis jirovecii. Die Diagnosestellung erfolgt molekularbiologisch (PCR) aus BAL
- Zusätzlich muss bei HIV-Patienten immer eine Tuberkulose ausgeschlossen werden. Dies geschieht mittels IGRA-Test oder säurefesten Stäbchen bzw. Kultur aus BAL

Prüfer: 865
Wo kommen **Legionellen** vor?

Kommentar:

- **Legionellen** vermehren sich optimal bei 30 bis 45 °C, Ansteckung durch Aerosole (Einatmen von legionellenhaltigem Wasser)
- Hauptgefährdung besteht durch **warmes Stagnationswasser** also Warmwasser bei langen Standzeiten und zu niedrigen Warmwassertemperaturen (> 60 °C tötet Legionellen) z. B. öffentliche Duschen in

Schwimmbädern, Whirlpools, Krankenhäusern, Luftwäscher von Klimaanlagen, Kühltürmen und zu warme Kaltwasserleitungen (> 20 °C)

866 Frage:

Was war der schwerste **Legionellen-Ausbruch** in Deutschland?

Kommentar:

- 2013 kam es zu einem Legionellenausbruch in Warstein mit 165 Erkrankungsfällen und 3 Toten. Die wahrscheinlichste Ursache war ein Rückkühlwerk
- 2010 kam es zu einem Ausbruch in Ulm mit 65 Erkrankungsfällen und 5 Toten

867 Prüfer:

Wie viele **Legionellen-Serotypen** gibt es?

Kommentar:

- Unterschieden wird die **Legionärskrankheit** (Legionellenpneumonie) von dem **Pontiac-Fieber** (grippeähnlich, keine Pneumonie)
- Gattung Legionella umfasst 51 Spezies und 73 Serogruppen
- Am wichtigsten sind die Serotypen 1, 4 und 6 von Legionella pneumophila

868 Prüfer:

Wie werden **Legionellen** angezüchtet und differenziert?

Kommentar:

- Die **Legionellenanzucht** erfolgt auf Spezialnährböden mit verlängerten Bebrütungszeiten (bis zu 10 Tage)
- Die Legionellendifferenzierung erfolgt mittels cysteinfreiem Medium (Nähragar low, hier kein Legionellenwachstum) und durchführen des Legionella Latex Test (Antikörpertest)
- Legionellen kolonisieren nicht den Respirationstrakt, daher ist der kulturelle Nachweis, aus respiratorischen Sekreten, immer gleichbedeutend mit einer Infektion (oder Probenkontamination)
- Geeignete Kulturmaterialien sind Trachealsekret, BAL und Lungengewebe
- Die Sensitivität des kulturellen Legionellen-Nachweis liegt zwischen 10 % und 80 % bei hoher Spezifität von 100 %
- Vorteil der Anzucht gegenüber der PCR ist neben der Resistenztestung, dass ein molekularer Vergleich der Legionellen-Isolate aus verschiedenen Patientenproben und Umgebungsmaterialien (Wasserproben, Abstriche von Kühlsystemen) möglich ist. Das ist wichtig bei Ausbruchgeschehen!

Prüfer: 869

Aus welchem Material kann **Pneumocystis carinii** diagnostiziert werden?

Kommentar:

- Seit einigen Jahren wird der Erreger der Pneumocystis Pneumonie als **Pneumocystis jirovecii** bezeichnet. Es ist ein Schlauchpilz
- Die mikrobiologische Diagnostik erfolgt durch ein Ausstrich und Färbung (z. B. Giemsa-Färbung) aus BAL, transbrochialer Biopsie oder induziertem Sputum (nach Inhalation mit 3 % NaCl). Eine Anzucht auf üblichen Kulturmedien ist nicht möglich
- Meist erfolgt ein molekularbiologischer direkter Erregernachweis mittels PCR

Prüfer: 870

Welche Färbungen kommen bei **Pneumocystis jirovecii** in Frage?

Kommentar:

Mikroskopie eines Direktpräparats und Färbung mit Giemsa, Grocott-Silberfärbung oder Immunfluoreszenz.

Prüfer: 871

Woher bekommen Sie die Antikörper, wenn Sie einen **direkten Immunfluoreszenztest (IFT)** machen?

Kommentar:

- Bei der **direkten Immunfluoreszenz (DIF)** wird das Patientenmaterial aufgearbeitet und das Antigen auf einem Objektträger fixiert. Nach Zugabe von Fluorchrom markierten Antikörpern binden diese an das entsprechende Antigen. Nicht gebundene

AK werden ausgewaschen. Im Fluoreszenzmikroskop werden durch *leuchten* Antigene sichtbar gemacht

- Die Antikörper werden mit Fluorchromen konjugiert dh. die Farbstoffe sind chemisch an die Antikörper gebunden und können eventuell auch die AK-Struktur und Immunreaktivität beeinflussen
- Typische Farbstoffe sind Fluoreszeinisothiocyanat (FITC), Tetramethylrhodamin Isothiocyanat (TRITC)

872 Prüfer:

Welche bakteriellen Erreger spielen bei **HIV-positiven** eine wichtige Rolle?

Kommentar:

- HIV ist der wichtigste Risikofaktor für eine Tuberkulose (TBC), geschätzt 40 Mio. HIV-Patienten haben eine TBC-Koinfektion
- Infektionen mit M. tuberculosis oder M. kansasii, disseminiert oder extrapulmonal

873 Prüfer:

Wie viel und welche **Typen** an **Mykobakterien** gibt es? (Einteilung und Differenzierung?)

Kommentar:

- Unter dem Begriff Tuberkulose werden die Krankheiten verstanden, die durch einen Erreger des **Mycobacterium-tuberculosis-Komplex** verursacht werden: M. tuberculosis, M. bovis inkl. BCG-Impfstamm, Mycobacterium africanum (M. africanum), M. canetti, Mycobacterium microti (M. microti), M. pinnipedii
- Nichtuberkulöse Mykobakterien (NTM) wurden früher auch atypische Mykobakterien genannt. **NTM** werden in 4 Gruppen eingeteilt. Gruppe III mit M. avium, M. intracellulare
- Bei AIDS (erworbene Immundefizienz) sind Erkrankungen mit NTM besonders Mycobacterium avium (M. avium) und M. intracellulare häufig → M. tuberculosis

874 Prüfer:

Wie ist die **Therapie bei atypischen Mykobakterien**?

Antwort:

Tuberkolostatika, Streptomycin, Gyrasehemmer

Kommentar:

- HIV-Patienten sind häufig mit Mycobacterium tuberculosis kolonisiert (Sputum, Stuhl) aber es erkranken nur Patienten mit weniger als 50 CD4+ Zellen/ µl (früher waren das bis zu 40 % der AIDS-Patienten)
- 3-fach Therapie unter ART mit Clarithromycin, Rifabutin und Ethambutol (EMB) für mindestens 6 Monate und bis die CD4+ Zellen > 100/µl sind → bei disseminierter Erkrankung sollten Kontrollen mit regelmäßigen Blutkulturen durchgeführt werden

Frage: 875

Wann muss man an eine **(disseminierte) Mycobacterium tuberculosis-Infektion** denken?

Kommentar:

- **Mycobacterium tuberculosis** verursacht unspezifische Symptome wie Fieber, Gewichtsverlust, Diarrhöen und Bauchschmerzen aber auch bei lokalisierte Infektionen vor allem Lymphknotenabszesse!
- Diagnose: Blutkulturen, evtl. Stuhl oder BAL, AP ist fast immer erhöht und verdächtig auf ein Mycobacterium avium Komplex (MAK), bei Abszess → Untersuchung aus Punktionsmaterial

AIDS

Prüfer: 876

Wie ist der aktuelle Stand der **Meldepflicht bei AIDS**? Wer ist wann, wo und wie meldepflichtig?

Kommentar:

- Nach **§ 7 Abs. 3 Nr. 2 des Infektionsschutzgesetz (IfSG)** ist der Nachweis der HIV-Infektion **nicht namentlich meldepflichtig**! Die Meldung erfolgt hierzu kodiert direkt an das RKI
- Bei Diagnosestellung ist primär das Labor meldepflichtig. Es schickt dem einsendenden Arzt einen Durchschlag des Meldebogens. Dieser ist verpflichtet dem Labor

nicht bekannte Informationen wie demographische, anamnestische und klinische Angaben auf dem Durchschlagmeldebogen zu ergänzen und dann die ergänzte Meldung direkt an das RKI zu senden

- Jeder Meldebogen ist mit einer Meldenummer versehen, so dass später eine Zuordnung des Meldebogens zu einem bestimmten Patienten im Labor möglich ist

877 Prüfer:

Was wird auf dem **HIV-Meldebogen** Laborberichtsbogen kodiert?

Kommentar:

- Um Mehrfachmeldungen eines Patienten zu erkennen und gleichzeitig die Anonymität des Patienten zu sichern, wird eine fallbezogene Verschlüsselung aus Elementen des Vor- und Zunamens generiert:
  - Geburtsdatum Monat und Jahr (ohne Tag)
  - Geschlecht m/w
  - Erste drei Ziffern der PLZ (Patient, Arzt und Labor)
  - Anzahl der Buchstaben jeweils von Vor- und Nachname, sowie je den dritten Buchstaben (Beispiel *Sabine Mayer* ergibt 6b und 5y)
- Enthalten sind auch Angabe zur Diagnosestellung (Blot, NAT, p24-Ag), Angaben zum Infektionszeitpunkt, CD4-Zellzahl und klinisches Stadium (CDC A–C), Angaben zum Infektionsweg (MSM, Drogenabusus, . . .), Ansteckung in DE? Herkunftsland des Patienten?

MiBio

HIV-Serologie

878 Prüfer:

Was sind die Ursachen für **falsch positive Reaktionen im HIV-ELISA**?

Kommentar:

Falsch reaktive Ergebnisse kommen im HIV-Suchtest beispielsweise bei Virus-Infektionen, in der Schwangerschaft, bei Impfungen oder bei Autoimmunerkrankungen durch eine Stimulation des Immunsystems vor. Mitschuld ist auch die sehr hohe Sensitivität die zu lasten der Spezifität geht. Zur weiteren Abklärung stehen daher Bestätigungsteste zur Verfügung!

Prüfer: 879

Wie viel **falsch positive Ergebnisse** gibt es im HIV-Suchtest?

Kommentar:

- Die in DE zugelassene **HIV-Screeningtests** müssen eine Spezifität von mindestens 99,5 % haben! Damit darf maximal 1 von 200 Testergebnissen falsch positiv sein!
- Wichtig für die Aussage mit welcher Wahrscheinlichkeit ein positiver Suchtest wirklich bedeutet, dass der Patient **HIV-positiv** ist, ist die Prävalenz in der untersuchten Gruppe. D.h. in einem Hochrisikokollektiv (junge Männer in Afrika) spielen die falsch positiven Ergebnisse faktisch keine Rolle, da sehr viele richtig positiv sind
- Bei dem **HIV-Screening in der Schwangerschaft** in DE treten zwei Probleme auf. Durch die Immunstimmulation in der Schwangerschaft treten vermehrt unspezifische Reaktionen auf (Falsch-positive) und die HIV-Prävalenz ist in diesem Kollektiv sehr niedrig – das ergibt einen schlechten PPW
- Beispiel PPW für HIV-Screeningtest: In DE beträgt die HIV-Prävalenz etwa 0,1 %. Damit sind es etwa 80 TSD HIV-Infizierte bei 80 Mio. Einwohnern. Wenn ein Test mit 100 % Sensitivität und 99,5 % Spezifität zur Verfügung steht und alle Einwohner getestet werden (Screening) ergeben sich 80 TSD richtig positive Ergebnisse und 400 TSD falsch positive Ergebnisse. PPW = 80 TSD / (400 TSD + 80 TSD) = 16,6%. Damit ist nur jeder sechste Test richtig positiv!
- Je nach Auswahl des Untersuchungskollektiv steigt mit der Prävalenz auch der PPW (MSM, Drogenabhängig), oder der PPW sinkt bei Kollektiven mit sehr niedrigem Risiko (Schwangere, Kinder)

Prüfer: 880

Welche **HIV-Banden** sind für die Diagnostik entscheidend im WB?

Antwort:

Envelope gp41

Kommentar:

- Wichtig sind die Hüllproteine (= Envelope)
- Bei **HIV-1** ist das gp160 (Vorläufer der Hüllproteine), gp120 (äußeres Hüllprotein) und gp41 (Transmembranprotein)
- Bei **HIV-2** ist das gp140 (Vorläufer der Hüllproteine), gp125 (äußeres Hüllprotein) und gp36 (Transmembranprotein)
- Je nach Interpretationsschema müssen mindestens 2 gp-Banden da sein (WHO), oder 1 gp-Bande plus einer pol- oder gag-Bande

881 Prüfer:

Neueste Testentwicklungen zum Nachweis von **HIV-Infektionen**?

Kommentar:

Molekularbiologische direkte Erregernachweise (NAT = PCR, TMA) haben die Viruszucht und den isolierten **p24-Antigen** Nachweis abgelöst. Das p24-Antigen ist im 4. Generations-HIV-Suchtest enthalten um das (erste) **diagnostische Fenster** (Zeit bis zum Auftreten der AK) zu verkürzen.

Positiver HIV-Test

882 Prüfer:

Wie ist das weitere Vorgehen bei positivem HIV-Test (ELISA)?

Antwort:

Wiederholung des ELISAs – wenn positiv → WB, wenn WB positiv Ausschluss Probenverwechslung durch Kontrolle aus neu abgenommener Blutprobe!

Kommentar:

- Ein reaktiver HIV-Suchtest wird wiederholt (meist in Doppelbestimmung gemäß Herstelleranleitung). Bestätigt sich das Ergebnis erfolgt ein Westernblot (HIV-1- und HIV-2-Blot). Bei V. a. akute HIV-1-Infektionen (z. B. p24-Antigen positiv) kann alternativ auch eine HIV-1-PCR (ggf. auch HIV-2)durchgeführt werden
- In besonderen Situationen erfolgt ein abweichendes Vorgehen je nach HIV-Prävalenz! In Hochrisikogebieten (mit geringem medizinischem Standard) wird teilweise ein zweiter HIV-Suchtest (4. Generation) durchgeführt und wenn dieser ebenfalls reaktiv ist, gilt die Infektion als bestätigt! Dies ist nur vertretbar, wenn die Prävalenz sehr hoch ist und damit wenig falsch positive Befunde zu erwarten sind. Bei uns kann in niedrig Risiko-Kollektiven (= Schwangerenscreening) nach einem schwach reaktiven Suchtest ein zweiter HIV-Suchtest durchgeführt werden. Ist dieser eindeutig nichtreaktiv, kann das Gesamtergebnis als *negativ* mitgeteilt werden, da falsch-negative Testergebnisse (aufgrund der hohen Testsensitivität und der sehr geringen Prävalenz) äußert unwahrscheinlich in diesen Kollektiven sind

Prüfer: 883

Welche Vorteile hat der **HIV-WB gegenüber dem ELISA**?

Antwort:

Mehrere Antigene werden im WB einzeln dargestellt, damit höhere Spezifität!

Kommentar:

Der HIV-Westernblot hat eine geringere Sensitivität als der Screeningtest, aber dafür eine *sichtbare Spezifität*. D.h. man sieht was positiv reagiert. Ein Blot mit vollständigem Bandenmuster hat eine sehr hohe Spezifität, (schwache) Einzelbanden eine fragliche Spezifität. Schwache Banden können unspezifisch sein, oder auf eine sehr frühe Infektion mit noch geringer Antikörperkonzentration hindeuten.

Prüfer: 884

Wie interpretieren Sie einen Anti-HIV-Westernblot mit einer isolierten **p24-Bande**?

Antwort:

P24 kann bei gesunden Personen positiv sein.

Kommentar:

- Ein Blot mit einer isolierten p24-Bande ist nach **WHO-Interpretation (mindestens 2 gp-Banden)** und nach **DE-Interpretation (mindestens 1 gp UND gag oder pol)** nur als fraglich zu bewerten. Eine Blot-Wiederholung in 2 Wochen ist notwendig

- Bei hohem Risiko ist ggf. eine sofortige Durchführung einer HIV-NAT (PCR, TMA) zum Ausschluss einer akuten Infektion sinnvoll

885 Prüfer:
Welche Möglichkeiten gibt es für einen **HIV-Erregernachweis**?

Antwort:
P24-Antigen, PCR, Virusanzüchtung

Kommentar:
- Die **Virusanzucht** spielt keine Rolle mehr in der Routinediagnostik
- Ein p24-Antigennachweis ist Teil des 4. Generations-HIV-Suchtests, damit wird der Suchtest noch sensitiver. Etwas früher als das p24-Antigen ist die Virus-Nukleinsäure mittels sensitiver HIV-NAT nachweisbar

10.6 Hepatitis

Hepatitis Serologie

886 Prüfer:
Sind **Hepatitis Viren** RNA- oder DNA-Viren?

Kommentar:
- **RNA-Viren sind** HAV (Gruppe Picornaviren), HCV (Hepaciviren aus den Flaviviren), HDV und HEV (Hepeviridae)
- Ein **DNA-Virus** ist nur das Hepatitis-B Virus (Hepadnaviren)

887 Prüfer:
Welche nicht viralen **Hepatitiden** gibt es?

Antwort:
Alkohol

Kommentar:
Alkoholtoxische Hepatitis, Hämochromatose (Eisenspeicherkrankheit), Morbus Wilson (Kupferspeicherkrankheit), α-1-Antitrypsin-Mangel, Autoimmunhepatitis

Sinnvolle Stufendiagnostik bei Zeichen einer Hepatitis

Frage: 888
Welche Diagnostik veranlassen Sie zum Ausschluss einer infektiösen Hepatitis?

Antwort:
- HAV: RNA-Virus, früher Enterovirus 72, Übertragung fäkal-oral, Inkubationszeit 2–6 Wochen, Nachweis der akuten Erkrankung durch HAV-IgM-Antikörper
- HBV: DNA-Virus, Übertragung durch Blut(-produkte), Intimkontakte, perinatal, Inkubationszeit 4–25 Wochen
- HCV: RNA-Virus, Übertragung durch Blut(-produkte), selten durch Intimkontakt und perinatal, Inkubationszeit 1–20 Wochen
- HDV: Defektes RNA-Virus, als Ko- und Superinfektion von HBV, Übertragung durch Blut(-produkte), selten perinatal oder durch Intimkontakt, Inkubationszeit bei Koinfektion wie HBV, bei Superinfektion 1–7 Wochen
- HEV: RNA-Virus, Übertragung fäkal-oral, Inkubationszeit 3–9 Wochen
- Hepatitis G: = GBC-Virus, macht keine Hepatitis fälschlicherweise als Hepatitis G bezeichnet
- Sonstige: CMV, EBV, HSV

Kommentar:
- Erreger der **klassischen Virushepatitis** sind: HAV, HBV (ggf. HDV), HCV, HEV, ebenfalls häufig sind EBV und CMV
- Andere in Frage kommende **Viren** sind Adenovirus, Coxsackie-Virus (Enteroviren), HSV, Mumps-Virus, Röteln-Virus, VZV
- **Bakterielle** Ursachen einer Hepatitis sind Brucellen, Leptospiren, M. tuberculosis, Treponema pallidum, Borrelien, Chlamydien, Gonokokken, Rickettsien, Salmonellen und Shigellen
- **Protozoen:** Toxoplasmose, Amöben, Leishmanien, Plasmodien
- **Helminthen:** Scaris, Billharziose, Leberegel, Trichinen

Antwort:
- Alkohol bedingte Hepatitis! Autoimmunhepatitis, Morbus Wilson, Hämochromatose

Kommentar:

- **Hepatotoxische Substanzen?**
  - **Alkoholmissbrauch!** → CDT bestimmen, MCV, γ-GT, im Akutfall ggf. auch den Alkoholspiegel bestimmen
  - Medikamente: α-Methyldopa, Chlorpromazin, Diclofenac, Fenofibrat, Isoniazid (INH), Methotrexat, Nitrofurantoin, Phenytoin, Salicylate
- Bei auffälliger **Transferrinsättigung** und erhöhtem **Ferritin** besteht der V. a. eine Hämochromatose. Zum Ausschluss erfolgt eine Genanalyse
- **Ausschluss Autoimmunhepatitis**
  - Autoimmunhepatitis Typ I (lupoide Hepatitis): ANA
  - Autoimmunhepatitis Typ II (LKM-AK-positive Hepatitis): SMA, LKM-AK
  - Autoimmunhepatitis Typ III (SLA-AK-positive Hepatitis): SLA-AK
  - PBC: AMA
  - PSC: pANCA
- Ein **erhöhter Kupferwert** und ein **erniedrigtes Coeruloplasmin** spricht für einen Morbus Wilson, also eine Kupferspeicherkrankheit. Diagnoseabsicherung ggf. mittels Leberbiopsie
- Ein **erniedrigter α-1-Antitrypsin-Wert** zeigt einen α-1-Antitrypsin-Mangel an (ggf. Phänotypisierung)

Fallbeispiel:
Ausdruck einer Hepatitis A-, B- und C-Serologie

889 Prüfer:
Wie unterscheidet man eine abgelaufene Hepatitis B-Infektion von einer Impfung?

Kommentar:

- Bei einer **Hepatitis B-Impfung** werden nur Antikörper gegen das Virus-Hüll-Antigen (**HBsAg**), also Anti-HBs-AK gebildet
- Bei einer akuten oder chronischen HBV-Infektion (HBsAg positiv) oder einer durchgemachten Infektion sind auch Anti-HBc-Antikörper nachweisbar, die gegen das Hepatitis B Core-Antigen (HBcAg) gerichtet sind

Prüfer: 890
HCV-IgG-AK und HCV-Blot sind positiv. Wozu dient der **HCV-Blot**?

Antwort:
Spezifität des EIA absichern

Kommentar:
Ähnlich dem HIV-Suchtest werden positive HCV-Antikörper mit einem Immunoblot bestätigt. Der Suchtest hat eine hohe Sensitivität bei etwas geringerer Spezifität, der Bestätigungstest (Blot) hat durch den Nachweis spezifischer Antikörper gegen definierte (rekombinante) Antigene eine hohe Spezifität bei ggf. etwas geringerer Sensitivität

Prüfer: 891
Wozu dient die **HCV-PCR**?

Antwort:
Virusquantifizierung (Viruslastbestimmung) zur Klärung der Infektiosität

Kommentar:
Eine **HCV-NAT** wird zur Viruslastbestimmung insbesondere im Rahmen einer HCV-Therapie zur Therapiekontrolle und zur Bestimmung der Infektiosität durchgeführt. Die HCV-AK lassen keine Aussage auf den Status der Krankheit (akut, chronisch, ausgeheilt) zu!

Hepatitis B-Virus

Prüfer: 892
Wie sieht die **Routinediagnostik bei der Hepatitis B** aus? +

Antwort:

- HBeAg, Anti-HBe, HBV-DNA (PCR)
- 20 % der isoliert Anti-HBc-positiven sind HBV-DNA-positiv

Kommentar:

- Die Routinediagnostik bei der Hepatitis B besteht aus der Bestimmung der **Anti-HBs-Antikörper**, der **Anti-HBc-Antikörper** und des **HBsAg**.

- Bei positivem HBsAg oder positiven Anti-HBc-Antikörpern erfolgen weitere Untersuchungen zur Unterscheidung zwischen einer chronischen und einer akuten Hepatitis B Infektion: Anti-HBc-IgM-Antikörper, HBe-Antigen und Anti-HBe-Antikörper
- Ggf. ergänzende Bestimmung der HBV-DNA (Viruslastbestimmung) zur Abklärung der Krankheitsaktivität bzw. der Infektiosität (z. B. bei Schwangerschaft oder unter Therapie)

893 Prüfer:
Wann sind die **Anti-HBs-AK** isoliert positiv?

Antwort:
Impfung aktiv oder passiv, bei 0,7 % nach Infektion

Kommentar:
Anti-HBs-Antikörper sind nachweisbar nach einer Hepatitis B-Impfung oder nach einer durchgemachten ausgeheilten Infektion. Nach einer Infektion sind im Regelfall auch Anti-HBc-Antikörper nachweisbar. Diese fehlen immer nach einer Impfung, da hier nur Anti-HBs-AK gebildet werden!

894 Prüfer:
Wie lange ist die **Inkubationszeit bei Hepatitis B**?

Kommentar:
- Hepatitis B hat mit **45–180 Tagen** eine sehr lange Inkubationszeit. Im Durchschnitt sind es etwa 60–120 Tage, also 2–4 Monate
- Die Inkubationszeit hängt von der Erregerdosis ab
- **Wichtig** ist, dass eine hohe Infektiosität in der Regel bereits einige Wochen vor Krankheitsausbruch besteht. Daher kann die Durchführung einer NAT sinnvoll sein, z. B. bei Stammzellspendern oder nach einer Nadelstichverletzung

895 Prüfer:
Wie ist die **Klinik einer Hepatitis B**?

Kommentar:
- Krankheitssymptome werden vorwiegend durch die Immunabwehr, nicht durch das Virus verursacht! Bei fehlender oder schwacher Immunabwehr vermehrt sich das Virus sehr stark
- Ein Drittel der Infektionen verläuft als akute ikterische Hepatitis, ein Drittel anikterisch und ein Drittel der Infektionen verläuft asymptomatisch
- Etwa 0,5–1 % aller Infektionen können fulminant mit der Entwicklung eines akuten Leberversagens verlaufen
- In der Frühphase treten unspezifische Symptome auf. Das **Hepatitis B Prodromalstadium** beginnt mit Appetitlosigkeit, Gelenkschmerzen, Unwohlsein, Übelkeit, Erbrechen und Fieber → 3–10 Tage später beginnt ggf. die ikterische Phase. Der Urin verfärbt sich dunkel und ein Ikterus tritt auf. Der Ikterus erreicht seinen Höhepunkt nach 1–2 Wochen und blasst innerhalb von 2–4 Wochen ab

Prüfer: 896
Wie ist es mit der **transfusionsbedingten** Hepatitis B? +

Kommentar:
- Früher war die **transfusionsbedingte** Hepatitis B häufig, insbesondere bei Menschen mit häufigen Bluttransfusionen (Hämophilie) aufgrund der hohen Infektiosität von HBV
- Seit 1969 erfolgt eine Testung auf **HBsAg**! Eine ergänzende Testung mittels NAT verkürzt das diagnostische Fenster deutlich! In der Schweiz liegt das Restrisiko durch NAT Testung bei nur noch 1:600.000
- In Entwicklungsländern geht weiterhin eine Infektionsgefahr von Blutprodukten aus (Hepatitis B-Impfung als Reiseimpfung sinnvoll)

Frage: 897
Was versteht man unter einer **chronischen Hepatitis B**?

Kommentar:

- Definitionsgemäß liegt eine chronische Infektion bei einer HBsAg-Persistenz über mehr als 6 Monate vor!
- Häufig entwickelt sich eine chronische Infektion, ohne dass eine akute Erkrankung bemerkt wurde
- Folge einer chronischen Hepatitis B kann eine **Leberzirrhose** oder ein **Leberzellkarzinom** sein
- Das Risiko bei HBeAg-Positiven für eine Leberzirrhose liegt geschätzt bei etwa 8–10 % jährlich, bei HBe-Negativen nur bei 2–5,5 %. Das Risiko für ein Leberzellkarzinom ist gegenüber der Normalbevölkerung um den Faktor 100 erhöht
- Bei bestehender Zirrhose liegt das Risiko eines Leberzellkarzinoms bei 2–7 % pro Jahr, ohne Zirrhose nur bei etwa 0,1–0,6 %

898 Frage:

Wie häufig ist die **chronische Hepatitis B**?

Kommentar:

- Bei Erwachsenen heilen > 90 % der akuten Hepatitis-B-Erkrankungen vollständig aus und führen zu einer lebenslangen Immunität → Serokonversion von HBsAg zu Anti-HBs-AK. Die Anti-HBc-AK bleiben aber bestehen und zeigen den Unterschied zur durchgemachten Impfung (Anti-HBc-AK negativ) an
- Bis zu 10 % der HBV-infizierten Erwachsenen entwickeln eine chronische Hepatitis B – Bei Kleinkindern entwickeln bis zu 90 % eine chronische Hepatitis B!
- Möglich ist bei **asymptomatischen HBsAg-Trägern** eine *Reaktivierung* der HBV-Replikation (da die HBV cccDNA in den Hepatozyten persistiert) mit einem entzündlichen Schub → kritisch ist die Reaktivierung unter Immunsuppression bei Patienten mit serologisch *ausgeheilter* Infektion (Anti-HBs-AK positiv und Anti-HBc-AK positiv). Bei Rekonstitution des Immunsystems (z. B. nach Stammzell-Transplantationen) kann es dann zur fulminanten Hepatitis kommen

Merke:
Wichtigste HBV-Genotypen in Europa sind A (A2) und D. !
Insgesamt sind es 8 Genotypen (A bis H, teilweise werden auch I und J beschrieben) und 24 Subtypen.

Hepatitis B-Virus

Prüfer: 899

Was bedeutet ein **positiver Anti-HBc-AK** und Anti-HBc-IgM-AK Nachweis **bei negativem HBsAg**?

Antwort:

- Unspezifische Anti-HBc-AK, ggf. mit weiteren Anti-HBc-Tests Spezifität überprüfen
- Eventuell **Escape-Variante** mit veränderter HBsAg, das im Test nicht erkannt wird

Prüfer: 900

Weitere **Hepatitis B-Diagnostik**?

Antwort:

HBV PCR, Identifizierung mittels Sequenzierung

Frage: 901

Welche **Hepatitis B-Genotypen** gibt es?

Kommentar:

- Genotypen A bis H (A1, A2, Bj/B1, Ba/B2, Cs/C1, Ce/C2, D1–D7, E, F1–F4, G, H) evtl. auch I und J. Noch ist unklar, ob dies Genotypen oder Varianten (von Subtypen) sind
- Genotyp B und C in den asiatischen Ländern
- **In Europa / USA vor allem Genotyp A2 und D** (vor allem in mediterranen Ländern)

Frage: 902

Warum ist der **Hepatitis B-Genotyp** wichtig?

Kommentar:

- Die unterschiedlichen **Hepatitis B-Genotypen** haben eine unterschiedlich gute Prognose und sprechen unterschiedlich gut auf verschiedene Therapien an

- Beispielsweise kommt es beim Genotyp D häufiger zu einem HCC sowie zur Fibroseprogression als beim Genotyp A
- Das Therapieansprechen auf IFN-γ verschlechtert sich von Genotyp A zu Genotyp D: A > B > C > D

903 Frage:
Warum ist die Heilung der **Hepatitis B** schwieriger als bei der Hepatitis C?

Kommentar:
- **Antivirale Medikamente** (Entecavir, Tenofovir, Lamivudin, Telbivudin, Adefovir) können nur die Virusvermehrung bekämpfen. Aber die **cccDNA** verbleibt im Zellkern der Hepatozyten und kann nach Therapieende eine neue Virämie verursachen!
- Mit IFN-γ-2a wird versucht, eine so starke körpereigene Immunantwort zu induzieren, dass auch die intracelluläre cccDNA zerstört wird. Problematisch ist die lange Therapiedauer (mindestens 48 Wochen) und die starken NW (Grippeähnliche Symptome, gastrointestinale Beschwerden, Hepatoxizität, kardiale und hämatologische NW, Stoffwechselstörungen, Depressionsneigung ...)

904 Frage:
Warum ist auch bei niedriger Viruslast soviel **HBs-Antigen** vorhanden?

Kommentar:
- Das **HBsAg** ist ein 22 nm großer Partikel (= **Australia Antigen**) ohne DNA. Diese Partikel werden in sehr hoher Zahl (bis zu 10.000 mal so viele wie HBV-Partikel) produziert und fangen dadurch die Anti-HBs-Antikörper ab → diese stehen daher nicht mehr zur *Virusneutralisation* zur Verfügung
- Das Hepatitis B-Virus wird auch als **Dane-Partikel (42 nm) bezeichnet**
- Das HBsAg kann diagnostisch genutzt werden und ist der erste Marker einer HBV-Infektion

905 Frage:
Was ist das **HBe-Antigen**?

Kommentar:
- Das **HBeAg** (= Envelope-Antigen) ist ein frisch produziertes, dann gekürztes Hepatitis-B-Core-Protein, das vom Virus während der Virusreplikationsphase in das Blut abgegeben wird
- Zweck ist eventuell die Balance zwischen HBV und dem Wirt günstig für das Virus zu verändern
- Das HBeAg ist nur während der aktiven Replikationsphase des B-Virus nachweisbar. In 10 % kommt es allerdings zur Mutation (**Precore-Mutation**), die zum Verschwinden von HBeAg (und Auftreten von Anti-HBe) führt, ohne dass es eine HBV-Elimination anzeigt

Frage: 906
Wozu wird das **HBe-Antigen** bestimmt?

Kommentar:
Das **HBeAg** dient einerseits als prognostischer Marker und andererseits als Surrogat Marker für die Menge an HBV-DNA in Hepatozyten. Durch die Bestimmung des HBeAg bzw. der Anti-HBe-AK wird die Diagnose einer HBV-Infektion gesichert. Zusätzlich kann abgeschätzt werden, wie gut der Patient auf die Therapie ansprechen wird.

Frage: 907
Welche Bedeutung haben die **Anti-HBe-AK**?

Kommentar:
Die **Anti-HBe-AK** sind interessant als Zeichen der Ausheilung der akuten HBV, es sei denn, es liegt eine **Precore-Mutation** vor. Eine fehlende Serokonversion innerhalb von 6 Monaten von HBeAg zu Anti-HBe-AK spricht für einen chronischen Verlauf!

Hepatitis C-Virus

Prüfer: 908
Welche neuen Tests wurden in den letzten Jahren in der Hepatitis Diagnostik eingeführt?

Kommentar:

- Das **Hepatitis C-Virus** wurde erst 1989 entdeckt (1990 Sequenzierung), davor gab es die Ausschlussdiagnose **Non-A / Non-B-Hepatitis** (= HCV)
- Reihenfolge der Entdeckung: 1960er Jahre HBV, dann HAV, 1980 HEV (Indien) und 1989/90 HCV → 1996 *Hepatitis G*. Dies sogenannten GB-Viren Typ C kommen beim Menschen vor, sie verursachen aber keine Hepatitis!

909 Frage:
Was bewirkt eine Infektion mit **GB-Virus C**?

Kommentar:

- Bis zu 60 % der Normalbevölkerung sind mit dem **GB-Virus C** infiziert! Bisher wurde aber kein Zusammenhang zu einer bestimmten Erkrankung hergestellt. Da insbesondere keine Hepatitis verursacht wird, wurde der Begriff *Hepatitis G-Virus* wieder aufgegeben!
- Aber: HIV-Infizierte mit einer GB-C-Koinfektion haben eine niedrigere HIV-Replikationsrate. GB-Virus C scheint also einen suppressiven Effekt auf HIV zu haben

910 Prüfer:
Worin besteht der Unterschied im molekularbiologischen Aufbau und der Aussage-
\+ fähigkeit des HCV 2. Generationstests?

Kommentar:

- Der Zweitgenerationstest enthält Proteine der Core, NS3- und NS4-Region (c22, c33c, 5-1- oder c100-3) – der Erstgenerationstest nur Proteine der NS4-Region (c100-3)
- Aktueller Stand sind Tests der 3. Generation mit einem Nachweis von AK gegen die Proteine der Core, NS3- und NS5-Region (NS5-Region: Replikase)

911 Prüfer:
Gibt es neuere epidemiologische Daten zu **Hepatitis C** und Risikogruppen?

Kommentar:

- Die **Hepatitis C**-Übertragung erfolgt parenteral durch kontaminiertes Blut (ungetestete Blutprodukte, i. v. Drogenabusus), geringes Risiko für sexuelle Übertragung (Analverkehr mit HIV-Positiven), vertikale Virusübertragung von Mutter auf Kind seltener als bei HBV je nach Viruslast zwischen 1–6 % bei HIV-Koinfektion bis zu 36 %.
- Beruflich: Stichverletzungen < 1 % (HBV 6–30 %)
- Übertragung durch Piercing oder Tätowierungen möglich
- Ansteckung durch Speichel, Schweiß, Tränen und Sperma eher unwahrscheinlich

Prüfer: 912
Welche Verifikationsmöglichkeiten gibt es für den **HCV-Antikörpertest**?

Kommentar:

- Ein positiver HCV-AK Test wird im Regelfall mit einem HCV-Blot abgesichert (analog zu einem reaktiven HIV-Test)
- Zur Klärung der Krankheitsaktivität wird eine HCV-NAT durchgeführt – sinnvollerweise quantitativ zur Viruslastbestimmung
- Niedrige HCV-AK können in dem **hcv!** (**hcv!**)-Blot nur zu schwachen Banden führen und als fraglich oder negativ bewertet werden. Daher ist auch bei einem niedrigen AK ein Nachweis der HCV-RNA sinnvoll

Prüfer: 913
HBV – Wie ist die Sensitivität von **Anti-HBs- und Anti-HBc-AK-Tests**?

Kommentar:

- Anti-HBc-Tests werden häufig als Inhibitionstests (AK-Bindungstests an HBcAg) durchgeführt und bieten eine gute Sensitivität bei mittlerer Spezifität (falsch Positive kommen vor)
- Anti-HBc-IgM-AK, Einsatz bei positivem HBsAg zur Differenzierung der akuten HBV-Infektion von der chronischen (Anti-HBc-IgM-negativ)

- Anti-HBs-AK werden quantitativ bestimmt. Üblicherweise sind sie am 2nd WHO-Standard kalibriert und werden in IU/l angegeben. Bei Anti-HBs-AK-Tests ist vor allem die Diskriminierung zwischen negativ (< 10 IU/l) und positiv geschützt (≥ 10 IU/l) wichtig. Da in dem Bereich 10–30 IU/l auch unspezifische Ergebnisse vorkommen, wird für einen längerfristigen Schutz ein Zielwert ≥ 100 IU/l angestrebt (bei Titerkontrollen beruflich Exponierter oder bei Risikogruppen)

914 Prüfer:
Gibt es eine **HBV-Immunität**?

Kommentar:
- Bei Hepatitis B besteht eine Immunität bei ausreichend hohen Anti-HBs-AK nach einer Impfung oder durchgemachten oder *ausgeheilten* Infektion (Anti-HBs-AK und Anti-HBc-AK positiv). Als Grenze gelten 10 IU/l bzw. für einen langfristigen Schutz Werte ≥ 100 IU/l
- Titerbestimmungen erfolgen normalerweise nur bei beruflich exponierten Personen, bei hoher Gefährdung (bei bestehender HIV-/ HIV-Infektion, bei HBV positiven Haushaltskontaktpersonen) oder nach einem Risikokontakt zur Klärung, ob eine Post-Expositions-Prophylaxe notwendig ist

915 Prüfer:
Wie wird der **Hepatitis B-Impfstoff** hergestellt?

Kommentar:
- Der **Hepatitis B-Impfstoff** ist ein sogenannter rekombinanter Impfstoff, d.h. biotechnologische Herstellung
- Aus dem HBV-Genom wird der DNA-Anteil für die Herstellung des HBsAg ausgeschnitten und in ein Plasmid (Minichromosom) integriert. In Hefezellen wird dann das Virusprotein hergestellt. Nach Aufreinigung wird daraus der Impfstoff hergestellt

916 Prüfer:
Welches Risiko besteht für **HBsAg-Träger**?

Antwort:
Infektion mit HDV (Delta)

Kommentar:
- Bei einer akuten oder chronischen Hepatitis B kann es zur Simultan- bzw. Superinfektion mit dem **Hepatitis D-Virus** kommen. Das HDV benötigt als defektes Virus die HBsAg-Hülle, um infektiöse Viruspartikel zu bilden
- Eine HDV-Superinfektion verläuft deutlich schwerer als eine alleinige HBV-Infektion. Die HDV-Superinfektion nimmt bei über 90 % der Infizierten einen chronischen Verlauf und führt häufiger zur Leberzirrhose und zu einem früheren Auftreten von Leberzellkarzinomen
- Infektionen in Deutschland sind selten. Die Übertragung des Hepatitis D-Virus analog zu dem Hepatitis B-Virus meist parenteral, durch enge persönliche Kontakte, Benutzung infizierter Nadeln, Geschlechtsverkehr oder kontaminiertes Blut oder Blutprodukte

Prüfer: 917
Hepatitis E-Virus – Gruppenzugehörigkeit? Vertreter? +

Kommentar:
- Das **HEV** wurde früher zu der Familie Caliciviridae (Caliciviren) mit den Noroviren als typischer Vertreter gezählt
- Seit 2006 gehört das HEV in die Familie der Hepeviridae, die nur eine einzige Gattung, die Hepeviren, umfasst
- Hepatitis E-Viren sind wie Hepatitis A-Viren unbehüllte Viren mit Einzelstrang-RNA

Prüfer: 918
Wo kommt **Hepatitis E** vor?

Kommentar:
- **Hepatitis E** hat eine ähnliche fäkal-orale Übertragung wie Hepatitis A, daher kommt die Infektion vor allem in Ländern mit geringen Hygienestandards vor
- Das Hepatitis E-Virus wird über kontaminierte Nahrung oder kontaminiertes Trinkwasser aufgenommen und gelangt in die

Leber. Nach Replikation führt sein Weg über die Gallengänge in den Darm

- Eine Virämie besteht bereits vor Ausbruch der Hepatitis E, die Viruskonzentration im Stuhl erreicht kurz vor Auftreten eines Ikterus das Maximum
- Bei uns spielt vor allem der Kontakt zu Schweinen und das Essen von nicht ausreichend (> 70 °C) gegartem Schweinefleisch eine große Rolle. So finden sich in der Allgemeinbevölkerung eine Seroprävalenz von etwa 17 % und bei Schlachtern oder Schweinezüchtern eine Seroprävalenz bis zu 40 %

919 Prüfer:

Welche Nachweismöglichkeiten gibt es für **Hepatitis E**?

Kommentar:

- Ein serologischer Nachweis ist aus Blut durch Bestimmung der HEV IgG- und IgM-Antikörper möglich
- Der direkte Erregernachweis (HEV-RNA) erfolgt mittels NAT (PCR) aus Stuhl oder Blut, ein HEV Nachweis im Stuhl ist 3–4 Wochen lang möglich

Hepatitis

920 Prüfer:

Welche Parameter bestimmen Sie bei einer **akuten Hepatitis**?

Antwort:

Anti-HAV-IgM, HBsAg, Anti-HBc-IgM, Anti-HCV-AK

Kommentar:

- Klassischerweise erfolgt zuerst der Ausschluss einer Hepatitis A, B und C. Sinnvoll ist vor allem bei Risikopersonen (Immunsupprimierten, Z.n. Transplantation, Schwangeren) auch der Ausschluss einer Hepatitis E. In zweiter Linie erfolgt der Ausschluss einer EBV- und CMV-Infektion, einer bakteriellen oder einer autoimmunbedingten Hepatitis
- **Hepatitis A:** Anti-HAV-AK (gesamt also IgG und IgM) – wenn positiv, dann ergänzend Bestimmung von HAV-IgM-AK und der HAV-RNA mittels NAT (PCR), bevorzugt aus Stuhl, alternativ aus Blut
- **Hepatitis B:** HBsAg, Anti-HBc-AK, wenn beides positiv ist, dann erfolgt eine erweiterte Serologie mit HBeAg, Anti-HBe- und Anti-HBc-IgM-AK zur Differenzierung zwischen einer akuten und chronischen Infektion. Ergänzend erfolgt eine Bestimmung der HBV-DNA (NAT z. B. PCR) zur Viruslastbestimmung
- **Hepatitis C:** HCV-AK, ggf. Bestätigung mit Blot und Bestimmung der HCV-RNA (NAT z. B. PCR)

Prüfer: 921

Warum auch Anti-HBc-IgM?

Kommentar:

Bei positiven HbsAg und positiven Anti-HBc-AK ist eine Unterscheidung zwischen einer akuten und einer chronischen Infektion durch den Anti-HBc-IgM-Antikörpernachweis möglich. Der normale Anti-HBc-AK-Test erfasst die Gesamtantikörper, d.h. IgG- und IgM-AK.

Prüfer: 922

Genügt bei einer **Posttransfusionshepatitis** der einmalige Anti-HCV-AK-Test?

Antwort:

Diagnostische Lücke bis zur Serokonversion. Escapemutationen vermutlich auch bei HCV

Kommentar:

Die **Posttransfusionshepatitis** war früher, bevor Blutprodukte und Spender auf HCV getestet wurden (vor 1990, besonders bei gepoolten Präparaten), sehr häufig. Durch Bestimmung der Anti-HCV-AK und der GPT beim Spender ist sie sehr selten geworden. Mit einer ergänzenden HCV-RNA-Bestimmung können Infektionen in der Frühphase noch vor einer Serokonversion entdeckt werden und infizierte Spender bzw. Blutprodukte ausgeschlossen werden.

Prüfer: 923

Welche Tests kennen Sie für die **Delta-Hepatitis**?

Antwort:
Kommerziell nur Anti-HDV-Gesamt-AK

Kommentar:
Die Delta-Hepatitis wird durch das **Hepatitis D-Virus** verursacht. Serologisch werden die HDV-Gesamtantikörper gemessen. Sind diese positiv erfolgt eine Differenzierung zwischen einer zurückliegenden und einer akuten oder aktiven Infektion durch Bestimmung der HDV-RNA (mittels NAT, z. B. PCR).

924 Prüfer:
Was ist der Unterschied zwischen einer **Hepatitis D Ko- und Superinfektion**?

Kommentar:
- Es handelt sich um eine Simultan- bzw. Superinfektion vom Hepatitis B-Virus und Hepatitis D-Virus. HDV benötigt als defektes Virus zwingend die HBsAg-Hülle des Hepatitis B-Virus, um infektiöse Viruspartikel zu bilden
- Bei einer **Simultaninfektion** kommt es zum gleichen Zeitpunkt zu einer Infektion mit HDV und HBV (gleicher Übertragungsweg). Diese Simultaninfektionen verlaufen meist als schwere akute Hepatitiden, aber mit häufiger Ausheilung
- Bei einer **Superinfektion** eines HBV positiven Patienten (hauptsächlich chronische Hepatitis B-Infektionen) erfolgt die Infektion mit HDV zu einem späteren Zeitpunkt und führt häufiger zu einer fulminanten Hepatitis mit einer Neigung zur Chronifizierung
- Bei einer Simultaninfektion tritt zumeist eine akute Hepatitis mit zwei Transaminasengipfeln bedingt durch die unterschiedlichen Inkubationszeiten von HDV (Inkubationszeit 30–180 Tage) und HBV (Inkubationszeit 60–120 Tage) auf
- Bei einer Superinfektion kommt es häufig zu einer Serokonversion mit Verschwinden des HBe-Antigens und Auftreten von Anti-HBe-AK. Der replikative Zyklus des HBV wird somit unterbrochen, jedoch bleibt das HBsAg persistent

Prüfer: 925
Wie ist die geographische Verbreitung des **Hepatitis D-Virus?**

Kommentar:
- Das **Hepatitis D-Virus (HDV)** ist **weltweit verbreitet**. Es gibt etwa 10 Mio. Infizierte, besonders häufig ist das HDV im Mittelmeerraum (Süditalien), in Rumänien, in der Mongolei und in Zentralafrika sowie in Südamerika (Venezuela, Kolumbien, östliches Brasilien)
- In Deutschland gibt es laut RKI 40 labordiagnostisch nachgewiesene gemeldete Fälle, wohl etwa 7 % der HBsAg positiven Patienten sind Anti-HDV-AK positiv (Was man nicht sucht, findet man nicht!?)

Prüfer: 926
Welche **Risikogruppen** sind besonders gefährdet für **Hepatitis D**?

Antwort:
z. B. Fixer

Kommentar:
- Laut RKI ist eine Übertragung perkutan durch engen Kontakt, Sexualkontakte und durch kontaminiertes Blut oder Blutprodukte möglich
- Die Prävalenz von HDV ist in entwickelten Ländern in der Gesamtpopulation gering. Sie erhöht sich bei Personen mit einem hohen Risiko einer parenteralen Übertragung – vor allem bei i. v.-Drogenabhängigen

Frage: 927
Gibt es verschiedene Formen des **Hepatitis D-Virus**?

Kommentar:
Bei dem **Hepatitis D-Virus** lassen sich anhand der Genomsequenz drei Genotypen unterscheiden: **Genotyp 1 ist weltweit** vorhanden, Genotyp 2 ist in Asien (v.a. Taiwan und Japan) dominant, Genotyp 3 ursprünglich nur in Südamerika.

Prüfer: 928
Welche Bedeutung hat das **Hepatitis D-Virus** für Bluttransfusionen?

Kommentar:
Eine Übertragung ist möglich. Aktuell erfolgt keine Testung auf Anti-HDV-AK. Anamnestisch erfolgt ein Ausschluss von Risikopersonen für HDV und von HBsAg-positiven Personen von einer Blutspende.

929 Prüfer:
Wie ist die geographische Verbreitung des **Hepatitis E-Virus**? Übertragungsweg?

Kommentar:
- Das Hepatitis E-Virus ist weltweit verbreitet und es lassen sich 5 Genotypen unterscheiden, die Genotypen 1 bis 4 sind humanpathogen
- Die fäkal-orale Übertragung von Mensch zu Mensch ist bei Genotyp 1 und 2 in Ländern mit sehr schlechter Hygiene (Afrika) relevant
- In DE sind die Genotypen 3 und 4 wichtig, die vor allem durch den Kontakt mit Schweinen (= Zoonose) oder den Genuss von nicht ausreichend gegartem Schweinefleisch übertragen werden
- Eine hohe Seroprävalenz findet sich daher bei Schweinezüchter und Schlachter

930 Prüfer:
Wie ist die Seroprävalenz, der Nachweis, die Klinik und die Therapie der **Hepatitis E**?

Kommentar:
- Die **Seroprävalenz** von Hepatitis E (HEV-AK) liegt bei etwa 16,8 %. Laut RKI müssen es daher 100.000 Infektionen jährlich in DE sein. Bei Kontakt mit Schweinen steigt die Seroprävalenz auf bis zu 40 %
- Inkubationszeit etwa 30–40 Tage
- Hepatitis E verläuft ähnlich der Hepatitis A als selbstlimitierende akute Hepatitis. Chronische Verläufe kommen bei Immunsupprimierten und fulminante Verläufe bei Schwangeren vor
- Eine spezifische Hepatitis E-Therapie ist nicht bekannt und bei normalen Verläufen auch nicht notwendig

931 Prüfer:
Was sind die Besonderheiten von **Hepatitis E bei Schwangeren**?

Kommentar:
- Fulminante Verläufe kommen vor allem bei Schwangeren und chronische Verläufe gehäuft nach Organtransplantationen (bei immunsupprimierten Patienten) vor!
- In klassischen Hepatitis E Endemiegebieten kommt es häufig zu fulminanten Verläufen bei Schwangeren und dadurch zu einer Letalität von bis zu 20 %
- Bei organtransplantierten Patienten entwickeln bis zu 2/3 eine chronische Hepatitis E Infektion!

Prüfer: 932
Welche gentechnischen Methoden gibt es zur **Hepatitis-Diagnostik**?

Antwort:
- HBV-DNA-Nachweis früher mittels Radioimmunoassay (RIA) mit DNA Hybridisierung (Trennung der Hybride durch Säulenchromatographie), HBV-PCR (etwa 1/3 der isoliert Anti-HBc-positiven: **low level carrier**)
- Hepatitis C-Virus-PCR

Kommentar:
Aktueller Stand ist der HBV-DNA oder HCV-RNA Nachweis mittels NAT (PCR oder TMA) zum direkten Erregernachweis aus Blut. Bei HBV oder HCV erfolgt auch häufig eine Genotypisierung, da der Genotyp wichtig für die Prognose und das Therapieregime ist. Hepatitis A- und E-Virus wird ebenfalls molekularbiologisch mittels NAT (hier meist PCR) aus Blut bestimmt. Bevorzugt sollte Stuhl untersucht werden, da hier länger eine Virusausscheidung vorliegt.

Hepatitis C-Virus

Frage: 933
Wann ist eine Sectio caesarea bei einer **Hepatitis C-Infektion** indiziert?

Kommentar:
Es gibt keine generelle Empfehlung zur Sectio bei HCV-infizierten Frauen. Bei HIV-koinfizierten Frauen mit einer nachgewiesenen HIV-Virämie wird jedoch zur Ver-

meidung einer HIV-Infektion eine Sectio empfohlen[5].

934 Frage:
Wann und wie kann eine **Hepatitis C-Infektion beim Neugeborenen** nachgewiesen bzw. ausgeschlossen werden?

Kommentar:
Beweisend ist für eine **Hepatitis C-Infektion** eine Antikörperpersistenz über den 18. Lebensmonat hinaus oder der positive Nachweis von HCV-RNA in zwei unabhängigen Blutproben zu verschiedene Entnahmezeitpunkten.

935 Frage:
Darf eine Frau mit **Hepatitis C stillen**?

Kommentar:
Bei einer alleinigen **Hepatitis C-Infektion** muss nicht vom Stillen abgeraten werden. **Nicht stillen bei** Entzündungen oder Verletzungen der Mamillen oder bei einer HIV-Koinfektion. Der HCV-Nachweis aus der Muttermilch ist in (allen) Studien negativ! Eine Bestimmung der HCV-RNA ist daher zwar naheliegend, aber meist nicht hilfreich!

Hepatitis C-Virus

936 Frage:
Wie ist die **Epidemiologie von Hepatitis C**?

Kommentar:
- **Hepatitis C** ist weltweit verbreitet, laut WHO sind etwa 130–170 Mio. Menschen weltweit mit dem Hepatitis C-Virus infiziert, das wären dann 2–3 % der Bevölkerung
- Es gibt jedoch deutliche regionale Unterschiede. So sind in Ägypten 22 % der Bevölkerung infiziert, **in Deutschland nur etwa 0,5 % der Bevölkerung**. Durch die neuen interferonfreien kurativen Medikamente wird die Hepatitis C Prävalenz weiter zurückgehen und insbesondere in den Industrieländern evtl. ganz eliminiert werden.

[5] AWMF Leitlinie HCV-Infektion; Prophylaxe, Diagnostik und Therapie. www.awmf.org/leitlinien/detail/ll/021-012.html

Prüfer: 937
Wie ist die **Hepatitis C-Prävalenz bei Blutspendern**?

Kommentar:
- In alten US-Studien lag die Inzidenz einer Non-A-Non-B-Hepatitis, also der Hepatitis C bei Transfusionsempfängern bei etwa 30 %! Nach Ausschluss von Risikospendern (Drogenabhängige spenden Blut gegen Bezahlung) ging sie auf 5 % zurück.
- Problematisch waren vor allem gepoolte Blutprodukte, z. B. nicht virusinaktiviertes Frischplasma
- Zu einem weiteren deutlichen Rückgang der Hepatitis C-Übertragung kam es durch die Testung der Anti-HCV-AK ab 1992. Wohl praktisch keine Übertragung mehr seit Einführung der **HCV-RNA-Testung ab 1995**

Frage: 938
Wie lange ist die **Inkubationszeit von Hepatitis C**?

Kommentar:
Die **Inkubationszeit von Hepatitis C** ist sehr variabel von 2 bis 26 Wochen (= 6 Monate), häufig beträgt sie wohl 7 bis 8 Wochen!

Prüfer: 939
Welche **HCV-Diagnostik** kennen Sie? +

Antwort:
Antikörper, PCR, Genotypisierung

Kommentar:
- Die Hepatitis C-AK werden als Suchtest bestimmt und danach wird zur Bestätigung ein HCV-Blot durchgeführt
- Bei V. a. eine akute Infektion ist die HCV-RNA deutlich früher nachweisbar als die AK
- Bei festgestellter Infektion erfolgt eine Viruslastbestimmung (quantitative PCR oder TMA) und eine Genotypisierung zur Therapieplanung und Prognoseabschätzung

Frage: 940
Wie ist der Aufbau bzw. die Struktur des **Hepatitis C-Virus**?

Kommentar:

- Das **HCV-Genom** lässt sich in die Strukturproteine (Core, E1, E2) und die Nicht-Struktur-Proteine (NS2, NS3, NS4A, NS4B, NS5A, NS5B) einteilen
  - E1 und E2 sind Glykoproteine der Virushülle
  - AK gegen den variablen Teil von E2 sind wahrscheinlich neutralisierend
  - NS2 = Transmembran Protein
  - NS3 = Protease, RNA-Helikase
  - NS4A und NS4b = membranassoziierte Kofaktoren
  - NS5A = Phosphoprotein (evtl. wichtig für die Interferonsensitivität)
  - NS5B = RNA-abhängige RNA-Polymerase

941 Frage:

Welche **Banden** sind auf dem **HCV-Blot** vorhanden?

Kommentar:

- Kommerziell sind heute fast ausschließlich rekombinante Blots (Lineblots) verfügbar:
  - Beispiel **INNO-LIA HCV Score:** Kontrollbande (Streptavidin), Cut-off Banden, C1, C2, E2, NS3, NS4, NS5
  - Beispiel **recomLine HCV IgG:** Reaktionskontrolle, Konjugat-Kontrolle IgG, Cut-off Banden C1, C2, Helicase, NS3, NS4, NS5

942 Frage:

Welche **Hepatitis C-Virus-Genotypen** gibt es?

Kommentar:

- Es gibt verschiedene **HCV-Genotypen** (1a, 1b, 2a, 2b, 3a, 3b, 4, 5 und 6) und etwa 100 Subtypen mit unterschiedlicher Nukleotidsequenz

- In DE ist der Genotyp 1 mit 78 %, Genotyp 2 und 3 mit 18 %, Genotyp 4 mit 3 %, Genotyp 5 und 6 mit etwa 1 % vertreten. Mehrfachinfektionen sind genauso wie Reinfektionen möglich! Vorhandene Hepatitis C-AK bieten keinen Schutz vor Reinfektion mit dem gleichen oder einem anderen Genotypen!

Frage: 943

Welche **Hepatitis C-Therapien** kennen Sie?

Kommentar:

- Bisher erfolgte eine Therapie bei Hepatitis C mit einem pegylierten Interferon (PEG-Interferon), als Kombination aus PEG-Interferon und Ribavirin oder als Tripletherapie mit einem Proteasehemmer, PEG-Interferon und Ribavarin

- Neu sind direkt antiviral wirkende Substanzen, die auch ohne Interferon als **Interferonfreie Therapie** eingesetzt werden können:
  - **Blockade der viralen Protease:** Boceprevir, Telaorevir
  - **Polymerasehemmer:** Sofusbuvir (mit Ribavarin ± Interferon)
  - **NS5A-Proteasehemmer:** Daclatasvir

- Beispiel: Interferonfreie Therapie bei Genotyp 1 (Nicht-nukleosidischer Polymerasehemmer + NS5A-Hemmer): Kombinationstherapie mit Sofosbuvir und Ledipasvir für 8 / 12 Wochen je nach Vorbehandlung und Vorliegen einer Zirrhose

Frage: 944

Wie ist eine **ausgeheilte Hepatitis C** definiert?

Kommentar:

Als (Aus-) Heilung wird die sogenannte **Sustained Virological Response (SVR)** angesehen, also das anhaltende virologische Ansprechen. Von SVR spricht man bei einer über 24 Wochen (6 Monate) nicht nachweisbaren Hepatitis HCV-RNA nach Therapieende! Achtung: die Nachweisgrenze ist natürlich methodenabhängig. D.h. beim Wechseln auf eine empfindlichere Methode mit einer geringeren Nachweisgrenze kann dann auf einmal kein SVR mehr vorliegen. Daher ist auch bei den Therapiestudien darauf zu achten, welche NAT eingesetzt wird.

Hepatitis C-Therapie

945 Frage:
Was ist aktuell das Neue an der **Hepatitis C-Therapie** (Stand Frühjahr 2015)[6]?

Kommentar:

- Durch viele neue antivirale Medikamente gegen verschiedene Virusproteine steht nun eine hocheffiziente und nebenwirkungsarme weil Interferonfreie Kombinationstherapie mit kurzer Therapiedauer für fast alle Patienten mit einer chronischen Hepatitis C zur Verfügung
- Neu ist, dass Interferonbasierte Therapien nicht mehr Standardtherapie sind!

946 Frage:
Welche **Hepatitis C-Medikamente** gibt es?

Kommentar:

- Je nach bestehender Vorbehandlung, bestehender Zirrhose, viralen Resistenzen sowie Genotyp und Subtyp stehen verschiedene Therapieregime zur Verfügung
- Die **Hepatitis C-Medikamente** lassen sich in Pegyliertes Interferon (PEG-Interferon)-α, Ribavirin und direkt antiviral wirksame Substanzen einteilen:
  - **Konventionelle Substanzen:** PEG-Interferon-α, Ribavirin (RBV)
  - **Protease-Inhibitoren:** Simeprevir (SMV), Paritaprevir (PTV), Telaprevir (TVR), Boceprevir (BOC)
  - **NS5A-Inhibitoren:** Daclatasvir (DCV), Ledipasvir (LDV), Ombitasvir (OMV)
  - **Nicht-nukleosidische Polymerase (NS5B)-Inhibitoren:** Dasabuvir (DSV)
  - **Nukleos(t)idische Polymerase (NS5B)-Inhibitoren:** Sofosbuvir (SOF)

947 Frage:
Wie sieht die **Hepatitis C-Standardtherapie** in Abhängigkeit vom Genotyp aus?

[6] Addendum (18.02.2015) zur S3-Leitlinie 021/012 Hepatitis C-Virus-Infektion

Kommentar:

- Die **Hepatitis C-Standardtherapie** ist immer vom Subtyp, einer evtl. bestehenden Zirrhose, Vorbehandlung und Resistenzen abhängig. Standardtherapie ist ansonsten laut Leitlinie:
  - **bei Genotyp 1 (= häufigster Genotyp in Deutschland!):**
    - Bei dem Genotyp 1b finden sich im Vergleich zum Genotyp 1a im Regelfall bessere Ansprechraten, so dass bei 1a häufig eine längere Therapie (24 Monate) als bei 1b notwendig ist
    - Ledipasvir plus Sofosbuvir ± Ribavirin für 8, 12 oder 24 Wochen
    - Paritaprevir plus Ombitasvir plus Dasabuvir ± Ribavirin für 12 oder 24 Wochen
  - **bei Genotyp 2:**
    - Sofosbuvir und Ribavirin für 12 Wochen
  - **bei Genotyp 3:**
    - Sofosbuvir plus Ribavirin für 24 Wochen
    - Daclatasvir plus Sofosbuvir für 12 Wochen bei Patienten ohne Leberzirrhose

Nadelstichverletzung

Frage: 948
Wie ist das allgemeine Vorgehen nach einer **Nadelstichverletzung**?

Kommentar:

- **Vorüberlegungen zum Infektionsrisiko**: Das Risiko einer Transmission liegt im Durchschnitt laut RKI unter 1 % (teilweise werden bis zu 3 % genannt) für HCV, für HIV etwa bei 0,3 % und bei HBV bei 6–30 %!
- Aufgrund des sehr hohen Transmissionsrisikos bei Hepatitis B ist eine Impfung bei Tätigkeiten mit Blutkontakt (Krankenhaus, Rettungsdienst, Labor etc.) zwingend erforderlich.
- **Allgemeine Maßnahmen:** Desinfizieren und Spülen der Wunde. Vorstellung beim Betriebsarzt oder D-Arzt. Serologische Untersuchungen und Status des Indexpatienten sowie des Betroffenen als Ausgangswert

und zur Überprüfung, ob ein Hepatitis B-Schutz besteht (Anti-HBs-AK > 10 IU/l)! Besteht kein Schutz, wird eine PEP durchgeführt!

949 Frage:

Welche serologischen Untersuchungen empfehlen Sie zum **Ausschluss einer Hepatitis C**?

Kommentar:

- **Beim Indexpatienten** werden die GPT, die Anti-HCV-AK und die HCV-RNA bestimmt
- **Beim verletzten Mitarbeiter:**[7]
  - Initial: GPT, Anti-HCV-AK
  - Nach 2–4 Wochen: Anti-HCV-AK, HCV-RNA, GPT. Bei negativem Ergebnis Wiederholung 6–8 Wochen nach Exposition!
  - Nach 12 und 24 Wochen: GPT (+ HCV-AK), bei Auffälligkeiten HCV-RNA
- Achtung: Wenn der Indexpatient eine nachweisbare Viruslast hat (HCV-RNA positiv), dann sollte bei dem Mitarbeiter bereits nach 12 (–14) Tagen die HCV-RNA zusammen mit der GPT bestimmt werden. Kontrolluntersuchungen engmaschig in 1–2 wöchentlichen Abständen. Eine **PEP** wird nicht empfohlen, sinnvoll ist aber eine frühe Diagnosestellung, um eine frühe Therapie zu ermöglichen!

MiBio

Hepatitis B-Virus

950 Prüfer:

Hepatitis B-Virus-Impfung?

Antwort:

- Impfstoffherstellung erfolgte früher aus HBsAg-positiven Seren – humanes Präparat = Infektionsgefahr
- Der heutige gentechnologisch hergestellte Impfstoff (in Candida exprimiert) hat ein geringes Infektionsrisiko (keine Kontamination)

951 Prüfer:

Screening der HBV-Impflinge?

[7] www.deutsche-leberstiftung.de/hilfe/informationen-fuer-aerzte/nadelstich-und-hcv

Antwort:

- Anti-HBc, weil sicherster Marker einer HBV-Infektion
- Anti-HBc-positiv: Bestimmung von Anti-HBs und HBsAg (Erfassung von HBsAg-Trägern)

Kommentar:

- Im Regelfall erfolgt **kein Screening** vor einer Hepatitis B-Impfung. Das kann dazu führen, dass unbewusst Patienten mit einer chronischen Hepatitis B-Infektion (HBsAg positiv und Anti-HBc-AK positiv) geimpft werden. Auffällig sind diese Patienten dann in einer **HBV-Impferfolgskontrolle** (Bestimmung von Anti-HBs-AK z. B. 4–6 Wochen nach Impfung), da sie keine AK bilden!
- Ein Screening vor einer Impfung ist sinnvoll bei älteren Patienten oder Patienten aus HBV-Endemiegebieten
- Bei einem **HBV-Impfversager** ohne Anti-HBs-AK sollte immer auch eine chronische Infektion mittels Anti-HBc-AK Bestimmung ausgeschlossen werden

Prüfer: 952

Was können Sie zur **Hepatitis B-Impferfolgskontrolle** sagen?

Antwort:

Anti-HBs-Titer (Grenzwert 10 IU/l), Zeitabstand zwischen Erst- und Wiederimpfung von Titerhöhe abhängig (gemessen 4 Wochen nach 3. Impfung)

Kommentar:

- Anti-HBs-AK > 100 IU/ml werden als langfristiger Schutz angesehen. Bei Anti-HBs-AK zwischen 10 und 100 IU/ml ist ein langfristiger Schutz nicht gewährleistet. Eine Auffrischung sollte innerhalb von 12 Monaten erfolgen
- Titerkontrollen erfolgen nur bei beruflicher Exposition / Indikation (u. a. medizinisches Personal, Laborpersonal) oder bei erhöhtem Risiko (Kontakt zu HBsAg Trägern in Familie, i. v. Drogenkonsum, HCV- / HIV-Patienten)

- Laut STIKO 2016 erfolgen bei Menschen mit einer humoralen Immundefizienz jährliche Titerkontrollen. Hier wird bereits bei Anti-HBs-AK < 100 IU/l nachgeimpft

Differentialdiagnose Hepatitis

953 Prüfer:

Bitte nennen Sie **bakterielle Erreger der Hepatitis**.

Antwort:

Leptospiren (Morbus Weil = Hepatitis + Nephritis), TBC, Brucellosen, S. Typhi, Früher Lues

Kommentar:

- **Bakterien:** Brucellen, Leptospiren, Mycobacterium tuberculosis, Borrelien, Chlamydien, Treponema pallidum (T. pallidum) (= Syphilis), Gonokokken, Rickettsien, Salmonellen, Shigellen
- **Protozoen:** Toxoplasma gondii (= Toxoplasmose), Amöben, Leishmanien, Plasmodien
- **Helminthen (= Würmer):** Ascaris, Billharziose, Leberegel, Trichinen

10.7 Mutterschaftsvorsorge gemäß Mutterschafts-Richtlinie

Mutterschaftsvorsorge-Untersuchungen

954 Prüfer:

Welche Untersuchungen sind in der **Schwangerschaftsvorsorge** obligat?

Antwort:

Blutgruppe mit Rh und AKS

Kommentar:

- Die Bestimmung der **Blutgruppe und des Rhesusfaktors** bei Feststellung der Schwangerschaft entfällt, wenn Untersuchungsergebnisse von einer früheren Untersuchung (z. B. Vorschwangerschaft) bereits vorliegen.
- Ein **Antikörpersuchtest** erfolgt bei Feststellung der Schwangerschaft und erneut in der 24.–27. SSW.
- Die Blutgruppe und der Rhesusfaktor sowie der AKS werden aus einer gesonderten EDTA-Monovette bestimmt. D.h. neben dem kleinen *Blutbildröhrchen* sollte gemäß Hämotherapie-Richtlinie ein großes EDTA-Röhrchen eingeschickt werden. Wichtig ist die korrekte Beschriftung des Röhrchens mit Vor- und Nachname sowie dem Geburtsdatum

Antwort:

Röteln-Titer (Hämagglutinations-Hemmtest (HAH))

Kommentar:

- Zur Bestimmung der **Röteln-Antikörper** war früher der Röteln-HAH verpflichtend bei Feststellung der Schwangerschaft durchzuführen. Jetzt erfolgt eine Überprüfung der Röteln-Immunität nur, wenn keine Vorbefunde einen Immunschutz belegen. Bei fehlendem Immunschutz oder bei einer fraglichen Immunität erfolgt eine AK-Kontrolle in der 16.–17. SSW.
- Neu ist, dass die Methode HAH nicht mehr verpflichtend ist. Andere Immunoassays (z. B. ELISAs, CLIA) können nun auch zur Immunitätsbestimmung eingesetzt werden

Antwort:

TPPA

Kommentar:

Mittels der **Lues-Suchreaktion (TPPA-Test)** wird bei Feststellung der Schwangerschaft eine Lues bzw. Syphilis ausgeschlossen. Bei einem positiven Testausfall erfolgt eine weitere Abklärung (im Mutterpass wird nur die Durchführung, nicht das Ergebnis dokumentiert analog HIV) und ggf. Therapie, um eine konnatale Syphilis mit Schädigung des Kindes zu vermeiden.

Antwort:

Chlamydien Ag

Kommentar:

Zum Ausschluss einer Infektion durch **Chlamydia trachomatis** erfolgt ein (molekularbiologischer) Antigennachweis aus

Urin oder Zervixabstrich bei Feststellung der Schwangerschaft.

Antwort:
HBsAg in der Spätschwangerschaft

Kommentar:

- Eine Hepatitis B Infektion wird durch eine HBsAg-Bestimmung nach der 32. SSW ausgeschlossen
- Bei Erkrankungsverdacht oder bekannter Hepatitis B ist aber bereits in der Frühschwangerschaft eine komplette Hepatitis B-Serologie inklusiver HBV-DNA sinnvoll, da eine Therapie in der Schwangerschaft die Viruslast und damit neben der Infektiosität vor allem auch die Transmissionsrate reduzieren kann. Die Transmissionsrate kann bei einer hohen Viruslast bis zu 30 % betragen!
- Die HBsAg-Bestimmung kann entfallen, wenn eine Immunität nachgewiesen ist → Logischerweise macht bei Geimpften die HBsAg wenig Sinn! Hier kann durch positive Anti-HBs-AK eine Immunität nachgewiesen und diese im Mutterpass dokumentiert werden
- Bei einem positiven HBsAg der Mutter erfolgt immer unmittelbar nach der Entbindung eine aktive und passive Immunisierung des Kindes!

Antwort:
Anbieten HIV

Kommentar:

- Der Ausschluss einer **HIV-Infektion** erfolgt nach einer vorherigen ärztlichen Beratung der Schwangeren (Durchführung muss seit 2015 im Mutterpass dokumentiert werden – wichtig: nicht das Ergebnis!)
- **AFP** bei Risikoschwangerschaften im Serum oder Fruchtwasser
- **Hb** bei Feststellung der Schwangerschaft, ab der 21. SSW monatlich und 6–8 Wochen post partum
- **Urinstatus** bei Feststellung der Schwangerschaft, dann monatlich und 6–8 Wochen post partum
- **Screening auf Gestationsdiabetes** erfolgt zwischen 24+0 und 27+6 SSW. Hierzu wird die Plasmaglukosekonzentration 1 Stunde nach oraler Gabe von 50 g Glukose (= oGTT) gemessen

Antwort:
VZV bei Kinderwunsch

Kommentar:
Eine VZV-Immunitätsbestimmung erfolgt bei Kinderwunsch im Rahmen der Empfängnisregelung. Bei fehlender Immunität wird vor Eintritt der Schwangerschaft geimpft und nach 4–6 Wochen eine serologische Impferfolgskontrolle durchgeführt!

Prüfer:
Welche zusätzlichen **IGEL-Untersuchungen** sind sinnvoll?

Antwort:
CMV, Toxo, Parvo B19

Kommentar:

- Die Bestimmung des CMV-Immunstatus ist sinnvoll, da CMV die **häufigste schwangerschaftsrelevante Infektion** ist. Bei seronegativen Schwangeren hilft eine gezielte Aufklärung über Risiken und Prophylaxe zur Infektionsvermeidung. Bei einer konnatalen Infektion kann durch eine Hyperimmunglobulingabe versucht werden die Transmission zu reduzieren und postnatal ist eine Therapie des Kindes möglich
- Die **Toxoplasmose** ist ebenfalls eine häufige Infektion, bei der eine Therapie möglich ist
- **Parvovirus B19-AK** wird häufig bei Kontakt (Kindergarten etc.) bestimmt, da die Ringelröteln häufig asymptomatisch verlaufen und in der ersten Schwangerschaftshälfte schwere Kindsschädigung (Hydrops fetalis) bis zum Abort möglich sind
- **Immunstatus** von **Mumps-Masern-Röteln-Windpocken** (MMRV) bei beruflicher Indikation sinnvoll (Lehrerinnen, Erzieherinnen etc.), dann meist über den Betriebsarzt

Mutterschaftsuntersuchungen

956 Prüfer:
Welches Material wird für die **Mutterschaftsuntersuchungen** benötigt?

Kommentar:
- Serum für die Antikörperbestimmungen (Röteln, HbsAg, HIV, Lues-Suchreaktion (LSR))
- EDTA-Blut für das Blutbild mit dem Hb-Wert. Für die Blutgruppe, den Rh-Faktor und den AKS gemäß Richtlinie aber eine gesonderte große EDTA-Monovette
- Glukoexact oder NaF-Blut für den oGTT
- Urin für den Urinstatus und die Urinsedimente

957 Prüfer:
Gibt es Richtlinien, die die **Mutterschaftsuntersuchungen** regeln?

Kommentar:
Ja, es gibt die Richtlinien des Gemeinsamen Bundesausschusses über die ärztliche Betreuung während der Schwangerschaft und nach der Entbindung (**Mutterschafts-Richtlinie**), Erstfassung 1985, letzte Aktualisierung am 20.08.15.

958 Frage:
Welche Untersuchungen sind im Rahmen der **Empfängnisregelung** vorgesehen?

Kommentar:
- Die Untersuchungen sind geregelt in der Richtlinie des Gemeinsamen Bundesausschusses zur Empfängnisregelung und zum Schwangerschaftsabbruch von 1985, aktualisiert am 21.07.2011
  - Bei unklarer **Varizellen-Immunität** erfolgt eine VZV-AK-Bestimmung. Bei fehlender Immunität wird eine Impfung empfohlen. Bei Vorlage eines früheren Ergebnisses mit Nachweis von spezifischen VZV-AK ist eine Testung nicht notwendig
  - Eine **Pertussis-Impfung** wird empfohlen, wenn in den letzten 10 Jahren keine erfolgt ist
  - Sexuell aktiven Frauen bis zum abgeschlossenen 25. Lebensjahr wird ein **Chlamydien-Screening** (NAT aus Urin, bis zu 5 Proben gepoolt) angeboten
  - Die bisherige Bestimmung der **Röteln-Immunität** ist in der neusten Fassung nicht mehr vorgesehen. Laut Richtlinie ist von einer Röteln-Immunität nach zwei dokumentierten Impfungen auszugehen. Bei fehlender oder einmaliger Impfung soll eine Rötelnimpfung ohne vorherige AK-Bestimmung erfolgen

Röteln und Toxoplasmose

Frage: 959
Was ist in der **Schwangerenvorsorge** für **Röteln und Toxoplasmose** vorgesehen?

Kommentar:
- Die Bestimmung der **Röteln-Immunität** ist aktuell in der **Mutterschafts-Richtlinie**Mutterschafts-Richtlinie nur noch vorgesehen, wenn kein Immunschutz dokumentiert ist (2 Impfungen sind ausreichend oder bereits früher dokumentierter schützender Titer) +
- Die Bestimmung der **Toxoplasmose-Immunität** ist eine IGEL-Leistung und wird nicht von der GKV getragen. Sie ist dennoch sinnvoll, da es eine häufige und schwangerschaftsrelevante Infektion mit einer hohen Schädigungsrate beim Ungeborenen ist und eine Besserung durch eine Therapie möglich ist
- Noch relevanter als die Toxoplasmose ist die Infektion mit dem humanen Cytomegalievirus (CMV). Bei etwa 0,5–1,5 % der Schwangerschaften tritt eine CMV-Primärinfektion auf und etwa 0,3 % der lebendgeborenen Kinder haben eine konnatale CMV-Infektion

10.8 Schwangerschaftsrelevante Infektionen

Untersuchungen in der

Schwangerschaft

960 Frage:
Was versteht man unter einer **TORCH**- bzw. **STORCH**-Serologie?

Kommentar:
Syphilis, **T**oxoplasmose, **O**thers (u. a. HBV, HCV, Listeriose, HIV, VZV, Masern, PArvovirus B19, Mumps, Coxsackie Enteroviren, Influenza, EBV, Syphilis, LCMV = Lymphozytäres Choriomeningitis Virus), **R**öteln, **C**MV, **H**SV

961 Frage:
Was ist ein **Hydrops fetalis**?

Kommentar:
Unter einem **Hydrops fetalis** versteht man eine generalisierte Flüssigkeitsansammlung in Pleura (Pleuraerguss), Peritoneum (Aszites), Perikard (Perikarderguss) und Weichteilen. Die unmittelbare Ursache dafür ist fast immer eine schwere fetale Anämie!

962 Frage:
Welche Abklärung empfehlen Sie bei **Hydrops-Zeichen**?

Kommentar:

- Wichtig ist der Ausschluss einer fetalen Anämie durch eine **Parvovirus B19-Infektion** (Ringelröteln), insbesondere bei Vorliegen eines Polyhydramnion **(Hydrops fetalis)**
- Viele genetische Störungen wie ein Turner-Syndrom (Monosomie X) oder ein Edwards-Syndrom (Trisomie 18) sind ebenfalls möglich. Daher erfolgt ggf. auch eine Karyotypisierung
- Eine immunologisch bedingte fetale Anämie durch eine Hämolyse (Rh-Unverträglichkeit) ist ebenfalls möglich

963 Frage:
Welche Abklärung führen Sie bei **zerebralen Verkalkungen** durch?

Kommentar:

- **Periventrikuläre** Verkalkungen sprechen für eine CMV-Infektion (CMV-IgG- und -IgM-AK ggf. auch Avidität und Blot)
- Bei der Toxoplasmose finden sich **intrazerebrale** Verkalkungen (Toxoplasma gondii IgG- und IgM-AK sowie ggf. Blot und Avidität)

Berufliche Kinderbetreuung in der Schwangerschaft

Frage: 964
Welche Infektionen sind für **Erzieherinnen**[8] bei der vorschulischen Tagesbetreuung von Kindern?

Kommentar:

- **Röteln** und **Ringelröteln** (Parvovirus B19) – bei nicht ausreichender Immunität Beschäftigungsverbot bis zur 20. SSW
- **Varizellen** (Windpocken), Masern, Mumps – bei nicht ausreichender Immunität Beschäftigungsverbot während der gesamten Schwangerschaft
- **CMV** – bei nicht ausreichender Immunität erfolgt ein Beschäftigungsverbot bei der Betreuung von Kindern bis zum vollendeten 3. Lebensjahr, bei Kindern ab 3 Jahren sollte ein engerer Kontakt (wickeln!) vermieden werden!
- **Pertussis** (Keuchhusten) – bei Auftreten der Erkrankung in der Betreuungseinrichtung erfolgt ein befristetes Beschäftigungsverbot bis 3 Wochen nach Auftreten des letzten Erkrankungsfalls
- **Hepatitis B** – bei nicht ausreichender Immunität erfolgt ein Beschäftigungsverbot bei Tätigkeiten in Behindertenkindergärten. Ansonsten sollte ein Blutkontakt (z. B. Versorgung von Verletzungen) durch Tragen von Handschuhen vermieden werden. Laut Hepatitis B-Leitlinie ist eine Impfung in der Schwangerschaft möglich, da es sich um einen Totimpfstoff handelt

[8] Jedes Bundesland hat eigene Empfehlungen, hier Orientierung an dem offiziellen Merkblatt von Baden-Württemberg: Baden-Württemberg, Regierungspräsidien, Fachgruppe Mutterschutz, Merkblatt *Werdende Mütter bei der vorschulischen Tagesbetreuung von Kindern*

965 Frage:
Welche Infektionen sind bei **Lehrerinnen**?[9] relevant?

Kommentar:
- Bei **Röteln** und **Ringelröteln** (Parvovirus B19) erfolgt bei nicht ausreichender Immunität ein Beschäftigungsverbot bis zur 20. SSW bei der Betreuung von Kindern bis 18 Jahre (Röteln) bzw. bis zum vollendeten 10. Lebensjahr bei Ringelröteln
- Bei **Varizellen** (Windpocken) erfolgt bei nicht ausreichender Immunität ein Beschäftigungsverbot während der gesamten Schwangerschaft beim beruflichen Umgang mit Kindern bis 10 Jahre, bei älteren Kindern nur bei Auftreten von Erkrankungen in der Einrichtung
- Bei **Masern** und **Mumps** erfolgt ein Beschäftigungsverbot bei nicht ausreichender Immunität, aber erst bei Auftreten von Erkrankungen in dieser Einrichtung

Fallbeispiel:
Eine Schwangere kommt mit einem Röteln-erkrankten Kind in Kontakt

966 Prüfer:
Welche **Labordiagnostik** schlagen Sie bei der Schwangeren nach **Rötelnkontakt** vor?
+

Kommentar:
- Wichtig ist die Überprüfung der Immunitätslage. Sind im Impfpass zwei Rötelnimpfungen dokumentiert?
- Serologischer Immunstatus klassisch mittels Röteln-HAH oder Bestimmung der Röteln IgG-AK mittels EIA
- Bei seronegativen oder nicht geimpften Schwangeren ggf. direkter Erregernachweis mittels Röteln-PCR
- Kontrolluntersuchung IgG und IgM nach 3–4 Wochen auch bei Immunen zur Erkennung einer Reinfektion (IgG-Titeranstieg)

[9] Baden-Württemberg, Regierungspräsidien, Fachgruppe Mutterschutz, Merkblatt *Werdende Mütter in der Kinder- und Jugendarbeit sowie im Angestelltenverhältnis an Schulen*

Prüfer: 967
Warum erwähnen Sie gerade den **Röteln-HHAT** an erster Stelle?

Kommentar:
- Synonyme für den **Röteln-HHAT** sind HAH oder HHT. Die hämagglutinierende Wirkung der Rötelnviren wird durch Antikörper (im Patientenserum) gehemmt. Der Titer entspricht der Verdünnung bei der diese Hemmung gerade noch besteht
- Der **Röteln-HAH** war bis 2011 obligater Bestandteil der Mutterschafts-Richtlinie, dann wurde die Beschränkung auf den HAH aufgegeben. Nun sind z. B. auch Röteln-AK-ELISAs möglich

Prüfer: 968
Gibt es beim **Röteln-HAH** einen relevanten Grenzwert?

Kommentar:
- Ja, das ist der große Vorteil des **Röteln-HAH** gegenüber den anderen Röteln IgG-AK. Ein Titer von 1:32 (teilweise auch schon 1:16) ist mit einem Schutz gleichzusetzen
- Die verfügbaren IgG-Tests unterscheiden sich zum Teil sehr stark obwohl eine *Standardisierung* mit einem internationalen Standard besteht. Dadurch sind die Ergebnisse nicht vergleichbar und ein einheitlicher Grenzwert existiert nicht. Jeder Hersteller bzw. jedes Labor muss schließlich einen Grenzwert festlegen, bei dem Immunität besteht!

Prüfer: 969
Gibt es Richtlinien für die **Röteln-Diagnostik** in der Schwangerschaft? +

Kommentar:
- Früher war der **Röteln-HAH** verpflichtend bei Feststellung der Schwangerschaft durchzuführen. Jetzt nur noch, wenn keine Vorbefunde eine Röteln-Immunität belegen bzw. keine zwei Impfungen dokumentiert sind.
- Bei festgestelltem fehlenden Immunschutz oder fraglicher Immunitätslage erfolgt eine Kontrolle in der 16.–17. SSW
- **Bei Kinderwunsch** ist seit der neuen Empfängnisregelung nur noch die Bestimmung

der VZV-Immunität vorgesehen. Bei fehlender Röteln-Immunität (keine Impfungen dokumentiert, negativer Vortiter) soll ohne Testung **VOR** der Schwangerschaft geimpft werden

970 Prüfer:
Bei welchen Konstellationen der Laborwerte besteht für das Kind keine Gefahr der Missbildung durch **konnatale Röteln**?

Kommentar:

- Besteht laut dem testenden Labor bereits zum Zeitpunkt des Kontakts eine **Röteln-Immunität** (z. B. HAH ≥ 1:32), besteht keine Infektionsgefahr, da die Schwangere *geschützt* ist
- Sind keine Antikörper nachweisbar, muss eine Verlaufskontrolle der Schwangeren in SSW 16 / 17 sowie nach Entbindung das Neugeborene (Nabelschnurblut, Rachenabstrich und Urin) untersucht werden

!

Merke: Gregg-Trias
Bei Rötelninfektion in der Frühschwangerschaft (bis zur 18. SSW) kommt es zur typischen **Rötelnembryopathie** mit einer:

- Herzbeteiligung (offener Ductus botalli)
- Augenbeteiligung (Katarakt)
- und Ohrenbeteiligung (Innenohrschwerhörigkeit).

MiBio

Röteln

971 Prüfer:
Beschreiben Sie das Krankheitsbild der **Rötelnembryopathie**.

Kommentar:

- Die **Rötelnembryopathie** ist eine vorgeburtliche Schädigung des Kindes im Mutterleib durch eine akute Röteln-Infektion in der Schwangerschaft. Man spricht auch von dem **Gregg-Syndrom** oder **Gregg´scher Trias** nach dem Entdecker (1941)
- Das Röteln-Embryopathierisiko sinkt mit zunehmender SSW: Hauptrisiko vor der 12. SSW mit 25–65 %, zwischen 12. und 18. SSW noch 8–20 % und nach der 18. SSW besteht kein relevantes Risiko mehr
- Die klassische Symptom-Trias mit Herzfehler, Taubheit und Katarakt wird als **Gregg´sche Trias** bezeichnet

Prüfer: 972
Indikationen zum Schwangerschaftsabbruch bei **Röteln**?

Kommentar:

- Durch Impfungen und Kontrolle des Impfstatus sind Röteln in DE aktuell extrem selten, daher ist es sehr wichtig, eventuell nachweisbare IgM-Antikörper in der Schwangerschaft weiter abzuklären und nicht vorschnell (falsch) zu deuten. **Wichtig:** Häufigster Grund einer IgM-AK Persistenz über Monate bis Jahre ist eine Rötelimpfung. Sinnvoll ist es, den Impfpass zu überprüfen, ob die Patientin *kürzlich*, z. B. vom Hausarzt geimpft wurde. Zur weiteren Abklärung positiver IgM-AK dienen u. a. die Röteln-IgG-Aviditätsbestimmung und der Röteln-IgG-Blot (E2-Bande vorhanden?)
- Vor Einführung der Impfung gab es etwa 10–20 % seronegative Schwangere in Deutschland, aktuell sind es unter 3 %

Prüfer: 973
Welche Richtlinien gibt es für die **Röteldiagnostik**?

Kommentar:
Laut **Mutterschafts-Richtlinie** ist bei zweimaliger Impfung oder früherem Antikörpernachweis von einem Schutz auszugehen. Nur wenn beides *nicht* zutrifft, erfolgt eine Immunitätsbestimmung.

Prüfer: 974
Existiert ein **Grenzwert für Rötelnschutz**? +

Kommentar:
Bei dem **Röteln-HAH** war vorgegeben, dass ein Titer ab 1:32 mit Schutz gleichzusetzen ist. Für die Röteln-IgG-Tests existiert (noch?) kein Hersteller-übergreifender Schutzwert.

975 Prüfer:
Was ist die **Begründung für den Röteln-HAHT?**

Kommentar:
- Der HAH misst funktionelle Antikörper, d.h. Antikörper, die die Hämagglutination hemmen können
- Für den Röteln-HAH existiert ein laborübergreifender Grenzwert für Schutz (1:32)
- Außerdem ist der HAH robuster, d.h. der Variationskoeffizient (VK) ist geringer und er erfasst IgG und IgM-AK
- Bei hohen HAH-Titern müssen ergänzend die IgM-AK bestimmt werden, um eine akute Infektion auszuschließen

976 Prüfer:
Welche weiteren Verfahren zur **Röteln-Diagnostik** kennen Sie?

Antwort:
ELISA

Kommentar:
- Röteln IgG- und IgM-AK können neben dem HAH mittels EIA (ELISA, CLIA und ECLIA bestimmt werden)
- Ergänzende Röteln-IgG-Aviditätsbestimmung und der Röteln-Immunoblot (E2-Bande) zur Abklärung positiver IgM-Werte und zur Eingrenzung des Infektionszeitpunkts
- Rachenabstrich und Urin zum direkten Erregernachweis (PCR) bei Neugeborenen, bei Schwangeren ggf. Röteln-PCR aus EDTA-Blut

977 Prüfer:
Passive und aktive Immunisierung bei **Röteln**?

Antwort:
Lebendimpfung nicht in Schwangerschaft

Kommentar:
- Eine **aktive Immunisierung**, also eine Impfung mit einem Rötelnimpfstoff ist in der Schwangerschaft nicht möglich, da es ein Lebendimpfstoff ist (aktuell ist nur noch der Mumps-Masern-Röteln (MMR)-Impfstoff verfügbar)
- **Passive Immunisierung** mit Immunglobulinen nach Röteln-Kontakt theoretisch möglich, es steht aber kein spezifisches Immunglobulin zur Verfügung und wird seit 2002 aufgrund der geringen Röteln-Prävalenz auch nicht mehr empfohlen

Prüfer: 978
Beschreiben Sie das **Krankheitsbild der Röteln** allgemein.

Kommentar:
- Röteln sind weltweit verbreitet. In **Deutschland ist die Prävalenz < 1/100.000**. Die Inkubationszeit bis zum Exanthembeginn beträgt etwa 16–18 Tage (14–21), **Infektiosität besteht 5 Tage vor bis 7 Tage nach Exanthembeginn**
- Typisch ist ein klein-fleckiges hellrotes Exanthem, das nach 2–3 Tagen erblasst. Lymphknotenschwellungen kommen zervikal, nuchal und retroaurikulär vor
- Asymptomatische Verläufe bei bis zu 50 % der Kinder und 20–30 % der Erwachsenen
- Komplikationen sind die thrombozytopenische Purpura und Arthropathien. Sehr selten auch eine Hepatitis oder Enzephalitis

Röteln in der Schwangerschaft

Frage: 979
Ab welchem Titer besteht eine **Röteln-Immunität**? ++

Kommentar:
- Ein Röteln-HAH-Titer von 1:32 gilt als schützend
- Bei den Röteln-IgG-Tests ergeben sich teilweise deutliche Unterschiede, so dass bisher ein einheitlicher Schutzwert noch nicht gefunden wurde. Daher muss das Labor bzw. der Testhersteller eine Schutzgrenze festlegen. Teilweise werden IgG-Werte

≥ 10 IU/ml, ≥ 15 IU/ml oder sogar 35 IU/ml festgelegt

980 Frage:

Was würden Sie bei niedrigen, aber messbaren **Röteln-Antikörperwerten** machen?

Kommentar:

- Ein grundsätzliches Problem bei der **Immunitätsbestimmung** ist, dass durch die Antikörperbestimmung immer nur der humorale Teil des Immunsystems untersucht wird. Die zelluläre Immunität ist noch keiner routinemäßigen Untersuchung zugängig. Gerade bei Lebendimpfstoffen führen weitere Impfungen aber häufig nicht zu höheren AK-Werten, da die Impfviren sofort durch die gute zelluläre Immunität bekämpft werden
- Als Praxislösung kann bei niedrigen positiven Titer (1:8) im HAH ergänzend ein Röteln-IgG-Test und die **Röteln-Avidität** bestimmt werden. Bestätigen sich die Röteln-AK im IgG-Test und sind sie hochavide, ist Schutz anzunehmen, besonders bei 2 dokumentierten Impfungen unter der Annahme, dass eine zelluläre Immunität besteht und vor einer symptomatischen Erkrankung bei erneutem Röteln-Kontakt schützt
- Bei nicht-Schwangeren kann durch eine erneute Impfung und einer Impferfolgskontrolle nach 4–6 Wochen ein Antikörperanstieg eine Immunität beweisen. Diese kurzzeitig erhöhten AK-Werte können im Verlauf auch wieder abfallen! Durch den Anstieg nach der Impfung ist dann trotzdem von einem Schutz auszugehen

981 Frage:

Ab welchem **Röteln-HAH-Titer** erfolgt eine ergänzende IgM-Bestimmung?

Kommentar:

- Der **Röteln-HAH-Test** erfasst Antikörper der Klasse IgG und IgM, daher muss bei einem hohen Titer eine akute Infektion durch ergänzende IgM-Antikörperbestimmung ausgeschlossen werden
- In der Praxis erfolgt bei einem HAH-Titer ≥ 1:256 eine ergänzende IgM-Bestimmung und immer wenn ein Kontakt oder Symptome angegeben wurden

Toxoplasmose +

Prüfer: 982

Serologische Diagnostik der **Toxoplasmose**?

Antwort:

- KBR, IFT, ELISA
- Nachweis akuter Infektionen mittels IgM-AK
- KBR unempfindlicher als IFT, zeigt daher akute Infektion an

Kommentar:

- Ein serologisches Screening wird in der Frühgravidität als IGEL-Leistung angeboten mit Toxoplasma gondii-IgG-AK und wenn positiv auch IgM-AK
- Bei positiven IgG-AK und negativen IgM-AK in der Frühgravidität liegt eine frühere Infektion vor, weitere Kontrollen sind nicht erforderlich. Da die IgM-AK nur sicher 8 Wochen nachweisbar sind, ist bei Ersttestung zu einem späteren Zeitpunkt eine weitere Eingrenzung des Infektionszeitpunkts mittels Aviditätsbestimmung notwendig
- Bei seronegativen Schwangeren ist eine IgG-Kontrolle alle 8 Wochen erforderlich. Eine Serokonversion beweist eine akute Infektion!

Prüfer: 983

Wie führen Sie eine Schwangerenberatung hinsichtlich der **Toxoplasmose** durch?

Kommentar:

- Wichtig ist eine Aufklärung über die Hauptinfektionsrisiken, da nur etwa 25–30 % der Schwangeren eine Toxoplasmose-Immunität haben (etwa 70 % sind empfänglich)
- Ansteckung ist möglich durch nicht ausreichend erhitztes zystenhaltiges Fleisch oder Wurst und durch Aufnahme von Oozysten mit kontaminierten Nahrungsmitteln (typisch sind Salate oder Obst). Etwa 1 % der Katzen scheiden Oozysten aus

- Im Verlauf der Schwangerschaft steigt die Transmissionsrate an, gleichzeitig ist aber die Schädigungsrate rückläufig
  - Im ersten Trimenon ist die Transmissionsrate < 15 %. Bei Übertragung treten aber schwere Schädigungen auf (klassische Trias) bei 65–85 % der Neugeborenen sowie häufige Spontanaborte
  - Im zweiten Trimenon kommt es bei etwa 30 % zu einer Übertragung auf das Kind und bei etwa 30 % zu dem Vollbild einer CMV-Schädigung oder zu Einzelsymptomen
  - Im dritten Trimenon kann es bei > 60 % zu einer Übertragung kommen, aber meistens sind die Neugeborenen asymptomatisch, selten (etwa 10 %) treten Einzelsymptome auf – Spätschäden, vor allem Hörschäden sind möglich!

984 Frage:
Was ist die typische Trias bei der **konnatalen Toxoplasmose**?

Kommentar:
Die typische Trias bei der **konnatalen Toxoplasmose** besteht aus intrazerebralen Verkalkungen, einem Hydrozephalus und der Retinochorioiditis, die bis zur Erblindung gehen kann

MiBio

Toxoplasmose

985 Prüfer:
Pränatale Diagnostik beim V. a. **intrauterine Infektion mit Toxoplasma gondii**?

Kommentar:
Bei positiver Serologie und auffälligem Ultraschallbefund (Ventrikulomegalie, hyperdense intrakranielle Läsionen, Aszites, intrahepatische Läsionen) kann eine invasive Diagnostik mittels Toxoplasma gondii-PCR aus Fruchtwasser erfolgen. Möglich ist auch der Nachweis von Toxoplasma gondii spezifischen IgM- und IgA-Antikörpern aus Fetalblut (nach der 21./ 22. SSW).

986 Prüfer:
Welche Krankheitsbilder zeigt die Mutter bei einer **Toxoplasmose**?

Kommentar:
- Eine Infektion mit **Toxoplasma gondii** ist der häufigste Grund für eine **Retinochorioiditis** beim Menschen
- Weniger als 10 % haben grippeähnliche Beschwerden oder Lymphknotenschwellungen. Typische Stellen sind am Kieferwinkel, aurikulär, nuchal und am M. sternocleidomastoideus. Selten tritt ein makulopapulöses Exanthem auf
- Bei Immunsupprimierten sind schwere Krankheitsverläufe meist mit einer Enzephalitis (HIV-Patienten) möglich

Prüfer: 987
Wann ist die Missbildungsrate bei einer **konnatalen Toxoplasmose** am höchsten?

Antwort:
Höchste Missbildungsrate bei Infektionen während des 1. Trimenons

Kommentar:
Bei einer Toxoplasmose in der Schwangerschaft kommt es im ersten Trimenon nur bei etwa 15 % zu einer Übertragung auf das Kind. Wenn es aber zu einer Übertragung kommt, dann treten schwere Schäden mit der **klassischen Trias intrazerebrale Verkalkungen, Hydrozephalus und Retinochoriodititis** bei bis zu 85 % der Neugeborenen auf.

Prüfer: 988
Wie erfolgt die **Toxoplasmose-Therapie in der Schwangerschaft**?

Kommentar:
- Die **Toxoplasmose-Therapie** erfolgt in der Frühschwangerschaft **bis SSW 14+6 mit Spiramycin** 3 g/Tag (9 Mio. IE/Tag)
- **Ab 15+0 (SSW 16) dann als Kombinationstherapie** mit Pyrimethamin (erster Tag 50 mg, dann 25 mg), Sulfadiazin (50 mg/kgKG bis max. 4 g/d) und Folinsäure (10–15 mg/d) für mindestens 4 Wochen
- Bei auffälligem Ultraschall oder einem PCR-positiven Toxoplasmose Nachweis im Fruchtwasser erfolgt die Therapie bis zum Ende der Schwangerschaft, dann eventuell intermittierend

- Wichtig sind regelmäßige Spiegelkontrollen!

989 Prüfer:
Wie wird **Toxoplasmose** allgemein therapiert?

Kommentar:
- Normalerweise wird die postnatal erworbene unkomplizierte Toxoplasmose nicht therapiert!
- Ausnahmen sind immunsupprimierte Patienten (AIDS), Schwangere und Neugeborene mit einer konnatalen Toxoplasmose
- Neugeborene werden analog zu den Schwangeren therapiert

990 Prüfer:
Wie weisen Sie eine **Toxoplasmose** nach?

Antwort:
Serologisch: ELISA, IFT, KBR

Kommentar:
Serologischer Nachweis von Toxoplasma gondii IgG-, IgM- und IgA-Antikörpern mittels ELISA, CLIA, Immunosorbent-Agglutination-Assay (ISAGA) und einem IgG-Blot. Ergänzend ist eine IgG-Aviditätsbestimmung möglich. Insbesondere bei V. a. eine konnatale Toxoplasmose kann auch mittels ELISPOT eine T-zelluläre Immunantwort auf Toxoplasma gondii Antigen nachgewiesen werden.

991 Prüfer:
Welches Antigen wird bei dem **Toxoplasmose-ELISA** eingesetzt?

Kommentar:
Entweder Toxoplasma gondii Vollantigen oder rekombinante Antigene.

992 Prüfer:
Wie zeigt sich eine **Toxoplasmose Infektion** im Verlauf?

Kommentar:
Nach einer akuten oder kürzlichen Infektion kommt es bei Verlaufskontrollen zum Titeranstieg der IgG-Antikörper und zur Zunahme der Avidität. Bei akuten Infektionen finden sich meist auch IgA- und IgM-AK, diese können bereits nach 6–8 Wochen wieder verschwinden oder auch länger persistieren.

Prüfer: 993
Wie wird das **Toxoplasmose-Antigen** nachgewiesen?

Kommentar:
Der Nachweis von Toxoplasma gondii mittels PCR erfolgt aus Fruchtwasser (nicht vor der 18. SSW und frühestens 4 Wochen nach Infektion) oder bei Entbindung aus Plazenta oder Liquor.

Frage: 994
Was versteht man unter einem **vergleichenden immunologischen Profil**?

Kommentar:
Bei V. a. eine **konnatale Toxoplasmose** werden beim Kind die IgG-, IgM- und IgA-Antikörper bestimmt. Zusätzlich wird ein vergleichendes immunologisches Profil angefertigt. D.h. es wird parallel ein Immunoblot (IgG und IgM) von Mutter und Kind angefertigt. Sind bei dem Kind Blot-Banden vorhanden, die nicht bei der Mutter zu sehen sind, dann ist das Profil auffällig und spricht für eine kindliche Infektion!

CMV

Prüfer: 995
Wieso sind **CMV-Infektionen bei HIV-positiven Patienten** als Komplikation gefürchtet?

Kommentar:
- Bei einem relevanten Immundefekt (CD4+ Zellen < 50/µl) kann eine CMV-Reaktivierung zur Entzündung der Netzhaut, zur sogenannten CMV-Retinitis führen
- Die **CMV-Retinitis** war eine häufige **AIDS-definierende Erkrankung**, an der bis zu 30 % der Patienten erblindet sind. Heute

tritt diese nur noch bei unbehandelten Patienten auf!

- Andere CMV-Manifestationen sind die Colitis, die Enzephalitis und die Pneumonie

996 Prüfer:

Wie hoch ist die **CMV-Durchseuchungsquote**?

Kommentar:

Die **CMV-Seroprävalenz** beträgt in Deutschland 50–70 % je nach Kollektiv. In Entwicklungsländern ist die Seroprävalenz noch höher!

997 Prüfer:

Welche **Nachweismöglichkeiten** gibt es für

+ **CMV**?

Kommentar:

- Serologischer Nachweis von CMV-IgG- und -IgM-AK, der CMV-IgG-Avidität und dem CMV-IgG-Blot (IgM-Blot ebenfalls verfügbar)
- Direkter Erregernachweis durch Virusanzucht oder CMV-DNA Nachweis aus Blut, Liquor, Urin, Fruchtwasser, ggf. ergänzt durch einen pp65-Antigen aus EDTA-Blut
- Bei V. a. CMV-Colitis kann auch ein Erregernachweis aus einer Darmbiopsie oder bei V. a. eine CMV-Pneumonie aus BAL erfolgen

998 Prüfer:

Endogene **CMV-Infektionen**?

Kommentar:

CMV gehört zu den Humanen Herpesviren (synonym ist daher auch HHV5). CMV persistiert lebenslang im Körper in hämatopoetischen Zellen und Makrophagen. Es kann jederzeit zu lokalen (z. B. in der Brust mit Übertragung in der Muttermilch) oder systemischen (z. B. bei schwerer Immunsuppression) Reaktivierungen kommen!

999 Prüfer:

Wie kann man **CMV in T-Zellen** nachweisen?

Antwort:

In situ Hybridisierung

Kommentar:

- Möglich ist ein Nachweis von **pp65-Antigen** in Granulozyten
- Möglich ist auch der CMV-DNA mittels NAT aus Blut
- Ein indirekter Nachweis ist mittels T-Zelltest möglich. Bei dem Quantiferon-CMV-Test wird Patientenblut mit CMV-Antigenen inkubiert woraufhin CD8+ Zellen IFN-γ bilden. Das IFN-γ wird mittels ELISA gemessen und ist ein Maß für die CMV-spezifischen T-Zellen

Prüfer: 1000

Welche prophylaktische Maßnahmen gegen **CMV-Infektionen bei immunsupprimierten Patienten** kennen Sie?

Kommentar:

- Die einfachste Vorsichtsmaßnahme ist das meiden der Hauptrisikogruppe der Kleinkinder unter 3 Jahre. Infektiös ist vor allem der Speichel und der Urin. Seronegative Schwangere in der Kleinkindbetreuung werden im Regelfall freigestellt. Im privaten Umfeld ist eine gute Händehygiene wichtig!
- Bluttransfusionen sollten nur von CMV-negativen Spendern (ggf. leukozytenfrei, gefiltert) stammen
- CMV-negative Patienten sollten Spenderorgane von einem CMV-negativen Spender bekommen
- Frühgeborene (vor der 32. SSW geboren) werden üblicherweise nicht gestillt, wenn die Mutter CMV-IgG-positiv ist da die Gefahr einer (lokalen) Reaktivierung mit einer Virusausscheidung in die Muttermilch besteht. Apumpen der Muttermilch und pasteurisierung vor der Gabe ist möglich bietet jedoch auch keinen vollständigen Schutz vor einer Virusübertragung
- Bei einer Primärinfektion in der Schwangerschaft kann die Gabe von CMV-Hyperimmunglobulin die Transmissionsrate und damit die Rate an schweren Schädigungen verringern. Bei immunsupprimierten Patienten ist die Wirksamkeit von CMV-Hyperimmunglobulingaben nicht gesichert

1001 Prüfer:
Gibt es **antivirale Therapiemöglichkeiten** bei CMV?

Kommentar:
- Eine antivirale CMV-Therapie erfolgt nicht in der Schwangerschaft. Postnatal werden klinisch auffällige Kinder (auffälliger Hörtest, auffälliges Schädelsono oder Augenhintergrund) meist zuerst für 6 Wochen i. v. mit Ganciclovir therapiert. Dann erfolgt für insgesamt 6–12 Monate eine weitere ambulante orale Therapie mit Valganciclovir. Valganciclovir ist ein gut resorbierbares Prodrug von Ganciclovir

1002 Prüfer:
Wie ist der Wirkmechanismus von **Aciclovir**?

Kommentar:
- **Aciclovir** ist ein **Nukleosidanalogon** und wird gezielt bei Infektionen mit HSV und VZV eingesetzt. Bei VZV z. B. Herpes Zoster ist es schwächer wirksam und muss höher dosiert werden
- Aciclovir entspricht Guanosin aber ohne die Ribose (Zuckerteil), dadurch wird Aciclovir anstelle des Guaninnukleotids in die Virus-DNA eingebaut. Das fehlen der Ribose führt dann aber zum Kettenabbruch. Die viruseigene Polymerase bleibt am Aciclovir fixiert

1003 Prüfer:
Was sind die **Therapieindikationen für CMV**?

Antwort:
CMV-Chorioretinitis, CMV-Kolitits

Kommentar:
- Eine **CMV-Therapie** erfolgt bei einer nachgewiesener konnataler Infektion (= CMV-DNA positiver Urin und positive CMV-IgM-AK im Blut unmittelbar nach Geburt) und CMV-bedingte klinische Auffälligkeiten (intrazerebrale Verkalkungen, auffälliges Hörscreening, Chorioretinits oder zu früh oder zu klein geboren)
- Bei asymptomatischen und reif geborenen klinisch gesunden Kindern mit einer konnatalen CMV-Infektion erfolgt keine Therapie, da Ganciclovir weitreichende Nebenwirkungen hat
- Postnatal infizierte Kinder werden im Regefall ebenfalls nicht therapiert. Eine Ausnahme können sehr schwer verlaufende Infektion sein z. B. eine CMV bedingte Colitis
- Bei einer Immunschwäche (HIV) wird neben einer Ganciclovirtherapie auch eine ART durchgeführt

Prüfer: 1004
Gibt es therapeutische Erfolge mit **Ganciclovir**?

Kommentar:
- Bei konnatalen CMV-Infektionen mit einer klinischen Symptomatik ist das Ziel, den Krankheitsprogress (Taubheit) zu stoppen und langfristige Schädigung zu vermeiden oder zu verringern
- Studien zeigen, dass bei einer längeren antiviralen Therapie (6–12 Monate) das Outcome besser ist als bei einer kurzen Therapie von 6 Wochen Dauer. Bestehende schwere Schädigungen sind jedoch nicht reversibel

10 Serologie / Infektiologie

Infektionen in der Schwangerschaft

Frage: 1005
Wie unterscheiden sich prä- und perinatale **CMV-Infektionen**?

Kommentar:
- **Pränatale CMV-Infektionen** werden während der Schwangerschaft von der Mutter auf das Kind übertragen (= **vertikale Transmission**) – das Übertragungsrisiko und die Art der Schädigung hängt von dem Gestationsalter (SSW) ab und davon, ob es eine Primärinfektion, eine Reaktivierung oder Reinfektion ist
- **Perinatale Infektionen** (= **horizontale Transmission**) werden während der Entbindung auf das Neugeborene übertragen
- **Postnatale CMV-Infektionen** werden durch das Stillen übertragen oder durch Speichel- oder Urinkontakt mit anderen Kleinkindern

1006 Frage:
Was sind die wichtigsten **pränatalen Infektionen**?

Kommentar:
- **CMV** führt zu zerebralen Einschränkungen (geistige Behinderung, Entwicklungsverzögerung), Hörstörungen und Chorioretinitis
- **Parvovirus B19** (Ringelröteln) kann über eine ausgeprägte fetale Anämie zu einem (letalen) Hydrops fetalis führen
- **Toxoplasma gondii** führt zur konnatalen Toxoplasmose mit intrazerebralen Verkalkungen, Hydrozephalus, und einer Retinochorioiditis
- Infektion mit **T. pallidum** (Syphilis syn. Lues) führt zur **Syphilis connata**. Durch Screening in der Frühgravidität und konsequente Therapie ist die Syphilis connata sehr selten geworden (0–3 Fälle pro Jahr)
- **Röteln** führt zur Rötelnembryopathie mit typischer **Gregscher Trias** (mit Herzfehler, Taubheit und Katarakt)
- **VZV** (Windpocken): Das fetale Varizellensyndrom ist sehr selten geworden, da durch Impfungen > 98 % der Schwangeren immun sind und für die ungeschützten Schwangeren ein Windpocken-Hyperimmunglobulin zur Verfügung steht
- **HSV** 1 / 2: fetales Herpessyndrom
- **Listeria monocytogenes:** Granulomatosis infantiseptica

1007 Frage:
Welche **perinatalen Infektionen** sind wichtig?

Kommentar:
- **Hepatitis-B- und –C-Virus** kann zu chronischen Infektionen, Leberzirrhose und zum hepatozellulären Karzinom führen
- **HIV-1/-2:** führt unbehandelt langfristig zu AIDS
- **VZV (Windpocken):** schwere neonatale Windpocken
- **HSV-1/-2:** Herpes neonatorum als Komplikation kann eine Herpes Enzephalitis teils als Meningoenzephalitis auftreten
- **B-Streptokokken:** Sepsis
- **Neisseria gonorrhoeae (N. gonorrhoeae):** Opthalmia neonatorum, Sepsis, Arthritis
- **Chlamydia trachomatis:** Konjunktivitis, Pneumonie
- **Enteroviren:** Myokarditis, Sepsis-ähnliches Krankheitsbild (*virale Sepsis*) und Enzephalitis
- **CMV** kann bei Frühgeborenen zu schweren Verläufen (z. B. als CMV-Kolitis) führen

Frage: 1008
Gibt es **konnatale Infektionen durch Borrelien**?

Kommentar:
Theoretisch ja. Auffällig ist aber, dass obwohl **Borreliosen** häufig sind und Infektionen in der Schwangerschaft vermutlich regelmäßig vorkommen, bisher keine Übertragung bzw. Schädigung des Kindes belegt ist. In sehr seltenen Fällen wurden bei Kindern von Schwangeren mit einer akuten Borreliose in der Schwangerschaft Borrelien-IgM-Antikörper festgestellt. Diese Kinder waren klinisch jedoch asymptomatisch!

Frage: 1009
Welches ist die **häufigste konnatale Infektion**?

Kommentar:
- Die **CMV-Prävalenz** beträgt etwa 3–5 pro 1000 Lebendgeborene. Damit ist die CMV die häufigste Ursache für eine infektiöse mentale Retardierung und Taubheit! Etwa jedes 8. konnatal infizierte Kind ist symptomatisch
- Die **Toxoplasmose-Prävalenz** liegt nach den Meldungen etwa bei 0,03/1000. Schwere Folgeschäden wie Hydrozephalus, mentale Retardierung und Erblindung sind mit < 5 % selten

Frage: 1010
Welche Folgen hat die **CMV-Infektion** normalerweise?

Kommentar:
- Beim Immunkompetenten verläuft die Infektion meist inapparent oder mit geringen

Symptomen: Fieber, Lymphknotenschwellungen und erhöhte Leberwerte. Problematisch sind Infektionen bei immunsupprimierten Patienten, Schwangeren (→ konnatale Infektionen: Hörschädigungen, zerebrale Schädigungen etc.) und Frühgeborenen. Reif geborene Kinder sind normalerweise nicht durch eine CMV-Infektion gefährdet. Eine seltene Komplikation bei Neugeborenen wäre z. B. eine CMV-Colitis

1011 Prüfer:
Wie erfolgt der **CMV-Erregernachweis beim Neugeborenen**?

Antwort:
CMV-Nachweis aus dem Urin

Kommentar:
CMV-Diagnostik aus Blut, Urin, Liquor und ggf. Rachensekret. Standard ist die Bestimmung der CMV-IgM-AK sowie der Virus-DNA (CMV-PCR) aus Nabelschnur-
+ oder kindlichem Blut UND aus Urin!

1012 Frage:
Welche **therapeutische Möglichkeiten** gibt es bei der CMV?

Kommentar:
- In Schwangerschaft ggf. (prophylaktische) Hyperimmunglobulingabe, in Ausnahmefällen ggf. antivirale Therapie des Kindes mit Ganciclovir über eine Nabelschnur-
+ punktion
- Beim konnatal infizierten Neugeborenen mit einer nachgewiesenen Schädigung (Hörscreening auffällig, periventrikuläre Verkalkungen oder Hinweise auf eine Chorioretinitis) erfolgt eine antivirale Therapie mit Ganciclovir i. v. oder oral mit Valganciclovir

MiBio Zytomegalie

1013 Prüfer:
Was sind die **CMV-Übertragungswege**?

Kommentar:
- Die **CMV-Übertragung** erfolgt als **Schmierinfektion** durch Speichel, Urin, Genitalsekrete, Sperma sowie über Blutprodukte oder Organtransplantationen. Bei Schwangeren ist es meist der Kontakt zu ausscheidenden Säuglingen und Kleinkindern unter 3 Jahren (z. B. älteres Geschwisterkind)
- Während der Schwangerschaft kann es zu einer **vertikalen transplazentaren Übertragung** von der Mutter auf das Kind kommen. Die Übertragungsrate, also das Transmissionsrisiko ist abhängig von der SSW im ersten Trimenon < 30 %, im zweiten Trimenon 30–70 % und im dritten Trimenon > 70 %!

Prüfer: 1014
Was ist die **CMV-Embryopathie**?

Antwort:
Gefährdung während der Schwangerschaft

Kommentar:
- (Schwere) Schädigungen des Kindes treten hauptsächlich bei einer Primärinfektion der Mutter in der Frühschwangerschaft und perikonzeptionell auf. Gegen Ende der Schwangerschaft (letztes Trimenon) ist die Transmissionsrate zwar deutlich höher, dafür treten jedoch meist nur schwächere Schädigungen mit einer Monosymptomatik wie den Hörstörungen auf → **Transmissionsrisiko nimmt zu, Schädigungsrate ab mit der Schwangerschaftswoche**
- Etwa 7/8 der **konnatal infizierten Kinder** sind bei Geburt unauffällig, davon entwickeln etwa 5–10 % Spätschäden (hauptsächlich Hörstörungen, selten eine Chorioretinits, geistige Retardierung etc.)
- Lediglich 1/8 der konnatal infizierten Kinder sind bei Geburt klinisch auffällig und haben Petechien, einen Ikterus, eine Hepatosplenomegalie, eine Wachstumsretardierung, eine Mikrozephalie (Verkalkungen, Ventrikelveränderungen) und entwickeln häufiger Spätschäden:
  - Sensorineuronaler Hörverlust (50–60 %)
  - Intelligenzquotient auf < 70 verringert (45 %)

- Mikrozephalie (30–40 %)
- Chorioretinitis (20–30 %)
- Zerebralparesen (20 %)

1015 Prüfer:
Welche Rolle spielt die **perinatale CMV-Infektion**?

Kommentar:
Eine perinatale bzw. intrapartale (= während der Geburt) CMV-Infektion durch Kontakt des Kindes mit mütterlichen Genitalsekreten hat wahrscheinlich keine relevante Bedeutung. Viel wichtiger ist die postnatale Infektion durch die Mutter! ⅔ der CMV-positiven stillenden Mütter scheiden das Virus in der Muttermilch (lokale Reaktivierung) aus und infizieren so die Säuglinge. CMV-positiven Frauen wird daher bei Frühgeborenen vor der 32. Woche vom Stillen abgeraten.

1016 Prüfer:
Besteht eine **Gefährdung für kleine Kinder und Neugeborene** durch Krankenschwestern und Erzieherinnen?

Kommentar:
Bei reifgeborenen Neugeborenen und Kleinkindern sind **postnatale CMV-Infektionen** häufig und normalerweise komplikationslos. Eine Gefährdung besteht für schwer kranke Kinder, Immunsupprimierte und Frühgeborene.

1017 Prüfer:
Welche Rolle spielen **postnatale CMV-Infektionen**?

Kommentar:
- Bei reifgeborenen Neugeborenen sind peri-/ postnatale Infektionen z. B. durch Stillen in der Regel problemlos, seltene Komplikation kann z. B. ein CMV-Colitis (bei Immundefekt?) sein
- Bei Frühgeborenen treten gehäuft Komplikationen auf. Deshalb sollten CMV-IgG positive Frauen Frühgeborene (vor der 32. Woche geboren) nicht stillen. Anforderung von CMV-IgG-AK als sogenannte **Stillfrage**

Prüfer: 1018
Was ist mit **CMV-Reinfektionen**?

Kommentar:
- Deutlich seltener als eine Primärinfektion ist eine maternofetale intrauterine CMV-Übertragung durch eine **rekurrente Infektion** oder eine Reinfektion mit einem anderen Virusstamm
- Eine **CMV-Reaktivierung** ist serolgisch ggf. durch einen IgG-AK Anstieg zur erkennen. Ein sicherer Ausschluss ist nur durch eine CMV-DNA Bestimmung möglich. Bei einer niedrigen Viruslast kann evtl. nur ein Anstieg in einer Verlaufskontrolle eine Reaktivierung sicher beweisen!

Prüfer: 1019
Welche Unterschiede bestehen bezüglich der Embryopathie bei einer **CMV-Primärinfektion** und einer **CMV-Reinfektion** der Mutter?

Kommentar:
- Bei einer **CMV-Primärinfektion** und Transmission sind bei Entbindung
  - ⅛ der Kinder symptomatisch, die Hälfte davon mit Spätschäden!
  - ⅞ der Kinder sind asymptomatisch, davon haben nur etwa ⅛ Spätschäden (vor allem Hörschäden)
- Bei **CMV-Rekurrenz** (= Reaktivierung) und vorbestehender Immunität (IgG positiv) wird das Risiko für eine fetale Infektion mit kleiner < 1 % angegeben. In der Praxis gelten daher CMV-IgG-AK positive Schwangere als *geschützt* und werden in der Schwangerschaft nicht weiter beobachtet!

Prüfer: 1020
Welche **CMV-Therapien** in der Schwangerschaft?

Kommentar:
- Während der Schwangerschaft ist keine systemische antivirale Therapie der Mutter etabliert. Möglich ist eine off-label Gabe von **CMV-spezifischem Hyperimmunglobulin**, das kann laut Studien eine relative Risikoreduktion der CMV-Transmission um bis zu 30 % bewirken. Entscheidend ist,

dass eine Infektion möglichst rasch diagnostiziert und die Therapie begonnen wird!

- In seltenen Fällen erfolgt in einigen Praänatalzentren nach gesicherter Infektion des Feten (Fruchtwasser CMV-positiv) eine Nabelschnurpunktion mit **Fetalblutanalyse** (Leberwerte, CMV-Viruslast, usw.) und dann ggf. intravasale Gabe von **Ganciclovir** zur antiviralen Therapie des Feten. Das ist aber kein Standardvorgehen!
- Bei klinisch auffälligen **konnatal infizierten Neugeborenen** ist eine (off-label) Therapie mit Ganciclovir (iv) oder Valganciclovir (oral) möglich. Problematisch ist die lange Therapiedauer 6–12 Monate und Medikamententoxizität (Agranulozytose, Transaminasenanstieg, Thrombopenie), die regelmäßige Spiegelbestimmungen, Leberwerte und Blutbild erforderlich macht

10.9 Virologische Diagnostik

MiBio **Kenntnisse der wichtigsten Arbeitstechniken wie HHT, ELISA, KBR, IFT heute auch PCR, DNA-Hybridisierung, WB**

1021 Frage:

Was kann man für die **virologische Diagnostik** prinzipiell nachweisen?

Kommentar:

- Bereits im Frühstadium ist der Nachweis von Virusantigenen (z. B. p24-Antigen von HIV-1, HBsAg), der direkte Erregernachweis (Plaque-Assay, IFT, . . .) oder Virusgenomnachweis mittels NAT (PCR, TMA) möglich
- Etwas später gelingt der serologische Nachweis erregerspezifischer IgG-, IgM- und IgA-AK

1022 Frage:

Welche **direkten Erregernachweise** außer den NATs kennen Sie?

Kommentar:

- Bei dem **Plaque-Assay** nutzt man den **zytopathischen Effekt** (CPE), durch den bestimmte Viren charakteristische morphologische Veränderungen in einer infizierten Zelle verursachen. Beispiele sind die Bildung einkerniger Riesenzellen (Zytomegalieviren), die Bildung von Einschlusskörperchen (Adenoviren, Tollwutviren, Pocken) sowie die Abrundung der Zellen und Loslösung aus dem Zellverband mit Lyse (Picornaviren). **Vorteile:** Im Plaque-Test werden nur die funktionsfähigen Viren quantifiziert (in der PCR auch die abgestorbenen Erreger)
- Der **Neutralisationstest** ist eine Variante des Plaque-Assays. Er wird auch als Plaque-Reduktions-Assay bezeichnet und weist neutralisierende Antikörper nach. D.h. er werden im Gegensatz zu EIA schützende spezifische AK nachgewiesen, die eine Infektion der Zelle verhindern
- Bei der **Elektronenmikroskopie** können Viren mittels Fixierung und Kontrastierung (Uranylacetat) im Transmissionselektronenmikroskop betrachtet werden
- **Antigen-Direktnachweis** z. B. mittels EIA bei Adenovirus-Ag, Rotavirus-Ag im Stuhl, HBsAg, p24-Ag von HIV-1 im Blut
- Im **Westernblot** können virale Proteine aufgetrennt und dann mit spezifischen Antikörpern als Banden sichtbar gemacht werden
- Bei dem **direkten Immunfluoreszenztest (IFT)** werden fluoreszensmarkierte spezifische Antikörper in eine fixierte Zellkultur gegeben und das Antigen mittels Fluoreszenzmikroskop quantifiziert
- Der **Immunperoxidasetest** erfolgt analog zum IFT. Der Unterschied ist, dass die Antikörper nicht Fluoreszenz markiert sind, sondern stattdessen über ein Reporterenzym (z. B. Meerettichperoxidase) verfügen

Prüfer: 1023

Welche **Genomnachweise** gibt es?

Antwort:

PCR

Kommentar:

- Zum Genomnachweis gibt es verschiedene Techniken, die entweder direkt DNA oder RNA nachweisen oder diese zuerst amplifizieren und dann nachweisen (Nukleinsäure amplifizierende Technik). Bei den Nukleinsäure amplifizierende Technik (NAT) ist die Polymerase-Kettenreaktion (PCR) am weitesten verbreitet, zunehmend wird aber auch die Transcription Mediated Amplifications (TMAs) insbesondere zum Nachweis von HIV, HBV und HCV eingesetzt
- RNA-Viren werden zuerst durch **reverse Transkription** mittels Reverser Transkriptase (= RT-PCR) in DNA umgeschrieben. Mit einer PCR ist auch eine Quantifizierung (Viruslastbestimmung) möglich. Eine Unterscheidung zwischen totem Virus (Genom) und infektiösem Virus ist nicht möglich.
- **DNA-Sequenzierung:** unbekannte Viren können identifiziert werden, die (bekannte) mRNA der Wirtszelle wird sequenziert und herausgerechnet, üblich bleibt das Genom des Erregers

Antwort:
In-situ-Hybridisierung

Kommentar:
Mittels **In-situ-Hybridisierung** wird in Gewebeschnitten durch Hybridisierung mit radioaktiv oder Digoxigenin-markierten DNA-Fragmenten (komplementäre Sequenz) das Genom nachgewiesen. Das Verfahren kommt zur Anwendung bei der Bestimmung oder Typisierung von HPV.

1024 Prüfer:
Welche **Antikörpernachweise** gibt es?

Antwort:
HHT, KBR, Indirekter-Immunfluoreszenztest (IIFT)

Kommentar:

- **Hämagglutinationshemmtest (HHT):** Bestimmte Viren können durch Oberflächenproteine (z. B. Röteln-Hämagglutinin) Erythrozyten binden, indem virale Proteine an Zuckerstrukturen an der Erythrozytenoberfläche binden. Dadurch bildet sich ein Erythrozytennetzwerk, das nicht auf den Boden des Reaktionsgefäß absinkt. Gibt man beim HHT zu den Virusoberflächenproteine und Erythrozyten nun Patientenserum (mit entsprechenden Virusantikörpern) dazu, dann binden diese Antikörper an die Oberflächenproteine und verhindern die **Hämagglutination**! Durch Serumverdünnungsstufen erfolgt eine Quantifizierung. Hämagglutinierende Wirkung haben Influenza- und Rötelnviren
- Im **Neutralisationstest (NT)** erfolgt der Nachweis von neutralisierenden Antikörper im Patientenserum. Diese Antikörper sind schützen, da sie in eine Zellkultur Viren neutralisieren können und es so zu keinem zytopathische Effekt (CPE) kommt. Anwendung finden NTs z. B. bei CMV, Influenza und Polio
- Die **Komplementbindungsreaktion (KBR)** erkennt IgG (IgG1, IgG3) und IgM-Antikörper. Ein Titeranstieg im Verlauf spricht für eine akute Infektion. **Testprinzip:**
  - **1. Komplementverbrauch:** Antigen wird vorgelegt, durch Zugabe von Patientenserum (enthält spezifische Antikörper) bilden sich Antigen-Antikörper-Komplexe, diese aktivieren das zugesetzte Meerschweinchenkomplement (das humane Komplement wurde zuvor durch 56 °C inaktiviert) und verbrauchen Komplementfaktoren
  - **2. Hämolytisches System:** Durch Zugabe von mit Kaninchen-Antikörpern beladene Hammelerythrozyten wird der Verbrauch sichtbar gemacht → Ist das Komplement verbraucht, (= AK positiv) erfolgt keine Hämolyse (Trübung), fehlen die AK, wird kein Komplement verbraucht und es kommt zur Hämolyse (durchsichtig)
- **Indirekter-Immunfluoreszenztest:** Virusantigene bzw. virusinfizierte Zellen werden auf einem Glasträger fixiert und mit Patientenserum inkubiert. Die darin enthaltenen AK binden an die Antigene, nicht gebundene AK werden weg gewaschen. Danach erfolgt eine Inkubation mit einem zweiten Fluoreszensmarkierten Antihuman-AK. Im Fluoreszenzmikroskop (UV-

Licht) werden die AK sichtbar. Anwendung z. B. bei Chlamydien-AK oder EBV-AK

- Der **Indirekte Immunperoxidaseassay** erfolgt analog zum IIFT nur, dass der zweite Antikörper nicht mit einem Fluochrom, sondern mit einem Reporterenzym (Meerrettichperoxidase) markiert ist und ein Substrat umsetzt
- Bei der **Gruber-Widal-Reaktion** wird Blutserum mit unterschiedlichen Verhältnissen einer physiologischen Kochsalzlösung verdünnt und mit einer Bakterien-Suspension inkubiert. Es kommt zur Ausfällung von Agglutinaten (Antikörpern und Bakterien) und einer sichtbaren Trübung
- Der **Enzyme-linked Immunosorbent Assay (ELISA)** wurde 1971 entwickelt. Im Gegensatz zu dem Vorläufer Radioimmunoassay (RIA) basiert der ELISA nicht auf einer radioaktiven Strahlung, sondern auf einer enzymatischen Farbreaktion und gehört damit zu den enzymatischen Immunadsorptionsverfahren (= EIA). **ELISA-Testprinzip:** In eine mit Antigen beschichtete Mikrotiterplatte wird Patientenserum, das die nachzuweisenden AK (oder das gesuchte Antigen) enthält, gegeben. Die AK binden an das plattengebundene Antigen, nach einem Waschschritt wird ein weiterer mit einem **Reporterenzym** (AP, Meerrettichperoxidase) konjungierter Antikörper zugegeben. Nach einem Waschschritt wird das Substrat zugegeben, das nun durch das Reporterenzym in einer enzymatischen Farbreaktion umgesetzt wird. Das Produkt lässt sich photomerisch messen und ergibt ein Messsignal proportional zum gesuchten Antikörper (oder Antigen wenn die Platten mit AK beschichtet sind). Vorteile des ELISAs ist die gute Automatisierbarkeit (z. B. Behring ELISA Prozessor (BEP)), das offene System für Liquor- oder Aviditätsuntersuchungen sowie die Möglichkeit viele Proben parallel abzuarbeiten
- Im **Westernblot** sind elektrophoretisch aufgetrennte Lysat-Antigene oder rekombinante Antigene auf eine Nitrocellulosemebran aufgetragen und führen nach Zugabe von AK zu sichtbaren Banden die Antikörper repräsentieren

10.10 Serologische Verfahren

ELISA

Frage: 1025

Was heißt **ELISA**?

Kommentar:

Enzyme-linked Immunosorbent Assay

Frage: 1026 +

Wie funktioniert der **ELISA**?

Kommentar:

- Die Durchführung eines **ELISAs** erfolgt meist als **Platten-ELISA** in einer Mikrotiterplatte aus Kunststoff mit 96 Vertiefungen (= Kavitäten). An der Kunststoffoberfläche der einzelnen Vertiefungen sind die Testantigene fest gebunden (deshalb *linked*). Nach Zugabe des Patientenserum in die Vertiefung binden die im Serum vorhandenen spezifischen Antikörper an das plattengebundene Antigen. Nach einem Waschschritt wird ein zweiter mit einem **Reporterenzym** (AP, Meerrettichperoxidase) konjungierter Antikörper zugegeben, der humane Antikörper (z. B. Anti-IgG-AK) erkennt und an diese bindet. Nach einem weiteren Waschschritt wird das Substrat durch das Reporterenzym am Anti-Human-IgG-Antikörper umgesetzt. Das bewirkt einen Farbumschlag, der photometrisch gemessen wird. Die gemessene OD korreliert mit der Antikörper-Konzentration in der Patientenprobe, d.h. je höher die Farbintensität, desto mehr Antikörper sind in der Probe enthalten und desto höher ist die OD
- Prinzipiell können mit ELISAs auch Antigene (z. B. das p24-Ag von HIV-1) gemessen werden. Hierzu sind die Mikrotiterplatten nicht mit Antigenen, sondern mit Antikörpern beschichtet

Frage: 1027

Wie wird bei einem **ELISA** die OD in einen Messwert umgerechnet?

Kommentar:

Normalerweise werden in jedem ELISA-Ansatz nicht nur die Negativ- und Positivkontrollen mit getestet, sondern auch die sogenannten **Kalibratoren**. Anhand der Messergebnisse dieser Kalibratoren wird eine **Standardkurve** erstellt. Aus dieser Kurve kann jeder OD ein Wert in Units/ml zugeordnet werden. Wird die Standardkurve an einem Internationalen Standard ausgerichtet, können die Messwerte in IU/ml angegeben werden.

1028 Frage:

Was ist ein **Mikropartikelimmunoassay (MEIA)**?

Kommentar:

- **Platten-ELISAs** haben den Nachteil, dass es keine Random-Access Systeme sind. D.h. es erfolgt zu fest definierten Zeiten (morgens) ein Ansatz der vorhandenen Proben. Hierbei sollte eine gewisse Mindestzahl an Proben getestet werden (Serienlänge) um ein günstiges Verhältnis zwischen Proben, Kontrollen und Kalibratoren zu erreichen. In vollautomatisierten Systemen (CLIA, CMIA, ...) besteht die Festphase aus Mikropartikeln, an die Antigene oder Antikörper gekoppelt sind. Entsprechend wird die Methode als MEIA oder bei Einsatz der **Chemilumineszenz** als CLIA bzw. CMIA bezeichnet
- Der Messwert ist in der Regel ein dimensionsfreier Index – errechnet aus dem Quotienten des Messwerts der Patientenprobe und der Negativkontrolle. Er wird angeben als **S/Co** = Sample geteilt durch Cut-off. Werte < 1 sind negativ, Werte darüber *reaktiv*

MiBio

1029 Prüfer:

Bitte erklären Sie den genauen Ablauf einer **serologischen Testmethode**

Kommentar:

- Bei der **Chemilumineszenz** entsteht Licht durch eine chemische Reaktion (Alltagsanwendung *Knicklichter*)
- Chemilumineszenzimmunoassay (CLIA) bzw. Chemilumineszenz-Mikropartikel-Immunoassay (CMIA) verwenden als feste Phase magnetische Partikel (Beads). Die Antigen-Antikörper-Reaktion funktioniert gleich wie beim ELISA, gemessen wird aber keine enzymatische Farbreaktion, sondern die Chemilumineszenz
- Beim ELISA sind die Kavitäten mit dem jeweiligen Antigen beschichtet, hier die Magnetpartikel! Nach Zugabe des Patientenserums binden vorhandene Antikörper in der ersten Inkubation an diese Magnetpartikel. Ungebundene AK werden durch einen Waschzyklus entfernt
- In der zweiten Inkubation binden monoklonale Anti-Human-IgG-Antikörper (Maus) an die bereits gebundenen Antikörper. Ungebundene AK werden wieder durch Waschen entfernt
- Durch ein Starterreagenz wird die Chemilumineszenz (Lichtsignal) angeregt. Das entstandene Lichtsignal wird mittels Photomultiplier gemessen und in relativen Lichteinheiten (RLU) angegeben → diese RLU sind proportional zur Konzentration der gebundenen Antikörper
- Verwendet werden vor allem Luminol, Isoluminol und Acridiniumester sowie verstärkende Substanzen (Enhancer) wie p-Jodophenol:

Luminol + H_2O_2 + (p−Jodophenol) ⟶ Aminophthalat + H_2O + Licht↑

Prüfer: 1030

Was sind die Vor- und Nachteile der **Chemilumineszenz**?

Kommentar:

- **Vorteile**: Markierung vieler verschiedener Analyte, Reaktionsgeschwindigkeit der Chemilumineszenzreaktion ist kontrollierbar (bei Radiokativität nicht), chemilumineszenzmarkierte Substanzen sind sehr stabil. Die Tests bieten eine hohe Sensitivität. Die Signalerzeugung erfolgt innerhalb Sekunden das ermöglicht eine schnelle Abarbeitung! Signal bleibt lange erhalten = robuster Test. Ungefährliche Reagentien

- Vorteil der **CMIA-/CLIA-Technik** ist die wirtschaftliche Automatisierung in Vollautomaten. Kalibratoren müssen nur einmalig bei einem neuen Testkit gemessen werden (und bei Problemen z. B. Kontrolle außerhalb des gültigen Bereichs). Vor Patientenmessungen werden nur die Kontrollen gemessen. Danach kann jederzeit eine Patientenprobe ins Gerät gestellt werden. Es muss nicht ein Lauf abgewartet werden = Random access
- **Nachteile:** Nachteilig sind bei der Chemilumineszenz Matrixstöreffekte → Serumkomponenten können die Freisetzung von Licht bei der Chemilumineszenzreaktion löschen (Quensch-Effekt). Dieser Effekt lädt sich durch Verwendung eines Festphase-Immunoassays oder durch Extraktion der Serumproben minimieren

1031 Prüfer:

Wo kommt die **Chemilumineszenz** zur Anwendung?

Kommentar:

- Verfügbar sind verschiedene vollautomatische CLIA Analysegeräte wie der Liaison XL (Dia Sorin) und der Immulite (Siemens Healthcare Deutschland). Der CMIA wird beim Architect (Fa. Abbott) eingesetzt
- Testparameter: Serologie (TORCH, Hepatitis, HIV, . . .), Klinische Chemie (Vitamin D, Holo TC) und Hormone

1032 Frage:

Wie unterscheidet sich davon die **MEIA-Methode**?

Kommentar:

Beim **Mikropartikelimmunoassay (MEIA)** sind die Antigene (Proteine) anstatt an magnetische Beats an Polystyrol-Mikropartikel mit einer vergrößerten Oberfläche gebunden. Es ist auch eine enzymatische Nachweisreaktion mit alkalischer Phosphatase.

Serologische Testverfahren

1033 Frage:

Welche **serologischen Verfahren** gibt es?

Kommentar:

- Konventionelle biologische Methoden (**Flüssigphasentests**):
  - Hämagglutinationshemmtest (HHT)
  - Neutralisationstest (NT)
  - Komplementbindungsreaktion (KBR)
  - Hämolysis-in-Gel (HIG)-Test
- Immunoassays (**Festphasentests**):
  - Immunfluoreszenztest (IFT)
  - Enzymimmunoassay (EIA), Enzyme-linked Immunosorbent Assay (ELISA)
  - Chemilumineszenzimmunoassay (CLIA), Chemilumineszenz-Mikropartikel-Immunoassay (CMIA)
  - Immunoblot, Westernblot (WB)
  - Radioimmunoassay (RIA)

Mikrotiterplatte

Frage: 1034

Welche Arten von **Mikrotiterplatten** lassen sich unterscheiden?

Kommentar:

- **Anzahl der Näpfchen:** 6 (2–5 ml), 12 (2–4 ml), 24 (0,5–3 ml), 48 (0,5–1,5 ml), 96 (100–300 µl), 384 (30–100 µl), 1536 (10 µl)
- **Verschieden Formen der Näpfchen:** F-Boden (Flachboden), C-Boden (Flachboden mit minimal abgerundeten Ecken), V-Boden (konisch zulaufender Boden) und U-Boden (U-förmige Vertiefung)

Prüfer: 1035

Wann werden **Mikrotiterplatten mit Flachböden** eingesetzt?

Antwort:

Flachboden wegen Knopfbildung z. B. bei Röteln-HAH

Kommentar:

- Mikrotiterplatten mit Flachböden werden für Zellkulturen eingesetzt!
- Flachbodenplatten werden teilweise bei kommerziellen ELISAs verwendet (evtl. wegen besserer Ablesung mit Reader?)

Prüfer: 1036

Wann wird die **Rundbodenplatte** eingesetzt?

Antwort:
Rundboden bei z. B. Treponema-pallidum-Hämagglutinations-Assay (TPHA) zum Ablesen der Agglutination

Kommentar:
Beim ELISA werden hauptsächlich Rundbodenplatten eingesetzt. Teilweise werden auch für den Röteln-HAH Rundbodenplatten verwendet. Für Agglutinationen typischerweise mit Rund- oder Spitzbodenplatten.

10.11 Virologie

MiBio

1037 Prüfer:
Welches **Virus** ist auch lichtmikroskopisch sichtbar?

Kommentar:

- Das größte Virus ist das **Pockenvirus**. Der letzte Fall trat in Somalia 1977 (in DE 1972) auf. Heute sind Polioviren eine gefährliche Biowaffe. Ein Impfstoff ist weiterhin verfügbar aber keine Therapie! Die Übertragung erfolgt durch Tröpfcheninfektion und das Einatmen von infektiösem Staub: Nach 12–14 Tage Inkubation kommt es zu einem schweren Krankheitsgefühl, Rückenschmerzen, Fieber, Schüttelfrost und Rachenkatarrh. Nach 1–5 Tagen sinkt das Fieber und steigt nach 1 Tag wieder an mit typischen Hauterscheinungen: Makula → Papel → Vesikel → Pustel (Eiterbläschen) → Kruste. Erblindung, Gehörlosigkeit, Lähmungen, Hirnschäden und Pneumonie. Die Letalität liegt bei etwa 30 %
- Direktbeobachtung der *lebenden Zellkultur* ist im Mikroskop möglich. Hier sind typische Änderungen der Zellmorphologie als Folge der Virusinfektion sichtbar. Das ist der sogenannte **zytopathische Effekt**

1038 Frage:
Welche **zytopathische Effekte** kennen
\+ Sie?

Kommentar:

- **Zellabkugelung:** nicht-infizierte Zellen sehen polygonal mit Fortsätzen oder sternförmig aus, die infizierten Zellen runden sich ab (Beispielsweise bei mit Poliovirus infizierten Affennierenzellen)
- **Riesenzellbildung:** Einkernige, normal große Zellen fusionieren zu sehr großen, mehrkernigen Riesenzellen. (Beispiel: Kaninchennierenzellen nach Infektion mit Herpesvirus hominis)
- **Einschlusskörperchen:** Im Kern oder Zytoplasma der infizierten Zelle zeigen sich kugelige Strukturen, die anfärbbar und mikroskopisch sichtbar sind (2–10 µm) (Beispiel: **Negrischen Körperchen** bei Tollwut, Einschlusskörperchen im Kern bei Masern)
- **Elementarkörperchen:** Intrazellulär gelegene lichtmikroskopisch sichtbare Einzelpartikel großer Viren (Beispiel: Paschenschen Elementarkörperchen bei Pocken)
- **Chromosomenbrüche:** mit speziellen Methoden lichtmikroskopisch darstellbar (Beispiel: Leukozyten nach Masern-Infektion)

Poliovirus MiBio

Prüfer: 1039
Stellen Sie sich vor, Sie würden eine **Polio** bekommen. In welchem Alter hätten Sie das lieber mit 3 oder mit 14 Jahren? Warum?

Kommentar:
(Schwierige Frage) bei Kindern gibt es primär wohl mildere Verläufe als bei Erwachsenen. Aber bei beiden Altersklassen kommt das **Post-Polio-Syndrom** als Zweiterkrankung vor. D.h. bei bis zu 70 % der Patienten, die in der Kindheit an Polio erkrankt sind, treten nach Jahrzehnten Symptome wie Lähmungen, Erschöpfung und Schmerzen auf. **Tipp:** am besten thematisieren, dass es keine klare Antwort gibt und den Prüfer damit zum Erzählen bringen!

Frage: 1040
Atiologie und Epidemiologie der **Polio**?

Kommentar:

- **Polioviren** gehören zur Gattung der Enteroviren (Pico-RNA-Viren). 3 Serotypen Typ I–III ohne Kreuzimmunität
- Seit 1990 gibt es keine Polio-Fälle mehr in Deutschland
- Schluckimpfung mit Lebendimpfsstoff oder i. m. mit Totimpfstoff nach **Salk**
- 2015 Poliofall bei 4-jährigem und 10-Monate altem Kind in der Ukraine!

1041 Frage:

Pathogenese und Krankheitsverlauf **Polio**?

Kommentar:

- Fäkal-orale Übertragung mit anschließender Vermehrung im Darm → lokale Lymphknoten → Blutbahn. Als neurotropes Virus befällt das Poliovirus die Beta-Motorneuronen (Vorderhorn des Rückenmarks) und führt zur Zerstörung der Nervenzellen durch entzündliche Prozesse mit anschließenden beinbetonten schlaffen Lähmungen
- Über 90 % der Infektionen verlaufen asymptomatisch (vor allem im Kleinkindalter?)
- Die Inkubationszeit beträgt etwa 7–14 Tage, danach treten bei 4–8 % der Erkrankten Fieber, Halsschmerzen, Abgeschlagenheit, Durchfall und Erbrechen für 1–3 Tage auf. Bei ZNS-Befall kommt es etwa eine Woche später zu einem zweiten Erkrankungsgipfel mit Fieber und neurologischen Symptomen. Bei 2–4 % als abakterielle Meningitis
- **Nur 0,5–1 % entwickeln eine klassische paralytische Poliomyelitis, die Kinderlähmung**
- Sehr selten aber schwerwiegend ist die bulbopontine / bulbäre Polio mit hohem Fieber und Hirnnervenlähmungen (Schluck-, Atmungs- und Kreislaufdysfunktionen) mit einer Letalität von bis zu 20 %

Virologie:

1042 Prüfer:

Welche Viren verursachen eine **Myokarditis**?

Antwort:

Enteroviren, Coxsackie A und B

Kommentar:

- In Europa werden wohl bis zu 50 % der Myokarditis Fälle durch Enteroviren, vor allem Coxsackie B1–B5, auch Coxsackie A-Viren und ECHO-Viren verursacht
- Seltener Parvovirus B19, Adenoviren, Influenzaviren, Mumpsviren

Prüfer: 1043

Was schlagen Sie als Diagnostik bei V. a. **Myokarditis** vor?

Antwort:

Neutralisationstest, Virusanzucht zur Typisierung

Kommentar:

- Eine **Enterovirusserologie** ist nicht ausreichend sensitiv oder spezifisch (wegen ubiquitärer Verbreitung und Kreuzreaktionen der unterschiedlichen Serotypen), besser ist der direkte Erregernachweis. Das Myokard ist nicht zugänglich (Biopsie geplant?) daher Stuhluntersuchung
- Ggf. auch andere Virusserologien also Adenovirus-AK, Parvovirus-B19-AK, HHV-6-AK, CMV-AK, Influenzavirus-AK (NT) und EBV-Serologie

Prüfer: 1044

Wie kann man eine **Infektion mit Coxsackie A und B Viren** nachweisen?

Kommentar:

Der Nachweis von **Coxsackie-Viren** also der Enteroviren erfolgt aus Stuhl oder bei zerebraler Symptomatik ggf. ergänzend auch aus Stuhl mittels PCR oder Virusanzucht. Der Vorteil der Virusanzucht ist, dass anschließend auch eine Typisierung möglich ist.

Prüfer: 1045

Wie viele Subtypen gibt es bei **Coxsackie-Viren**?

Antwort:

Coxsackie A: 24, Coxsackie B: 6

Kommentar:
- **Enteroviren** sind humanpathogene, kleine unbehüllte RNA-Viren aus der Familie der **Picornaviridae**
- Einteilung in 5 Spezies mit 71 Typen: Humanes Enterovirus A–D und Poliovirus
- Die Viren, die ursprüngliches in Coxsackie A- und B-Viren, ECHO-Viren und Parecho-Viren eingeteilt wurden, werden heute teilweise ganz unterschiedlichen Spezies zugeordnet

1046 Frage:
Welche Krankheitsbilder verursachen die **Enteroviren**?

Kommentar:
- Bei Kleinkindern sind Enteroviren die häufigsten Meningitis-Erreger! Bei Neugeborenen sind schwere auch tödliche Infektionen möglich
- ZNS-Infektionen (Meningitiden, Enzephalitiden, Poliomyelitis), Myo- oder Perikarditis, **Sommergrippe** = grippeähnliche Symptome mit und ohne Exanthem, Herpangina, akute hämorrhagische Konjunktivitis, **Hand-Fuß-Mund-Krankheit**, Pleurodynie
- Sehr selten gastrointestinale Erkrankungen wie eine Diarrhö

1047 Prüfer:
Können **Polioviren aus Liquor** angezüchtet werden?

Antwort:
Nicht aus Liquor anzüchtbar

Kommentar:
Eine Poliovirusanzucht ist aus Stuhl, Rachenabstrich oder Liquor prinzipiell möglich. Es zeigt sich dabei der deutlich sichtbare CPE. Die Anzucht aus Liquor gelingt aber im Gegensatz zu Stuhl wohl nur selten.

1048 Prüfer:
Wie erfolgt die Diagnostik bei **Polioviren**?

Antwort:
Virusanzucht

Kommentar:
- Möglich ist die **Poliovirusanzucht** mit nachfolgender Typisierung mittels Antigene (ELISA) oder einer molekularbiologischen Sequenzierung
- Schnelldiagnostik mit Enterovirus-PCR und anschließender Sequenzierung

Fallbeispiel:
Eine 20-jährige Patientin hat eine Anämie und eine Thrombozytopenie. Im Knochenmarkausstrich ist die rote Reihe vermehrt.

Prüfer: 1049
Was kann das sein?

Antwort:
Z.n. Parvovirusinfektion

Kommentar:
Parvovirus B19, der Erreger der Ringelröteln (**Erythema infectosum**), hat einen ausgeprägten Tropismus für die erythropoide Vorläuferzellen. Nach intrazellulärer Vermehrung kommt es zur Zelllyse und damit zur Anämie.

Frage: 1050
Wie ist die **Morphologie der Polioviren**?

Kommentar:
- **Parvoviren** sind kleine unbehüllte Einzelstrang-DNA-Viren. Der Durchmesser beträgt 23 nm. Parvoviren sind damit die kleinsten humanpathogenen Viren. Der Name leitet sich von lateinisch Parvus = *klein* und der Entdeckung in Laborprobe *B19* ab
- Das Viruskapsid besteht aus zwei Proteinen (VP1 und VP2) und umschließt die lineare Einzelstrang DNA. Da Parvoviren keine Hülle haben, sind sie sehr umweltstabil!
- Es gibt drei Genotypen, die sich aber serologisch nicht unterscheiden lassen

Frage: 1051
Wie ist die Epidemiologie bzw. die Ansteckungswege bei den **Ringelröteln**?

Kommentar:
- **Ringelröteln** treten hauptsächlich im Winter und Frühjahr auf
- Infektion sind häufig bei Kindern mit danach bestehender lebenslangen Immunität
- 79 % der Personen zwischen 65–69 Jahre sind seropositiv
- Bei Parvovirus B19-Infektionen kommt es zu einen hohen Virämie (10^{12} bis 10^{14} Genomkopien/ml im Blut) und Ausscheidung über Speichel und Urin. Eine Übertragung ist durch eine Tröpfcheninfektion aber auch durch Blutprodukte möglich
- Hohes Ansteckungsrisiko besteht in der Familie mit bis zu 70 %, **WICHTIG: Virusausscheidung beginnt bereits 7–10 Tage vor Symptombeginn (z. B. Exanthem)**
- Inkubationszeit (Zeit zwischen Ansteckung und Symptome) etwa 13–18 Tage

1052 Frage:
Wie ist der Krankheitsverlauf bzw. die **Symptomatik bei Ringelröteln**?

Kommentar:
- Bei **Kindern** zeigen sich **Ringelröteln** mit einem Wangenerythem und einem girlandenförmigem Exanthem an den Gliedmaßen und am Rumpf
- Bei den **Schwangeren** sind etwa 30 % beschwerdefrei, 20 % haben unspezifische Symptome und 50 % haben Exantheme oder Arthralgien (Polyarthrie symmetrisch oder der kleinen Gelenke)
- Das **Parvovirus B19** vermehrt sich in den erythropoiden Vorläuferzellen = Erythroblasten im Knochenmark und führt zur vorübergehenden Anämie. Bei Immunsupprimierten ist eine chronische Anämie möglich, bei vorbestehender hämolytischer Anämie kann es zu einer gefährlichen aplastischen Krise kommen (Transfusionspflichtig)
- Nach der hochvirämischen Phase, kann die Infektion in einen dauerhaften Zustand übergehen mit niedrigen Viruslasten bis 10^4 Kopien/ml und Befall von anderen Zellen wie Lymphozyten, Makrophagen, Synovialzellen, Endothelzellen aufgrund des Tropismus auch Herz, Leber und Haut

Frage: 1053
Was ist bei einer **Parvovirus-Infektion in der Schwangerschaft** zu beachten?

Kommentar:
- Präkonzeptionell seropositive Schwangere sind vor einer Primärinfektion geschützt (60–70 %)
- Bei Seronegativen kann es bei Primärinfektion in der Schwangerschaft zur vertikalen Transmission kommen. Die Transmissionsrate beträgt etwa 30–50 % ansteigend gegen Ende der Schwangerschaft auf bis zu 80 %
- 95 % der fetalen Komplikationen treten innerhalb von 10 Wochen nach mütterlicher Infektion auf. Am häufigsten kommt es zum Abort (erstes Trimester) oder zum **Hydrops fetalis** (13. bis 20. SSW) durch eine Herzinsuffizienz bei ausgeprägter fetalen Anämie. Aufgrund des Tropismus von Parvovirus B19 kann es auch zur Enzephalopathie oder z. B. zur kongenitalen Myokarditis kommen.
- Zum Schutz des Ungeborenen wird im Regelfall bei gefährdeten Schwangeren (Kinderbetreuung unter 10 Jahre) ein **Beschäftigungsverbot** für Seronegative in den ersten 20 SSW ausgesprochen!
- Bei einer Infektion in der Schwangerschaft erfolgt eine engmaschige Duplexsonographische Überwachung des Blutflusses in der Arteria cerebri media. Damit soll frühzeitig eine relevanten Anämie erkannt werden und dann ggf. mittels Nabelschnurpunktion und Austauschtransfusion das Kind vor dem Hydrops fetalis bewahrt werden!

Frage: 1054
Welche Diagnostik führen Sie bei V. a. **Ringelröteln** durch?

Kommentar:
- Bei Kindern reicht normalerweise die klinische Blickdiagnose wenn ein **girlandenförmiges Exanthem** vorliegt
- Weitere Abklärung ist in der Schwangerschaft und bei gefährdeten Personen notwendig (z. B. Immunsupprimierte oder bei hämatologischen Erkrankungen)

- Parvovirus B19-Serologie mittels IgG- und IgM-Antikörper. Parvovirus B19 Aviditätsbestimmungen sind verfügbar, aber teils schwierig zu interpretieren
- Zum Ausschluss einer akuten Infektion (IgM-AK positiv), einem vorliegendem **Hydrops fetalis** oder festgestellten IgG-Antikörpern nach der 8. SSW ergänzende Parvovirus B19-PCR aus mütterlichem Blut da IgM-Antikörper nach 8 Wochen wieder negativ sein können
- Direkter Erregernachweis (Parvovirus B19-PCR) ist auch aus Fetalblut oder Fruchtwasser möglich

Influenza

1055 Prüfer:

Was sind die Besonderheiten des **Influenza A Genoms**? Wo findet das **Reassortment** der Viren statt?

Antwort:

Segmentiertes Genom bedingt durch Antigenaustausch einen Antigenshift. Dies findet vor allem im Schwein (China) statt, wo mehrere Typen von Influenza A gleichzeitig vorliegen.

Kommentar:

- Das **Reassortment** ist der Austausch oder die Neukombination von genetischen Material (DNA- oder RNA-Segmente) zwischen verschiedenen Viruslinien eines Genus. Typisch ist das Reassortment bei Viren mit segmentiertem Genom (Rotaviren, Hantaviren). Bei der Influenza A und B besteht das Genom aus 8-RNA-Segmenten bei der Influenza C sind es nur 7 RNA-Segmente
- Das **Reassortment** ist nur möglich, wenn sich beide Virustypen in derselben infizierten Zelle vermehren und wenn sie ein segmentiertes Genom besitzen
- Als Ergebnis tritt plötzlich eine genetisch stark abweichenden Virusvariante mit u.U. auch Veränderung der Epitope auf der Virusoberfläche auf. Das ist der sogenannte **Antigenshift**!
- Die Wahrscheinlichkeit für ein **Reassortment** steig an, wenn zwei Populationen mit verschiedenen Virusvarianten eng zusammen leben und es zu gegenseitige Infektionen kommt: Menschen und Schweine, (wilde) Wasservögel und Hühnervögel

Prüfer: 1056

Ist mehr als eine Pandemie mit dem gleichen **Influenza-Subtyp** möglich?

Antwort:

Grundsätzlich sind mehrere Pandemien mit einem bestimmten Typ möglich, allerdings müssen größere Zeitintervalle zwischen beiden Pandemien liegen, in der der Anteil der immunogenen Bevölkerung sich verringert.

Kommentar:

- Das besondere an der **Pandemie** ist, dass durch die plötzliche und stark veränderte Virusvariante (Antigenshift) keine ausreichende Immunität (mehr) in der Bevölkerung vorhanden ist. Dadurch kann es zu großen Krankheitsausbrüchen, also zur Pandemie kommen!
- In der Saison nach der **Pandemie** wird das Virus dann zum saisonalen Virus mit deutlich weniger Erkrankungsfällen. Viele Jahre später, wenn die betroffenen Personen immungeschwächt sind (sehr alte Personen) oder verstorben sind fehlt u.U. wieder eine breite Immunität und es kann erneut zu großen Ausbrüchen kommen

Prüfer: 1057

Nennen Sie ein Beispiel für eine **Pandemie**?

Antwort:

Kurz vor dem ersten Weltkrieg die Spanische Grippe – 50 Mio. Opfer.
2009 / 2010 Schweinegrippe mit etwa 18 TSD Toten.

Kommentar:

2009/2010 kam es zur **Schweinegrippe** mit einer Variante des Influenza A H1N1-Virus (A/California77/2009). Damals erfolgte eine Alarmierung durch die WHO mit der höchsten Pandemiewarnstufe, da 1919 / 1920 ein anderer H1N1-Subtyp (die **Spanische Grippe**) weltweit 50 Mio. Todesopfer verursacht hatte! Glücklicherweise verlief die Schweinegrippe mit *nur* 18.446 Todesfälle deutlich harmloser!

1058 Prüfer:

Welche Folgen hat das **segmentierte Genom** für die Influenza Impfstoffentwicklung

Kommentar:

- Das segmentierte Genom ist vor allem problematisch bei der Influenza A!
- Das Influenzavirusgenom und die Oberflächenepitope ändern sich teils sehr stark und machen vorhandene Antikörper wirkungslos. Daher muss jährlich mit einem neuen an die zirkulierenden Vren angepassten Impfstoff geimpft werden. Der Impfstoff der Nordhalbkugel wird an die zirkulierenden Subtypen der Südhalbkugel angepasst. Da für die Impfstoffproduktion eine Vorlaufzeit benötigt wird, kann nicht abgewartet werden, welche Subtypen tatsächlich zirkulieren
- Bei der Influenza B zirkulieren zwei verschiedene Stämme. Die Influenza B/Victoria- und die B/Yamagata-Linie. In der Vergangenheit haben sich diese Stämme abgewechselt, aktuell kommen sie aber gleichzeitig vor. Deshalb gibt es alternativ zu dem trivalenten Impstoff einen tetravalenten Impfstoff, der beide Influenza B-Stämme enthält!

1059 Prüfer:

Wie erfolgt die **Influenza A-Diagnostik**? Serologie?

Antwort:

- Direkter Erregernachweis mittels PCR aus Nasen- / Rachenabstrich
- Serologie (EIA, KBR) obsolet, ggf. Influenza NT zur Abklärung Immunität

Kommentar:

- Klinisch relevant ist nur der direkte Erregernachweis aus dem tiefen Nasenrachenabstrich, da bei früher Diagnosestellung bei gefährdeten Personen ggf. eine antivirale Therapie durchgeführt werden kann. Dadurch können bakterielle Folgeerkrankungen und Komplikationen verringert und der Krankheitsverlauf verkürzt werden
- Für epidemiologische Untersuchungen oder bei Risikopersonen nach einer Impfung können mittels NT die neutralisierenden Antikörper bestimmt werden. Im akuten Erkrankungsfall können nur Titeranstiege zwischen zwei Blutentnahmen diagnostisch verwertet werden

Frage: 1060

Welche Substanzen stehen zur **Influenza-Therapie** zur Verfügung?

Kommentar:

- Die Influenzatherapie erfolgt mit **Neuraminidase-Hemmern** entweder mit inhalativ angewendeten Medikamenten wie Zanamivir (Relenza) oder als orale Therapie mit Oseltamivir (**Tamiflu**)
- Ältere Medikamente wie die Hemmer des M2-Membranproteins (Amantadin, Rimantadin) werden nicht mehr eingesetzt. Problematisch sind die schnelle Resistenzentwicklung und die schlechte Verträglichkeit

Frage: 1061

Was ist die **Vogelgrippe**?

Kommentar:

- Seit 1997 (in Hongkong) ist in Asien die sogenannte **Vogelgrippe** verbreitet, mit Übertritt von **H5N1-Influenza-A-Viren** von Hühnern auf den Menschen. Durch Eindämmung bei den Tieren (Massenschlachtung) kam es zu keiner größeren Pandemie. Problematisch wäre eine Mutation des Virus mit einer Mensch-zu-Mensch Übertragung. Laut WHO (Stand 17.07.15) gibt es weltweit 844 Erkrankungsfälle und 449 Todesfälle (vor allem Indonesien, Ägypten, China, Kambodscha)
- Bei der Vogelgrippe mit **H7N9** traten erste Fälle beim Menschen Februar 2013 in China nach Kontakt mit Geflügeln (Hühnern) auf

10.12 Humane Herpesviren

! **Merke: Humane Herpesviren (HHV)**
HSV-Typ 1, HSV-Typ 2, EBV, CMV, VZV, HHV-6, HHV-7, HHV-8
→ Humane Herpesviren sind **DNA-Viren**!!

Epstein Barr Virus (EBV)

1062 Frage:
Welche Klinik liegt bei einer **EBV-Infektion** vor?

Kommentar:
- EBV verursacht die **infektiöse Mononukleose** mit einer akuten Tonsillitis, einer Lymphknotenschwellung oder einer Hepatosplenomegalie. Die Durchseuchung bei Erwachsenen liegt bei > 90 %
- EBV ist ein behülltes Doppelstrang DNA-Virus. Die Übertragung erfolgt als Tröpfchen- oder Schmierinfektion. Die Inkubationszeit beträgt etwa 10–50 Tage (DGPI)

1063 Frage:
Welche Diagnostik führen Sie bei V. a. **EBV** durch?

Kommentar:
- Bei einer akuten Erkrankung ist ein direkter Erregernachweis (PCR) mittels Rachenabstrich möglich (wird in der Praxis selten gemacht)
- Großes Blutbild mit sichtbaren **gereizten Lymphozyten** den sogenannten atypischen Lymphozyten und mononukleäre Zellen
- Diagnostik: Serologie VCA-IgG- und -IgM-AK, EBNA-1-IgG-AK als Indirekter IFT (Goldstandard), ELISA, CLIA, CMIA oder Virusdirektnachweis (NAT, PCR aus EDTA-Blut oder Rachenabstrich)
- Ein Anstieg der **EBV-Viruslast** im Blut beweist einer Reaktivierung. Eine Reaktivierung ist vor allem bei immunsupprimierten Patienten problematisch. Serologisch ist eine Reaktivierung nicht sicher zu erkennen!

Frage: 1064
Welche **Zielantigene** werden bei dem **EBV-Antikörpernachweis** verwendet?

Kommentar:
- Nachgewiesen werden IgG- und IgM-AK gegen Virus Kapsid Antigen (VCA). Wichtig sind die Antigen p18 und p23
- Wichtig sind auch die IgG-Antikörper gegen das nukleäre Antigen von EBV (EBNA-1-IgG-AK). Diese werden erst Wochen oder Monate nach einer durchgemachten Infektion gebildet und schließen eine akute Infektion aus. Nach durchgemachter Infektion sind in etwa 95 % der Fälle EBNA-1-IgG-AK nachweisbar
- Möglich ist auch der Nachweis weiterer Antikörpern gegen Early Antigen (EA) p54, p138 und Membran Antigen (MA) gp85, gp250, gp350 mittels Immunoblot
- VCA-IgG Antikörper können bei der Entstehung eines **Nasophyrynxkarzinom** nachgewiesen werden und haben eine prognostische Bedeutung
- Die Relevanz von AK gegen EA (restricted Antigen und EA-D für diffuses Antigen) ist umstritten. Sie sind 3–4 Wochen nach Infektion positiv für etwa 3–4 Monaten, selten auch Jahre lang nachweisbar. Evtl. ist eine Unterscheidung zwischen einer Primärinfektion und einer Reaktivierung möglich!? Hohe Titer sprechen wohl für eine Reaktivierung

Frage: 1065
Welche Antikörper weist der **EBV-Blot** nach?

Kommentar:
- **EBV-Blots** werden von unterschiedlichen Herstellern angeboten. Heutzutage sind es meist rekombinante Line-Blots teilweise mit ergänzender Aviditätsbestimmung
- Typische Antigene sind p72 (EBNA-1), p18 (VCA), p23 (VCA), p54 (EA), p138 (EA), gp350 / 250 (MA), ZEBRA (IEA = Immediate Early Antigen)

Frage: 1066
Ihr Einsender möchte die **kostengünstigste EBV-Diagnostik**. Welche Parameter empfehlen Sie?

Kommentar:

- Zur Stufendiagnostik beginnt man mit der Bestimmung der **EBNA-1-IgG-Antikörper** als Screeningtest
  - EBNA-1-AK positiv → zurückliegende Infektion, keine akute Infektion
  - EBNA-1-AK negativ → Bestimmung der VCA-IgG-AK, da ein Teil der Patienten nach einer durchgemachten Infektion keine EBNA-1-AK entwickelt. Bei diesen Patienten würde ansonsten die zurückliegende Infektion übersehen werden:
    - **VCA-IgG-AK negativ** damit hat der Patient keine zurückliegende Infektion = er ist seronegativ
    - Bei positiven **VCA-IgG-AK positiv** erfolgt die Bestimmung der VCA-IgM-AK:
      - → positive **VCA-IgM-AK** sprechen für eine akute Infektion
      - → bei negativen **VCA-IgM-AK** ist eine weitere Abklärung z. B. mittels Immunoblot mit Avidität erforderlich

Humane Herpesviren (HHV)

1067 Frage:

Welche **Humane Herpesviren** gibt es? Einteilung? Systematik?

Kommentar:

- Es gibt insgesamt sieben Humane Herpesviren. Das sind HSV-1 und HSV-2, CMV, EBV, HSV, VZV, HHV-6, HHV-7 und HHV-8
- **Alphaherpesviren**
  - Genus Simplexvirus: HSV-1 (= HHV-1), HSV-2 (= HHV-2)
  - Genus Varicellovirus: Spezies VZV (= HHV-3)
- **Betaherpesviren**
  - Genus Zytomegalovirus: Spezies Humanes CMV (= HHV-5)
  - Genus Roseolovirus: Spezies HHV-6 (3-Tage-Fieber im Kleinkindalter, Erythema subitum, *Sechste Krankheit*), Spezies HHV-7 (ebenfalls 3-Tage-Fieber beim Kleinkind)
- **Gammaherpesviren**
  - Genus Lymphocryptovirus: Spezies EBV (= HHV-4)
  - Genus Rhadinovirus: Spezies HHV-8 (entdeckt 1994 im Gewebe von Kaposi-Sarkomen bei HIV-Infizierten)

Merke: Aciclovir

Aciclovir ist nur bei **Alphaherpesviren** also bei HSV und VZV wirksam. Bei anderen Humane Herpesviren wie z. B. CMV aus der Gruppe der Betaherpesviren ist die Aciclovir-Gabe daher nicht sinnvoll! !

Frage: 1068

Wie sind die **Humane Herpesviren** aufgebaut?

Kommentar:

HHV sind umhüllte DNA-Doppelstrang-Viren mit einer linearen DNA. Durch die Hülle haben Sie eine geringe Resistenz gegenüber Desinfektionsmitteln!

Frage: 1069

Was ist das besondere an einer **Infektion mit Herpesviren**?

Kommentar:

Bei Herpesviren geht die akute Infektion in eine latente Infektion über! Nach einer temporären Virämie kommt es zum Rückgang auf die Hintergrundaktivität und danach zur lebenslangen Viruspersistenz im Körper. Es kommt zu (wiederholten) Reaktivierungen mit dann erneuter temporärer Virämie. In der Regel sind die Reaktivierungen lokal begrenzt bzw. zeigen einen milderen Krankheitsverlauf als die Primärinfektion.

Herpes Zoster

Prüfer: 1070

Was für eine Erkrankung ist der **Zoster**?

Antwort:

Reaktivierung von VZV. Primärinfektion Windpocken, Persistenz in Spinalganglien

Kommentar:

- Der **Herpes Zoster** umgangssprachlich die **Gürtelrose** ist die Reaktivierung bzw. die Zweitmanifestation des VZV
- Nach durchgemachter Erstinfektion (**Windpocken**) verbleibt das Virus im Körper und persistiert in den Spinalganglien. Zu einem späteren Zeitpunkt kann es zur Virusreaktivierung mit einer erneuten Krankheitsymptomatik dem Herpes Zoster kommen
- Gefährdet sind Patienten mit einem geschwächtem Immunsystem und ältere Menschen. Jährlich erkranken bei den 50-Jährigen etwa 6 / 1000 und bei den 90-Jährigen etwa 13 / 1000 Personen

1071 Frage:

Welche Symptome liegen bei einem **Herpes Zoster** vor?

Kommentar:

- Typisch ist ein brennender Schmerz und eine halbseitige, bandartige Ausbreitung von Bläschen = **Gürtelrose**
- Manifestation oft am Rumpf oder thorakal, aber auch am Kopf. Gefährlich kann ein **Zoster opthalmicus** mit einer Manifestation im Gesicht und an den Augen (Nervus opthalmikus, Gefahr der Erblindung durch Hornhautnarben) sein
- Als Komplikation kann es zu einer Monate bis Jahre dauernden **postherpetischen Neuralgie** in der betroffenen Hautregion kommen

1072 Prüfer:

Kann man mehrmals einen **Zoster** haben?

Antwort:

Ja – Viruspersistenz lebenslang, wiederholte Reaktivierungen möglich, z. B. bei Immunsuppression oder älter werden

1073 Prüfer:

Gibt es eine **Herpes Zoster-Impfung**?

Antwort:

Ja, ein attenuierter Lebendimpfstoff. Indikation, z. B. bei immundefizienten Kindern oder vor geplanten Schwangerschaft bei seronegativen Frauen.

Kommentar:

Zoster-Impfung: Seit Ende 2013 ist in Deutschland ein Impfstoff gegen Herpes Zoster verfügbar. Zugelassen ist er für Personen ab 50 Jahre (abnehmende Wirksamkeit bei älteren) und reduziert einerseits das Risiko an Herpes Zoster zu erkranken um 50 % und er senkt das Risiko einer **postherpetischen Neuralgie** bei Erkrankten. Immunsupprimierte oder Personen mit geschwächten Immunsystem dürfen nicht mit dem Lebendimpfstoff geimpft werden!

Frage: 1074

Wie sieht die **Herpes Zoster-Therapie** aus?

Kommentar:

- Prinzipiell ist eine lokale (Aciclovir-Salbe) oder systemische antivirale Therapie möglich
- Eine systemische Therapie reduziert das Risiko einer **postherpetischen Neuralgie**. Indikationen zur Therapie sind:
  - Patienten die älter als 50 Jahre sind
  - Herpes Zoster im Kopf-Halsbereich
  - Schwerer Zoster (hämorrhagische Läsionen, mehr als ein Segment befallen, aberrierende Bläschen, Schleimhautbeteiligung)
  - am Stamm und an den Extremitäten
  - bei (schwerer) Immundefizienz
  - Patienten mit schwerer Dermatitis atopica und ausgedehnten Ekzemen
  - Herpes Zoster bei Kindern und Jugendlichen, die Salizylate oder Kortikosteroide als Dauertherapie erhalten

Frage: 1075

Welche Medikamente empfehlen Sie zu **systemischen Zostertherapie**?

Kommentar:

- **Aciclovir oral:** mit 5 x 800 mg über 7 Tage
- **Aciclovir i. v.** 3x täglich bei schwerer Krankheit oder Immunsuppression
- **Brivudin oral:** 125 mg 1 x täglich über 7 Tage
- Famciclovir oral: 3 x täglich über 7 Tage
- Valaciclovir oral: 3 x 1000 mg über 7 Tage

1076 Frage:
Welches Medikament würden Sie persönlich bei **Herpes zoster** nehmen?

Kommentar:
- Aciclovir ist gut und billig sowie tausendfach erprobt. Einsatz auch bei Schwangeren, Kindern oder Neugeborenen möglich
- **Wichtigster Nachteil von Aciclovir ist die sehr kurze HWZ** → damit sind fünf Einzelgaben (alle 5 Stunden!) notwendig – dadurch könnte die Compliance schwierig sein!
- Als gesunder Erwachsener würde ich **Brivudin** bevorzugen, da es eine besser Wirksamkeit hat und eine tägliche Einzelgabe ausreicht!

Antivirale Therapie?

1077 Frage:
Bei welche Viren ist eine **antivirale Therapie** verfügbar?

Kommentar:
- Humane Herpesviren: Alphaherpesviren (HSV-1 und -2, VZV) mit Aciclovir, CMV mit Ganciclovir, HHV-6 evtl. mit Ganciclovir oder Foscarnet
- Influenzaviren A / B mit Olsetamivir
- Hepatitisviren: HBV, HCV (seit kurzem sind Interferon freie Therapien (12–24 Wochen) mit einer Heilungsquote von bis zu 99 % verfügbar!)
- HIV mit Reverse Transkriptase Hemmer, Proteaseinhibitoren etc.

1078 Frage:
Wie wirken **antivirale Medikamente** allgemein?

Kommentar:
- Antivirale Medikamente sind **nicht viruzid** (= keimabtötend), sie wirken **virostatisch** (= vermehrungshemmend). Die eigene Immunabwehr muss daher zumindest teilweise noch funktionieren!
- Viren haben keinen eigenen Stoffwechsel und nutzen daher den zellulären Stoffwechsel
- **Angriffspunkte antiviraler Medikamente ist die Virusvermehrung**
  - Andocken des Virus an die Wirtszelle
  - Eindringen in die Wirtszelle → **uncoating** = aus der Virushülle wird Kapsid und Genom freigesetzt
  - Synthese viraler Nukleinsäuren und Proteine
  - **Assembly** = Zusammenfügen der synthetisierten Virusbestandteile zu neuen Viren
  - Freisetzung der neuen Viren aus der Wirtszelle

Prüfer: 1079
Welche **antiviralen Mittel** kennen Sie?[10]

Kommentar:
- Bekanntestes Beispiel ist sicher **Aciclovir**. Aciclovir wirkt bei Alphaherpesviren. Es hat eine gute Wirksamkeit gegen HSV-1 und -2 (Lippen- und Genitalherpes) und eine schlechtere Wirksamkeit bei VZV. Daher ist bei Herpes Zoster eine deutlich höhere Dosis notwendig
- **Ganciclovir** wird bei einer CMV-Infektion eingesetzt
- **Azidothymidin (AZT)** ist bekannt als erstes HIV-Medikament

Prüfer: 1080
Wie ist der Wirkmechanismus bei **Aciclovir**? Was macht die Thymidinkinase?

Kommentar:
- **Aciclovir** ist ein Virostatikum. Es entspricht Guanosin, aber deren Zuckeranteil der Ribose. Damit ist es ein Nukleosidanalogon
- Die **virale Thymidinkinase der Alphaherpesviren (HSV-1, HSV-2, VZV)** erkennt fälschlicherweise Aciclovir als Thymidin und aktiviert es. Die aktivierte Form von Aciclovir ist für die DNA-Synthese unbrauchbar. Daher kommt es zum Kettenabbruch und die Virusvermehrung stoppt
- **Aciclovir** wird nur durch die virale Thymidinkinase in die Monophosphatform überführt. Die virale Thymidinkinase ist 3000-mal effizienter bei der Phosphorylierung als die zelluläre Thymidinkinase. Die Monophosphatform wird durch die zelluläre

[10] Antivirale Therapie, Daniela Huzly, Institut für Virologie, Uniklinik Freiburg

Kinase in die aktive Triphosphatform (= Acyclo-Guanosintriphosphat (GTP)) weiterphosporyliert. Acyclo-GTP wird anstelle von GTP durch die DNA-Polymerase der Wirtszelle zur DNA-Replikation verwendet und führt zum Strangabbruch, da Acyclo-GTP keine 3'-OH-Gruppe hat an die ein folgendes Desoxynucleosid-Triphosphat (dNTP) anknüpfen könnte. Acyclo-GTP hat eine 100-mal höhere Affinität zur **viralen DNA-Polymerase** als zur zellulären DNA-Polymerase. Die Monophosphatform des Aciclovirs wird auch in die virale DNA eingebaut, was bei der DNA-Synthese zum Kettenabbruch führt

- EBV und CMV produzieren nicht die gleiche virale Thymidinkinase wie HSV und VZV. Deshalb können EBV- und CMV-infizierte Zellen Aciclovir nicht in die pharmakologisch aktive Triphosphat-Form überführen → **Aciclovir ist daher bei EBV und CMV unwirksam!**

1081 Frage:

Was sind die **Nebenwirkungen von Aciclovir**?

Kommentar:

- Da Aciclovir auch in die zelluläre DNA eingebaut werden kann, ist es ein **chromosomales Mutagen**. Daher sollte es theoretisch nicht während der Schwangerschaft verwendet werden. In der Praxis ist es Mittel der Wahl bei HSV und VZV (Potentere Mittel wie Brivudin sind kontraindiziert bei Kindern und Schwangeren). Aciclovir wurde bisher sehr häufig eingesetzt, ohne dass ein teratogener oder karzinogener Effekt aufgetreten ist[11]
- Wegen der geringen Absorption im Magen-Darm-Trakt liegt die akute Giftigkeit (LD50) von Aciclovir bei einer oralen Gabe bei über 1 g/kg (i. v. > 80 mg/kgKG)
- Häufigste Nebenwirkungen sind Kopfschmerzen, Schwindelgefühl, Gastrointestinale Beschwerden nach oraler und intravenöser Verabreichung sowie stechende oder brennende Empfindungen bei äußerlicher Anwendung

[11] siehe hierzu www.embryotox.de

Frage: 1082

Was sind die **Nachteile von Aciclovir**?

Kommentar:

- Schlecht ist die geringe orale Bioverfügbarkeit von nur etwa 25 % und die mit etwa 2,5 Stunden sehr kurze HWZ von Aciclovir . Deshalb sind insgesamt 5 Einzelgaben in 24 Stunden notwendig!

Prüfer: 1083

Gibt es **Resistenzen bei Zovirax**?

Kommentar:

Eine Resistenzentwicklung von HSV gegenüber **Zovirax** (Wirkstoff ist Aciclovir) ist bislang ohne klinische Relevanz. Bei Herpes labialis sind es wohl weniger als 1 % resistente Stämme, bei Herpes genitalis bis zu 8 %.

Prüfer: 1084

Wie ist der **Resistenzmechanismus bei Aciclovir**?

Kommentar:

Die Aciclovirresistenz kommt meist durch eine Mutation der **Thymidinkinase** zustande. Die Thymidinkinase ist notwendig um das Medikament also Aciclovir bzw. Ganciclovir zu aktivieren. → Foscarnet und Cidofovir sind daher meist noch wirksam.

Prüfer: 1085

Wodurch unterscheidet sich **AZT vom Thymidin**?

Kommentar:

- **Azidothymidin (AZT) also Zidovudin** gehört zu den **Nukleosidanalogen Reverse-Transkriptase-Inhibitoren (NRTI)** und wurde als erstes Medikament zur Behandlung von HIV eingesetzt
- AZT ist ein Nukleosid aus Thymin und einer modifizierten Desoxyribose mit einer Azidfunktion statt der Hydroxygruppe an 3'-Position
- Schwere NW wie **Anämie, Neutropenie, Leukopenie** treten evtl. durch Hemmung der **DNA-Polymerase** in Mitochondrien vor allem bei hohen Dosen auf

- Wirkungsweise AZT: Zelluläre Enzyme wandeln AZT in drei Schritten in das wirksame 5'-Triphosphat (AZTTP) um. AZT-5'-Triphosphat wirkt zweifach: als Nukleosidanalogon und als konkurrierendes Substrat zum Thymidintriphosphat führt es zur kompetitiven Hemmung der reversen Transkriptase von HIV. Durch Einbau in die DNA stoppt die virale DNA-Synthese da die 3'-Hydroxygruppe im AZT fehlt und das Anfügen weiterer Nukleotide in die DNA-Kette verhindert wird. Dieser Kettenabbruch ist entscheidend für die inhibitorischen Wirkung des AZT. AZT hemmt die virale reverse Transkriptase etwa hundertmal effektiver als die zelluläre DNA-Polymerase. AZT hydrolysiert außerdem zum 3'-Amino-2'-desoxythymidin, dessen Triphosphat ein Substrat der DNA-Polymerase-α ist

1086 Prüfer:
Kennen Sie neben AZT weitere **antivirale Mittel**?

Kommentar:

- **Polymerase-Inhibitoren** stören den Aufbau viraler Nukleinsäurestränge, da Polymerasen ein freies 3'-Hydroxy-Ende am Nukleotid benötigen um einen komplementären Strang zu bilden. Wenn das 3'-Ende nur vorgetäuscht wird, kann die Polymerase gehemmt werden
- **Nukleosid- oder Nukleotid-Analoga:**
  - Aciclovir bei HSV, VZV
  - Ganciclovir für CMV
  - Nicht-Nukleosidische Polymerase-Inhibitoren: Foscarnet
- **Fusions-Inhibitoren** wie Enfurvitide zur Hemmung des Viruseintritts
- Hemmung viraler Proteine:
  - **Proteaseinhibitoren:** HIV, HCV
  - **Integrase-Inhibitoren:** HIV
- **Hemmung der Virusfreisetzung:** Oseltamivir, Zanamivir bei Influenzavirus
- **Interferon** (α): Zur Stimulierung der körpereigenen Virusabwehr

10.13 Sexuell übertragbare Erkrankungen

STD

Frage: 1087
Was sind **venerische Erkrankungen**?

Kommentar:

- Die Lehre von sexuell übertragenen Erkrankungen ist die Venerologie von Venereus (lat. Venus = Liebeslust) und Logos (gr. Lehre)
- Im medizinischen Kontext venerisch = sexuell übertragbar

Prüfer: 1088
Welche **STDs** kennen Sie?

Kommentar:

- Die **klassischen sexuell übertragbaren Erkrankungen** (STD), also die Geschlechtskrankheiten (teilweise wieder im Kommen), sind die Syphilis oder Lues genannt, die Gonorrhoe (Gonokokken, Tripper), der Ulcus molle und das Lymphogranuloma venereum
- Wichtige und häufige Erkrankungen sind aber auch: HIV, Hepatitis B und C (HBV, HCV), Herpes genitalis (HSV-1 und -2), Chlamydien, Trichomonas vaginalis und HPV

Fallbeispiel:
Ein Patient kommt zu Ihnen und sagt, sein Partner habe einen Tripper.

Frage: 1089
Was ist ein **Tripper**?

Kommentar:
Unter einem **Tripper** versteht man eine Infektion mit **Neisseria gonorrhoeae**? Das sind die sogenannten **Gonokokken** also gram-negative, paarweise gelagerte Kokken.

Frage: 1090
Was machen Sie für eine Diagnostik bei V. a. **Gonokokken**?

Kommentar:
- Abstrich urethral oder endozervikal, ggf. pharyngeal und anal
- Untersuchung mittels NAT und Kultur
- Alternativ hochsensitive NAT aus dem ersten Morgenurin

1091 Frage:
Warum machen Sie auch eine **Gonokokken Kultur**?

Kommentar:
Bisher sind faktisch keine Ceftriaxon Resistenzen bekannt. Standardtherapie wäre Ceftriaxon 1 g i. m. (oder i. v.) mit 1,5 g Azithromycin als Einmaldosis. Sollte aber eine orale Therapie der intramuskulären Standardtherapie vorgezogen werden und hierfür Cefixim eingesetzt werden ist zuvor zwingend eine Antibiotikaempfindlichkeitsprüfung durchzuführen. Hierzu ist eine Kultur notwendig.

1092 Frage:
Welche Besonderheiten müssen Sie bei der **Gonokokken Kultur** beachten?

Kommentar:
Gonokokken vertragen keine Austrocknung. Der Abstrich muss sofort nach der Abnahme in ein Selektivmedium oder Transportmedium (*Gelabstrich*) überführt werden!

1093 Frage:
Was ist sonst noch wichtig bei der **Gonorrhö**?

Kommentar:
Alle Sexualpartner der letzten 3 Monate müssen informiert, getestet und ggf. therapiert werden. Laut Leitlinie ggf. **gleichzeitige** Partnermitbehandlung ohne vorherige Diagnostik um Ping-Pong Infektionen zu vermeiden.

Klinische Symptomatik bei der Gonorrhö

1094 Frage:
Welche Symptome treten bei der **Gonorrhö** beim **Mann** auf?

Kommentar:
- 2–6 Tage nach Infektion kommt es zu urethralem Ausfluss und zur Dysurie
- Eine **aufsteigende Gonorrhö** führt zur Prostatitis, Vesikulitits, Funikulitis und Epididymitis
- Bei etwa 10 % liegt ein asymptomatischer Verlauf vor

Frage: 1095
Welche Symptome treten bei der **Gonorrhö** der **Frau** auf?

Kommentar:
- Bei einer **Infektion des Muttermund und des Zervixkanals** tritt Fluor mit einer Begleiturethritis und dysurischen Beschwerden auf. Menorrhagien und Zwischenblutungen sind möglich bei einer Beteiligung des Endometriums
- **Aufsteigende Infektionen** bis zum Endometrium, den Tuben, den Ovarien und in das gesamte Becken sind möglich → Pelvic Inflammatory Disease
- Die **gonorrhoische Salpingitis** führt zu Infertilität, Extrauteringravidität und chronischen Unterleibsschmerzen

Frage: 1096
Gibt es asymptomatische Gonokokken-Infektionen bei Frauen?

Kommentar:
Ja, etwa 50 % der Frauen mit einer **urogenitalen Gonorrhö** haben keine subjektiven Beschwerden!

Frage: 1097
Warum ist gerade die **asymptomatische Gonorrhö** wichtig?

Kommentar:
Bei der **asymptomatischen Gonorrhö** kommt es häufig zur Weiterverbreitung. Da oft keine Beschwerden vorliegen, findet auch keine Untersuchung statt und natürlich keine Therapie!

Frage: 1098
Andere Manifestationsorte der **Gonorrhö**?

Kommentar:
- Die **Rektale Gonorrhö** ist häufig primärer Infektionsort bei Männer die Sex mit Männer haben (MSM) und führt zu einer Proktitis. Bei Frauen liegt oft eine asymptomatische rektale Gonorrhö durch Kontamination mit Vaginalsekreten vor
- Die **pharyngeale Gonorrhö** ist nur in 5 % der alleinige Infektionsort. Bis zu 25 % der Patienten mit einer urogenitalen Gonorrhö haben auch eine Pharingitis! Da die pharyngeale Gonorrhö meist asymptomatisch ist, sollte bei **STD-Patienten ein Rachenabstrich mit untersucht** werden!

Gonokokken bei Neugeborenen

1099 Frage:
Wie kommt es zur **Gonokokken-Infektion bei Neugeborenen**?

Kommentar:
Durch intrauterine Infektion oder durch Ansteckung unter der Geburt bei Durchtritt durch den Geburtskanal.

1100 Frage:
Wie äußert sich die **Gonokokken-Infektion bei Neugeborenen**?

Kommentar:
- Die **Gonokokken-Konjunktivitis** ist eine akute, meist beidseitige, purulente Konjunktivitis etwa 2–5 Tage nach der Geburt. Bei Übergriff auf Hornhaut kommt es zur Sehminderung bis zur Erblindung
- Bei 35 % auch als **oropharyngeale Gonokokkeninfektion**
- Bei der Opthalmia neonatorum, also der Neugeborenenkonjunktivitis, muss man auch an Chlamydien denken. Die meist beidseitige mukopurulente Konjunktivitis durch Chlamydien, tritt meist 5 Tage bis 2 Wochen nach der Geburt auf

1101 Frage:
Therapie der **Gonokokken-Infektion bei Neugeborenen**?

Kommentar:
- Postpartal kann eine einmalige Prophylaxe mit 0,5 %-Erythromycin oder einer 1 %-tigen-tetrazyklinhaltigen Augensalbe erfolgen
- Eine Therapie erfolgt bei bestehender Konjunktivitis i. v. mit Ceftriaxon oder Cefotaxim. Ergänzendes stündliches spülen der Augen mit NaCl-Lösung

Syphilis Diagnostik

Prüfer:
Wann ist der **TPHA-Test** falsch positiv? 1102

Antwort:
Bei anderen Treponemen!

Kommentar:
- Treponemenantigene sind an Erythrozyten (also **TPHA**) oder an Latex- bzw. Gelatinepartikel (**TPPA**) gebunden. Wenn bei Zugabe von Patientenserum in 1:80 Verdünnung durch die vorhanden IgG- und IgM-Antikörper eine Agglutination auftritt, ist er positiv
- Eine Abgrenzung von anderen Treponemenantikörper ist nicht möglich, da sich die Antigenstruktur von T. pallidum Species (spp.) pallidum (Syphilis) und anderer wie Yaws bzw. Frambösie (T. pallidum spp. pertenue), Bejel bzw. endemischer Syphilis (T. pallidum spp. endemicum), Pinta (Treponema carateum) ähnelt

Prüfer: 1103
Wann ist der **VDRL-Test** falsch positiv?

Antwort:
Anti-Cardiolipin-AK (SLE, LA)

Kommentar:
- Der **Veneral-Disease-Research-Laboratory (VDRL)-Test** oder der **Rapid-Plasma-Reagin-Test (RPR-Test)** sind keine treponemenspezifische Testsysteme!
- Der Cardiolipin-Mikroflockungstest ist identisch mit dem VDRL-Test
- Die wesentlichen Antigenkomponenten sind Lezithin, Cholesterin und Cardiolipin. Cardiolipin ist Bestandteil der Treponemen-Zellwand. Es findet sich aber auch in der

Mitochondrienmenbran vom Menschen (Tiere, Pflanzen)

- Ein positiver VDRL- oder RPR-Test bedeutet, dass ein Gewebedestruierender Prozess vorliegt und ist daher ein bewährter Marker für die Krankheitsaktivität! Er ist aber nicht beweisend für eine Treponemeninfektion
- Ein rückläufiger Titer nach einer Therapie spricht für einen Therapieerfolg. Die Paralleltestung von Verlaufsseren ist u.U. sinnvoll. Ansonsten sind erst Titerveränderungen > 1 Titerstufe signifikant!
- Eine unspezifische Reaktion (Titer meist < 1:4) kommt u. a. bei Autoimmunerkrankungen (Kollagenosen), Krankheiten mit Gewebszerfall (Tumoren, Herzinfarkt u. a.), Infektionen (Mononukleose, Tuberkulose, Lepra, Malaria) und bei Gravidität vor

1104 Frage:

Gibt es eine **Meldepflicht für die Syphilis**?

Kommentar:

- Nach dem IfSG besteht bei einem direkten und indirekten Nachweis einer T. pallidum Infektion eine nicht namentlich Meldepflicht nach § 7 Abs. 3 direkt an das RKI!
- Ein isoliert positiver TPPA / TPHA ist nicht meldepflichtig!
- Zur Meldung verpflichtet ist der Laborleiter bei einem:
  - **direktem Erregernachweis** mikroskopisch mittels Dunkelfeldtechnik oder durch Fluoreszenzmikroskopie aus Reizsekret, auch durch positive PCR
  - positiven TPPA-Test und Bestätigung durch einen FTA-ABS-Test (Fluoreszenz-Treponema-Antikörper-Absorptionstest), EIA oder Immunoblot und einem VDRL-Titer > 1:4 oder positiven IgM-AK durch ELISA, Immunoblot oder 19s-IgM-Fluoreszenz-Treponema-Antikörper-Absorptionstest (FTA-ABS-Test)

Syphilis – Serologie

1105 Prüfer:

Wie lassen sich die **Antigene von Treponemen** unterteilen?

Antwort:

Gruppenspezifische gültig für alle Treponemen, spezifische nur für T. pallidum

Prüfer: 1106 +

Serologische **Diagnostik bei Lues**?

Antwort:

TPHA, FTA-ABS-IgG- / -IgM-IFT, Cardiolipin Test (VDRL-Test), IgG-/IgM-ELISA

Kommentar:

- Ein positiver **VDRL-Test** oder **RPR-Test** bedeutet, dass ein gewebedestruierender Prozess vorliegt (beweist nicht eine Treponemeninfektion) und ist ein bewährter Marker für die Krankheitsaktivität um den Therapieerfolg bzw. die Therapieindikation zu klären!
  - Der **TPHA** ist die klassische LSR. Der TPHA wird frühestens 2–3 Wochen nach einer Infektion positiv und bleibt auch nach adäquater Therapie positiv (evtl. Titerrückgang im Verlauf). Als positiv wird der TPHA bei Titer > 1:80 bewertet
  - Der **Fluoreszenz-Treponema-Antikörper-Absorptionstest (FTA-ABS-Test)** ist ein indirekter IFT mit fixierten Treponemen auf einem Objektträger. Eine Vorinkubation mit Treponema phagedenis erhöht die Spezifität und entfernt kreuzreagierende Antikörper. Falsch positive Reaktionen können bei hochkonzentrierten Borrelien-AK vorkommen
  - Der **IgM-FTA-ABS-Test** ist ein modifizierter FTA-ABS-Test zur Erfassung von IgM-AK. Falsch positive und falsch negative Ergebnisse sind möglich
  - Bei dem **19S-IgM-FTA-ABS-Test** wird nach chromatographischer Isolierung die IgM-AK-Fraktion untersucht. In der Praxis ist das zu aufwändig. Daher erfolgt stattdessen eine Vorinkubation mit Anti-IgG-Serum (RF-Absorbens) und dann die Durchführung des FTA-ABS-Test. Das ermöglicht eine hohe Spezifität. Nach erfolgreicher Therapie zeigt sich ein Rückgang der IgM-AK

- Alternativ zum TPPA stehen auch andere Methoden wie ELISA, EIA oder CLIA mit vergleichbarer Sensitivität und Spezifität (evtl. mehr unspezifische Ergebnisse) als LSR zur Verfügung. Ein **Westernblot** (IgG und IgM) ist als alternativer Bestätigungstest zum FTA-ABS-Test möglich, er liefert aber nur eine qualitative Bewertung. Eine Beurteilung von Titerverläufen ist nicht möglich. Der WB enthält mehrere Antigenbanden wie Tp47, Tp17, Tp15 und TmpA = Tp44,5

1107 Frage:
Wie ist die **Therapieempfehlung bei der Syphilis**?

Kommentar:
- **Therapie der Wahl** ist die intramuskuläre Gabe von Benzylpenicillin, also **Penicillin G i. m.**
- Bei der **Neurosyphilis** ist eine i. v. Gabe über 14 Tage notwendig, da bei i. m. Gabe keine ausreichend hohen Spiegel im ZNS erreicht werden
- Therapie bei der **Frühsyphilis:** 2,4 Mio. E Benzathin-Penicillin G i. m. zweimal im Abstand von 7 Tagen. Bei Penicillinallergie (nur dann!) Doxycyclin 2 x 100 mg über 14 Tage, nicht bei Schwangeren und Kindern unter 8 Jahre!
- Therapie bei der **Spätsyphilis:** 2,4 Mio. E Benzathin-Penicillin G (= Tardozyllin) i. m. dreimal im Abstand von 7 Tagen (Tag 0, 7, 14), alternativ Ceftriaxon i. v. 2 g/Tag über 14 Tage. Bei Penicillinallergie (nur dann!) Doxycyclin 2 x 100 mg über 28 Tage, nicht bei Schwangeren und Kindern < 8 Jahre!
- **Therapie bei der Neurosyphilis:** Penicillin i. v. 4 x 6 Mio. E (3+x 10 Mio. E) über 14 Tage – alternativ mit Ceftriaxon i. v. 2 g/Tag über 14 Tage
- Die konnatale Syphilis wird über 14 Tage hochdosiert mit Penicillin G i. v. behandelt (200–250 TSD IU/kgKG)

1108 Frage:
Wann sollten **serologische Verlaufskontrollen** nach einer **Syphilis-Therapie** erfolgen?

Kommentar:
- Serologische Verlaufskontrollen dienen dazu Therapieversager oder Reinfektionen zur erkennen. Dabei zeigt sich ein Titeranstieg oder ein fehlender Rückgang sehr hoher Antikörperwerte!
- Sinnvoll sind **serologische Verlaufskontrollen** 4 Wochen, 3 Monaten, 6 Monaten und 12 Monaten nach einer Therapie

Konnatale Syphilis-Infektion

Frage: 1109
Welche **Diagnostik** empfehlen Sie bei Neugeborenen mit V. a. eine **konnatale Syphilis**?

Kommentar:
Laut Leitlinie werden zwei negative IgM-Tests gefordert (19s-IgM-FTA-ABS-Test, IgM-Immunoblot) ergänzend erfolgen bei Mutter und Kind auch ein TPPA und VDRL-Test.

Frage: 1110
Wann sind bei unauffälliger Syphilis-Erstserologie beim **Neugeborenen Verlaufskontrollen** sinnvoll?

Kommentar:
Bei asymptomatischen Kindern und unauffälliger serologischer Erstbefund (IgM-AK negativ) sind nach 4 Wochen und 3 Monaten Verlaufskontrollen sinnvoll.

Geschlechtskrankheiten

Prüfer: 1111
Wie sind die **Lues Stadien I und II** definiert?

Kommentar:
I Düsterrotes Knötchen an der Eintrittspforte (Genital, Analregion, Rektum, Lippen, Zunge, Finger) nach 10–14 Tage → **Primärsyphilis**, dann erodiert (= Erosivschanker) und ulzeriert das Knötchen am Tag 18–30 → Primäraffekt mit **Ulcus durum**

II Die **Sekundärsyphilis** ist die Dissemination der vorbestehenden lokalen Syphilis in der 7.–10. Woche mit einer generalisierten

Lymphadenitis und einem makulösem Exanthem (Roseola syphilitica). Genital entstehen hochansteckende, beetartig, wuchernde **Codylomata lata**

III Die **Spätsyphilis** tritt bei etwa einem Drittel der unbehandelten Patienten auf. Gummen (= gummiartiger Knoten) nach 3–12 Jahren, die Neurosyphilis nach 10–30 Jahren, kardio-vaskuläre Syphilis nach > 30 Jahren mit einer Hepatitis, einem Aortenaneurysma, einer syphilitischen Mesaortitis und einer Orchitis → auch Neurosyphilis in Stadium III

IV **Tabes dorsalis** mit progressiver Paralyse

1112 Prüfer:

Wie gelingt ein **direkter Erregernachweis**
+ **bei der Syphilis**?

Antwort:

Dunkelfeldmikroskopie – Kleiderbügel, Beweglichkeit

Kommentar:

- Klares **Reizsekret** (aus dem Ulcus des Primäraffekts oder nässenden Effloreszensen des Sekundärstadiums) wird in einer dünnen Schicht zwischen Objektträger und Deckgläschen verteilt. Mittels Ölimmersionsobjektiv zeigen sich typischerweise vor dem schwarzen Hintergrund des Dunkelfeldmikroskops, drehende und an den 1/3 Stellen abknickende lebende **Spirochaeten**
- Unterscheidung von anderen apathogenen Spirochaeten durch die Regelmäßigkeit ihrer Spiralform und Bewegungsmuster: Dreh- und Abknickbewegung nur auf der Stelle → **Kleiderbügel**
- Ein molekularbiologischer Nachweis aus Blut, Liquor, Biopsien und Abstrichen ist mittels NAT (PCR) möglich

1113 Prüfer:

+ Wie ist die **Standard Lues-Serologie**?

Kommentar:

- Als Lues-Suchreaktion ist der TPPA Standard
- Als Bestätigungstest der IgG- und IgM-FTA-ABS-Test oder alternativ ein IgG- und IgM-Immunoblot
- Zur Bestimmung der Krankheitsaktivität und Feststellung der Therapieindikation erfolgt ein VDRL- oder RPR-Test
- Ausführliche Erklärung zur Syphilis-Serologie siehe Seite 242!

Prüfer: 1114

Was wissen Sie über **Treponema pertenue**?

Antwort:

→ Frambösie (Himbeere)

Kommentar:

- **Treponema pertenue** gehört auch zu den Spirochäten und verursacht die **Frambösie**
- Es ist jedoch keine venerische Erkrankung, also keine Geschlechtskrankheit
- Die Übertragung geschieht durch Haut-Haut-Kontakt oder Insektenstiche

Prüfer: 1115

Was wissen Sie über die **Gonorrhö**? +

Kommentar:

- Die **Gonorrhö** ist eine Infektion mit Neisseria gonorrhoeae (Gonokokken = gramnegative, paarweise gelagerte Kokken)
- **Beim Mann** tritt nach 2–6 Tagen ein urethraler Ausfluss und ein Dysurie auf. Aufsteigende Gonorrhö mit Prostatitis, Vesikulitits, Funikulitis und Epididymitis ist möglich. Etwa 10 % zeigen einen asymptomatischen Verlauf
- **Bei Frauen** kommt es zur Infektion des Muttermunds und des Zervixkanals sowie zu Fluor mit einer Begleiturethritis und zu dysurischen Beschwerden. Menorrhagien oder Zwischenblutungen sind möglich. Problematisch sind aufsteigende Infektionen mit Beteiligung des Endometriums, der Tuben, der Ovarien und des gesamte Beckens bei der sogenannten **Pelvic Inflammatory Disease**. Die Gonorrhoische Salpingitis führt zu Infertilität, Extrauterinegravidität und chronische Unterleibsschmerzen
- 50 % der Frauen mit einer urogenitalen Gonorrhö sind asymptomatisch!
- **Diagnostik** erfolgt aus einem urethralen, endozervikalen ggf. auch pharyngealen und analen Abstrich mittels NAT (PCR) und Kultur

- **Therapie:** Ceftriaxon 1 g i. v. oder i.m mit 1,5 g Azithromycin als Einmaldosis

1116 Prüfer:
Was ist der Erreger des **Ulcus molle**?

Kommentar:
- **Ulcus molle** ist der **weiche Schanker**. Verursacht wird er durch Infektion mit **Haemophilus ducreyi** in tropischen Ländern und ist eine Geschlechtskrankheit!
- Sehr schmerzhafte kleine genitale Ulcera mit regionaler LK-Schwellung die zu einer Lyphadenitis mit schmerzhafter LK-Schwellung führt. Die Lymphknoten können nach außen eitrig aufbrechen
- Die **Therapie** erfolgt mit einmaliger intramuskulärer Gabe von Ceftriaxon

1117 Prüfer:
Ist das **Ulcus durum** schmerzhaft?

Kommentar:
- Das **Ulcus durum** ist der **harte Schanker** und bezeichnet den Primäraffekt der Syphilis im Stadium I an der Infektionsstelle (Penis) zusammen mit den geschwollenen lokalen Lymphknoten
- Es ist ein **schmerzloses hochansteckendes Ulcus** das viele Treponemen enthält und einen harten namensgebenden Rand (lat. Durum = hart) hat
- Nach 2–6 Wochen heilt das Ulcus ab → Syphilis Stadium II

10.14 Malaria

Allgemeines zur Malaria

1118 Frage:
Warum ist die **Malaria** so bedeutend"

Kommentar:
2015 sind weltweit mehr als 200 Millionen an einer **Malaria** erkrankt und etwa 438 Tausend an der Malaria verstorben!

1119 Frage:
Welche Symptome treten bei der **Malaria** auf? Ist die Malaria auch bei uns ein Problem?

Kommentar:
- An die Malaria wird leider immer noch zu spät gedacht. Schuld sind die unspezifischen Symptome wie **Fieber** (LEITSYMPTOM), Kopfschmerzen, Abgeschlagenheit, Durchfall und Erbrechen
- Bei schwerem oder kompliziertem Verlauf kommt es auch zu Krampfanfällen und Bewusstseinsstörungen bis zum Tod

Merke: Malaria Leitsymptome und Diagnostik
Die Malariadiagnostik ist zwingend (mehrfach), bei Fieber bis zu 3 Monate nach Reiserückkehr aus Malariagebieten, **auch** bei korrekt durchgeführter Chemoprophylaxe, durchzuführen!
Die **Basisdiagnostik** besteht aus dem Blutausstrich und dicker Tropfen, ergänzend kann ggf. auch ein Malaria-Schnelltest und eine Malaria-PCR hilfreich sein. Die Malaria-Antikörper werden bei epidemiologischen Fragestellungen oder zum Screening von Blutspendern bestimmt. Zur Akutdiagnostik sind Antikörperbestimmungen nicht geeignet. !

Malaria

Prüfer: 1120
Welche **Prophylaxemaßnahmen** gibt es für die Malaria? +

Antwort:
Mückenabwehr, Stand-By-Therapie, ggf. Chemoprophylaxe je nach Risiko

Kommentar:
- Eine **Expositionsprophylaxe** kann die Übertragungswahrscheinlichkeit um 90 % reduzieren. Wichtig ist auch, dass 90 % der Infektion zwischen 22–2 Uhr nachts übertragen werden! Deshalb ist der Aufenthalt Abends und Nachts in klimatisierten Räumen (Fenster zu!) bereits ein sehr guter Schutz
- **konsequenter Mückenschutz der Haut** mit Repellents (auch wegen Dengue, Chikungunya, Zika-Virus) mit Diethyltoluamid (DEET) (z. B. Nobite) oder Icaridin (Bayrepel, Autan active). Wirkdauer je nach

DEET-Konzentration (20–50 %) 3 bis 12 Stunden

- **Moskitonetze!** Sinnvoll ist die Imprägnierung des Netzes mit Pyrethroide oder anderen Insektiziden (Nobite Kleidung)
- **Insektizide** wie Permethrin als Raumspray, für die Wände oder zur Imprägnierung von Kleidungsstücken und Moskitonetzen
- **Biozidverdampfer oder Räucherspiralen** (mosquito coils) sind hilfreich. Sie können aber Reizungen der Augen, der Haut und der Luftwege verursachen
- **wichtig ist eine körperbedeckende Kleidung**, idealerweise zusätzlich imprägniert mit Pyrethroide

1121 Frage:
Gibt es eine **Malariaimpfung**?

Kommentar:
Seit 24.07.15 empfiehlt die Europäische Arzneimittel Agentur (EMA) den Impfstoff Mosquirix. Die Zulassung erfolgt laut WHO wohl 2017. Andere Impfstoffe sind noch in Entwicklung oder in präklinischen Phasen.

1122 Frage:
Was für ein **Malaria Impfstoff** ist das?

Kommentar:
- Es ist ein sogenannter RTS,S-Impfstoff der Firma Glaxo Smith Kline
- **RTS.S** ist ein Proteinimpfstoff aus dem Cirumsporozoiten Protein (CSP) und dem Oberflächenprotein des HBV Virus (S). CSP ist das häufigste Oberflächenprotein der Sporozoiten (Parasitenstadium aus der Mücke) und ist essentiell für die Einnistung in die Leberzellen. Die Impfung induziert einen Schutz gegen CSP

1123 Frage:
Für wen ist dieser **Malaria Impfstoff** sinnvoll?

Kommentar:
- Der **Malaria Impfstoff** bietet eine relativ **geringe Schutzrate** und ist deshalb keine Reiseimpfung! Schutzrate liegt bei Kindern zwischen 26–36 % über einen Zeitraum von 4 Jahre. Evtl. sind jährliche Auffrischungen sinnvoll
- Der Impfstoff ist sinnvoll für Kinder und Kleinkinder die in Endemiegebieten leben. Hier sind aber wiederum auch die Auffrischimpfungen schwer umzusetzen

Frage: 1124
Welche **Malaria-Chemoprophylaxe** kennen Sie?

Kommentar:
- **Malarone** besteht aus **Atovaquon und Proguanil.** Personen ab 40 kg Körpergewicht (KG) 250 mg/100 mg nehmen 1 Tablette pro Tag, 1–2 Tage vor bis 7 Tage nach Aufenthalt im Malariagebiet
- **Chloroquin (Resochin, Quensyl).** Personen ab 75 kg KG nehmen 2 Tabletten pro Woche (300 mg), 1 Woche vor bis 4 Wochen nach Aufenthalt im Malariagebiet. Achtung Chloroquin Resistenzen beachten!
- **Doxycyclin** als *off-label-use*, aber nicht bei Schwangeren oder Kindern < 8 Jahren! 100 mg/Tag (ab 90 kg KG 200 mg/Tag), 1–2 Tage vor bis 4 Wochen nach Aufenthalt im Malariagebiet. NW sind die Phototoxizität und Magen-Darm-Beschwerden
- **Mefloquin (Lariam):** 250 mg = 1 Tablette pro Woche, 1–3 Wochen vor bis 4 Wochen nach Aufenthalt im Malariagebiet: **KI: psychische Erkrankungen!**[12]

Frage: 1125
Welche **Malariatherapie** kennen Sie?

Kommentar:
- **Artemether / Lumefantrin = Riamet:** 80 mg/480 mg = 4 Tabletten initial, nach 8 Stunden weitere 4 Tabletten, dann 2x täglich 4 Tabletten am Tag 2 und 3 (Summe = 24)

[12] Stand Frühjahr 2016: Roche möchte Lariam vom deutschen Markt nehmen

- **Atovaquon / Proguanil = Malarone:** 1000 mg/400 mg = 4 Tabletten als Einmaldosis / pro Tag 3 Tage lang = 12 Tabletten bzw. 1 Packung
- **Chloroquin (Resochin, Quensyl):** 600 mg = 4 Tabletten, je 2 Tabletten 6, 24 und 48 Stunden nach Therapiebeginn
- **Doxycyclin nur zur Prophylaxe!!!**
- **Mefloquin (Lariam):** Initial 750 mg=3 Tabletten, nach 6–8 Stunden weitere 2 Tabletten, falls KG > 60 kg nach weiteren 6–8 Stunden 1 Tablette
- **Dihydroartemisinin / Piperaquintetraphosphat (Euratesim):** 120 mg/960 mg = 3 Tabletten als Einmaldosis an 3 aufeinander folgenden Tagen. Bei KG > 75 kg je 4 Tabletten!

1126 Frage:

Was empfehlen Sie zur notfallmäßigen Selbstbehandlung also zur sogenannten **Stand-By-Therapie**?

Kommentar:

Malarone ist (relativ) gut verträglich, hat ein einfaches Schema und kann auch noch bei last minute Reisen genommen werden. Es eignet sich für die Prophylaxe, als **Stand-By-Therapie** und zur Therapie bei unkomplizierten Fällen der Malaria tropica und der Akutbehandlung anderer Malariaformen.

Merke: Stand-By-Therapie

Eine **Stand-By-Therapie** also eine Notfallselbsttherapie kann niemals den Arztbesuch ersetzten. Durch eine Stand-By-Therapie wird nur Zeit gewonnen um einen Arzt aufzusuchen. Sinnvoll ist sie daher in Gebieten mit einem hohem Malaria-Risiko und so schlechter medizinischer Infrastruktur, dass ein Arzt innerhalb von 24 Stunden nicht erreichbar ist.

MiBio **Malaria**

1127 Prüfer:

Welche **Formen der Malaria** gibt es?

Kommentar:

- **Plasmodium falciparum** verursacht die **Malaria tropica**. Das ist die gefährlichste Form und ist für 75 % der nach Deutschland importieren Fälle verantwortlich. In Deutschland kommt es bei etwa 1 % zu einem letalen Verlauf!
- **Plasmodium knowlesi** verursacht die Malaria knowlesi. Ansteckungsgefahr besteht vor allem in Südostasien. Sie ist zwar selten, aber wie bei der Malaria tropica kommen fulminante Verläufe vor!
- **Plasmodium vivax und ovale** verursachen die Malaria tertiana
- **Plasmodium malariae** die Malaria quartana

Prüfer: 1128

Wie sind die **Stadien der Plasmodien**? ++

Kommentar:

- Die **Anopheles-Mücke** überträgt mit ihrem Speichel beim Stich **Sporozoiten**. Diese gelangen über die Blutbahn zur Leber. Aus den **Leberschizonten** entstehen durch Teilung (Schizogonie) die **Merozoiten**. Diese Merozoiten gehen in die Blutbahn haften an Erythrozyten und dringen in sie ein. Die Merozoiten reifen danach in Erythrozyten zu Trophozoiten (Erythrozytäre Schizogonie), dann zu Schizonten und durch Teilung entstehen wieder viele Merozoiten. Sobald die Erythrozyten platzen werden die Merozoiten freigesetzt!
- Die **Schizogoniezyklen** laufen synchronisiert ab und ergeben die typischen Fieberverläufe mit 48 Stunden bei Plasmodium vivax und ovale (Plasmodium falciparum etwa 48 Stunden aber unsynchronisiert) und 72 Stunden bei Plasmodium malariae
- Ein kleiner Teil der Merozoiten reift zur Geschlechtsform den **Gametozyten** heran. Diese werden von einer anderen Anophelesmücke bei einem Stich aufgenommen
- In der **Anopheles-Mücke** kommt es zur geschlechtlichen Vermehrung (Makro- und Mikrogametozyten). Es bildet sich eine Oocyste, diese platzt auf und setzt die Sporozoiten frei

1129 Prüfer:
Welche Krankheitsbilder werden durch **Plasmodien** verursacht?

Kommentar:
- Die **Malaria tropica** durch Plasmodium falciparum ist die schwerste Form mit einer hohen Parasitämie, ausgeprägter Anämie und häufigen neurologischen Komplikationen (zerebrale Malaria). Es muss keine typische Fieberrhythmik vorliegen. Zum Krankheitsausbruch kommt es etwa 12 Tage nach dem Stich
- Die **Malaria tertiana** durch Plasmodium vivax oder ovale ist eine gutartige Verlaufsform. Inkubationszeit 12 bis 18 Tage. Typische Fieberrhythmik: Tag 1 Fieber → Tag 2 Fieberfrei → Tag 3 Fieber. Fieberattacken mit Froststadium (1 Stunde), Hitzestadium (4 Stunden) und Schweißstadium (3 Stunden). Plasmodium vivax und ovale bilden Ruheformen die sogenannten **Hypnozoiten** die in der Leber persistieren und zu einem erneuten Krankheitsausbruch nach Monaten oder Jahren führen können!
- Die **Malaria quartana** durch Plasmodium malariae ist ebenfalls eine gutartige Malariaform. Sie hat mit 16–50 Tagen **die längste Inkubationszeit**. Außerdem können auch noch **nach 50 Jahren Rezidive** auftreten obwohl keine Hypnozoiten vorkommen → die Parasiten persistieren wohl im Blut! Fieber tritt in einer 4-Tages-Rhythmik auf. Eine schwere Nierenbeteiligung ist möglich bei der sogenannten **Malarianephrose**. Das ist ein **nephrotisches Syndrom**: niedriges Albumin, Ödeme, Aszites und erhöhtes Serumcholesterin

1130 Prüfer:
\+ Was ist die typische **Malaria Diagnostik**?

Kommentar:
- Goldstandard bei V. a. eine **Malaria** ist die mikroskopische Untersuchung eines **dicken Tropfens** (mindestens 200 Gesichtsfelder) und eines **Blutausstrichs** nach Giemsa-Färbung. Wichtig ist die Parasitenlast (vor allem bei Plasmodium falciparum und knowlesi) und die morphologische Bestimmung der Plasmodien Spezies
- Immunologische Schnelltests weisen parasitenspezifische Antigene nach (**Histidin-rich-protein** und **Plasmodien-spezifische LDH**)
- Ein molekularbiologischer Direktnachweis mittels PCR ist möglich aber nur in wenigen Labors verfügbar (z. B. im Nationales Referenzzentrum (NRZ))
- Ein negativer Test muss bei relevantem Verdacht (Fieber!) wiederholt werden

Frage: 1131
Welche weitere **Labordiagnostik** empfehlen Sie bei Nachweis einer **Malaria**?

Kommentar:
- Großes Blutbild mit Thrombozytenzahl, bei Anämie auch Retikulozyten-Index
- Blutzucker
- Creatinin oder Cystatin C
- Transaminasen, Bilirubin, LDH (Höhe korreliert mit Schwere der Hämolyse)
- Elektrolyte
- Insbesondere bei Plasmodium falciparum und knowlesi ist die Quantifizierung der Parasiten wichtig (= Parasitämie) also die Parasiten pro µl oder die Angabe des prozentualer Anteils der infizierten Erythrozyten
- Bei einer **komplizierten Malaria** zusätzlich: Gerinnungsparameter, Blutgasanalyse, Lactat, Kalzium und Phosphat, Harnmenge, Blutkulturen

Prüfer: 1132
Welche **Malaria Standardtherapie** kennen Sie? +

Kommentar:
- Artemether + Lumefantrin (= Riamet)
- Alternativ Atovaquon + Proguanil (= Malarone)
- **Bei schweren Verläufen:** Artesunat i. v. oder Chinin i. v.

Prüfer: 1133
Gibt es bei den verschiedenen **Formen der Malaria** unterschiedliche Therapien?

Kommentar:

- Die Therapie der **Malaria tertiana** erfolgt mit Riamet oder Malarone und anschließend oder parallel eine Therapie mit Primaquin zur Eradikation der Hypnozoiten in der Leber! Wichtig NACH vorherigem Ausschluss eines G6PDH-Mangels, da sonst die Gefahr einer hämolytischen Anämie besteht
- Die **Malaria quartana** wird mit Chloroquin behandelt
- Die **unkomplizierte Malaria tropica (Plasmodium falciparum) und Knowlesi-Malaria** mit Malarone, Riamet oder Euratesim (= Dihydroartemisinin / Piperaquin)
- Bei der **komplizierten Malaria tropica oder knowlesi** ist das Mittel der Wahl eine intravenöse Gabe von Artesunat oder Chinin i. v. (Cave Resistenzen in Südostasien)

1134 Prüfer:

\+ Gibt es eine **Malariaprophylaxe**?

Kommentar:

- Zur **Expositionsprophylaxe** erfolgt immer ein Mückenschutz mit Moskitonetzen, Mückenabweisenden Mitteln wie DEET, hautbedeckende Kleidung und mückensichere klimatisierte Räume
- Ergänzend erfolgt eine **Chemoprophylaxe bei hohem Malariarisiko** mit:
  - Atovaquon + Proguanil (= **Malarone**) Einnahme 1–2 Tage vor bis 7 Tage nach Aufenthalt im Malariagebiet
  - Mefloquin (= **Lariam**) 1–3 Wochen vor bis 4 Wochen nach Aufenthalt im Malariagebiet
  - *Off label use* von **Doxycyclin** (NW: Phototoxische Reaktionen und Gastrointestinale-Beschwerden), Vorteil sehr günstig! Einnahme 1–2 Tage vor und bis 4 Wochen nach Aufenthalt im Malariagebiet!

1135 Prüfer:

Welche **Resistenzen** sind bei **Plasmodien** wichtig?

Kommentar:

Chloroquin-Resistenzen sind weit verbreitet deshalb wird Chloroquin nicht mehr zur Therapie der Malaria tropica eingesetzt! Chloroquin (Resochin, Quensyl) darf nur in Gebieten ohne relevante Chloroquin-Resistenz zur Prophylaxe, Therapie oder notfallmäßigen Selbstbehandlung eingesetzt werden.

Komplizierte Malaria

Frage: 1136

Was sind die Kriterien einer **komplizierten Malaria** gemäß der AWMF-Leitlinie? [13]

Kommentar:

- Bewusstseinseintrübung, zerebraler Krampfanfall
- Respiratorische Insuffizienz, unregelmäßige Atmung, Hypoxie
- Hypoglykämie (Blutzucker < 40 mg/dl)
- Schocksymptomatik (Blutdruck-systolisch < 90 mmHg oder Blutdruck-mittel < 70 mmHg trotz Volumentherapie)
- Spontanblutungen
- Azidose oder Lactaterhöhung (Bikarbonat < 15 mmol/l, Lactat > 5 mmol/l), Hyperkaliämie (> 5,5 mmol/l)
- Schwere Anämie mit Hb < 6 g/dl
- Niereninsuffizienz (Ausscheidung < 400 ml/24 Stunden oder Creatinin > 2,5 mg/dl bzw. im Verlauf rasch ansteigende Creatinin- oder Cystatin C-Werte)
- Hämoglobinurie ohne bekannten G6PDH-Mangel
- Hyperparasitämie (5 % der Erythrozyten von Plasmodien befallen bzw. > 100.000 Parasiten/µl Blut)

Frage: 1137

Was bedeutet es, wenn eine **komplizierte Malaria** vorliegt?

Kommentar:

- Eine komplizierte Malaria tropica oder knowlesi wird immer intravenös mit Artesunat (nur ausnahmsweise i. v. mit Chinin) therapiert

[13] Diagnostik und Therapie der Malaria, Stand Oktober 2015, AWMF-Register Nr. 042/001

- Wegen der möglichen Komplikationen und des schweren Krankheitsverlaufs ist eine intensivmedizinische Überwachung notwendig. An Komplikationen kann eine Hypoglykämie, eine Anämie, Gerinnungsprobleme, eine zerebrale Malaria, ein Nierenversagen, eine Lungenfunktionsstörung, eine metabolische Azidose, Elektrolytstörungen sowie Herz- und Kreislaufstörungen auftreten
- Sinnvolle Laborkontrollen sind: Blutbild mit Thrombozyten, Gerinnungsstatus (PTT und Quick-Wert ggf. AT, Fibrinogen, D-Dimere), Blutzucker, 24-Stunden-Sammelurin, Creatinin, Natrium, Kalium, Chlorid, Kalzium und die Blutgasanalyse

1138 Frage:

Wann wird eine **Malaria ambulant therapiert** und wann stationär?

Kommentar:

- Eine **ambulante Malariatherapie** erfolgt bei einer Malaria tertiana oder Malaria quartana, wenn keine Komplikationen oder Anzeichen einer Milzruptur vorliegen
- Eine **stationäre Malariatherapie** ist notwendig bei einer Malaria tropica oder einer Malaria knowlesi
- Eine **stationäre Therapie mit einer intensivmedizinischen Überwachung** ist bei einer komplizierten Malaria tropica oder Malaria knowlesi (Kriterien siehe Seite 249) notwendig
- Bei einer bestehenden Sichelzellanämie wird auch von einer schweren Malaria ausgegangen

Malaria

1139 Prüfer:

\+ Welche **Arten der Malaria** gibt es?

Kommentar:

- In Deutschland ist die Malaria tropica (Plasmodium falciparum) am häufigsten und kann zu lebensbedrohlichen Verläufen führen
- Die Malaria knowlesi (Plasmodium knowlesi) ist selten, es können aber fulminante Verläufe auftreten!
- Malaria tertiana (Plasmodium vivax oder ovale)
- Malaria quartana (Plasmodium malariae)

Prüfer: 1140

Wie ist die **Klinik der Malaria**? +

Kommentar:

- Die Malaria beginnt mit grippeähnlichen unspezifischen Symptomen. Wie Kopfschmerzen, Schwäche, Schwindel, Fieber und Übelkeit
- **Leitsymptom ist Fieber nach Auslandsreise!**
- Die Fieberanfälle dauern bis zu 12 Stunden und verlaufen in 3 Phasen: Schüttelfrost, Hitzestadium mit Fieber und Entfieberung mit Schweißausbrüchen. Die Fieberanfälle kommen durch synchrone Freisetzung von Merozoiten (alle 48 Stunden bei Malaria tertiana bzw. alle 72 Stunden bei Malaria quartana) aus den Erythrozyten zustande
- Alle Malariaformen führen zu einer Anämie mit einer histologischen Dyserythropoese. Meist mit einer Splenomegalie

Prüfer: 1141

Welche **Komplikationen** können bei der **Malaria tropica** auftreten?

Antwort:

Gehirn, Niere, Leber, Milzruptur, sludge Phänomen durch knops an den Erythrozytenmembran (vorgewölbt), dadurch haften sie an Kapillarendothel (kardiale Komplikationen), Rechtsherzinsuffizienz durch ARDS (sludge in der Lunge)

Kommentar:

- Häufig kommt es zu schweren klinischen Verläufen bei der **Malaria tropica** durch Ausschüttung von TNF sowie zu dem **Sludge-Phämomen** durch ein Verklumpen von Erythrozyten. Die häufigste Todesursache ist die zerebrale Malaria, aber auch Mikrozirkulationsstörungen in Leber, Niere und anderen inneren Organen können zu lebensgefährlichen Komplikationen führen
- Die **Malaria tropica** stellt in der Schwangerschaft für Mutter und Kind ein hohes Risiko dar. Es kommt zur Sequestrierung von Parasiten in der Plazenta und zur Behinderung

des diaplazentarem Austausch → das führt zu Fehl- und Frühgeburtlichkeit

Fallbeispiel:
Ein Patient kommt mit Fieber und einer positiven Reiseanamnese (Ostafrika): Dia eines Blutausstrich von einem kürzlich verstorbenem Patienten mit Plasmodium falciparum.
Anm.: Mikroskopisch sichtbar sind Ringform, Schizont, Geschlechtsformen

1142 Prüfer:
Wie hoch kann ein **massiver Befall bei Plasmodium falciparum** werden?

Kommentar:
Bei schwerer **Malaria tropica** liegt eine massive Parasitämie vor. Mehr als 5 % der Erythrozyten sind Plasmodien befallen oder es gibt mehr als 100.000 Plasmodien pro µl!

1143 Prüfer:
\+ Welche **Malariadiagnostik** kennen Sie?

Antwort:
Mikroskopischer Nachweis: Dicker Tropfen und Blutausstrich

Kommentar:
Der **Dicke Tropfen** dient der Anreicherung mit 20–40 mal mehr Plasmodien als im dünnen Blutausstrich. Nach der Lufttrocknung des dicken Tropfen erfolgt sofort die Färbung ohne Fixierung. Dadurch werden die Erythrozyten hämolysiert und die Plasmodien freigesetzt. Der Blutausstrich dient der Speziesbestimmung. Es müssen mindestens 200 Gesichtsfelder (Öl-Immersion, 100 x Objektiv, 10 x Okular) im dicken Tropfen mikroskopiert werden. Das sind etwa 0,5 µl Blut und würde eine **Parasitendichte** von mindestens 2–4 pro µl erfassen.

Antwort:
Ggf. immunologischer Schnelltest, AK als Ergänzung . . .

Kommentar:
Der verwendete Schnelltest sollte das Antigen **Histidin-rich-protein** und die **Plasmodien-spezifische LDH** nachweisen.

Frage: 1144
Warum werden die **Erythrozyten beim dicken Tropfen lysiert** und bei dem Blutausstrich nicht?

Kommentar:
- Der luftgetrocknete Blutausstrich wird mittels Fixierlösung (Methylalkohol) vor dem Färben fixiert und damit bleiben die Erythrozyten erhalten
- Der luftgetrocknete dicke Tropfen wird sofort gefärbt und dadurch die Erythrozyten lysiert, die Parasiten bleiben (angereichert) erhalten

Merke: Morphologie Plasmodien
Plasmodium ovale: ovale, franzige Erythrozyten mit Schüffnerscher Tüpfelung
Plasmodium vivax: vergrößerte Erythrozyten mit Schüffnerscher Tüpfelung !
Plasmodium falciparum: mehrere Ringformen pro Erythrozyt, Gametozyten sind Sichel- oder Bananenförmig

Malaria +

Fallbeispiel:
Bilder von Blutausstrichen: *Anm.: u. a. Plasmodium vivax (Schizont)*

Frage: 1145
Mit welchen diagnostischen Kriterien ist eine **mikrokopische Unterscheidung der Plasmodien** möglich?

Kommentar:
- Bei **Plasmodium vivax** sind infizierte Erythrozyten vergrößert und haben eine Schüffnersche Tüpfelung. Schizonten finden sich im peripheren Blut!
- Bei **Plasmodium falciparum** finden sich mehrere Plasmodien in einem Erythrozyten. Typisch ist die Ringstruktur mit zwei Chromatinpunkten und halbmondförmigen Gametozyten
- Bei **Plasmodium malariae** kommen Schizonten im peripheren Blut vor!

1146 Prüfer:
Wie sehen die Geschlechtsformen der Plasmodien die **Gamonten** speziell bei Plasmodium falciparum aus?

Antwort:
- Mikrogametozyten (abgerundete Banane) = männlich
- Makrogametozyten (zugespitzte Banane) = weiblich

Kommentar:
Gamonten oder **Gametozyten** sind bei Plasmodium falciparum halbmondförmig. Bei Plasmodium malariae, vivax und ovale sind die Gametozyten rund und ähneln den Schizonten.

Fallbeispiel:
Prüfer zeigt ein mikroskopisches Präparat. Dabei ist eine Stelle eingestellt, bei der ein Erythrozyt mit **Siegelring** sichtbar ist.

1147 Prüfer:
Was sehen Sie im Präparat?

Antwort:
Erythrozyt mit intrazellulärem Erreger **Siegelring**

1148 Prüfer:
Auf was weist der **Siegelring** hin?

Antwort:
Malaria

Kommentar:
- Ein intraerythrozytärer Siegelring ist typisch für Plasmodium falciparum und muss sofort zur Verdachtsdiagnose Malaria führen!
- Differentialdiagnostisch kommen bei intraerythrozytären Erreger noch die **Babesien** in Betracht: **Babesia microti** oder **Babesia divergens** (Übertragung durch Zecken). Babesien führen ebenfalls zu einer fieberhaften Erkrankung mit Hämolyse. In Europa spielt fast nur Babesia divergens bei splenektomierten Patienten eine relevante Rolle. Charakteristisch für Babesien ist das sogenannte **Malteserkreuz** (Tetramer) im Erythrozyt. Es zeigen sich gelegentlich aber auch malariaähnliche Ringformen. Die **Diagnostik** erfolgt analog der Malariadiagnostik mit einem Blutausstrich und einem dicken Tropfen als Suchtest. Ggf. auch mit einer Bestimmung der Babesien-Antikörper (IIFT) und vor allem zur genauen Typbestimmung auch eine Babesien-PCR. **Therapie:** Chinin und Clindamycin

Frage: 1149
Wie können die **Plasmodienarten** morphologisch unterschieden werden?

Kommentar:
- **Plasmodium falciparum:**
  - Typisch ist eine hohe **Parasitenlast** und das gleichzeitig Vorkommen mehrere Ringformen in einem Erythrozyten
  - Trophozoiten: normal große befallene Erythrozyten, mehrere Ringformen und **Maurersche Flecken** (Malaria!Pigment durch abgebautes Hb)
  - sichelförmige Gametozyten
- **Plasmodium vivax:**
  - Trophozoiten in vergrößerten und verformten Erythrozyten, **Schüffnersche Tüpfelung** (viel feiner und mehr Punkte)
  - Schizonten mit 12–24 Merozoiten = Kerne
  - Die Gametozyten füllen verformte Erythrozyten fast vollständig aus mit viel Schüffnersche Tüpfelung
- **Plasmodium ovale:**
  - Trophozoiten haben viel Schüffnersche Tüpfelung. Bei alten Trophozoiten kommt es zur länglich ovale Verformung der Erythrozyten
  - Schizonten mit bis zu 12 Merozoiten = Kerne, Verformter Erythrozyt
  - Gametozyten: verformte Erythrozyten, viel Schüffnersche Tüpfelung
- **Plasmodium malariae:**
  - Trophozoit im verkleinerten Erythrozyt mit klarem Zytoplasma (keine Granulation oder Flecken). Bandförmige Trophozoiten mit grobem Pigment kommen vor
  - Reifer Schizont mit zentralem Pigment und randständigen Merozoiten
  - Gametozyt in verkleinertem Erythrozyt

1150 Prüfer:
Welche Maßnahmen raten sie jemanden der
+ in ein **Malariagebiet reist**?

Antwort:
Bei Reisen in ein Malariagebiet je nach Risiko (abhängig von Dauer und Art der Reise, Malariaverbreitung in dem Reiseland, medizinische Versorgung): prophylaktische Chemotherapie, Stand-By-Therapie oder nur Mückenprophylaxe.

Kommentar:
- Eine **Expositionsprophylaxe** muss IMMER erfolgen. Ein Mückenschutz durch weite Kleidung, Repellents (DEET), Moskitonetze und klimatisierte Räume reduzieren das Risiko einer Malaria um mehr als 90 %! Auch die Gefahr anderer über Steckmücken übertragener Erkrankungen sinkt z. B. Dengue-, Chikungunya-, Gelbfieber- und Zika-Virus
- In Ländern mit einem hohem Malariarisiko erfolgt zusätzlich eine **Chemoprophylaxe** mit z. B. Malarone, Lariam oder Doxycyclin
- In Länder mit einem mittlerem Malariarisiko und einer schlechten medizinischen Infrastruktur kann eine **Stand-By-Therapie** d.h. Mitnahme eines Malariamedikaments und dann ggf. Selbstmedikation vor einem Arztbesuch erfolgen
- In Länder mit niedrigen Malariarisiko oder bei sehr kurzen Reisen und anschließender Rückkehr nach Deutschland ist nur eine Expositionsprophylaxe notwendig

! **Merke: Malaria Chemoprophylaxe**
Eine Chemoprophylaxe bietet NIE einen 100 %-igen Schutz → daher muss, auch wenn eine Malariaprophylaxe durchgeführt wurde, bei entsprechenden Symptomen eine Malaria ausgeschlossen werden!

Mögliche Malaria-Prophylaxe

1151 Prüfer:
Wann empfehlen Sie **Lariam**?

Kommentar:
- **Lariam (Wirkstoff Mefloquin)** hat den Vorteil, dass es nur einmal pro Woche eingenommen werden muss. Daher vorteilhaft insbesondere bei Langzeitaufenthalten in Malariagebieten (z. B. bei beruflichen Aufenthalten)
- **Vorteil** sind die deutlich günstigeren Kosten als z. B. bei Malarone! 8 Tabletten Lariam reichen für 8 Wochen und kosten 41,30 €. 12 Tabletten Malarone reichen für 12 Tage und kosten 55 € → Lariam kostet daher etwa 5,20 € pro Woche und Malarone mit etwa 35 € pro Woche fast das fünffache!
- Aufgrund der NW wird Mefloquin aktuell ausschließlich für Reisende empfohlen, die in Gebiete mit mehrfach resistenten Plasmodium falciparum-Stämmen reisen

Prüfer: 1152
Was sind die **Risiken bzw. Kontraindikationen von Lariam**?

Kommentar:
- **Lariam** kann schwerwiegende neuropsychiatrische Störungen induzieren[14]. Die häufigsten neuropsychiatrischen Reaktionen sind ungewöhnliches Träumen, Insomnie, Angst und Depression auch Halluzinationen, Psychose, Suizid, suizidale Gedanken und selbstgefährdendes Verhalten
- Mefloquin ist immer **kontraindiziert bei:**
  - Überempfindlichkeit gegen Mefloquin, Chinin oder Chinidin
  - Schwarzwasserfieber in der Anamnese
  - einer schweren Leberfunktionsstörung
  - aktueller Therapie mit Halofantrin oder Ketoconazol. Beide Medikamente dürfen frühestens 15 Wochen nach der letzten Mefloquin-Dosis eingenommen werden
- Zusätzlich ist **Mefloquin** zur Chemoprophylaxe und zur Stand-By-Notfallbehandlung kontraindiziert bei anamnestischen Krampfanfällen sowie bei einer psychischen oder neuropsychiatrischen Störung (Depression, generalisierte Angstzustände, Psychose, Schizophrenie, Suizidversuch, suizidale Gedanken, selbstgefährdendes Verhalten)

[14]Roter Hand Brief, Roche Sept. 2013

1153 Prüfer:
Was empfehlen Sie als **Malaria Stand-By-Therapie**?

Kommentar:

- Für die **Stand-By-Therapie**, also die Notfallselbstbehandlung, kommt am ehesten **Malarone** (= Atovaquon + Proguanil) in Frage. Es hat eine gute Wirksamkeit und nur geringe NW (= große therapeutische Breite): Einnahme von 4 Tabletten pro Tag über 3 Tage (12 Tabletten in einer Packung)
- Alternativ wäre evtl. **Riamet** (= Artemeter + Lumefantrin) denkbar, hier ist aber ein EKG vor der Einnahme empfohlen (Kontraindikation ist eine vorbestehende Verlängerung des QTc-Intervalls)[15]
- **Eine Notfallselbstbehandlung** ersetzt keinen Arztbesuch. Sie darf nur begonnen werden
  - wenn innerhalb von 24 Stunden keine ärztliche Hilfe erreichbar ist
  - bei Fieber axillär > 37.5 °C
  - während eines Aufenthaltes von mindestens 6 Tagen in einem Malariagebiet

Fallbeispiel:
DIA: Blutausstrich mit einem Monozyten, einem eigenartigen geformten Thrombozyten und einem Malariaparasiten (in **Gänseblümchenform**)

1154 Frage:
Was versteht man unter der **Gänseblümchenform**?

Kommentar:
Bei **Plasmodium malariae** kommen Schizonten mit 6–12 Merozoiten vor. Die Merozoiten lagern sich teilweise rosettenförmig wie ein Gänseblümchen aneinander

1155 Prüfer:
Dieser Blutausstrich wurde bei einem Patienten angefertigt, der mit seiner Freundin aus Kenia zurückkehrte. Was unternehmen Sie, nachdem Sie den Ausstrich begutachtet haben?

Kommentar:
Die Verdachtsdiagnose Malaria ist immer eine Notfallsituation, daher ist eine sofortige telefonische Kontaktaufnahme mit dem Einsender notwendig!

Prüfer: 1156
Der Patient wurde ins Krankenhaus eingewiesen. Mit welchem Medikament sollte er im Falle einer **Malaria tropica** behandelt werden?

Antwort:
Chinin

Kommentar:

- Bei einer **unkomplizierten Malaria** ist ggf. eine Therapie mit Artemether + Lumefantrin (= Riamet) oder alternativ Atovaquon + Proguanil (= Malarone) ausreichend
- Bei **schweren Verläufen also bei einer komplizierten Malaria** mit einer hohen Parasitenlast ist eine intravenöse Therapie mit Artesunat oder Chinin notwendig. Der Patient ist intensivpflichtig!

Prüfer: 1157
Der Patient liegt auf der Intensivstation und wird behandelt, was müssen Sie unbedingt machen?

Antwort:
Freundin untersuchen!

Fallbeispiel:
Dia mit Blutausstrich

Prüfer: 1158
Um welche **Erkrankung** handelt es sich? Wie heißt der **Erreger**?

Antwort:
Malaria, Plasmodium falciparum

Kommentar:
Malaria tropica, beweisend für Plasmodium falciparum ist ein Mehrfachbefall eines Erythrozyten mit mehreren randständigen Ringformen (= junge Throphoblasten)!

Prüfer: 1159
Wie ist die **Klinik der Malaria**? +

[15] Ostschweizer Infostelle für Reisemedizin, Malaria Notfallbehandlung 2015/2016: www.osir.ch/PDF/merkblnotfall6.pdf

Antwort:
Laborchemische Veränderungen: Thrombopenie, Anämie, hohes LDH; Festhaften der Plasmodien infizieren Erythrozyten in Kapillare → Durchblutungsstörungen.

Kommentar:
- Die **Malaria** beginnt mit uncharakteristischen Beschwerden wie bei einem grippalen Infekt mit Fieber, Kopf- und Gliederschmerzen sowie allgemeinem Krankheitsgefühl
- Bei einer **komplizierten Malaria** kommt es zu **zentralnervösen Erscheinungen**, z. B. Krampfanfällen und Bewusstseinstrübungen bis zum Koma (= zerebrale Malaria), zu akutem Nierenversagen, zu pulmonalen Verlaufsformen, Kreislaufkollaps, hämolytische Anämie und **disseminierten intravasalen Koagulopathien**
- **Kritischster Krankheitsverlauf bei Malaria tropica** durch mit Plasmodium falciparum infizierten Erythrozyten. Elektronenmikroskopisch haben die infizierten Erythrozyten eine pockennartige Oberflächenstruktur. Diese **Knobs** bilden hier leichte Ausstülpungen der Zellmembran. Durch diese Strukturen haften die befallenen Erythrozyten an den Wänden feiner Kapillaren fest und führen **zur Stase, Azidose, perivaskulären Ödeme, petechialen Blutungen und schließlich zu Organläsionen**. Wenn das Gehirn betroffen ist, liegt eine zerebrale Malaria vor — dies ist die häufigste Todesursache der Malaria tropica! Betroffen können die Nieren, die Lungen, das Herz und der Magen-Darm-Trakt sein
- Vor allem bei der Malaria tropica besteht häufig (> 60 %) eine Thrombopenie. Durch Hämolyse ist auch die LDH erhöht!

1160 Prüfer:
Gibt es eine **autochthone Malaria** in Deutschland?

Antwort:
Nein, da die Anophelesmücke nicht in Deutschland lebt

Kommentar:
- **FALSCH!** Die Anophelesmücke kommt in Europa und Deutschland vor
- Der Höhepunkt der Malariaepidemie in Deutschland war in der ersten Hälfte des 19. Jahrhunderts. Nach dem 2. Weltkrieg kam dann es zu einem Wiederaufleben der Malaria. Erst seit Mitte der 50 Jahre ist die Malaria bei uns ausgerottet! Die Ausrottung geschah aber nicht durch das Klima, sondern durch eine Vernichtung der Lebensräume der Anophelesmücken (u. a. durch trockenlegen von Feuchtgebieten), durch einen Rückgang der Landwirtschaft, durch bessere Wohnbedingungen auf dem Land und Umzug der Menschen in die Städte
- Aktuell gibt es in Deutschland nur noch importierte Malariafälle (2014 > 1000). Autochthone Fälle gab es z. B. 2011 in Griechenland

Prüfer: 1161
Wie ist der **Entwicklungszyklus der Malaria**?

Kommentar:
Sexueller Vermehrungszyklus in der Anopheles Mücke (Endwirt) und asexuelle Vermehrung im Menschen (Zwischenwirt) mit einem Zyklus in der Leber und im Erythrozyten.

Prüfer: 1162
Wie ist die **Prophylaxe der Malaria**? ++

Kommentar:
Vorrangig ist die **konsequente Expositionsprophylaxe** durch vermeiden von Mückenstichen!, ggf. mit einer Chemoprophylaxe oder eine Notfall-Selbsttherapie. Bisher ist keine wirksame Impfung verfügbar (verschiedene Impfungen werden in klinischen Studien getestet, Schutzraten jedoch für Reiseimpfung zu gering < 50 %).

Prüfer: 1163
Was besagt die Einteilung in **A, B, C Malaria-Risikogebiete**?

Kommentar:
A In **Gebieten mit minimalem Malariarisiko** erfolgt nur eine Expositionsprophylaxe. Keine Chemoprophylaxe und keine Notfall-Selbstbehandlung (Stand-By-Therapie)

B In **Gebieten mit mittlerem Malariarisiko** erfolgt eine Expositionsprophylaxe und eine Notfall-Selbstbehandlung aber keine Chemoprophylaxe

C In **Gebieten mit einem hohem Malariarisiko** erfolgt eine Expositionsprophylaxe und eine Chemoprophylaxe

Fallbeispiel:
Blutausstrich mit Plasmodien in der **Schizonten**-Phase. *Anm.: Hier Malaria Tertiana*

Kommentar:

- **Malaria tertiana** mit Fieberschübe alle 48 Stunden (jeder 3. Tag = tertiana), selten tödliche Verläufe, verursacht durch Plasmodium vivax oder ovale
- Bei Plasmodium vivax und ovale besteht in der Regel kein Mehrfachbefall wie bei Plasmodium falciparum. Zur Unterscheidung dienen folgende Kriterien:
  - Bei **Plasmodium vivax** sind die Erythrozyten vergrößert und hypochrom, im Zytoplasma findet sich die Schüffnersche Tüpfelung
  - Bei **Plasmodium ovale** sind die infizierten Erythrozyten vergrößert, oval und mehr oder weniger stark deformiert (*Sternschnuppen*). Ein weiteres wichtiges Merkmal um Plasmodium ovale zu erkennen, ist die hohe Anzahl von Erythrozyten mit Schüffnerscher Tüpfelung im Zytoplasma

10.15 Infektionskrankheiten – Tropenerkrankungen

10.15.1 EXKURS: Reiseassoziierte Krankheiten 2015

Malaria:

Im Jahr 2015 wurden laut RKI 1.068 Malaria-Fälle gemeldet. 2014 waren es 1.011 Fälle. Es 2 Menschen sind an der Malaria verstorben. Damit ist seit bestehen der Meldepflicht der höchste Wert! 92 % der Infektionen wurden in einem afrikanischen Land erworben – die Hälfte davon in den vier Ländern Nigeria, Eritrea, Ghana und Kamerun. Haupterreger war Plasmodium falciparum mit 58 % der Fälle und P. vivax mit 30 % der Fälle. Thailandreisender hatte sich mit P. knowlesi infiziert. Nur bei 12 % der Malaria-Fälle wurde eine Prophylaxe angegeben. Etwa ein Viertel der Erkrankten waren Flüchtlinge damit gut vereinbar ist auch, dass die Inzidenz am höchsten gewesen ist bei der Gruppe der 15 bis 19-jährigen jungen Männern.

Dengue (Familie der Flaviviridae):

Im Jahr 2015 wurden laut RKI 722 Dengue-Fälle gemeldet. Gegenüber den 626 Fällen im Jahr 2014 ist dies ebenfalls ein deutlicher Anstieg. Ein Rekordwert wurde 2013 mit 878 Fällen erreicht. Die Hälfte aller Infektionen wurden in Thailand, Indonesien und Brasilien erworben. Zwei Erkrankte hatten einen hämorrhagischen Verlauf.

Zikavirus:

Nach Einführung der Meldepflicht wurden zwischen Herbst 2015 und Ende April 2016 45 Zikavirus-Infektionen an das RKI gemeldet. Es war wohl bei keinem der Fälle eine Schwangerschaft vermerkt. Hauptsymptome waren unspezifische Allgemeinsymptome wie Hautausschlag (77 %), Fieber (56 %) und Kopf- und Gliederschmerzen (49 %). Bei 5 Fällen kam es zu einer Hospitalisierung, bei einem Fall lag wohl eine sexuelle Übertragung zu Grunde. Hauptinfektionsländer waren Brasien und Kolumbien (je 22 %) und deutlich seltener u. a. auch in Haiti und Martinique (je 4 %).

Chikungunya (Familie der Togaviren, anderer Vertreter Rötelnvirus):

Nach 162 Fällen im Jahr 2014 kam es nun zu einem Rückgang mit aber weiterhin hoher Fallzahl von 110 gemeldeten Chikungunya-Infektionen. In den Vorjahren zwischen 2006 und 2013 waren es jeweils nur 9 bis 54 Fälle jährlich. Die Hälfte aller gemeldeten Infektionen wurden zusammen in Kolumbien, Nicaragua und Jamaika erworben. Es gab keine Todesfälle und keine hämorrhagischen Verläufe.

Quelle: *DOI 10.17886/EpiBull-2016-057*

Diagnostik bei erkrankten Reiserückkehrern

1164 Frage:

Welche **Diagnostik** empfehlen Sie **bei erkrankten Reiserückkehrern**?

Kommentar:

- Wichtig ist eine genaue Erhebung der Reiseanamnese inklusive des Impfstatus und evtl. Vorerkrankungen und Medikation. Sinnvoll ist aus Kostengründen ein Stufenschema zur Diagnostik:
  - **Basisuntersuchungen:** Differentialblutbild (Eosinophilie?), Urin-Stix
  - **Stuhluntersuchungen:** Bakteriologische und parasitologische Untersuchung, gezielte ELISA oder IFT für Amöben und Giardien

1165 Frage:

Welche **Diagnostik** ist **bei Fieber nach Auslandsreise** absolut vorrangig?

Kommentar:

Bei einer Reise in ein Malariagebiet muss insbesondere bei Fieber immer eine Malaria aus wiederholten Blutproben (dicker Tropfen und Blutausstrich) ausgeschlossen werden bis eine andere Ursache gefunden ist!

Frage: 1166

Wie gehen Sie bei einer **unauffälligen Malaria Basisdiagnostik** weiter vor?

Kommentar:

- Erweiterte Diagnostik mit Transaminasen, Creatinin, Urin-Kultur und Mikroskopie, Erregerdiagnostik nach Reiseland. Nicht vergessen darf man die STD also HIV, HBV, HCV, Syphilis! Gerade eine akute HIV-Infektion imponiert häufig mit unspezifischen Symptomen, Fieber und Lymphknotenschwellung

Frage: 1167

Was untersuchen Sie bei V. a. **Schistosomiasis**?

Kommentar:

Urin bei V. a. **Blasenbillharziose**. Dreifache mikroskopische Stuhluntersuchung auf Schistosomeneier, Serum-Antikörper und ggf. eine Rektumbiopsie bei V. a. **Darmbillharziose**.

Frage: 1168

Was ist bei der **Rektumbiopsie bei V. a. Darmbillharziose** zu beachten?

Kommentar:

Die **Präpatenz** beträgt etwa 4–8 Wochen, d.h. erst bis zu 8 Wochen nach der Aufnahme der Schistosomen, können Eier oder Larven im Stuhl nachgewiesen werden!

Wurmerkrankungen (Helminthisasis)

Frage: 1169

Wie lassen sich die **Würmer** grob einteilen?

Kommentar:

Die **Würmer** also die **Helminthen** unterteilen sich in **Cestoden** (Bandwürmer), **Nematoden** (Fadenwürmer) und **Trematoden** (Saugwürmer).

Frage: 1170

Was sind die bedeutendsten **Wurmerkrankungen**?

Kommentar:

Ascaris lumbricoides (Spulwurm), Enterobius vermicularis (Madenwurm), Filariose, Taeniasis, Echinokokkose, Onchozerkose, Trichinose und Capillariasis.

1171 Frage:

Nennen Sie häufig vorkommende **Nematoden**?

Kommentar:

- **Enterobius vermicularis der (Madenwurm)** ist ein 1 cm langer weißer Wurm. Die Weibchen legen nachts auf der Analhaut ihre Eier ab. Das führt zu starkem Juckreiz, kratzen und zur erneuten orale Aufnahme der Eier. Diagnosestellung durch **Klebefilmpräparat** am Anus
- **Trichuris trichuria der (Peitschenwurm)** sitzt mit seinem langen dünnen Schwanz auf der Darmschleimhaut fest. Bei starkem Befall führt das zu Bauchschmerzen. Er ist ein Nahrungskonkurrent. Er legt Eier in die Darmschleimhaut. Ansteckung durch orale Aufnahme von Eier mit Nahrung
- **Ascaris lumbricoides der (Spulwurm)** ist der weltweit häufigste Wurm! Die Spulwurmlarve durchdringt die Darmschleimhaut und gelangt über die Blutbahn in Lunge. Von dort aus weiter über die Bronchiolen in die Luftröhre und in den Rachen. Danach über die Speiseröhre und den Magen wieder zurück in den Darm
- **Ancylostoma duodenale / Necator americanus (Hakenwurm), Strongyloides stercoralis (Zwergfadenwurm):** Bei Kontakt > 20 Minuten können die Larven die Haut durchdringen z. B. beim Barfußgehen in kontaminiertem Wasser!. Die Zwergfadenwurm vermehrt sich wie Ascaris (Durchdringen der Darmwand mit Autoinfektion, ansonsten schlüpfen im Darm die Larven und werden ausgeschieden)
- **Trichinelle spiralis (Trichine):** die Larven durchdringen die Darmwand und führen zur hämatogenen Ausbreitung mit Zystenbildung in der Muskulatur. Der Vermehrungszyklus ähnelt dem Schweinebandwurm. Ansteckung geschieht durch befallenes Fleisch
- **Filarien also die Fadenwürmer** sind nur einige Milimeter groß und leben unter der Haut, Onchocerca volvulus oder Loa loa. Die Weibchen gebären Mikrofilarien diese werden durch Insektenstiche übertragen. **Klinik: Erblindung!** Wucheria bancrofti und Brugia malayi leben in Lymphgefäßen diese chronische Entzündung verursacht einen Lymphstau und führt zum Krankheitsbild der Elefantiasis. Durch Anpassung an ihren Vektor sind Mikrofilarien von Loa loa (Bremsen) am ehesten am Tag und von Wucheria bancrofti (Culex-, Anopheles-, Aedes-Mücken) eher in der Nacht im Blut nachweisbar!

Frage: 1172

Was sind häufige **Cestoden** (Bandwürmer)?

Kommentar:

- Man Unterscheidet den **Endwirt** von dem **Zwischenwirt**. Ein Zwischenwirt nimmt die Larven über die Nahrung auf, diese gelangen über die Darmwand in den Blutkreislauf und setzen sich in der Muskulatur als Finnen ab. Der Endwirt frisst das befallene Fleisch!
- Der Mensch ist beim **Schweinebandwurm** (Taenia solium), beim **Rinderbandwurm** (Taenia sagianta) und beim Fischbandwurm (Diphyllobothrium latum) Endwirt. Die Bandwürmer sind viel länger als die Rundwürmer, im Stuhl werden abgefallene Bandwurmglieder (Proglottiden) gefunden
- **Fehlzwischenwirt** (Mensch wird nicht gefressen) ist der Mensch beim Hundebandwurm (Echinococcus granulosus) und beim Fuchsbandwurm (Echinococcus multilocularis). Die Finnen lagern sich meist in der Leber ab

Frage: 1173

Was sind typische **Trematoden** (Saugwürmer)?

Kommentar:

Am bekanntesten sind die Schistosomen (Pärchenegel) als Verursacher der Bilharziose (syn. Schistosomiasis). Ansteckungsgefahr besteht vor allem in Gewässern in Afrika, im nahen und fernen Osten.

1174 Frage:
Was sind **Finnen**?

Kommentar:
Finnen sind die Larven des Bandwurms!

Fallbeispiel:
Ein deutscher Urlauber kehrt von einem Amerika-Aufenthalt zurück. Es findet sich ein Rundherd im Röntgenbild.

1175 Prüfer:
Welche **infektiologischen Differentialdiagnose (DD)** fallen Ihnen bei einem **Lungenrundherd** ein?

Kommentar:
- **Bei einem solitärem Lungenrundherd:** Malignom (Bronchialkarzinom, Metastase, Sarkome, maligne Lymphome), Gefäßprozesse (Fisteln, Varixknoten), andere Rundherde (Hamartochondrome, Bronchusadenome, Neurofibrome, Fibrome, Lipome, Osteome), Zysten, Fremdkörper, Infektion (Tuberkulose, Pneumonie, Abszess, Eosinophile Infektion, Echinokokken, Syphilis)
- Bei einem kalkdichten Herd z. B. Z.n. tuberkulösen Primärkomplex, Histoplasmose oder Windpocken

1176 Prüfer:
Wie gehen Sie bei einem **Lungenrundherd** vor?

Kommentar:
- Allgemeine Labordiagnostik mit großem Blutbild inklusiver manueller Differenzierung, CRP, PCT, IGRA-Test (Ausschluss TBC) evtl. Gesamt-IgE u. a.
- Problem ist, dass der Befund normalerweise nicht labordiagnostisch geklärt werden kann. Eine brochoskopische oder chirurgische Biopsatgewinnung sowie histologische und pathologische Aufarbeitung (ggf. mit molekularbiologischem Erregernachweis) ist notwendig
- Aufgrund der Reiseanamnese ist auch eine Histoplasmose auszuschließen

1177 Prüfer:
Wie beweisen Sie eine **Histoplasmose**?

Kommentar:
- **Direkter Erregernachweis:** Mikroskopischer und kultureller Nachweis aus Sputum, BAL, Blut, Knochenmark oder aus (transbronchialen) Biopsaten
- Molekularbiologischer Nachweis mittels PCR und ggf. Sequenzierung
- Serologie: Antikörpernachweis mittels WB, KBR und Immundiffusionstest
- **Histologischer Nachweis** der intrazellulär gelegenen 2–4 μm großen hefeähnlichen Erreger. Nur histologisch sind die beiden Formen aufgrund der unterschiedlichen Größe der Erreger zu unterscheiden!
- Früher gab es einen Hauttest ähnlich wie bei der TBC: Dieser **Histoplasmin-Hauttest** ist inzwischen aber nicht mehr verfügbar

Prüfer: 1178
Was sehen Sie bei der **Histoplasmose im Mikroskop**?

Kommentar:
Erreger der **Histoplasmose** ist **Histoplasma capsulatum**. Das ist ein dimorpher Pilz, der in einer Hefe- und einer Myzel- beziehungsweise Schimmelform (filamentös = fadenförmig) auftreten kann.

Prüfer: 1179
Wie erfolgt die **Kultur von Histoplasma capsulatum**?

Kommentar:
- Die **Histoplasma capsulatum** Kultur erfolgt über 3 Wochen
- Bei Anzucht auf Blutagar bei 37 °C bilden sich ovale, hefeartig geformte knospende Zellen (2–4 μm). Glatte, weiß gefärbte Kolonien
- Auf **Sabouraud Glukose-Agar** bei Zimmertemperatur (20 °C) bilden sich weiße, weiche Kolonien mit großen (8–20 μm) dickwandigen kugeligen Sporen mit fingerförmigen Fortsätzen. Der Nachweis dieser höckrigen **Konidien** ist beweisend für eine Histoplasma capsulatum Infektion

Prüfer: 1180
Welche Ausschlussdiagnostik gibt es zur **Histoplasmose**?

Kommentar:
DD: Lungen- oder Miliartuberkulose! Pneumocystis carinii-Pneumonie, Blastomykose, Aspergillose, Kokzidioidomykose oder Leishmaniose.

1181 Prüfer:
Welche **Therapie** gibt es bei der **Histoplasmose**?

Kommentar:
Bei einer akuten Histoplasmose Infektion ist ggf. keine Therapie notwendig. Ansonsten Therapie mit Amphotericin B oder Voriconazol.

1182 Prüfer:
Empfehlen Sie **Verlaufskontrollen bei der Histoplasmose**?

Kommentar:
In serologischen Verlaufskontrollen zeigen sich evtl. rückläufige Antikörpertiter. Im Röntgenthorax eine Verkleinerung des Rundherds.

1183 Prüfer:
Welche Erkrankungen können noch derartige Befunde verursachen?

Antwort:
Aspergillom, TBC

1184 Prüfer:
Wie unterscheiden sich das Aspergillom und die TBC von der Histoplasmose im klinischen Bild, der Diagnostik und Therapie?

Kommentar:
- **Aspergillome** sind abgekapselte Prozesse und werden operativ entfernt
- Die Tuberkulose wird klassisch mit einer vierfach Therapie über 2 Monate (Rifampicin, Isoniazid, Ethambutol, Pyrazinamid) therapiert. Anschließend erfolgt für 4 Monate eine Erhaltungstherapie mit Rifampicin und Isoniazid. Bei Unverträglichkeiten (Anstieg der Leberwerte) oder bei Resistenzen stehen weitere Medikamente zur Verfügung

Prüfer: 1185
Welche serologischen Untersuchungen kennen Sie für das **Aspergillom** oder die **TBC**?

Kommentar:
- Bei der allergisch bronchopulmonalen Aspergillose werden ggf. Aspergillus spezifische IgE-Antikörper bestimmt
- **Aspergillom:** Antigenbestimmung aus Blut oder BAL evtl. ergänzend auch die Aspergillus AK aus dem Blut
- Der Ausschluss einer Tuberkulose ist mittels IGRA-Test (= Quantiferon oder ELISPOT TB) möglich. Klassische serologische Verfahren zur Antikörperbestimmung gibt es bei der TBC nicht. Auch eine *Immunitätsbestimmung* nach einer BCG-Impfung ist nicht möglich

Prüfer: 1186
Was ist der **Reaktionstyp der Intrakutantests**? Was liegt ihnen zugrunde?

Kommentar:
Analog zum **Mendel-Mentoux-Test** einem intrakutanen Tuberkulin-Test handelt es sich um eine verzögerte Immunreaktion (Typ IV), bei der T-Zellen auf das Antigen reagieren und eine lokale Reaktion hervorrufen.

MiBio

Prüfer: 1187
In Ihrem Zeugnis steht, dass Sie sich auch mit tropenmedizinischen Themen befasst haben. Was können Sie mir über die Ursache, Verbreitung und Diagnosestellung von **Kala-Azar** sagen?

Antwort:
- Viscerale Leismaniose, Erreger: Leismania donovani
- Diagnose aus Knochenmarkspräparaten mit z. B. Giemsa-Färbung

Kommentar:
- **Kala-Azar** ist das Dum-Dum-Fieber oder das schwarze Fieber. Das ist die sogenannte innere, also **viszerale Leishmaniose**. Daneben gibt es auch die kutane Form, das ist die Orientbeule

- Erreger: **Leishmania donovani** und in Europa Leishmania infantum
- Diagnose: Leishmanien-AK aus Blut, PCR oder Ausstrich aus Knochenmarkpräparat mit Nachweis von intrazellulären Erregern nach Giemsa

1188 Prüfer:
Handelt es sich bei den dabei sichtbaren Formen um **bewegliche oder unbewegliche Formen der Leishmanien**?

Antwort:
Da diese Formen intrazellulär leben sicherlich *amastigot* ...

Kommentar:
Amastigot bedeutet *ohne Geisel* und ist die Anpassung eines Parasiten an die intrazelluläre Lebensweise.

1189 Prüfer:
Welche **Zellen** sind von den **Leishmanien** befallen?

Antwort:
Ich rate richtig Makrophagen ...

Kommentar:
Durch den Stich der **Sandmücke** werden geißeltragende Formen abgegeben. Diese werden von einem Makrophagen phagozytiert und wandeln sich im Makrophagen in eine unbegeißelte Form um. In den Makrophagen findet auch die weitere Vermehrung statt.

+ Lepra

1190 Prüfer:
\+ Welche **Lepra Diagnostik** kennen Sie?

Kommentar:
- Mikroskopischer Erregernachweis
- Erreger ist **Mycobacterium leprae**
- Mikroskopischer Nachweis säurerfester Stäbchen in Gewebeproben (Haut), Histologie ggf. PCR

1191 Prüfer:
Welche **Formen der Lepra** gibt es?

Antwort:
Therapie bei der lepromatösen Lepra ist aussichtsreicher als bei der tuberkuloider Form.

Kommentar:
Am häufigsten ist die **tuberkuloide Lepra** (Nervenlepra), die **lepromatöse Lepra** (Knotenlepra) ist seltener!

Prüfer: 1192
Wie ist die **klinische Symptomatik der Lepra**?

Kommentar:
- Die Ansteckung geschieht von Mensch zu Mensch über intensiven Haut- / Schleimhautkontakt sowie über blutigen Schnupfen
- Die Inkubationszeit beträgt Monate bis Jahre
- Die **tuberkuloide Lepra** führt zu einer ausgeprägten zellulären Immunreaktion mit wenigen granulomatösen Läsionen und hat eine geringe Keimzahl. Langsamer Verlauf, bei etwa 90 % der Fälle kommt es zur Regression:
  - Nervenverdickungen (gut tastbar)
  - Solitäre scharfbegrenzte anästhetische (bei dunkler Haut hypopigmentierte) Maculae mit zentraler Abheilung
  - Sensibilitätsstörungen und Lähmungen
  - Sensibilitätsstörungen führen im Verlauf zu Verstümmelungen bzw. unbemerkten Verletzungen, die Eintrittspforte für Erreger sein können
  - **Facies antonina**: Maskengesicht durch Fazialisausfall
  - Keratomalazie und später Erblindung
  - *Mal perforant du pied* (trophische Störungen am Fuß)
- Die **lepromatöse Lepra** hat einen progressiven Verlauf mit zahlreichen Läsionen und vielen Bakterien (ähnlich Miliartuberkulose). Damit ist sie hoch infektös!
  - typische Hautknoten (Leprome) an Rumpf und Gesicht (enthalten massenhaft Mycobakterien), vergrößern sich im Verlauf stark und ulzerieren
  - Facies leonina – durch Knoten löwenhaftes Gesicht

- Madarosis: chronische Lidrandentzündung mit Verlust der Wimpern
- Lucio-Phänomen: Verlust der Augenbrauen von lateral
- Möller-Christensen-Phänomen mit Lockerung der vorderen Schneidezähne und Fehlstellung
- Sattelnasenbildung
- rauhe Stimme durch Larynxbefall
- Haarausfall
- Abnahme der Schweißsekretion
- Nervenschädigungen: entwickeln sich langsam, im Spätstadium kann es wie bei der tuberkuloiden Form zu Verletzungen, Verstümmelungen und Infektionen kommen
- Glomerulonephritis und Amyloidose
- im Spätstadium kann jedes Organ befallen sein

1193 Prüfer:
Welche **Therapiemöglichkeiten der Lepra**
+ gibt es?

Antwort:
Therapie mit Dapsone, Clofazimin, Rifampicin, IFN-γ

Kommentar:
- Die **Therapie der paucibacillären Form der Lepra** erfolgt mit einer Zweifachkombination aus Rifampicin und Dapson für 6 Monate
- Bei der multibacillären Form erfolgt eine Dreifachkombination aus Rifampicin, Dapson und Clofazimin für mindestens 24 Monate

Fallbeispiel:
Patient mit Fieber und relativer Bradykar-
+ die

1194 Prüfer:
An welche Infektionskrankheit denken Sie bei **Fieber mit relativer Bradykardie**?

Antwort:
Typhus (S. Typhi)

Kommentar:
- **Typhus abdominalis** (= S. Typhi) oder **Paratyphus** (S. Paratyphi)
- Relative Bradykardie bedeutet, dass im Verhältnis zu der erhöhten Temperatur (Fieber) die Herzfrequenz zu niedrig ist. Lehrbuchtypisch ist das für den Typhus abdominalis, die Hepatitis, die Brucellose und die Salmonellose

Prüfer: 1195
Welche **Diagnostik erfolgt bei Typhus-Verdacht**?

Antwort:
- Blutkultur! KEINE Stuhldiagnostik
- Gruber / Widal-Reaktion?

Kommentar:
- Bei klinischen Verdacht einer Typhusinfektion wird eine Blutkultur durchgeführt
- Ein Typhusserologie kann ggf. hilfreich sein bei einem Titeranstieg im Verlauf! Gefordert wird üblicherweise ein 4-facher Titeranstieg. Ein älterer Test ist die **Widal-Reaktion** mit Bestimmung von agglutinierenden Antikörper gegen O- und H-Antigene von S. Typhi
- Stuhlkulturen werden erst spät in der zweiten oder dritten Krankheitswoche positiv

Prüfer: 1196
Wann wird die **Typhus Blutkultur** abgenommen?

Kommentar:
Sobald Fieber besteht (Kontinua) ggf. erneute Abnahme im Verlauf!

Prüfer: 1197
Wie ist der **klinische Verlauf des Typhus**?

Antwort:
Phasenhafter Verlauf: Zyklische Allgemeininfektion, Septische Phase, Gastroenteritis, (Dauer-)ausscheider

Kommentar:
Der Typhus zeigt einen typischen phasenhaften Verlauf mit einem Prodromalstadium, einem Stadium Kontinua (Fieber hoch) mit einer Gastroenteritis und der Rekonvaleszenz → Bis zu 5–10 % bleiben jedoch Dauerausscheider!

1198 Prüfer:
Wie ist der genaue **Verlauf einer Typhusinfektion**?

Antwort:
- 1.–2. Woche **Stadium Incrementi:** langsamer Fieberanstieg (ASS refraktär), Bradykardie, Obstipation, Splenomegalie, Erregernachweis im Blut (Blutkultur)!
- 3.–4. Woche: **Stadium Fastigii** (Fastigium = Gipfel), Erbsbreiartiger Stuhl, Erregernachweis im Stuhl, Roseolen
- **Stadium decrementi:** Reinigung der Darmgeschwüre
- Typhus Myokarditis?

Kommentar:
- **Typhus abdominalis:**
  - Beginnt mit einem **Prodromalstadium** mit unspezifischen Beschwerden (Kopf- und Gliederschmerzen, subfebrile Temperaturen)
  - Nach 2–3 Tagen liegt ein **hochfieberhaftes Krankheitsbild** mit 39–41 °C Fieber und ausgeprägtem Krankheitsgefühl (Kopf- und Gliederschmerzen, beginnende Somnolenz, Abdominalbeschwerden) vor
  - **Kontinua:** Das Fieber um 40 °C hält bis zu 3 Wochen an. Zuerst Obstipation und erst später im Verlauf tritt der bekannte **erbsbreiartige Durchfall** auf. Selten, aber typisch, sind hellrote stecknadelkopfgroße nicht juckende **Roseolen** an der Bauchhaut. Auffällig ist eine für das hohe Fieber zu niedrige Herzfrequenz. Das bezeichnet man als **relative Bradykardie**
  - Ohne Therapie verlängert sich die Rekonvaleszenz-Phase. Rezidive können auftreten!
  - **Komplikationen** sind Darmblutungen, Darmperforation mit Peritonitis, nekrotisierende Cholezystitis, thromboembolische Ereignisse, Osteomyelitis, Endokarditis und Meningitis
- Der **Paratyphus** zeigt einen ähnlichen, aber meist milderen Verlauf als der Typhus abdominalis. Typisch sind gastroenteritische Verläufe mit Diarrhö, Übelkeit, Erbrechen, abdominellen Schmerzen und Fieber bis 39 °C über 4–10 Tage
- Bis zu 10 % der unbehandelten Patienten scheiden über 3 Monate Bakterien aus (Stuhl oder Urin). Etwa 5 % sind durch eine Persistenz der Salmonellen in Gallenblase und Gallenwege sogenannte Dauerausscheider (> 1 Jahr)

Frage: 1199
Wie ist die **Therapie des Typhus**?

Kommentar:
- Gyrasehemer Ciprofloxacin oder Cephalosporin Ceftriaxon über 2 Wochen
- Dauerausscheider: Ciprofloxacin über 4 Wochen

Frage: 1200
Was empfehlen Sie zum **Umgang mit Dauerauscheidern**?

Kommentar:
- Eine Wiederaufnahme in Gemeinschaftseinrichtungen ist nach 3 negativen Stuhlproben möglich
- Ausscheider dürfen nicht in Lebensmittelbetrieben tätig sein
- Eine namentliche Meldung ans Gesundheitsamt erfolgt immer (IfSG)

10.16 Indikationsbezogene Untersuchungen

Prüfer: 1201
Welche Erkrankungen sind denkbar bei **vielen Infekten auf der Neugeborenen Station**?

Antwort:
Rotaviren

Kommentar:
Rotaviren sind unbehüllte Doppelstrang RNA-Viren. Sie sind die häufigsten Erreger bei ambulant und stationär erworbenen Durchfallerkrankungen in den ersten beiden Lebensjahren!

1202 Prüfer:
Was sind die **Übertragungswege bei Rotaviren**?

Kommentar:
- Die Übertragung von Rotaviren geschieht von Mensch zu Mensch durch eine fäkal-orale Übertragung (Schmierinfektion)
- Bei kurzer Inkubationszeit von 1–3 Tage scheiden Immungesunde das Virus etwa 1–2 Wochen aus. Frühgeborene oder Immunsupprimierte ggf. länger!
- Selten kontaminierte Lebensmittel

1203 Prüfer:
Wie ist die **Diagnostik bei Rotaviren**?

Antwort:
Rotavirus-Antigennachweis aus Stuhl (ELISA)

1204 Prüfer:
Welche **Präventionsmaßnahmen sind bei Rotaviren** erforderlich?

Antwort:
Hygienemaßnahmen

Kommentar:
- Im Krankenhaus sollten an Rotaviren erkrankte Kinder kohortiert werden und wenn möglich eine Betreuung durch eine separate Pflegepersonen erfolgen
- Handschuhe und Schutzkittel sind nur bei Windelwechsel notwendig, ansonsten ist eine **konsequente** normale Händedesinfektion ausreichend!

1205 Prüfer:
Gibt es eine **Desinfektion gegen Rotaviren**?

Antwort:
Maßnahmen Windelwechsel + Saugerwechsel

Kommentar:
- Bei Rotaviren erfolgt eine hygienische Händedesinfektion mit viruzidem Mittel. **Rotaviren sind als unbehüllte Viren** resistent gegenüber normalen alkoholischen Desinfektionsmitteln. Ein geeignetes Desinfektionsmittel wäre z. B. **Sterillium virugard**
- Laut DGPI bedarf es bei Rotavirusinfektionen unter Neugeborenen mit wenigen Erkrankungen pro Station und Monat keine zusätzlich Hygienemaßnahmen da es Neugeborenenstämme mit niedriger Virulenz sind

Indikationsbezogene Untersuchungen:

Frage: 1206
Welche **Durchfallerreger** (Untersuchung immer aus Stuhl) kennen Sie?

Kommentar:
- **Viren:**
  - Rotaviren (Winter / Frühling, Gipfel März / April): Rotavirusantigen-Nachweis (z. B. ELISA)
  - Adenoviren: Adenovirus-Antigennachweis, Kultur
  - Noroviren (Oktober bis Februar): Norovirus-RNA-Nachweis
  - Astroviren: Astrovirus-Antigennachweis
- **Bakterien** (normalerweise Stuhlkultur):
  - Campylobacter
  - Salmonella
  - Shigellen allgemein und Differenzierung von Shigella dysenteriae, S. sonnei, S. boydii und S. flexneri
  - Yersinia enterocolytica
  - Enterotoxische Escherichia coli (ETEC)
  - Enteropathogene Escherichia coli (EPEC)
  - Toxinnachweis: VTEC stx1 / 2, Enterohämorrhagische Escherichia coli (EHEC)-Toxin, Clostridium difficile Toxin
- **Parasiten** (Mikroskopisch): Giardia lamblia, Entamoeba, Cryptosporidium
- **Würmer und Wurmeier**

Frage: 1207
Was sind die häufigsten Ursachen für **Lymphknotenschwellungen**?

Kommentar:
- Virusinfekte: EBV, CMV und HIV (akute HIV-Krankheit)!
- Bakterien:
  - Streptokokken oder Staphylokokken
  - Tuberkulose!
  - Bartonellose = Katzenkratzkrankheit
  - Treponema pallidum (Syphilis)
  - Brucellose
  - Yersinen
  - Tularämie = Hasenpest
  - Chlamydien
- Parasiten:
  - Toxoplasmose!
  - Reiseanamnese? Leishmaniose, Trypanosomen, Mikrofilarien
- Pilze: Histoplasmose, Blastomykose, Kokzidioidomykose
- Maligne Erkrankungen:
  - Leukämie
  - Non-Hodgkin-Lymphom, Hodgkin-Lymphom
  - Metastasen

Welche Erregerdiagnostik veranlassen Sie bei der Anforderung von

1208 Frage:
... **kardiotropen Erregern**?

Kommentar:
Enteroviren, Influenza A- und -B-Viren, Parvovirus B19 (seltener: CMV, Adenovirus, Borrelien, Mykoplasmen)

1209 Frage:
... **Arthritis Erregern** (parainfektiös / reaktiv)?

Kommentar:
- Auslandsaufenthalt und Insektenstiche: Dengue-Virus, Chikungunya, Zika-Virus
- Zeckenstich: Borrelien
- postinfektiös / *reaktiv*: Chlamydien, Yersinien, Salmonellen, Campylobacter
- sonstige: Parvovirus B19, Hepatitis B u. C

1210 Frage:
... **STD-Erregern**?

Kommentar:
T. pallidum (Lues-Suchreaktion), Gonokokken (Abstrich), Chlamydia trachomatis (Abstrich und AK), HIV-Screeningtest ggf. auch HBV-, HCV- und HSV-Serologie.

Frage: 1211
... Erregern eines **Exanthems**?

Kommentar:
Röteln-, Masern-, Enteroviren (aus Stuhl oder Abstrich), Parvovirus B19 (seltener: CMV, HHV-6, T. pallidum u. a.)

Frage: 1212
... **hepatotropen Erregern**?

Kommentar:
Vorrangig **Hepatitis-Viren** also HAV, HBV, HCV und HEV (HEV vor allem bei Schwangeren und immunsupprimierten Patienten), aber auch EBV und CMV (seltener: Coxsackievirus, HSV und ggf. Bakterien wie Brucellen, Leptospiren u. a.)

Frage: 1213
... **lymphotropen Erregern**?

Kommentar:
CMV, EBV, Toxoplasmen (ggf. HIV, Chlamydien, Röteln, M. tuberculosis (Erregernachweis) u. a.)

Frage: 1214
... **neurotropen Erregern**?

Kommentar:
Borrelien, HSV, VZV, Enteroviren (ggf. FSME, CMV u. a.)

Frage: 1215
... **atypischen Erregern** einer Pneumonie?

Kommentar:
Mykoplasmen, Chlamydia pneumoniae, Legionellen (i. U.), Influenza A- und Influenza B-Viren (seltener: Coxiella burnetii, Chlamydia psittaci u. a.)

Frage: 1216
... **respiratorischen Erregern**?

Kommentar:

Influenza A- und Influenza B-Viren, Parainfluenza 1 / 2 / 3, Adenoviren, RSV, Enteroviren, humane Metapneumoviren, Rhinoviren

1217 Frage:

Was untersuchen Sie zum **Ausschluss einer Hepatitis**?

Kommentar:

- Aus Kostengründen ist meist eine Stufendiagnostik sinnvoll:
  - **Basisdiagnostik:** Leberwerte also Transaminasen (GOT / GPT), γ-GT, Bilirubin, AP, CHE
  - **Ausschluss infektiöse Hepatitis**
    - HAV: HAV-AK, HAV-IgM-AK (HAV-PCR aus Blut oder Stuhl)
    - HBV: Anti-HBs-AK, Anti-HBc-AK, HBsAg (ggf. HBeAg, Anti-HBe-AK, HBV-PCR, Anti-HBc-IgM)
    - HCV: HCV-AK ggf. Blot und HCV-PCR
    - HDV-AK zum Ausschluss HDV bei pos. HBS-Ag
    - HEV: Anti-HEV-IgG-AK und –IgM-AK (ggf. PCR aus Blut oder Stuhl)
  - **Andere hepatotrophe Viren:** CMV, EBV, HSV, Adenovirus, Enterovirus, Mumpsvirus, Rötelnvirus, VZV
  - + **Bakterien:**
    - Brucellen, Leptospiren, T. pallidum, M. tuberculosis, Borrelien, Chlamydien, Gonokokken, Rickettsien, Salmonellen, Shigellen
  - **Protozoen:** Toxoplasmose, Amöben, Leishmanien, Plasmodien
  - **Helminthen:** Ascaris, Billharziose, Leberegel, Trichinen
  - **Hepatotoxische Substanzen:**
    - Alkohol! → CDT-Bestimmung!
    - Medikamente: α-Methyldopa, Chlorpromazin, Diclofenac, Fenofibrat, INH, Methotrexat, Nitrofurantoin, Phenytoin, Salicylate
  - Transferrinsättigung / Ferritin erhöht? $\xrightarrow{\text{Ja}}$ V. a. Hämochromatose → Genanalyse durchführen!
  - Ausschluss **Autoimmunhepatitis**
    - Autoimmunhepatitis Typ I (lupoide Hepatitis): ANA
    - Autoimmunhepatitis Typ II (LKM-AK-positive Hepatitis): SMA, LKM-AK
    - Autoimmunhepatitis Typ III (SLA-AK-positive Hepatitis): SLA-AK
    - PBC: AMA
    - PSC: pANCA
  - Kupfer erhöht, Coeruloplasmin erniedrigt? $\xrightarrow{\text{Ja}}$ V. a. Morbus Wilson = Kupferspeicherkrankheit (ggf. Leberbiopsie)
  - α-1-Antitrypsin erniedrigt? $\xrightarrow{\text{Ja}}$ α-1-Antitrypsin-Mangel → Phänotypisierung

Endokarditis:

Prüfer: 1218

Was sind die **häufigsten Erreger einer Endokarditis**?

Kommentar:

- Bakterielle Endokarditis:
  - (hoch)**akute Endokarditis**: S. aureus, Streptokokken, Enterokokken
  - Subakute Endokarditis = **Endokarditis lenta**: Viridans-Streptokokken (Streptococcus sanguinis (S. sanguinis)), Streptococcus equinus (S. equinus) (früher Streptococcus bovis (S. bovis)), Streptococcus mutans (S. mutans)
- Virale Endokarditis: (sehr) selten! Viren verursachen typischerweise eine Perimyokarditis. Dafür verantwortlich sind meist Enteroviren (Coxsackieviren), Influenzaviren, EBV u. a.
- Mykotische Endokarditis: Candida albicans, Aspergillus

Prüfer: 1219

Welche **seltenen Erreger der bakteriellen Endokarditis** kennen Sie?

Antwort:

HACEK-Keime, Brucellen, Erysipelothrix, Coxiella burnetii (Q-Fieber)

Kommentar:
- Brucellen, Coxiella burnetii (Q-Fieber), Bartonellen, Pseudomonas
- **HACEK**: Gruppe gram-negativer bakterieller Endokarditiserreger, wachsen in Kultur erst nach längerer Bebrütungszeit: Haemophilus influenzae (H. influenzae), Haemophilus parainfluenzae (H. parainfluenzae), Haemophilus aphrophilus (H. aphrophilus), Haemophilus (Actinobacillus) actinomycetemcomitans, Cardiobacterium, Eikenella, Kingella

1220 Frage:
Was machen Sie zur **Endokarditis-Diagnostik**?

Kommentar:
- Diagnosestellung durch **Blutkultur**! Wichtig ist die Angabe der klinischen Verdachtsdiagnose **Endokarditis**, damit eine längere Bebrütung erfolgt und auch langsam wachsende Erreger erfasst werden!
- Evtl. ergänzende PCRs aus Blut. Auf dem Markt erhältlich sind Multiplex-PCRs verfügbar zum Sepsis-Screening z. B. Fa. Roche, LightCycler SeptiFast-Test
- Serologie: Q-Fieber, Bartonellen, Legionellen-Antigen im Urin, Brucellen

1221 Prüfer:
Wie wird die **Endokarditis therapiert** bei den verschiedenen Erregern?[16]

Kommentar:
- **Viridans-Streptokokken:** i. v. Benzylpenicillin + Gentamicin für 2–4 Wochen
- **Enterokokken und Streptokokken** (MHK von Penicillin ist > 0,5 µg/ml): Ampicillin i. v. + Gentamicin i. v. über 4–6 Wochen
- **Staphylokokken-Endokarditis** (S. aureus, Koagulase-negative-Staphylokokken): Oxacillin oder Flucloxacillin i. v. + Gentamicin i. v. über 4–6 Wochen
- **MRSA:** Vancomycin i. v. mit Rifampicin und Gentamicin
- **Pseudomonas aeruginosa:** Piperacillin + β-Laktamase-Inhibitor mindestens 6 Wochen
- **HACEK:** Ceftriaxon i. v. über 4 Wochen
- **Enterobakterien:** Ceftriaxon 2 g/Tag i. v. für 4 Wochen
- **Pilz-Endokarditis:**
  - Candida: Amphotericin B i. v. + Flucytosin i. v. mindestens 6 Wochen
  - Aspergillus: Amphotericin B i. v. mindestens 6 Wochen
- **Coxiella burnetii:** Doxycyclin + Co-trimoxazol für mindestens 18 Monate!
- **Brucellen:** Doxycyclin + Aminoglykosid + Rifampicin oder Co-trimoxazol mindestens 8 Wochen
- **Bartonellen:** Doxycyclin oder Erythromycin oder Azithromycin + Gentamicin oder Ceftriaxon

[16] S2-Leitlinie zur Diagnostik und Therapie der infektiösen Endokarditis: www.chemotherapie-journal.de/uploads/media/CTJ_2004_06_Endokarditis.pdf

Indikationsbezogene Untersuchungen:

Frage: 1222
Was bestimmen Sie bei der **Anforderung Leberwerte**?

Kommentar:
AP, **Transaminasen** (GPT, GOT), γ-GT, Bilirubin

Frage: 1223
Was bestimmen Sie bei der **Anforderung Cholestase-Werte**?

Kommentar:
- Erhöht sind AP, γ-GT, GOT und GPT
- Direktes Bilirubin steigt im Blut an
- Gallensäure kann auch ansteigen

Frage: 1224
Welche Laboruntersuchungen veranlassen Sie bei **Durchfall seit gestern**?

Kommentar:
Die Ursache für eine **akute Diarrhö** sind häufig Lebensmittelvergiftung durch bakterielle Toxine, Infektionen, Medikamente (Laxantien), Antibiotika, Clostridium difficile assoziierte Diarrhö oder virale Diarrhö! Oft ist es ein selbstlimitierender milder Verlauf. Daher ist meist keine Diagnostik erforderlich bzw. dem Patient geht es schon wieder gut bis die Ergebnisse vorliegen!

1225 Frage:
Der Einsender wünscht eine **Abklärung der Diarrhö**. Welche Diagnostik bieten Sie an?

Kommentar:
- **Virusdiagnostik aus Stuhl:** Rotavirusantigen-ELISA, Adenovirus-Antigennachweis, Norovirus-RNA-PCR, Astrovirus-Antigennachweis
- **Bakteriologische Stuhlkultur:** häufig sind Campylobacter und Salmonellen

1226 Frage:
Was empfehlen Sie bei **Durchfall seit 10 Wochen**?

Kommentar:
Chronische Diarrhöen (> 2 Wochen) sind häufig durch Darminfektionen wie Yersinien, Amöben und Lamblien bedingt. Bei AIDS häufig durch Kryptosporidien, CMV und atypische Mykobakterien. Denkbar sind auch HIV bedingte Enteropathien, Malabsorptionen, chronisch entzündliche Darmerkrankungen und exotisches wie z. B. Isosora belli.

1227 Frage:
Welche Diagnostik führen Sie bei der **chronischen Diarrhö** durch?

Kommentar:
- Stuhluntersuchung auf Bakterien, Viren (Norovirus, Rotavirus), Parasiten (Gardia lamblia)
- Ausschluss der einheimischen Sprue, also der Zöliakie, mittels IgA-Gewebstransglutaminase-AK (Endomysium-AK) im Blut
- Antibiotika induziert kann es zur **Pseudomembranöse Kolitis** kommen: Nachweis des Clostridium difficile Toxine-A und -B im Stuhl
- Eine Abgrenzung einer chronisch entzündlichen Darmerkrankung zum **Reizdarmsyndrom** ist v.a. durch die Leukozytenproteine **Calprotectin** und **Lactoferrin** möglich. Eine etwas geringere Sensitivität hat die Polymorphonuklear-Elastase (PMN-Elastase). Alle 3 zusammen erkennen mit 95 %-tiger Wahrscheinlichkeit eine Colitis ulcerosa
- Mittels Pankreas-Elastase kann eine exokrine Pankreasinsuffizienz ausgeschlossen werden

11 Mikrobiologie — Bakteriologie

11.1 Allgemeines

Merke:
! Elementarkörperchen (EK) können den *Elementen* strotzen!
EKs sind die **sehr umweltresistente infektiöse Form** der Chlamydien.

MiBio Allgemeine Grundlagen

1228 Prüfer:
... zu **Chlamydien**?

Kommentar:
- Zu unterscheiden sind Chlamydia trachomatis (Geschlechtskrankheit), Chlamydia pneumoniae (Pneumonie) und Chlamydia psittaci (verursacht die Vogelzüchterlunge)
- **Chlamydien** sind gram-negative Bakterien die sich nur intrazellulär vermehren. Deshalb ist eine Anzucht nur in einer Zellkultur möglich
- **Zwei Formen:** Außerhalb der Wirtszelle als umweltstabile metabolisch inaktive infektiöse **EK** und nach der Infektion in der Wirtszelle als metabolisch aktive **Retikularkörperchen (RK)**
- Dritte Form sind aberrante Körperchen als intrazellulär persistierende Dauerform → relevant für die reaktive Arthritis?

1229 Frage:
... zur **Chlamydien-Diagnostik**?

Kommentar:
- **Chlamydien** sind auf unbelebten Nährböden nicht kultivierbar. Daher ist der Nachweis mittels Zellkultur mit HeLa-Zellen (humane Epithelzellen) möglich
- Serologie z. B. mittels IIFT. Zu beachten sind die hohen *Durchseuchungstiter* und die Kreureaktionen (vor allem zwischen Chlamydia pneumoniae und Chl. psittaci) die die Diagnostik erschweren
- Direkter Erregernachweis von Chl. trachomatis aus dem erstem Morgenurin (kein Mittelstrahlurin!), Harnröhrenabstrich oder Zervixabstrich mittels NAT. Chl. pneumoniae und Chl. psittaci aus BAL

Prüfer: 1230
... **Mykoplasmen**?

Kommentar:
- **Mykoplasmen** und **Ureaplasmen** sind verwandte, zellwandlose Bakterien → es sind die kleinsten extrazellulär vermehrungsfähigen Bakterien!
- **Mykoplasmen** haben keine Zellwand und sind damit **resistent gegen zellwandwirksame Antibiotika** wie Penicilline und Cephalosporine
- **Mycoplasma pneumoniae** verursacht respiratorische Erkrankungen und atypische Pneumonien
- **Mycoplasma hominis** und **Ureaplasma ureolyticum** sind nur fakultativ pathogen und besiedeln den Urogenitaltrakt. Symptomatische Infektionen kommen als Zervizitis oder Urethritis beim Mann vor. Übertragung erfolgt sexuell oder bei der Geburt als Neugeboreneninfektion

Frage: 1231
Welche **Mykoplasmen-Diagnostik** gibt es?

Kommentar:
- **Mycoplasma pneumoniae:** IgG- und IgM-Antikörper, PCR aus Rachenabstrich oder BAL
- **Mycoplasma hominis / Ureaplasma urealyticum:** Serologie (Neutralisationstest), PCR aus Abstrichen

Prüfer: 1232
Was können Sie zur **Tuberkulose** sagen?

Kommentar:

- Die Tuberkulose ist eine chronische Infektionskrankheit mit weltweit 8,6 Mio. Neuerkrankungen und 1,3 Mio. Todesfälle im Jahr 2012! Gefährlich sind Koinfektionen mit HIV und TBC
- **Mykobakterien** verursachen die Tuberkulose. Es sind aerobe, unbewegliche, langsam wachsende, stäbchenförmige Bakterien
- Durch eine spezielle Zellwand mit einer Peptidoglykanschicht und einem sehr hohen Lipidanteil, werden Mykobakterien **säurefest** und mit einer üblichen Gram-Färbung nicht anfärbbar → Spezialfärbung mittels **Ziehl-Neelsen-Färbung**
- Mykobakterien haben keine speziellen Virulenzfaktoren oder Exotoxine. Sie sind deshalb so pathogen, weil ihre Lipidschicht sie vor dem Abbau in Makrophagen und der dadurch vermittelten zellulären Immunantwort (über T-Lymphozyten) schützt!
- **Klinisch** ist es eine aerogene Infektion durch Einatmen tröpfchenhaltiger Aerosole. Inkubationszeit Wochen bis Monate. Nur 10 % haben im Verlauf Symptome. Meist als Lungentuberkulose mit Husten, subfebrilen Temperaturen, Abgeschlagenheit, Nachtschweiß und Gewichtsverlust

11.2 Meningitis

Fallbeispiel:
70-jährige Patientin mit V. a. bakterielle Meningitis

1233 Prüfer:
Welche Laborbefunde erwarten Sie bei einer **bakteriellen Meningitis**?

Kommentar:
Liquor-Pleozytose (Zellzahlvermehrung), vor allem granulozytär und Nachweis von Bakterien im Liquor. Im Liquor-Grampräparat finden sich häufig **grampositive Kokken** (Pneumokokken) oder **gram-negative intrazelluläre Diplokokken** (Meningokokken).

Prüfer: 1234
Was ist der **häufigste Keim der bakteriellen Meningitis**?

Antwort:
Pneumokokken

Kommentar:

- Am häufigsten sind **Meningokokken** (Neisseria meningitidis), Pneumokokken, Staphylokokken und Haemophilus influenzae
- seltener auch: Escherichia coli (E. coli), Proteus, Pseudomonas, Klebsiellen, Listerien, Streptococcus agalactiae

Prüfer: 1235
Wie lassen sich **Pneumokokken identifizieren**? •

Antwort:

- Gram-Färbung, kulturelle Anlage, Schnelltest, Kulturmorphologie, Resistenzsituation Deutschland
- 5 % Penicillin, Makrolide höher

Kommentar:

- **Pneumokokken** sind gram-positive Kokken, häufig in Form von **Diplokokken** gelagert, aber auch als lange Ketten (Streptococcus pneumoniae). In Kultur als vergrünende Streptokokken (α-Hämolyse)
- Abgrenzung zu Viridans-Streptokokken (vergrünende Streptokokken) durch Hemmhof > 13 mm im **Optochin-Test** (Optochin-Plättchen auf Blutagar)
- Bei invasiven Infektionen von Kindern besteht bei mehr als 20 % eine Erythromycin-Resistenz. Bei der Pneumokokken-Pneumonie sind die Resistenzraten geringer. Intermediär gegenüber Penicillin verhalten sich etwa 7 %, Erythromycin resistent sind 17 %. Hochgradig Penicillin-resistente (Minimale Hemmkonzentration (MHK) ≥ 2 mg/L) sind in Deutschland selten. Hohe Resistenzraten von 50–60 % kommen bei Makroliden und Penicillin G in Südeuropa vor!

Antibiotische Therapie bei bakterieller Meningitis

1236 Prüfer:
Verdachtstherapie bei bakterieller Meningitis und unbekanntem Erreger?

Kommentar:
Die Therapie hängt vom Allgemeinzustand und dem Lebensalter ab.

1237 Prüfer:
Welche **kalkulierte Meningitis Therapie** empfehlen Sie in Abhängigkeit vom Lebensalter?

Kommentar:
- **Neugeborene:** Cefotaxim kombiniert mit Ampicillin
- **Kleinkinder / Kinder:** Cephalosporin der 3. Generation, z. B. Ceftriaxon (Rocephin)
- **Erwachsene mit ambulant erworbener Meningitis:** Cephalosporin der 3. Generation kombiniert mit Ampicillin
- **Erwachsene mit nosokomial erworbener Meningitis** (postoperativ oder nach Trauma): Vancomycin mit Meropenem oder Vancomycin mit Ceftazidim

1238 Prüfer:
Wie ist die **Erregerprävalenz bei der bakteriellen Meningitis** je nach Alter?

Kommentar:
- **Erwachsene:** Häufigste Erreger der Meningoenzephalitis sind Streptococcus pneumoniae (= Pneumokokken) und Neisseria meningitidis (= Meningokokken), seltener auch Listerien, Staphylokokken, gram-negative Enterobakterien und Pseudomonas aeruginosa (P. aeruginosa), H. influenzae
- Bei **Kindern** hauptsächlich Neiseria meningitidis und Streptococcus pneumoniae. Die invasive H. influenzae-Meningitis ist durch die gute Impfquote bei Kindern sehr selten (etwa 5 Kinder pro Jahr laut DGPI). Impfungen führen häufig zu Verschiebungen der Erreger. Beispielsweise werden bei guter Impfquote die Pneumokokken-Impfstämme seltener, andere Pneumokokken-Serotypen jedoch häufiger Ursache von Pneumonien

Prüfer: 1239
Welches sind die häufigsten Erreger der **Meningitis bei Neugeborenen**?

Kommentar:
- Eine Infektion in den ersten drei Tagen nach Geburt (**early-onset Meningitis**), wird meist verursacht durch Erreger aus der mütterlichen Vaginalflora, also den B-Streptokokken (deshalb B-Streptokokken Screening in Schwangerschaft sinnvoll), E. coli, seltener auch S. aureus, Listerien und Anerobier
- Infektion ab dem 4. Lebenstag (= **late-onset Meningitis**) ist eine nosokomiale Infektion (eigene Flora oder Krankenhausflora): Koagulase-negative-Staphylokokken, Enterobacter, Enterokokken und Klebsiellen
- Nach antibiotischer Behandlung der Mutter finden sich bei Frühgeborenen auch Enterobacter, Klebsiellen und Pseudomonas

Fallbeispiel:
Dia mit Meningokokken

Prüfer: 1240
Wie äußert sich eine **Meningokokkeninfektion**?

Antwort:
Waterhouse-Friderichsen-Syndrom

Kommentar:
- Die **Meningokokken-Meningitis** beginnt mit einer kurzen Prodromalphase (wenige Tage) mit hohem Fieber, Schüttelfrost, Abgeschlagenheit, Muskelschmerzen und starkem Krankheitsgefühl. Danach tritt der Meningismus mit Kopfschmerzen, Erbrechen, Schläfrigkeit und Bewusstseinsstörung auf
- Das **Leitsymptom Meningismus** haben nur etwa 60 % der Patienten
- Bei der **Meningokokkensepsis** kommt es neben Fieber, Schüttelfrost und Schockzeichen (blasse schmerzhafte Extremitäten)

meist auch zu Hautveränderungen (Petechien und Purpura)

- Das **Waterhouse-Friderichsen-Syndrom** kommt bei schwerer bakterieller Infektion durch Meningokokken, Pneumokokken oder invasive Haemophilus influenzae Typ b (Hib) vor. Zerfallene Erreger führen zu einem Endotoxinschock mit Kreislaufversagen und Aktivierung des Gerinnungssystems. Das führt zum Verschluss peripherer Gefäße durch massive Thrombenbildung und zu starken Blutungen durch den Verbrauch sämtlicher Gerinnungsfaktoren (Verbrauchskoagulopathie)

MiBio

Fallbeispiel:
Dia mit Granulozyten und intrazellulären Kokken aus dem Liquor dieses Patienten (Methylenblau).

1241 Prüfer:
Welche Diagnose stellen Sie bei **intrazellulären Kokken im Liquor**?

Kommentar:

- Diese **gram-negativen intrazellulären Diplokokken** sind die sogenannten **Meningokokken** (andere gram-negative Diplokokken sind N. gonorrhoeae)
- Es handelt sich hier also um eine Meningokokken-Meningitis durch Neisseria meningitidis!

1242 Prüfer:
Welche **Pathogenitätsfaktoren** hat Neisseria meningitidis?

Kommentar:

- Bei Meningitserregern ist meist die **Kapsel der wichtigste Virulenzfaktor** (synonym Pathogenitätsfaktor): Streptococcus pneumoniae, Hib, Streptococcus agalactiae, Neisseria meningitidis (N. meningitidis)
- Bei **N. meningitidis** werden 90 % der Infektionen durch den Kapsel-Typ A, B, C und Y verursacht – in DE vor allem B und C!
- Weitere Virulenzfaktoren sind die IgA-Protease und das Opc-Protein (bewirkt Eindringen in die Schleimhaut)
- Die Meningokokkensepsis mit DIC und der Verbrauchskoagulopathie (**Waterhouse-Friderichsen-Syndrom**) kommt durch die LPS zustande → Meningokokken sind gram-negative Bakterien!

11.3 Tuberkulose

TBC-Diagnostik

Frage: 1243
Welche **Nachweisverfahren für die Tuberkulose** gibt es aus Blut?

Kommentar:
Eine Bestimmung von Antikörpern gegen Mykobakterien ist nicht möglich. Früher war die Durchführung eines **Tuberkulin-Hauttests** Standard. Heute ist es ein **IGRA-Test** zur Detektion einer T-Zellvermittelten Immunantwort der TBC-Infektion aus peripherem Blut.

Frage: 1244
Was heißt **IGRA** und welche Testverfahren gibt es?

Kommentar:

- **IGRA** steht für **Interferon-Gamma-Release-Assay**
- **Testprinzip:** Patientenblut wird mit TBC-Antigenen (Peptiden) inkubiert. Bei TBC-infizierten Menschen reagieren die T-Zellen auf diesen Antigenkontakt mit einer IFN-γ-Sekretion. Das IFN-γ wird mittels ELISA oder ELISPOT gemessen
- **T-SPOT.TB (ELISPOT):**
  - Großer Nachteil des T-SPOT.TB ist die Präanalytik! Das Lithium-Heparin Blut muss innerhalb 24 Stunden im Labor sein
  - Ficoll-Dichtegradientenzentrifugation aus Heparin-Röhrchen, Lymphozytenbande aufnehmen, Lymphozyten zählen und waschen, Lymphozyten in 96-Platte überführen, TBC-Antigene zugeben (ESAT-6 und CFP-10) und Inkubation (über Nacht)

- ELISPOT: Platte waschen, Detektionsreagenz zugeben, 60 Min. inkubieren, Platte waschen, Farbreagenz (Substrat) zugeben, Spots innerhalb von 7 Min., Platte waschen und trocknen
- Spot-Zählung ist manuell mit einem Mikroskop oder mit einem ELISPOT-Reader (erfasst Größe und Anzahl der Spots) möglich

· **QuantiFERON-Gold:**
  - Blutabnahme in drei Spezial-Quantiferonröhrchen:
    - Negativkontrolle (IFN-γ-Spiegel vor TBC-Stimulation)
    - Teströhrchen mit Stimulation durch TBC-Antigene (ESAT-6, CFP-10, TB7.7)
    - Positivkontrolle oder auch Mitogenkontrolle zum Test ob die T-Zellen durch Phythämagglutinin stimulierbar sprich vital sind
  - Nach der Blutentnahme wird das Blut innerhalb von 16 Stunden ins Labor transportiert und erst dort inkubiert!
  - Alternativ erfolgt die Inkubation in der Arztpraxis (37 °C für 16–24 Stunden). Dann bleibt für den Transport ins Labor 3 Tage Zeit. Damit ist ein Postversand problemlos möglich!
  - Wenn nach der Inkubation in der Arztpraxis die Probe zentrifugiert wird, kann sie sogar im Kühlschrank (IFN-γ ist bei 4 °C 8 Wochen stabil) gelagert werden!
  - Die Messung des IFN-γ erfolgt in jedem Fall mittels ELISA (Extinktionsmessung) im Labor!

1245 Frage:

Was sind die **Indikationen für einen IGRA-Test**?

Kommentar:

· Im Gegensatz zum Tuberkulin-Hauttest ergeben die **IGRA-Tests** keine falsch positiven Ergebnisse bei vorherigem Kontakt mit BCG-Impfstämmen sowie den meisten atypischen Mykobakterien (Ausnahmen: M. kansasii / szulgai / marinum / gastri und flavescens)

· Bei der **Untersuchung immunsupprimierter Patienten** haben IGRA-Tests eine deutlich höhere Sensitivität (etwa 90 % statt 77 %) und Spezifität (etwa 93 % statt 59 %) im Vergleich zum Tuberkulin-Hauttest

· Die Indikation ist der Nachweis einer latenten Tuberkulose, **ABER** bei der Diagnostik einer aktiven Tuberkulose dürfen IGRA-Tests nur ergänzend zur bakteriologischen und radiologischen Diagnostik eingesetzt werden!

· Eine weitere Indikation ist der Ausschluss einer **latenten TBC** vor einer prophylaktischen Therapie oder vor der Gabe einer immunsuppressiven Therapie, insbesondere vor Einsatz von TNF-Inhibitoren (Rheuma-Behandlung bei Kindern)

· Eingesetzt werden IGRA-Tests auch zum **TBC-Screening** von Risikogruppen (Flüchtlinge) oder bei Umgebungsuntersuchung von Personen nach Kontakt mit Tuberkulose (z. B. Krankenhauspersonal)

Mykobakterien

Prüfer: 1246

Wie lassen sich **Mykobakterien einteilen**? +

Kommentar:

· Einteilung in zwei Gruppen:
  - **Mycobacterium-tuberculosis-Komplex** mit den von Mensch zu Mensch übertragbaren Erregern wie M. tuberculosis, M. africanum, M. bovis, BCG (M. bovis verwandter Impfstamm mit geringer Virulenz) und M. microti
  - **atypische, nichttuberkuläre Mykobakterien (Mycobacteria Other than Tuberculosis (MOTT))** sind Mykobacteriumarten, die gewöhnlich nicht von Mensch zu Mensch übertragen werden (M. kansasii, M. ulcerans, M. marinum)

Prüfer: 1247

Welche **Mykobakterien-Diagnostik** gibt es? +

Kommentar:

· **IGRA-Test** (Quantiferon oder Elispot)

· Direktnachweis aus BAL oder Sputum: Säurefeste Stäbchen nach Anreicherung und Ziehl-Neelsen-Färbung im Präparat

gelb trocken : TBC Wachstum!
laut Gesetz: mit/ohne Glycerin Kultur!

- PCR oder kulturelle Anzucht (Löwenstein-Jensen-Medium bis 8 Wochen, Flüssigmedium Kirchner-Medium) und Resistenzbestimmung

1248 Prüfer:
Was wissen Sie über die **Mykobakterien-Kultur**?

Kommentar:

- Die **Mykobakterien-Kultur** ist der **Goldstandard**, aber sie dauert sehr lange! Vorteilhaft ist, dass aus einer Kultur auch eine Resistenzbestimmung möglich ist
- Turberkelbakterien teilen sich in der Log-Phase nur alle 20 Stunden! Kulturen müssen deshalb über mehrere Wochen beobachtet werden
- Häufig ist eine **Vorbehandlung (Dekontamination)** notwendig, da die meisten Materialien (Sputum, BAL, Urin) schnell wachsende Begleitkeime enthalten und diese die sehr langsam wachsenden Mykobakterien überwuchern können. Das Abtöten der Begleitflora ist notwendig und möglich, da Mykobakterien eine erhöhte Widerstandsfähigkeit gegen Säuren und Laugen haben. Je nach Einwirkdauer und Mykobakterienart können aber auch Mykobakterien geschädigt werden. Die Vorbehandlung erfolgt mit N-Acetyl-L-Cystein-NaOH oder Natriumlaurylsulfat-NaOH. Vorteil: zähes Sputum wird verflüssigt, Anreicherung von Mykobakterien durch Zentrifugieren möglich
- Bei der **Kultur** sind charakteristische Kolonien auf festem Nährboden auch bei einer gewissen Kontamination mit Begleitkeimen zu erkennen und zu isolieren. Kolonien frühestens nach 3–4 Wochen. Agarnährböden (z. B. Middlebrook 7H10 Agar) haben nur geringe Pufferwirkung und inaktivieren toxische Stoffe wenig. **Eiernährböden** haben eine gute Pufferkapazität (Löwenstein-Jensen-Medium enthält Malachitgrün zur Unterdrückung von Begleitkeimen, Stonebrink-Medium enthält kein Glycerin, das M. bovis hemmt)
- In **Flüssigmedien** wachsen Mykobakterien meist schneller als auf festen Nährböden, sie werden jedoch leichter von schnell wachsenden Begleitkeimen überwuchert. Außerdem ist die Infektionsgefahr bei der Verarbeitung im Labor höher!

Prüfer: 1249
Welche **Mykobakterien** sind bei **AIDS-Patienten** von besonderer Bedeutung?

Antwort:
M. avium intrazellulare

Kommentar:
Infektionen mit Mycobacterium avium Komplex (MAK) oder M. kansasii, disseminiert oder extrapulmonal!

Tuberkulose – Ziehl-Neelsen-Präparat

Prüfer: 1250
Wie funktioniert die **Ziehl-Neelsen-Färbung**? ++

Kommentar:

- Das Färbeprinzip basiert darauf, dass **Mykobakterien *säurefest* sind**! Freie (wachsartige) Mykolsäuren in der Zellwand gehen mit Karbolfuchsin (Fuchsin + Phenol) eine Komplexbindung ein, die einer Entfärbung mit HCl-Alkohol standhält, während nicht-säurefeste Bakterienarten durch HCl-Alkohol entfärbt werden
- Der **Bakterien-Ausstrich wird hitzefixiert**, mit wässriger alkoholischer Karbolfuchsinlösung überschichtet und mit dem Bunsenbrenner dreimal zum Dampfen gebracht
- Durch die Hitze dringt der Farbstoff in die Bakterien ein – auch bei den lipidhaltigen Zellwänden der *säurefesten* Bakterien
- Bei der **Entfärbung mit 3 % Salzsäure** behalten die *säurefesten* Mykobakterien durch die lipidhaltige Zellwand den Farbstoff bei, die anderen werden entfärbt und werden daher als *nicht säurefest* bezeichnet!
- Nach Abspülen mit Wasser erfolgt eine **Gegenfärbung** mit 1 %-tigem Methylenblau (oder Malachitgrün)
- **Säurefeste Bakterien** sind dadurch **rot** gefärbt, nicht säurefeste Bakterien nehmen nur den blauen Farbstoff der Gegenfärbung auf

Tuberkulose

1251 Prüfer:
Wie ist die **diagnostische Sensitivität und Spezifität** der TBC-Nachweismethoden?

Kommentar:
- **IGRA-Test aus Blut**, z. B. T-SPOT.TB mit einer Sensitivität > 90 %, Spezifität > 98 %
- **Mikroskopie** mit Nachweis der säurefesten Stäbchen nach einer Ziehl-Neelsen-Färbung ist schnell und einfach durchzuführen, sie hat aber eine geringe Sensitivität und Spezifität. Beispielsweise sind auch Nokardien säurefest!
- Goldstandard ist die bis zu 8 Wochen dauernde **TBC-Kultur**
- Möglich ist auch der molekularbiologische Nachweis mit einer Strand Displacement Amplification (SDA) oder PCR des **Mycobacterium-tuberculosis-Komplexes**

1252 Prüfer:
Welche **Amplifikationsmethoden** werden bei der **TBC** eingesetzt?

Kommentar:
Häufig wird eine PCR zum Nachweis des **Mycobacterium-tuberculosis-Komplexs** eingesetzt. Die Sensitivität liegt bei etwa 80–90 %.

1253 Prüfer:
Welche **TBC-Kulturmedien** gibt es?

Antwort:
Feste und flüssige, Löwenstein-Jensen, Stonebrink

Kommentar:
- **Kultureller Nachweis:** Optimal ist die Dekontamination des Untersuchungsmaterials mit N-Acetyl-L-Cystein-NaOH und einer Kombination von Flüssig- und Festmedien. Da Tuberkulosebakterien eine lange Generationszeit von 16--20 Stunden haben, sind auf Festmedien lange Anzuchtzeiten von 3–4 Wochen notwendig. Durch Flüssigmedien und Indikatoren für das Erregerwachstum wird die Sensitivität erhöht und die Detektionszeit verkürzt. Kulturen müssen bis zu 6 Wochen (Flüssigmedien) bzw. 8 Wochen (Festmedien) bebrütet werden
- **Middlebrook 7H12-Medium** ist zur Primärisolierung mit der Antibiotika-Mischung PANTA (Polymyxin B, Amphotericin B, Trimethoprim und Azlocillin) supplementiert
- **Löwenstein-Jensen-Medium** enthält Malachitgrün zur Unterdrückung der Begleitkeime
- **Stonebrink-Medium** ist auch für glycerinempfindliche Mykobakterien wie M. bovis geeignet, da es kein hemmendes Glycerin enthält
- **Kirchner-Medium** ist in einer Kombination mit einem festen Nährboden als MB-Check erhältlich (ähnlich wie die Eintauchnährböden *Uricult*)

Prüfer: 1254
Wie bestimmen Sie die **Antibiotika-Empfindlichkeit der Mykobakterienstämme**?

Kommentar:
- **Proportionsmethode** mit dem Löwenstein-Jensen-Nährboden (Zeitdauer 3–4 Wochen), Details siehe auch Seite 275
- Verfahren mit Flüssigmedien (Dauer etwa eine Woche)
- **Schnellresistenzverfahren** (automatisierter Real-Time-PCR-basierter Schnellresistenztest, Line Probe Assay oder DNA-Sequenzierungsverfahren von einer bereits bewachsenen Kultur oder von mikroskopisch positivem Material, Zeitdauer ein Tag, liefern Informationen über Rifampicin-Resistenz bzw. je nach Test gegenüber weiteren Antituberkulotika)

Prüfer: 1255
Was können Sie zur **Proportionsmethode** aussagen?

Kommentar:
- Die **Empfindlichkeitsprüfung** nach der konventionellen **Proportionsmethode** auf

Löwenstein-Jensen-Medium ist die anerkannte Standard- und Referenzmethode für langsam wachsende Mykobakterien aus dem Mycobacterium-tuberculosis-Komplex

- Bei der Proportionsmethode wird bestimmt, wie stark die Anzahl der koloniebildenden Einheiten auf einem Nährboden mit definierter Konzentration eines Antituberkulotikums (= **kritische Konzentration**) im Vergleich zum Nährboden ohne Antituberkulotikum reduziert wird. Der Prozentsatz, ab dem der Stamm als resistent gilt, ist die **kritische Proportion**
- Ein schnelleres Verfahren (5–12 Tage früher) ist die Empfindlichkeitsprüfung in flüssigen 7H12 Kulturmedien (BACTEC 460 TBC System). Für schnell wachsende Mykobakterien ist die Durchführung eines **Bouillon-Mikroverdünnungstests** empfohlen

1256 Prüfer:
Bitte erklären Sie das **BACTEC Kultursystem zur TBC-Empfindlichkeitstestung.**

Kommentar:

- Anstatt mit der Proportionsmethode auf Löwenstein-Jensen-Medium ist die Resistenztestung von Tuberkulosebakterien auch im radiometrischen Bactec-System möglich und dauert 1 Woche anstatt 4 Wochen
- Middlebrook 7H12-Medium enthält die Antibiotika-Mischung PANTA (Polymyxin B, Amphotericin B, Trimethoprim, Azlocillin) und wird im Bactec-System zur radiometrischen Mykobakteriendiagnostik benutzt. Die Palmitinsäure des Mediums ist ^{14}C markiert. Bei der Metabolisierung entsteht $^{14}CO_2$, das bereits mit einem Detektor gemessen werden kann, bevor eine sichtbare Trübung da ist. Das ist die schnellste Kulturmethode mit einer durchschnittlichen Nachweiszeit von 2 Wochen
- Die Resistenz von Tuberkulosebakterien gegen Tuberkulostatika kann in einer Woche bestimmt werden. Das Wachstum von Mykobakterien wird in Anwesenheit unterschiedlicher Tuberkulostatika geprüft
- **Nachteile des Bactec-Systems** sind die Strahlenschutzauflagen, der radioaktive Abfall sowie die relativ hohen Kosten

Medium

Prüfer: 1257
LJ – Röhrchen. Was bewirkt das **Malachitgrün**?

Kommentar:
Das **Löwenstein-Jensen-Medium** enthält **Malachitgrün** zur Unterdrückung der Begleitkeime. Es ist ein Eiernährboden mit guter Pufferkapazität.

Fallbeispiel:
Präparat mit Ziehl-Neelsen-Färbung und säurefesten Stäbchen, TBC-Kultur (Löwenstein-Jensen-Medium bewachsen)

Prüfer: 1258
Was ist der **Cord-Faktor**?

Kommentar:

- Der **Cord-Faktor** ist ein Glykopeptid und bildet die äußere Zellwandschicht pathogener Mykobakterien. Er ist ein zytotoxischer Pathogenitiätsfaktor und dient auch der Immunevasion, indem er die Phagozytose durch Makrophagen erschwert!
- Er hemmt die Wanderung von Leukozyten und verursacht eine Granulombildung
- Mykobakterien die den **Cord-Faktor** haben, lagern sich im mikroskopischen Präparat zu strangförmigen Zellaggregaten (engl. Strang = Cords) zusammen

Prüfer: 1259
Können Sie die **Einteilung der Mykobakterien in pathogen / apathogen** (Runyon-Einteilung) erläutern?

Kommentar:

- Nach **Runyon** erfolgt die Unterteilung der Mykobakterien anhand der Wachstumsgeschwindigkeit und der Pigmentbildung bei Belichtung (sogenannte Photochromogenität) in 4 Gruppen: Gruppe ...

I Photochromogene, langsam wachsende (slow growers) Mykobakterien, die nur unter dem Einfluss von Licht gelbe Farbpigmente bilden. Beispielarten: Mycobacterium kansasii, M. marinum, M. asiaticum und M. simiae
II Skotochromogene slow growers bilden auch im Dunkeln Pigmente. Beispiele: Mycobacterium scrofulaceum, M. szulgai und M. xenopi
III Nichtchromogene slow growers bilden niemals Pigmente. Beispielarten: Mycobacterium ulcerans, der Erreger der Buruli-Ulcus und der MAK, bestehend aus M. intracellulare und M. avium
IV Schnellwachsende Mykobakterien, die auf Agarmedien schon innerhalb einer Woche gut sichtbare Kolonien bilden, z. B. Mycobacterium fortuitum

- Der gesamte **Mycobacterium-tuberculosis-Komplex** und **Mycobacterium leprae** zählen zu der Gruppe III. Apathogene, nicht krankheitserregende Mykobakterien wie M. moriokaense stammen überwiegend aus der Gruppe der schnellwachsenden NTM (Gruppe IV)

1260 Prüfer:
Welche Bedeutung haben **Tierversuche bei der TBC-Diagnostik**?

Kommentar:
Der Tierversuch mit Meerschweinchen (das zu untersuchende Material wurde in die Bauchhöhle gespritzt) wird in der Routinediagnostik nicht mehr durchgeführt. Vor allem das Flüssigmedium-System ist nahezu gleich empfindlich, jedoch um Wochen schneller. Noch deutlich schneller sind molekularbiologische Verfahren!

1261 Prüfer:
Wie weit **spuckt** sich die **TBC**?

Kommentar:
- Die **Hauptübertragung findet von Mensch zu Mensch statt**. Bei einer offenen Lungentuberkulose werden die Erreger beim Husten und Niesen ausgeschieden. Feinste erregerhaltige **Tröpfchenkerne** gelangen in die Luft und können von anderen Menschen eingeatmet werden. Tuberkulosebakterien überleben einige Stunden im Raum! Ob es zu einer Ansteckung kommt, hängt davon ab, wie lange und intensiv der Kontakt mit Erkrankten war
- Bei der **Risikoabschätzung** werden 5 Minuten mit einem Hustenstoß gleichgesetzt!
- Theoretisch reicht ein Bakterium für die Infektion. Die Infektiosität ist aber geringer als beispielsweise bei Masern oder Windpocken

Prüfer: 1262
Mycobacterium bovis war früher häufig. Warum ist es heute selten geworden?

Kommentar:
- **Mycobacterium bovis** ist der Erreger der Rindertuberkulose. Aus M. bovis wird durch jahrelange Kultivierung auch der **BCG-Impfstoff** hergestellt
- Zu einem Rückgang der Infektion beim Menschen kam es durch die Bekämpfung der Rindertuberkulose. In Deutschland waren 1952 noch 38 % der Rinder infiziert, 1967 nur noch 0,09 %! In Entwicklungsländern ist M. bovis immer noch verbreitet. Außerdem reduzierte die Einführung der Milch-Pasteurisierung (tötet normalerweise Erreger ab) deutlich die Übertragung auf den Mensch!

Prüfer: 1263
Sputum auf TBC: Wie oft? Was beachten?

Antwort:
Aus der Tiefe, 3x

Kommentar:
- Da Sputum eine variable und meist geringe Bakteriendichte hat, sollten drei Proben (an verschiedenen Tagen) gewonnen werden!
- Das **erste Morgensputum** wird durch **Abhusten aus den tiefen Atemwegen** mit möglichst geringer Speichelkontamination gewonnen
- Eine Mundspülung vor der Sputumgewinnung oder ein Sammelsputum ist nicht akzeptabel

- Eine Sputuminduktion mit 5–10 % NaCl-Inhalation ist möglich, dabei besteht aber eine erhöhte **Infektionsgefahr durch Aerosole**!
- Besser geeignet ist Trachealsekret aus einer Bronchoskopie (BAL) oder das Magennüchternsekret bei Kindern

1264 Prüfer:
Gibt es **TBC-Resistenzen**?

Kommentar:
- Weltweit kommt es zum Anstieg der Resistenzen gegen **Antituberkulotika** der ersten Wahl, also **Isoniazid (INH), Rifampicin (RMP), Ethambutol (EMB), Streptomycin (SM), Pyrazinamid (PZA)**
- Besonders problematisch ist die **multidrug-resistant (MDR)-Tuberkulose** mit Resistenz gegen die wirksamsten Medikamente INH und RMP. Nachweis der MDR-Tuberkulose mittels PCR aus Untersuchungsmaterial möglich
- Noch gefährlicher sind die **extensive-drug-resistant (XDR)-Tuberkulose-Stämme**. Diese Erreger haben eine MDR und zusätzlich eine Resistenz gegen ein Fluorochinolon (Levofloxacin) und mindestens ein intravenöses Medikament wie Amikacin, Kanamycin oder Capreomycin

1265 Prüfer:
Welche Medikamente werden zur **Tuberkulosetherapie** eingesetzt?

Kommentar:
Eine **Lungentuberkulose** wird standardmäßig 6 Monate lang behandelt. Mit **INH, RMP, EMB** und **PZA** über 2 Monate, anschließend über weitere 4 Monate mit **INH** und **RMP**.

1266 Prüfer:
Was ist bei **Streptomycin** zu beachten?

Antwort:
Ototoxisch

Kommentar:
- **Streptomycin** ist ototoxisch und nephrotoxisch
- **Isoniazid** kann zu einem intrahepatischen Ikterus führen
- **Pyrazinamid** hat eine Lebertoxizität (Transaminasenkontrollen) und kann zur Hyperurikämie (Harnsäurekontrollen) führen
- **Ethambutol** kann eine retrobulbäre Neuritis verursachen

Prüfer: 1267
Ist eine **TBC-Immunität** möglich?

Kommentar:
- Bei der Tuberkulose (TBC) handelt es sich um eine latente Infektion. Nur 5–10 % der Infizierten habe Krankheitssymptome. Es kann bei Schwächung des Immunsystems (AIDS, Mangelzustände, Drogenmissbrauch, Alter) zum Ausbruch der Erkrankung kommen
- Blutuntersuchungen mittels IGRA-Tests oder der Tuberkulinhauttest zeigen nur an, dass bereits Kontakt mit Mykobakterien bestanden hat und dass spezifische T-Zellen vorhanden sind. Positive Tests sagen aber nichts über eine Immunität aus! Inwieweit die Erreger eliminiert sind, kann ebenfalls nicht getestet werden

Prüfer: 1268
Gibt es Empfehlungen zur **BCG-Impfung**?

Kommentar:
- Die **BCG-Impfung** gegen Tuberkulose wird seit 1998 nicht mehr von der STIKO empfohlen. Gründe sind erstens die günstige epidemiologische Situation in Deutschland (wenig TBC) und zweitens die fragliche Wirksamkeit der Impfung. Impfschutz besteht in Metaanalysen nur bei etwa 50 % bezogen auf eine pulmonale Erkrankung. Außerdem gibt es häufig unerwünschte NW bei der BCG-Impfung
- Nach den WHO-Empfehlungen sollte in einem Land keine BCG-Impfung mehr durchgeführt werden, wenn das Infektionsrisiko für Tuberkulose unter 0,1 % liegt

- Ein Impfstoff ist in Deutschland nicht mehr für diese Indikation zugelassen – international ist ein Impfstoff verfügbar

1269 Prüfer:
Wie funktioniert die **Resistenzbestimmung bei der TBC**?

Kommentar:
- Relevante Medikamente sind: INH, RMP, PZA, EMB, SM
- Die **kritische Konzentration** ist die niedrigste Konzentration, die das Wachstum empfindlicher Wildtypen hemmt
- Die **kritische Proportion** ist das Verhältnis resistenter Mutanten zur Gesamtheit der geprüften Erreger (für die meisten Medikamente 1 %)
- Löwenstein-Jensen-Medien werden mit Endkonzentrationen der kritischen Konzentration hergestellt, evtl. eine weitere Konzentration mit und ohne Wirkstoff
- Keimsuspensionen nach Bariumsulfatstandard herstellen, davon Verdünnungen von 10^2 bis 10^4 herstellen
- Testmedien mit Suspension 10^2 beimpfen
- Kontrollmedien mit Suspension 10^2, 10^3 und 10^4 beimpfen
- 4 Wochen bei 36 °C bebrüten
- Beurteilung als
  - **empfindlich** bei fehlendem Wachstum
  - **resistent** bei einem Wachstum $\geq$ dem Kontrollwachstum 10^4
  - **grenzwertig** bei einem Wachstum < der kritischen Population
- Die kritische Proportion von 1 % gilt auch für die Testung auf Middlebrook Agar (Koloniezahl < 1 % der Kontrolle wird als empfindlich gewertet) und mit dem Bactec-System (Inokulum für das Kontrollvial wird 1:100 verdünnt)

11.4 Urindiagnostik

1270 Prüfer:
Was können Sie zur **Urin-Diagnostik** sagen?

Antwort:
Uricult

Kommentar:
- Der sogenannte **Uricult** ist ein **Eintauchnährboden**. Es ist ein Plastikstab, der mit den Nährböden **Cystein-Lactose-Electrolyt-Defizienter Agar (CLED-Agar)** und **MacConkey-Agar** beschichtet ist. Nach 24 Stunden Bebrütung wird er abgelesen.
- **Vorteile:**
  - Die Keimzahl zum Zeitpunkt der Harngewinnung wird dokumentiert
  - Es ist eine einfache Screening-Methode. Nach 24 Stunden werden negative Uriculte verworfen, die positiven gehen ins Labor zur Differenzierung
  - Der Uricult ist relativ robust bei Verzögerungen von Transport und Verarbeitung und hat daher vor allem Vorteile gegenüber dem Nativurin bei langen Transportzeiten ins Labor
- **Nachteile:**
  - Eine Aussage über die makroskopische und mikroskopische Beschaffenheit der Probe ist im Labor nicht mehr möglich
  - Evtl. vorhandene antibakterielle Substanzen werden nicht entdeckt (Hemmtest nicht möglich) und können das Anwachsen von Kolonien verhindern (= falsch negativer Befund)
  - Eine Keimzahlbestimmung bei Vorliegen konfluierender Kolonien ist nicht zuverlässig

Frage: 1271
Was ist der **Goldstandard zur Diagnose eines Harnweginfekts** und welchen **Grenzwert** kennen Sie für eine **Bakteriurie**?

Kommentar:
- Als **Goldstandard** gilt der **Erregernachweis aus Mittelstrahlurin** → bakteriologische Urinkultur mit Erregeridentifikation, -quantifizierung und -empfindlichkeitsprüfung
- Ein fester Grenzwert existiert nicht. Ein Praxiswert sind **10^5** kolonienbildende Einheiten pro ml Urin (= KbE/ml). Bei anderen (sehr) pathogenen Erregern kann ein niedrigerer Schwellenwert von 10^3 KbE/ml angesetzt werden

1272 Frage:

Welche anderen Testverfahren gibt es zur **Diagnostik eines Harnweginfekts**?

Kommentar:

- **Urinteststreifen** zum Nachweis von Nitrit (Stoffwechselprodukt von typischen Harnwegserregern), Leukozytenesterase, Eiweiß und Blut
- **Urinmikroskopie** zur direkten Mikroskopie nach Gramm-Färbung. Jedoch geringe Sensitivität bei Keimzahlen < 10^5!
- **Eintauchnährboden** sind Plastikstäbe, die mit Nährböden (CLED-Agar und MacConkey-Agar) beschichtet sind und nach 24 Stunden Bebrütung abgelesen werden

1273 Frage:

Was ist eine **asymptomatische Bakteriurie**?

Kommentar:

- Von einer **asymptomatischen Bakteriurie** spricht man, wenn in zwei aufeinanderfolgenden, sachgerecht entnommenen Urinproben (Mittelstrahlurin) die Grenze von 10^5 KbE/ml bei **fehlenden Zeichen** einer Harnwegsinfektion (HWI) bei Frauen nachgewiesen wurde
- Bei asymptomatischen Männern genügt ein einmaliger Keimnachweis
- Eine asymptomatische Bakteriurie wird nur in Ausnahmefällen, z. B. bei Schwangeren oder vor urologischen Eingriffen therapiert

1274 Frage:

Was sind typische **Symptome einer Harnwegsinfektion**?

Kommentar:

- **Dysurie** (erschwerte, schmerzhafte Blasenentleerung), **Pollakisurie** (häufiges Wasserlassen in kleinen Mengen), **Nykturie** (vermehrtes nächtliches Wasserlassen), Inkontinenz
- Makrohämaturie
- suprapubischer Schmerz
- Geruch, Trübung des Urins
- Ausfluss / vaginale Irritation

Frage: 1275

Wann liegt eine **komplizierte Harnwegsinfektion** vor?

Kommentar:

- **Immer bei Kindern, Männern und Schwangeren!**
- Bei funktionellen oder anatomischen Besonderheiten
- Bei immunsupprimierten Patienten
- Bei urologischen / renalen Erkrankungen oder Nierensteinen
- Nach Anlage eines Urinkatheters oder einer stationären Behandlung in den letzten 2 Wochen

Diagnostik von Harnwegsinfektionen

Prüfer: 1276

Was ist wichtig bei der **Uringewinnung**?

Kommentar:

- **Urin-Kontaminationen** sind häufig bedingt durch Bakterien aus der Urethra, dem Vaginaltrakt oder dem Präputialbereich. Daher sollten Hände und die Geschlechtsteile vor der Abnahme gereinigt werden. Der Urin der ersten drei Sekunden wird verworfen. Optimal wäre die Uringewinnung mittels Einmalkatheder, vor allem bei Frauen
- Entnahme 3–5 Stunden nach der letzten Miktion
- Urinuntersuchung vor der geplanten antibiotischen Behandlung oder 3 Tage nach letzter Antibiotikaeinnahme

Prüfer: 1277

Welche **Lagerungstemperatur** gilt für **Urinproben**?

Kommentar:

- Urin möglichst immer kühl lagern, d.h. Proben sofort in den Kühlschrank stellen und gekühlt transportieren
- Nativharn ungekühlt max. 4 Stunden verwenden
- Nativharn gekühlt bei 4 °C bis zu 48 Stunden
- Harn mit Stabilisatorzusatz ebenfalls bis zu 48 Stunden

- Urineintauchkulturen (**Uricult**) nach 24 Stunden Bebrütung max. 48 Stunden

1278 Prüfer:

Welche Problematik besteht beim **Postversand von Urinproben**?

Kommentar:

- Während des Postversands kommt es zur starken Keimvermehrung bei nicht ausreichender Kühlung und langer Transportzeit. Daher sollte bei Transportzeiten > 12 Stunden ggf. ein Eintauchnährboden (Uricult) angefertigt und eingeschickt werden
- Beim Postversand von ungekühltem Nativharn sind Stabilisatoren notwendig (grüne Urinmonovetten mit Borsäure)

1279 Prüfer:

Erklären Sie die quantitative **Keimzahlbe-**
\+ **stimmung mit Öse** nach DIN?

Kommentar:

- Zur Urindiagnostik wird eine Columbia- und eine MacConkey-Platte in 3-Ösen-Technik beimpft
- Zusätzlich wird zur **Keimzahlbestimmung** eine weitere Columbia-Platte halbiert und eine Hälfte mit einer **kalibrierten Impföse** (Volumen 10 µl) beimpft. Mit physiologischer Kochsalzlösung wird eine 1:100 Verdünnung hergestellt und die zweite Hälfte mit 10 µl aus dieser Verdünnung beimpft

1280 Frage:

Gibt es **Alternativen zur kalibrierten Öse**?

Kommentar:

- Ja, es gibt die **Flooding- oder Spatelverfahren:** Nach Herstellen einer 1:100-Verdünnung aus durchmischtem Urin und physiologischer Kochsalzlösung werden 100 µl davon mit einer Pipette in die Mitte der Nährmedien pipettiert und mit einem Glasspatel verteilt
- Die Keimzahlbestimmung erfolgt getrennt nach Spezies nach 16–24 Stunden Bebrütung bei 36 °C

Frage: 1281

Was ist ein **Hemmstoffnachweis**? Was, passiert wenn er positiv ist?

Kommentar:

- Patienten mit einer Urin-Untersuchung (insbesondere Krankenhauspatienten) haben häufig eine begleitende antibiotische Therapie, das kann zu **sterilem Urin** führen
- Die Bestimmung der antibakteriellen Aktivität im Urin kann mittels **Hemmstoffnachweis** erfolgen. Dazu erfolgt ein kultureller Wachstumshemmtest gegen Sporen von **Bacillus subtilis** mit dem Urin. Vorhandene Antibiotika im Urin hemmen das Bakterienwachstum
- Bei einen positivem Hemmtest können auch niedrigere Keimzahlen relevant sein!

MiBio

Prüfer: 1282

Bitte schildern Sie den genauen Ablauf in der **Untersuchung einer Harnwegsinfektion** (am besten anhand der DGHM[1]-Richtlinie).

Kommentar:

- Zum **Abschätzen der Entzündungsreaktion** dienen Urinteststreifen (Leukozytenesterase, Nitrit)
- **Gram-Färbung des unzentrifugierten Harns:**
  - Urin gründlich durchmischen und einen Tropfen des unzentrifugierten Materials auf einen Objektträger geben – nicht verteilen. Nach Lufttrocknung und Fixierung mit der Flamme erfolgt die Gram-Färbung
  - Beurteilung (Ölimmersionsobjektiv, Vergrößerung etwa 1000-fach) der Bakterien (ein Bakterium pro Gesichtsfeld entspricht etwa einer Keimzahl von 10^5/ml) und zellulärer Elemente (Leukozyten, Erythrozyten, Uroepithelien und typische Vaginalepithelien)
  - (Viele) Leukozyten weisen auf eine Entzündung hin, Nachweis von Vaginalepithelzellen und Mischflora spricht für eine Kontamination der Probe

[1] Deutsche Gesellschaft für Hygiene und Mikrobiologie

- **Zellzahlbestimmung erfolgt mittels Zählkammer:**
  - Bestimmung der genauen Leukozyten- und Erythrozytenzahlen durch Auszählen von frisch gewonnenem nativem und unzentrifugiertem Urin in einer Zählkammer (Phasenkontrastmikroskope sind dafür geeignet)
  - Bis zu 10 Leukozyten/µl Urin gelten als normal
  - Bei der Untersuchung können auch verschiedene Zylinder, z. B. Leukozytenzylinder beurteilt werden
- **Urinkultur:**
  - Grundsätzlich sinnvoll ist das Anlegen von zwei Nährmedien vor allem bei Hinweis auf erhöhte Keimzahlen, z. B. trüber Harn, Grampräparat
  - Eingesetzt wird ein Universalmedium (z. B. Blutagar, Columbia-Blutagar, CNA-Blutagar) für das Wachstum von gram-negativen und gram-positiven Bakterien und ein selektives Nährmedium für Enterobakterien
  - Als Selektivmedium z. B. ein Medium mit Laktose-Indikator (**MacConkey**) oder ein Medium mit niedrigem Elektrolytgehalt (**CLED-Agar**) zur Hemmung des Schwärmphänomens bei Proteus. Alternativ Anlegen einer Chromogenplatte (CHROMagar Orientation), damit kann der häufigste Erreger einer HWI, also E. coli direkt identifiziert werden
  - Inkubationsdauer 16–24 Stunden, bei gezielter Fragestellung nach Pilzen verlängert auf 48 Stunden
- + **Keimzahlbestimmung:**
  - **Keimzahlbestimmung mit kalibrierter Öse:** Zur Keimzahlbestimmung wird eine Columbia-Platte halbiert und eine Hälfte mit einer kalibrierten Impföse (Volumen 10 µl) beimpft. Mit physiologischer Kochsalzlösung wird eine 1:100 Verdünnung hergestellt und die zweite Hälfte mit 10 µl aus dieser Verdünnung beimpft
  - **Flooding- oder Spatelverfahren:** Herstellen einer 1:100-Verdünnung aus durchmischtem Urin und physiologischer Kochsalzlösung. 100 µl dieser Verdünnung werden mit einer Pipette in die Mitte des Nährmediums pipettiert und mit einem Glasspatel verteilt. Nach 16–24 Stunden Bebrütung bei 36 °C wird die Keimzahl getrennt nach Spezies bestimmt
  - Prüfung auf **antibakterielle Hemmstoffe**: Hemmstoffnachweis zur Bestimmung der antibakteriellen Aktivität im Urin. Dazu erfolgt ein kultureller Wachstumshemmtest gegen Sporen von **Bacillus subtilis** mit dem Patientenurin

Prüfer: 1283

Was bedeutet der **Nachweis von 3 Enterobacteriaceae** in signifikanter Keimzahl im Urin?

Antwort:

Infekt oder eher Kontamination ...

Kommentar:

- **Enterobacteriaceae** (= Enterobakterien) sind z. B. E. coli, Citrobacter, Klebsiellen, Morganella, Proteus, Serratia, Salmonellen, Shigellen und Yersinien
- Nachweis von 3 verschiedenen Erregern in hoher Keimzahl spricht auch bei pathogenen Keimen am ehesten für eine Kontamination! Liegt eine klinische Symptomatik vor? → Kontrolle notwendig!
- **Für eine Kontamination sprechen:**
  - Koagulase-negative-Staphylokokken (Ausnahme Staphylococcus saprophyticus)
  - vergrünende Streptokokken
  - Enterokokken
  - Corynebacterium-Arten
  - Propionibakterien

Urindiagnostik

Prüfer: 1284

Welchen Harn benötigen Sie für die **Diagnostik einer Harnwegsinfektion**?

Kommentar:

Der frisch gewonnene Mittelstrahlurin sollte nativ und gekühlt schnellstmöglich ins Labor gebracht werden.

1285 Prüfer:
Wie lange darf der **Urin transportiert bzw.**
\+ **gelagert** werden?

Kommentar:

- Nativharn ungekühlt max. 4 Stunden und gekühlt bei 4 °C bis zu 48 Stunden
- Ungekühlter Harn mit Stabilisatorzusatz ist 48 Stunden stabil!

1286 Prüfer:
Was ist bei **Urinproben von der Intensivstation** zu beachten?

Kommentar:

- Auf der **Intensivstation** haben Patienten oft einen transurethralen oder suprapubischen Dauerkatheter. Dadurch kann der Urin durch die Hautflora z. B. mit koagulase-negativen-Staphylokokken (KNS) oder koryneformen Bakterien kontaminiert sein oder der Katheder z. B. mit Candida und Enterokokken, insbesondere nach einer Antibiotikatherapie, besiedelt sein
- Bei klinischer Symptomatik spricht für eine Harnwegsinfektion eine **Leukozyturie** und der Nachweis gram-negativer Stäbchen (nur ein Keim) in Keimzahlen ab **10^5 Koloniebildende Einheit (KbE)/ml**, Keimzahlen zwischen 10^4 KbE/ml und 10^5 KbE/ml sind verdächtig

1287 Prüfer:
Welche **Keimzahl im Urin** ist bei wem signifikant?

Kommentar:

- Keimzahlen **< 10^3 KbE/ml** sprechen bei negativem Hemmstoffnachweis gegen eine HWI
- Keimzahlen zwischen **10^3–10^4 KbE/ml** machen eine HWI bei Erwachsenen unwahrscheinlich. Meist wird als Grenze 10^5 KbE/ml festgelegt
- Bei Kindern ist die Entscheidungsgrenze niedriger, hier sprechen Keimzahlen um **10^4/ml** bereits für eine bestehende HWI
- **Zu beachten ist**, dass bei Kathederurin eine Zehnerpotenz niedrigere Grenze gilt und dass unter Antibiotikatherapie (Hemmstofftest positiv) die Keimzahlen niedriger sind!

Prüfer: 1288
Was sind die **typischen** [illegible]
wegsinfektion?

Kommentar:

- Bei einer **akuten unk**[illegible]
finden sich häufig E. c[illegible]
Klebsiellen und Staph[illegible]
ticus
- Bei einer **nosokomial**[illegible]
ten Harnwegsinfektic[illegible]
weise E. coli, Proteu[illegible]
Enterobacter spp., M[illegible]
P. aeruginosa, Entero[illegible]
S. aureus

11.5 Stuhldiagnostik

Rationelle Stuhldiagnostik

Frage: 1289
Welche Erreger berücksichtigen Sie bei einer **rationellen Stuhldiagnostik**?

Kommentar:

- Sinnvoll ist eine Stufendiagnostik anhand der Erregerhäufigkeit in Deutschland, des Patientenalters (Kleinkind?), abhängig davon, ob es ein ambulanter oder stationärer Patient ist und abhängig von der klinischen Symptomatik und der Anamnese (Reiseanamnese?)
- Stufe 1, wenn keine klinischen Angaben zur Diarrhö vorliegen:
  - **Basisdiagnostik:** Salmonellen, Shigellen
  - **PLUS bei Kleinkindern < 3 Jahre:** EPEC / EHEC, Rota-, Adeno- und Astroviren
  - **PLUS bei Säuglingen < 12 Monate:** S. aureus
  - **PLUS bei Reiseanamnese:** Parasiten
- Stufe 2 bei breiigem bis wässrigem Stuhl und Angaben zur Symptomatik oder bei der Anforderung *Stuhl auf darmpathogene Erreger*
  - **Basisdiagnostik:** Salmonellen, Shigellen, Yersinien, Campylobacter
  - **PLUS bei Kleinkindern < 3 Jahre:** EPEC / EHEC, Rota-, Adeno- und Astroviren, S. aureus

- PLUS bei Reiseanamnese: Parasiten, Aeromonas, Vibrio cholerae
- **PLUS nach Antibiotikatherapie:** Clostridium difficile (Kultur und Toxin)

· Stufe 3 bei stark wässrigem und blutig-schleimigem Stuhl mit einer gravierenden klinischen Symptomatik. Anforderung *erweiterte Stuhldiagnostik*
- **Basisdiagnostik:** Salmonellen, Shigellen, Yersinien, Campylobacter, EHEC, Clostridium difficile (Kultur, Toxin), Clostridium perfringens (Kultur, Toxin), Rota-, Adeno- und Astroviren, Aeromonas, Vibrio cholerae
- **PLUS bei Kleinkindern < 3 Jahre:** EPEC, Parasiten, S. aureus
- **PLUS bei Reiseanamnese:** Parasiten
- **PLUS bei Immunsuppression:** atypische Mykobakterien, EPEC, Pilze (semiquantitativ), fakulativ darmpathogene Bakterien (z. B. Enterobacter, Hemophilus), Parasiten (Mikrosporidien)

1290 Prüfer:

Welchen Plattensatz legen Sie bei einer **Stuhlkultur** an?

Antwort:

MacConkey, XLD, Leifson, Cefsoludin-Irgasan-Novoniocin-Agar (CIN-Agar) Campylobacter

Kommentar:

- **Stufe 1:** Salmonellen-Shigellen-Agar und Xylose-Lysine-Desoxycholate-Agar (XLD-Agar) für gram-negative, vor allem Salmonellen und Shigellen, Selenit (Selenit-F-Bouillon): Anreicherungsmedium für Salmonellen und einige Shigellen-Spezies
- **Stufe 2:** Stufe 1 + Yersinien-selektiv-Agar = CIN-Agar (35 °C), BD Campylobacter Agar (40 °C), Blut mit Nalidixin, MacConkey (Laktose positiv = E. coli) bei Kindern < 3 Jahre, bei Schwangeren für Listerien XLD direct
- **Stufe 3:** Stufe 2 + Thiosulfate-citrate-bile salts-sucrose-Agar (TCBS-Agar) (Selektivmedium für Vibrio), Columbia Naladixic Acid-Agar (CNA-Agar) (Streptokokken, Staphylokokken), Rambach (Selektivagar für Salmonellen, mit Chromogenzusatz), MacConkey, EHEC (z. B. Sorbitol-MacConkey-Agar (SMAC-Agar) zum Nachweis E. coli O157)
- **Clostridien:** Schaedler-Platte (nährstoffreiches Medium zur Anzucht obligater Anerobier wie Clostridien) + Blutplatte

Cholera

Prüfer: 1291

Warum lassen sich die **Cholera-Erreger** schlecht kultivieren?

Antwort:

Abkühlung durch Transport! Bleiben infektiös, sind aber nicht mehr kultivierbar.

Kommentar:

Ein direkter Nachweis von **Vibrio cholerae** (gram-negative, kommaförmige, stark bewegliche aerobe Stäbchen), dem Erreger der Cholera, ist in Stuhl oder Erbrochenem mittels Dunkelfeldmikroskop möglich. Ein kultureller Nachweis gelingt in geeignetem Selektivmedium (Sicherheitslabor Stufe 2). Eine Serotypisierung ist ebenfalls möglich.

MiBio

Fallbeispiel:

Zeigt ein Dauerpräparat im mitgebrachten Diskussionsmikroskop, das als Stuhlpräparat zu erkennen ist. Beim Durchmustern mit der 10er Vergrößerung fällt gleich ein Spulwurm-Ei auf. Wichtig war aber dann weiterzusuchen: **Peitschenwurmei!**

Fallbeispiel:

Nativpräparat — Schauen Sie sich bitte das Präparat unter dem Mikroskop an und erzählen Sie mir etwas dazu.

Antwort:

Stuhlpräparat mit Askarideneiern.

Kommentar:

Der **Spulwurm** = Ascaris lumbricoides ist ein Fadenwurm (Nematoden) und wird bis 40 cm lang! Das Regenwurmartige Aussehen (lumbricus = Regenwurm) gibt ihm seinen Namen.

1292 Prüfer:
Wie ist der **Entwicklungszyklus bei Askariden**?

Kommentar:
Die **Ascaris-Larve** (etwa 0,2 mm) schlüpft im Dünndarm und gelangt durch die Darmwand über die Blutbahn in die Leber. Dort häutet sie sich und wächst zum dritten Larvenstadium heran. Die L3-Larve gelangt über die V. cava inferior über das Herz und die Lungenarterien in das Kapillarnetz um die Alveolen. Dort bricht sie durch die Blutgefäße in die Atemwege (Alveolen) und häutet sich wieder (viertes Larvenstadium). Die rund 1,4 mm lange L4-Larve gelangt dann unterstützt vom Flimmerepithel über die Bronchiolen, die Bronchien und die Luftröhre zum Kehlkopf. Dort löst die Larve einen Hustenreflex aus und wird ausgehustet oder verschluckt. Durch Schlucken gelangt die Larve wieder in den Dünndarm und wächst zum erwachsenen Tier heran.

1293 Prüfer:
Wie lange dauert es, bis nach **Ascaris-Infektion erstmals Eier im Stuhl** nachgewiesen werden?

Kommentar:
- Etwa zwei Monate nach der Infektion sind Eier im Stuhl nachweisbar. Nur Weibchen legen Eier! Bis zu 200.000 Eier am Tag!
- **Klinik:** Gelegentlich kommt es zu allergischen Reaktionen oder auch zu einer **Ascaris-Pneumonie** mit Husten, Verschleimung und Fieber. Bei starkem Befall auch zum Darmverschluss und zur Mangelernährung
- **Diagnostik:**
  - Stuhluntersuchung zum Nachweis von **Ascaris-Eiern** mittels Mikroskopie und **Flotationsverfahren**. Bei dem Flotationsverfahren schwimmen die Eier mit geringer Dichte in Lösungen mit höherem spezifischem Gewicht an der Oberfläche. Die Eier sind dickwandig und etwa 70–80 µm groß
  - Serologie: Darm-Nematoden-Antikörper werden mittels IFT bestimmt. Leider ist keine sichere Differenzierung zwischen Ascaris, Hakenwürmern und Strongyloides möglich
  - Im Blutbild finden sich eine typische **Eosinophilie**, außerdem ist das **Gesamt-IgE** erhöht

Prüfer: 1294
Zwischenfrage des Internisten: Kann man bei einer **Askariden-Infektion** etwas im Röntgen-Thorax sehen?

Kommentar:
- Durch Parasiteninfektionen kommt es zum **Löffler-Syndrom** als passagere Lungenerkrankung mit eosinophilen Infiltraten im Lungengewebe und einer Blut-Eosinophilie. Die Infiltrate können auch in Herz, ZNS, Gastrointestinaltrakt, Haut und Auge auftreten.
- Im Röntgen-Thorax zeigen sich bilaterale, flüchtige und milchglasartige Verdichtungen, sogenannte Infiltrate

Frage: 1295
Was versteht man unter **Präpatenz**?

Kommentar:
Analog zur Inkubationszeit wird bei Parasiten-Infektionen die Zeit zwischen dem Parasitenbefall und dem Sichtbarwerden von Larven oder Eiern im Stuhl als **Präpatenz** bezeichnet.

Intestinaler Wurmbefall

Prüfer: 1296
Woran denken Sie bei einem **intestinalen Wurmbefall in unseren Breiten**?

Antwort:
Askariden

Kommentar:
Am häufigsten ist der Spulwurm, also **Ascaris lumbricoides**. Er gehört zu den Fadenwürmern (Nematoden).

Prüfer: 1297
Ascaris lumbricoides: Zyklus? Größe? Präpatenz? +

Kommentar:

- **Zyklus:** Nach oraler Aufnahme der Ascaris-Eier schlüpfen die Larven im Dünndarm und gelangen durch die Darmwand in die Blutbahn und dann zur Leber. Dort häuten sie sich und wachsen zum dritten Larvenstadium heran. Die L3-Larven gelangen über die Vena cava inferior über das Herz und die Lungenarterien in das Kapillarnetz um die Alveolen. Dort brechen sie durch die Blutgefäße in die Atemwege (Alveolen) und häuten sich wieder (viertes Larvenstadium). Die rund 1,4 mm lange L4-Larve gelangt dann unterstützt vom Flimmerepithel über die Bronchiolen, die Bronchien und die Luftröhre zum Kehlkopf. Dort löst die Larve einen Hustenreflex aus und wird ausgehustet oder verschluckt. So gelangt die Larve wieder in den Dünndarm und wächst zum erwachsenen Tier heran
- **Größe:** Die Eier sind etwa 70–80 µm, die Weibchen bis zu 40 cm lang! Typisch für Ascaris ist, dass der **Patient den Wurm im Glas selbst mitbringt**
- **Präpatenz:** Etwa zwei Monate nach der Infektion sind Eier im Stuhl nachweisbar, Weibchen legen bis zu 200.000 Eier am Tag

1298 Prüfer:

Welche anderen **Würmer** kennen Sie noch?

\+ Größe? Form?

Kommentar:

- Würmer werden eingeteilt in: **Cestoden** (= Bandwürmer), **Nematoden** (= Fadenwürmer / Rundwürmer), **Trematoden** (= Saugwürmer)
- Andere Nematoden neben Ascaris lumbricoides sind:
  - **Enterobius vermicularis**: Der Madenwurm ist ein 1 cm langer weißer Wurm. Die Weibchen legen nachts auf der Analhaut ihre Eier ab (**Klebefilmpräparat** auf Objektträger). Das führt zu starkem Juckreiz, Kratzen und bei mangelnder Händehygiene zur erneuten oralen Aufnahme der Eier!
  - **Trichuris trichuria**: Der Peitschenwurm wird bis zu 50 mm lang. Der Peitschenwurm sitzt mit seinem langen dünnen Schwanz auf der Darmschleimhaut fest und führt bei starkem Befall zu Bauchschmerzen (Nahrungskonkurrent). Er legt Eier in die Darmschleimhaut und führt durch Aufnahme der Eier mit der Nahrung zur Ansteckung
  - **Ancylostoma duodenale / Necator americanus** (Hakenwurm, 10 mm lang), **Strongyloides stercoralis** (Zwergfadenwurm nur 1–3 mm lang): Die Larven können bei einer Kontaktzeit > 20 Minuten die Haut durchdringen (Barfußgehen in kontaminiertem Wasser!). Der Zwergfadenwurm vermehrt sich ähnlich wie Ascaris. Durchdringung der Darmwand mit Autoinfektion, ansonsten schlüpfen im Darm die Larven und werden ausgeschieden
  - **Trichinelle spiralis** (Trichinen) wird bis zu 4 mm lang. Die Larven durchdringen die Darmwand. Es kommt zur hämatogenen Ausbreitung mit Zystenbildung in der Muskulatur. Der Vermehrungszyklus ähnelt dem des Schweinebandwurms. Ansteckung durch befallenes Fleisch

Fallbeispiel:

Stuhlpräparat mit modifizierter Ziehl-Neelsen-Färbung – **Kryptosporidien** (*Anm.: Bei Kryptosporidien immer an HIV denken!*)

Prüfer: 1299

Was fällt Ihnen bei **Kryptosporidien** ein?

Kommentar:

- **Kryptosporidien** sind einzellige Parasiten (Cryptosporidium parvum) und verwandt mit Plasmodien und mit Toxoplasma gondii
- Der direkte und indirekte Nachweis ist meldepflichtig
- Eine weltweite Übertragung über das Trinkwasser ist möglich, **geschätzt scheiden 3 % der Europäer Sporen aus**
- Klinisch relevant sind Kryptosporidien bei Immunsuppression oder HIV / AIDS

Frage: 1300

Wie äußert sich klinisch eine **Kryptosporidiose**?

Kommentar:
Normalerweise ist die **Kryptosporidiose** eine selbst limitierende Erkrankung mit Fieber, Schwindel, Bauchkrämpfen und Gewichtsverlust. Bei AIDS oder einer anderen Immunschwäche kommt es auch zu chronisch-wässrigem Durchfall mit Malabsorption!

1301 Frage:
Wie ist der **Lebenszyklus der Kryptosporidien**?

Kommentar:
- Im Darm werden aus den Oozysten die **Sporozoiten**, diese dringen in den Bürstensaum der Darmzellen ein und entwickeln sich weiter zu **Trophozoiten** und Meronten
- **Meronten** teilen sich ungeschlechtlich in Merozoiten und befallen neue Wirtszellen
- Aus jedem Merozoit bildet sich eine zweite Merontengeneration. Daraus entwickeln sich die Geschlechtszellen (Gamonten). Durch Befruchtung der weiblichen **Makrogameten** durch den männlichen **Mikrogameten** entsteht eine Zygote und schließlich eine Oozyste
- Es werden zwei Typen von Oozysten gebildet: Rund 80 % sind dickwandig und werden mit dem Kot ausgeschieden, die restlichen 20 % sind dünnwandig und verbleiben im Wirt, wo sie eine erneute Infektion auslösen
- **Oozysten** sind sehr widerstandsfähig und können unter günstigen Bedingungen (Feuchtigkeit und Temperatur) mehrere Monate infektiös bleiben. Sie sind unempfindlich gegenüber vielen Desinfektionsmitteln

1302 Frage:
Welche **Kryptosporidien-Diagnostik** gibt es?

Kommentar:
- Ein mikroskopischer Nachweis von **Kryptosporidium-Oozysten** ist im Stuhl mit einer modifizierten Ziehl-Neelsen-Färbung möglich. Zum sicheren Ausschluss sollten drei Proben an verschiedenen Tagen untersucht werden
- Zusätzlich existieren auch ELISAs oder IFTs für den Antigennachweis aus dem Stuhl

Fallbeispiel:
Präparat mit Deckgläschen:
Was ist das für ein Präparat? Bitte mikroskopieren Sie es, um welches Material handelt es sich? Was sehen Sie?

Antwort:
Stuhlpräparat mit Wurmeiern.

Prüfer: 1303
Um welche **Wurmeier** handelt es sich?

Antwort:
Bandwurmeier vom Schweinebandwurm.

Kommentar:
Schweinebandwurm = Taenia solium

Prüfer: 1304
Wie bekommen Sie die **Bandwürmer** zur Diagnostik ins Labor geschickt?

Kommentar:
- Adulter Wurm oder Teile davon (Proglottiden) sollten in einem bruchsicheren, fest verschlossenen Gefäß (z. B. Stuhlröhrchen) mit etwas NaCl in das Labor geschickt werden. Herkunft des Wurms angeben – z. B. Toilette, Unterwäsche, Stuhlauflagerung
- Für eine Stuhluntersuchung auf Parasiten und Wurmeier werden etwa 5 g Stuhl oder ein zu 1/3 gefülltes Stuhlröhrchen aus den weicheren Anteilen des Stuhls benötigt. Wurmeier und Protozoenzysten werden nicht konstant ausgeschieden → daher mindestens 3 Stuhlproben im Abstand von 1–3 Tagen untersuchen! Schleimige und blutige Beimengungen im Stuhl können eher vegetative Stadien von Protozoen enthalten, daher sollten bevorzugt hier Proben entnommen werden

Prüfer: 1305
Wie kann man **Schweine- und Rinderbandwürmer unterscheiden**?

Kommentar:

Nach einer Farbinjektion lassen sich anhand ihrer Uterusverzweigungen **Taenia solium** (5–10) und **Taenia saginata** (15–35) unterscheiden.

1306 Prüfer:

Worauf ist bei der **Therapie des Bandwurms** ganz besonders zu achten?

Kommentar:

- Die Therapie mit Mebendazol und Praziquantel wirkt nur gegen den Bandwurm!
- Die Infektiösen Eier bleiben erhalten und können zu einer Autoinfektion führen. D.h. normalerweise nimmt der Mensch die Finnen eines Zwischenwirts (Schwein) auf, nimmt er nun die Eier auf, wird er Zwischenwirt und entwickelt eine **Zystizerkose**.

1307 Prüfer:

Welches ist der **längste Bandwurm**? Ist der Rinder- oder der Schweinebandwurm länger?

Kommentar:

Der **Schweinebandwurm** (Taenia solium) wird maximal 3–4 m lang, der **Rinderbandwurm** (Taenia saginata) wohl bis zu 20 m und länger!

1308 Prüfer:

Was ist wichtig bei der **Bandwurm-Therapie**?

Antwort:

Bei der Therapie muss der Kopf ausgeschieden werden.

11.6 Diarrhö

MiBio Diarrhö

1309 Prüfer:

Welche **bakteriellen Durchfallerreger** gibt es?

Antwort:

Salmonellen, Campylobacter, Shigellen, Yersinien, EPEC, ETEC, EHEC

Prüfer: 1310

Können Sie die **Enterohämorrhagischen E. coli (EHEC)** näher erläutern?

Antwort:

- Hämorrhagische Colitis
- Assoziation zum HUS
- Produziert **Shiga-like-toxin** (SL1, SLT2, SL2 V)
- Bakterielles Screening mit SMAC-Agar, Agglutination mit O157
- Erfassen anderer toxinogener Serogruppen nur mit Gensonde / Zytotoxizitätstests

Kommentar:

- Enterohämorrhagische Escherichia coli (EHEC) sind ebenfalls gram-negative Stäbchen und eine pathogene Variante der *normalen* E. coli der Darmflora
- **3-Pathogenitätsfaktoren** sind wichtig:
  - **Intimin:** Durch spezielle Proteinkomponenten der EHEC-Bakterienhülle kann der Erreger sich leichter an die Epithelzellen der Darmwand heften
  - **Shigatoxin:** EHEC produziert ein stark zytotoxisch wirkendes Exotoxin, dieses wird als Shigatoxin oder Verotoxin bezeichnet. Die Folge ist eine Colitis mit blutigen Diarrhoen
  - **Hämolysin:** EHEC produziert auch Exotoxine, die zur Hämolyse führen = Zerstörung der Erythrozyten. Dadurch wird der Erreger u. a. mit Eisen versorgt
- Weltweite Ausbrüche sind möglich. 2011 gab es in Deutschland eine große Infektionswelle mit der **Serogruppe O104:H4**
- Das **Erregerreservoir von EHEC sind Nutztiere vor allem Rinder**. Es kommt zur Infektion nach oraler Aufnahme von nicht ausreichend gewaschenem Gemüse, rohem Fleisch oder Rohmilchprodukten
- Eine **geringe Infektionsdosis von etwa 10–100 Bakterien** reicht zur Ansteckung!
- **Komplikation:** HUS = haemorrhagische Colitis mit anschließendem Nierenversagen. Es tritt am häufigsten mit den schwersten Verläufen bei Kindern unter 4 Jahren auf. Die Letalität liegt bei bis zu 10 %!

- **Diagnostik:** Erregeranzucht aus dem Stuhl auf SMAC-Agar. Die exakte Diagnose erfolgt durch den Nachweis des Toxin-codierenden Gens mittels Southern-Hybridisierung oder PCR
- Keine Antibiotika-Therapie, da sonst verstärkt Toxin freigesetzt wird!

1311 Prüfer:
(Aktuelle) **Durchfallerkrankung in Peru**?

Antwort:
- Cholera
- Toxisches Krankheitsbild, nicht invasive Erreger, **Choleratoxin** (A- und B-Untereinheit, c-AMP-Erhöhung in den Darmschleimhautzellen, Wasser- und Chlorverlust, verminderte Natrium-Reabsorption)

Kommentar:
- Die letzte große **Cholera-Epidemie** gab es 1991 in Peru. Es kam zur Ausbreitung in Südamerika (Ecuador, Kolumbien, Mexiko und Nicaragua) mit 400.000 Erkrankten und 12.000 Todesfällen
- Eine Choleraepidemie trat auch ab Oktober 2010 in Haiti nach einem großen Erdbeben im Januar 2010 auf. 2010 sind etwa 170 TSD Menschen erkrankt und 2011 sogar 340 TSD – gestorben sind wohl mehr als 8 TSD Menschen an der Cholera in Haiti! Im Oktober 2016 bestand nach dem Hurrikan Matthew wieder eine erhöhte Choleragefahr
- Eine weitere Choleraepidemie gab es 2013 in Mexiko
- Erreger:
  - **Vibrio cholerae** ist ein kommaförmig gekrümmtes Stäbchen. Es ist gram-negativ (rot), Katalase-positiv und Oxidase-positiv
  - Vibrio cholerae ist **salzliebend**. Daher ist die Anzucht auf Nährboden mit hohem Salzgehalt möglich. Anzucht auf TCBS-Agar mit hoher Konzentration an Natriumthiosulfat und Natriumcitrat. Diese hemmen weitgehend das Wachstum von gram-negativen Enterobacteriaceae. Ochsengalle (im Englischen bile) hemmt das Wachstum der gram-positiven Begleitflora, vor allem der Enterokokken

Prüfer: 1312
Welche **viralen Durchfallerreger** sind relevant?

Antwort:
Rotaviren, Norwalkviren, Adenoviren 40/41

Prüfer: 1313
Welche **Nachweismethoden** werden bei der **Virus-Stuhldiagnostik** eingesetzt?

Antwort:
ELISA (Stuhl), Elektronenmikroskop

Kommentar:
Aus Stuhlprobe: Antigen-ELISA oder PCR. Virusdiagnostik aus Stuhl mittels Rotavirusantigen-ELISA, Adenovirus-Antigennachweis, Norovirus-RNA-PCR und ggf. Astrovirus-Antigennachweis. Theoretisch können alle Erreger mittels PCR nachgewiesen werden, leider sind bisher jedoch nur die Antigennachweise mittels ELISA Kassenleistungen.

Prüfer: 1314
Werden die **Erreger** in geringer Menge im Stuhl ausgeschieden?

Antwort:
Nein, in großer Menge! Deshalb ist ein elektronenmikroskopischer Direktnachweis möglich.

Kommentar:
Bei einer viralen Diarrhö führt die deutliche Virämie und die **lang andauernde Ausscheidung** zu einer hohen Infektiosität!

Prüfer: 1315
Was ist die **epidemiologische Problematik auf Station**?

Antwort:
Säuglingsstation, hohe Erregerausscheidung, Resistenz gegen lipidlösende Desinfektionsmittel (fehlende Lipidhülle der Viren)

MiBio

1316 **Prüfer:**
In einer Tageszeitung wurde von **epidemieartigen Durchfallserkrankungen** geschrieben. Was ist damit gemeint?

Antwort:
- Seit etwa 2 Jahren treten gehäuft Salmonellosen auf, fast immer **Salmonellea Enteritidis**
- Zumeist enteritische Verläufe, jedoch auch typhöse Krankheitsbilder mit verschiedenen Komplikationen (Abszesse, rheumatische Arthritiden)

1317 **Prüfer:**
Wie passiert die **Übertragung von Salmonellen**?

Antwort:
Generell durch Haustiere (Zoonose), Nahrungsmittel, Ausscheider. Die eigentliche Ursache für diese Epidemie ist unbekannt.

Kommentar:
- **Salmonellen**-Übertragung meist durch infektiöse tierische Nahrungsmittel: Geflügel, Eier und Eiprodukte, nicht durchgegartes Fleisch, Eiscreme und Pudding
- Auch eine fäkal-orale Übertragung von Mensch zu Mensch

1318 **Prüfer:**
Was gibt es neben den Salmonellen noch für **wichtige Durchfallerreger**?

Antwort:
- Shigellen, selten, nur bei Reiseanamnese
- Yersinien, auch selten
- Campylobacter, häufiger!

Kommentar:
Neben den Salmonellen sind Campylobacter die wichtigsten bakteriellen Durchfallerreger! Bei den Viren spielen die Rota-, Noro- und Adenoviren eine große Rolle.

1319 **Prüfer:**
Was wissen Sie über **Campylobacter**?

Antwort:
- Mehrere Arten, zumeist **Campylobacter jejuni**
- Isolierung mit Selektivnährboden nach Butzler oder Skirrow in mikroaerophilem Milieu
- Kolonien mit typischer Morphologie

Kommentar:
- **Campylobacter jejuni** ist ein korkenzieherartiges gram-negatives Bakterium
- Medizinisch wichtige Arten (vor allem **Campylobacter jejuni**) sind Katalase-positiv und Oxidase-positiv!
- Der Übertragungsweg ähnelt dem der Salmonellen. Es ist auch eine Zoonose durch rohes Geflügelfleisch, Schwein und Rind
- Die Anzucht ist auf Selektivnährböden nach Butzler oder Skirrow möglich

Prüfer: 1320
Ein **ähnlicher Erreger wie C. jejuni** wird aus dem Magen isoliert. Welcher ist das?

Antwort:
- H. pylori
- Häufig mit Antrumgastritis und Duodenalulcus assoziiert

Kommentar:
- Es besteht eine enge Verwandtschaft zwischen den beiden mikroaerophilen Bakterien Helicobacter pylori und **Campylobacter jejuni**. Daher wurde früher H. pylori auch als Ca **Campylobacter pylori** bezeichnet
- Es ist die **zweithäufigste bakterielle Infektion** des Menschen, etwa 50 % der Menschen sind weltweit mit Helicobcter pylori infiziert!

Prüfer: 1321
Welche Rolle spielt dabei der **Harnstoff**?

Antwort:
Positiv, Schnellnachweis

Kommentar:

- Für den Helicobacter-Urease-Test (HU-Test) zum Nachweis einer Helicobacter-Besiedlung wird bei einer Magenspiegelung eine Gewebeprobe entnommen
- Eine Bakteriensuspension wird mit Harnstoff gemischt. H. pylori kann Harnstoff zu Ammoniak und CO_2 abbauen, im HU-Test färbt sich daraufhin der Indikator rot

1322 Prüfer:
Wie ist die **Therapie bei nachgewiesenem Helicobacter pylori**?

Kommentar:
Es wird eine **Eradikationstherapie** mit einem Protonenpumpenhemmer (PPI) und zwei Antibiotika:

- **Französische Tripeltherapie:** PPI, Amoxicillin und Clarithromycin
- **Italienische Tripeltherapie:** PPI, Amoxicillin und Metronidazol
- Alternativ: PPI, Metronidazol und Clarithromycin

1323 Prüfer:
Bei einer bestimmten Problem-Patienten-Gruppe verursacht ein anderer **Erreger eine Diarrhö** und bereitet v.a. therapeutische Problem.

Antwort:
Kryptosporidien bei AIDS-Patienten

1324 Prüfer:
Was sind **Kryptosporidien**?

Antwort:

- Vermehren sich ähnlich wie Toxoplasmen
- In der Veterinärmedizin schon lange als Ursache einer Durchfallerkrankung bei Kälbern bekannt
- Kann beim Menschen – sofern immunkompetent – eine kurze, selbstlimitierende Diarrhö verursachen
- Bei Immungeschwächten monatelange profuse und therapieresistente wässrige Durchfälle

Kommentar:

- **Kryptosporidien** sind einzellige Parasiten und mit Plasmodien sowie Toxoplasma gondii verwandt
- Der direkte und indirekte Nachweis ist **meldepflichtig**
- Weltweit kommt es zur Übertragung über das Trinkwasser, **etwa 3 % der Europäer scheiden Sporen aus**!
- Klinisch relevant sind die Kryptosporidien bei Immunsuppression oder AIDS. Beim Gesunden ist es eine selbstlimitierende Erkrankung mit Fieber, Schwindel, Bauchkrämpfen und Gewichtsverlust. Bei Immunschwäche kommen chronisch-wässrige Durchfälle mit Malabsorption vor!

Prüfer: 1325
Welcher weitere **Problemerreger** kommt bei **AIDS** vor?

Antwort:

- Pneumocystis carinii
- Taxognomonisch (jetzt wieder) zu den Pilzen gestellt
- Nachweis mit bestimmten Färbemethoden (Silber, Giemsa). Unabhängig von der Taxonomie wird eine Infektion mit Cotrimoxazol behandelt. Zur Prophylaxe Pentamidin-Inhalationen einmal monatlich

Kommentar:

- Der humanpathogene Erreger unterscheidet sich von **Pneumocystis carinii** der bei Ratten vorkommt, daher ist schon seit längerer Zeit die korrekte Bezeichnung **Pneumocystis jirovecii**
- Moderne Diagnostik: PCR aus BAL oder induziertem Sputum

Prüfer (Zusatzfrage des Internisten): 1326
Was ist der **Nachteil der Pentamidin-Prophylaxe**?

Antwort:
Extrapulmonale Infektionen, erschwerter Erregernachweis

Prüfer Internist: 1327
Müssen diese Patienten **zur Therapie in die Klinik** kommen?

Antwort:
Die Therapie wird vorzugsweise ambulant durchgeführt, um das Infektionsrisiko für andere Patienten zu mindern.

1328 Frage:
Wie identifiziert man **Salmonellen**?

Kommentar:
- Salmonellen werden unterschieden in **typhöse Salmonellen** (Salmonella Typhi und Paratyphi) und **enteritische Salmonellen** (vor allem Salmonella Enteritidis und Typhimurium):
  - Bei **S. Typhi und Paratyphi** ist die **Blutkultur** vorrangig!
  - Bei **S. Enteritis und Typhimurium** die **Stuhluntersuchung**!
- **Kultur:**
  - Anzucht von Salmonellen auf Selektivmedium: MacConkey-Agar, Xylose-Lysine-Desoxycholate-Agar (XLD-Agar), Salmonella Shigella Agar (SS-Agar)
  - Biochemische Differenzierung mittels Zweizucker-Eisen-Agar nach Kligler, API-32-E
  - Die Salmonellen-Serotypisierung erfolgt mit spezifischen Antiseren nach dem **Kauffmann-White-Schema**. Mit poly- und monovalenten Antiseren werden die spezifischen O-Antigene (LPS der Zelloberfläche) und H-Antigene (Geißelproteine) der Salmonellen per Agglutinationsreaktion ermittelt
  - Neben O- und H-Antigenen gibt es nur bei S. Typhi, S. Paratyphi C und Salmonella Dublin auch die **Vi-Antigene**. Die Vi-Antigene verhindern eine Reaktion der Bakterien mit O-Antikörpern

Salmonellen

1329 Prüfer:
Welche Erkrankungen verursachen **Salmonellen**?

Antwort:
Osteomyelitis

Kommentar:
- Über 2.500 verschiedener Serovare an **Salmonellen** bekannt! Einteilung erfolgt nach Oberflächen-(O)- und Geißel-(H)-Antigenen
- nicht-typhoidale Salmonellen werden umgangssprachlich Salmonellen genannt und verursachen die bekannte Gastroenteritis (= Salmonellose). S. Typhi und S. Paratyphi machen eine systemische Infektion mit Darmbeteiligung!
- Eine **Salmonellose** führt zu plötzlichem Durchfall, Erbrechen, Bauchschmerzen, Unwohlsein, Kopfschmerzen und leichtem Fieber. Selten gibt es auch septische Verläufe mit lokalen Absiedlungen, dann Abszesse, septische Arthritis, Cholezystits, Endokarditis, Perikarditis, Meningitis und Pneumonie

Prüfer: 1330
Welche **Salmonellen Diagnostik** gibt es?

Kommentar:
- Labor, Blutkultur, Gruber-Widal-Reaktion
- Kulturelle Anzucht aus Stuhl oder Erbrochenem. Bei einer Infektion mit S. Typhi, also bei dem **Typhus**, muss immer eine **Blutkultur** angelegt werden! Biochemische und serologische (O- und H-Antigene) Typisierung des Erregers ist möglich

Patient mit Durchfällen MiBio

Prüfer: 1331
Welche **Differentialdiagnose** sind bei **Durchfällen** wichtig?

Antwort:
Virus, Bakterien

Kommentar:
Neben Viren und Bakterien kommen auch Parasiten in Frage. An Reiseanamnese denken!

Prüfer: 1332
Welche **Nährböden** werden **bei der Stuhldiagnostik** eingesetzt? Wie erkennt man die Keime? Morphologie?

Kommentar:

- Auf **XLD-Agar** erscheinen Salmonellen rot mit einem schwarzen Zentrum (H_2S negative ohne schwarzes Zentrum)
- Der **SS-Agar** ist ein selektives Medium, das gram-positive Mikroorganismen und Enterobacteriaceae, mit Ausnahme von Salmonella und Shigella, durch Gallensalze, Brillantgrün und Citraten hemmt. Salmonellen sind farblos, üblicherweise mit schwarzem Zentrum

1333 Prüfer:

Warum agglutiniert bei den **Salmonellen häufig nur eine Phase**? Sind beide **H-Phasen** genetisch in jeder Salmonelle vorhanden?

Kommentar:

Die meisten Salmonella-Spezies können zwei verschiedene Geißelformen (**H-Phasen**) ausbilden. Durch eine genetische Regulation wird immer nur eine Geißelform oder H-Phase ausgeprägt. Welche der Geißelformen phänotypisch ausgeprägt ist, wird durch die H-Phasen-Variation bestimmt.

1334 Prüfer:

Was passiert durch das Zugeben von **Antischwärmserum** in den Schwärmagar?

Antwort:

Expression der anderen H-Phase

Kommentar:

- Verschiedene Salmonella-Spezies einer Gruppe können häufig nur durch die Geißelantigene unterschieden werden (Salmonella Paratyphi und Typhimurium). Daher müssen die Antigene beider **H-Phasen** serologisch bestimmt werden
- Die Ausprägung der vorhandenen H-Phase wird durch eine **Schwärmplatte** (Antikörper gegen die vorhandene Phase im Agar) unterdrückt → durch die Ausbildung der zweiten H-Phase bleiben die Bakterien beweglich und können vom Rand der Schwärmzone isoliert werden

Prüfer: 1335

Welche **Toxine** gibt es bei **Durchfallerregern**?

Antwort:

ETEC, Campylobacter, Cholera

Kommentar:

- **Enterotoxine** sind Gifte, die den Darm angreifen und häufig Lebensmittelvergiftungen verursachen
- **Enterotoxische Escherichia coli (ETEC)** haben ein hitzelabiles Enterotoxin LT ähnlich dem Choleratoxin (Cholera Impfstoff schützt kurzzeitig) und die bis 100 °C hitzestabilen Toxine STa und STb. STa stimuliert die Guanylatcyclase der Darmepithelzellen und führt zur gesteigerten Flüssigkeitssekretion
- **Enterohämorrhagische Escherichia coli (EHEC)** haben ein stark zytotoxisch wirkendes Exotoxin, das auch als Shigatoxin oder Verotoxin bezeichnet wird. Die Folge ist eine Colitis mit einer blutigen Diarrhö. Zusätzlich haben EHEC auch Hämolysine
- **Campylobacter** haben ein hitzestabiles Enterotoxin
- **Vibrio cholerae (Cholera)** haben ein Exotoxin (Choleratoxin), das die Adenylatzyklase in den Dünndarmzellen aktiviert und so zu einer verstärkten Sekretion von Chlorid-Ionen und damit zur vermehrten Wasserausscheidung führt. Das sind dann die sogenannten reiswasserartigen Durchfälle
- **S. aureus** hat die Enterotoxine A und B. Symptome treten 2–4 Stunden nach Aufnahme auf. Typisch ist eine emetische Wirkung mit Durchfall

Prüfer: 1336

Neuere Entwicklungen beim **Choleraimpfstoff**?

Kommentar:

- Bei direktem Kontakt zu Choleraerkrankten (z. B. für Katastrophenhelfer) steht ein wirksamer Schluck-Impfstoff (**Dukoral**) zur Verfügung. Bei Kindern in Endemiegebieten zeigt er eine Wirksamkeit von 85 %

11 Mikrobiologie

- Der Cholera-Injektionsimpfstoff wird in Deutschland wegen einer zu geringen Wirksamkeit und mäßiger Verträglichkeit nicht mehr eingesetzt

1337 Prüfer:
Welche Methoden gibt es zum **Nachweis**
+ **von Kryptosporidien**?

Antwort:
Nativ doppelte Lichtbrechung, Ziehl-Neelsen-Färbung

Kommentar:
Standard ist der mikroskopische Nachweis von Kryptosporidium-Oozysten mit einer **modifizierten Ziehl-Neelsen-Färbung im Stuhlausstrich**. Zum sicheren Ausschluss sollten drei Proben an verschiedenen Tagen untersucht werden (Ggf. Antigen-ELISA oder –IFT aus Stuhl)

1338 Prüfer:
Wie sieht der Darm bei einer **Cholera** bzw. bei einer **Salmonellose** aus?

Antwort:
toxisch nicht invasiver Erreger versus invasiv

Kommentar:
- Die bakteriellen Gastroenteritiden lassen sich in drei Gruppen einteilen:
  - Beim **Sekretionstyp** kommt es durch bakterielle Toxine zur vermehrten Sekretion im Dünndarm und zur wässrigen Diarrhö: Vibrio cholerae, Giardia lamblia, EPEC, ETEC, S. aureus, Bacillus cereus
  - Beim **Penetrationstyp** führt eine Penetration der Dünndarmschleimhaut zur Entzündung der Submukosa. Meist wässrige bis leicht blutige Durchfälle mit Fieber: Salmonellen, Yersinien
  - Bei dem **Invasionstyp** kommt es zur Invasion in die Kolonmukosa mit Epithelschädigung und blutig-schleimigen Durchfälle: Shigellen, Campylobacter jejuni, Entamoeba histolytica, Clostridium difficile (verursacht pseudomembranöse Kolitis), Enteroinvasive Escherichia coli (EIEC), EHEC
- Cholera verursacht wässrige Diarrhöen (Sekretionstyp), Salmonellen wässrig-blutige Durchfälle vom Penetrationstyp

11.7 Meldepflicht – Infektionsschutzgesetz

11.7.1 EXKURS: Infektionsschutzgesetz

Das Infektionsschutzgesetz (IfSG) ist seit dem 01.01.2001 gültig und ersetzt verschiedene andere Gesetze und Verordnungen:
- Bundes-Seuchengesetz
- Gesetz zur Bekämpfung der Geschlechtskrankheiten
- Laborberichtsverordnung
- Verordnung über die Ausdehnung der Meldepflicht auf die humanen spongiformen Enzephalopathien
- Erste Verordnung und Zweite Verordnung zur Durchführung des Gesetzes zur Bekämpfung der Geschlechtskrankheiten

Das IfSG ist eine bundesrechtliche Regelung, da sich Seuchen und Infektionskrankheiten sehr schnell über Ländergrenzen hinaus verbreiten können! Normalerweise sind aber für die Gefahrenabwehr die Bundesländer zuständig.
Das IfSG regelt die gesetzlichen Pflichten zur Verhütung und Bekämpfung von Infektionskrankheiten beim Menschen. Übertragbare Krankheiten beim Menschen sollen vorgebeugt werden, Infektionen frühzeitig erkannt und ihre Weiterverbreitung verhindert werden.
Ziel ist die übermittelten Daten zusammenzufassen, infektionsepidemiologisch auszuwerten und die Ergebnisse den Landesärztekammern und der kassenärztlichen Bundesvereinigung zur Verfügung zu stellen. Zentrale Instanz hierfür ist das RKI.

Meldepflicht, was steht im Bundesseuchengesetz?

1339 Prüfer:
Was muss gemeldet werden? Wer meldet? Was müssen / dürfen Behörden? Was bedeutet VETA?

Antwort:
V= Verdacht einer Erkrankung, E = Erkrankung, T = Tod, A = Ausscheider

Kommentar:
VERALTET! 2001 wurde das Bundesseuchengesetz durch das IfSG abgelöst!

1340 Prüfer:
Besteht eine **Meldepflicht bei Salmonellen**?

Kommentar:
- Nach **§ 7 IfSG** besteht die Verpflichtung einer namentlichen Meldung an das Gesundheitsamt bei direktem Erregernachweis
- Für den behandelnden Arzt besteht ebenfalls eine namentliche Meldepflicht (**§ 6 IfSG**)

1341 Prüfer:
Welches sind die internationalen **Quarantäneerkrankungen** nach WHO 1974?

Antwort:
- Pest, Cholera, Gelbfieber, Pocken

Kommentar:
- Ursprünglich waren die **6 Weltseuchen** Pocken, Pest, Cholera, Gelbfieber, Fleckfieber und Rückfallfieber die **Quarantänekrankheiten**
- 1972 hat die WHO das Rückfallfieber und das Fleckfieber gestrichen
- Seit 1981 (Pocken wurden gestrichen, letzter Fall 1977) gelten nur noch **Cholera, die Pest und das Gelbfieber als internationale Quarantäneerkrankungen**. Reale Bedeutung haben davon aber nur Cholera und **Gelbfieber**, da Behörden hier teilweise Impfnachweise vor der Einreiseerlaubnis fordern

Meldepflichtige Erkrankungen!!

Prüfer: 1342
Was sind **meldepflichtige Erkrankungen**? Welche Regelung gilt?

Kommentar:
- **Meldepflichtige Erkrankungen** werden seit dem 01.01.2001 im Infektionsschutzgesetz (IfSG) geregelt[2]
- Das IfSG unterscheidet meldepflichtige Krankheiten (**§ 6 IfSG**) und meldepflichtige Nachweise von Krankheitserregern (**§ 7 IfSG**). Hier meldet das nachweisende Labor die Erkrankung unabhängig davon, ob der anfordernde Arzt dies bereits gemeldet hat (duales Meldesystem)
- Grundsätzlich muss zwischen namentlich meldepflichtigen Erkrankungen und nicht namentlich meldepflichtigen Erkrankungen unterschieden werden
- Zu den nicht **namentlich meldepflichtigen Erkrankungen** mit direkter Meldung an das RKI gehören hauptsächlich die sexuell übertragbaren Krankheiten (STD) Syphilis und HIV sowie Echinokokkosen (Fuchs- und Hundebandwurm) und der Nachweis von Plasmodien. Toxoplasma gondii ist nur bei einer konnatalen Infektion meldepflichtig

Frage: 1343
Welche Krankheiten sind für den **behandelten Arzt meldepflichtig**?

Kommentar:
- Meldepflichtig ist der **Krankheitsverdacht, Erkrankung und Tod** bei dem Botulismus, der Cholera, der Diphtherie, der spongiforme Enzephalopathie (z. B. Creutzfeldt-Jakob-Krankheit), der akuten Virushepatitis, Enteropathisches HUS, einem virusbedingten hämorrhagischen Fieber, Masern, Mumps, Röteln einschließlich Rötelembryopathie, Meningokokken-Meningitis oder -Sepsis, Milzbrand, Pertussis, Paratyphus, Pest, Poliomyelitis, Tollwut, Typhus abdominalis und Windpocken

[2]RKI, Meldepflichtige Krankheiten und Krankheitserreger, Übersichtstabelle, April 2013

- **Erkrankung und Tod** von jeder behandlungsbedürftigen Tuberkulose auch ohne bakteriologischen Nachweis ist meldepflichtig!
- Meldepflichtig ist der **Krankheitsverdacht und die Erkrankung**
  - bei mikrobiell bedingter Lebensmittelvergiftung oder akuter infektiöser Gastroenteritis bei einer Tätigkeit in einem lebensmittelverarbeitenden Betrieb (Küche)
  - bei mehreren gleichzeitig auftretenden gleichartigen Erkrankungen, die eine Epidemie mit einer schwerwiegenden Gefahr für die Allgemeinheit wahrscheinlich machen. Gilt für Krankheitserregern die nicht in § 7 IfSG genannt sind
- Die Verletzung eines Menschen durch ein tollwutkrankes oder -verdächtiges Tier sowie die Berührung eines solchen Tieres oder Kadavers ist meldepflichtig

1344 Frage:

Welche direkte oder indirekte Nachweise von Krankheitserregern nach **§ 7 IfSG** sind meldepflichtig?

Kommentar:

- Die **nicht namentliche Meldung** erfolgt direkt an das RKI bei T. pallidum (Syphilis), HIV und AIDS, Echinokokkose (Fuchsbandwurm, Hundebandwurm), Malaria und bei der konnatalen Toxoplasmose
- Die **namentliche Meldung an das Gesundheitsamt**[3] erfolgt bei
  - Krankheitserregern deren örtliche und zeitliche Häufung auf eine schwerwiegende Gefahr für die Allgemeinheit hinweist
  - Adenoviren (nur bei direktem Nachweis im Augenabstrich), Bacillus anthracis (Milzbrand), Bordetella pertussis u. parapertussis, Borrelia recurrentis (Läuserückfallfieber), Brucella (Brucellose), darmpathogene Campylobacter, Chlamydia psittaci (Erreger der Ornithose), Clostridium botulinum, Botulinumtoxinnachweis (Botulismus), toxinbildendes Corynebacterium diphtheriae (Diphtherie), Coxiella burnetii (Q-Fieber), humanpathogene Cryptosporidium sp., Ebolavirus, Marburgvirus, EHEC, E. coli, Francisella tularensis (Tularämie), FSME-Virus (Frühsommer-Meningoenzephalitis), Gelbfiebervirus, Giardia lamblia, Haemophilus influenzae, Hantaviren (hämorrhagische Fiebererkrankung), akute Hepatitis A oder B und Hepatitis C bei Erstdiagnose, Hepatitis D und E, Influenzaviren, Lassavirus (Lassafieber), Legionellen (Legionärskrankheit und Pontiac-Fieber), humanpathogene Leptospiren (Leptospirose) und Listeria monocytogenes (Listeriose)
  - Bei Masernvirus, Mumpsvirus, Rubellavirus, Mycobacterium leprae (Lepra), M. tuberculosis / africanum und M. bovis besteht eine Meldepflicht nur für den direkten Nachweis aus Blut, Liquor oder normalerweise sterilen Materialien sowie aus Abstrichen von Neugeborenen
  - Bei Neisseria meningitidis besteht eine Meldepflicht nur bei direktem Nachweis aus Liquor cerebrospinalis, Blut, hämorrhagischen Hautinfiltraten oder anderen normalerweise sterilen Substraten
  - Bei Noroviren – nur bei einem direkten Nachweis aus Stuhl, Poliovirus (Erreger der Kinderlähmung), Rabiesvirus (Tollwut), Rickettsia prowazekii (Fleckfieber), Rotavirus, S. Paratyphi (Paratyphus), S. Typhi (Typhus), sonstige Salmonellen, Shigellen (Shigellenruhr), S. aureus, MRSA (Meldepflicht nur für den Nachweis aus Blut oder Liquor cerebrospinalis), Trichinella spiralis, VZV, Vibrio cholerae O 1 und O 139 (Cholera), Yersinia enterocolitica (enterale Yersiniose), Yersinia pestis (Pest), andere Erreger des hämorrhagischen Fiebers

[3] In Klammer die verursachte Erkrankung

11.8 Desinfektion und Sterilisation

MiBio

1345 Prüfer:
Welches **Desinfektionsmittel** eignet sich bei **Kontamination der Hand mit TBC-Sputum**?

Antwort:
70 % Isopropanol für 30 Sekunden

Kommentar:
- **Händedesinfektion** bei Tuberkulose nach direktem Kontakt mit infektiösem Material, nach direktem Patientenkontakt, nach Ausziehen der Handschuhe und nach Verlassen des Patientenzimmers
- Laut RKI wird die Händedesinfektion immer zweimal durchgeführt mit einer Einwirkzeit von mindestens 2 x 30 Sekunden
- **Wichtig:** Hände erst nach der Desinfektion waschen!

1346 Prüfer:
Sterilisation und Desinfektion – Zeiten? Drücke? Indikatoren?

Kommentar:
- Die **Desinfektion** entfernt und vermindert lebensfähige Mikroorganismen um mindestens 5 Zehnerpotenzen. Problematisch sind Bakterien- und Pilzsporen sowie unbehüllte Viren (z. B. Enteroviren)
- Die **Sterilisation** tötet alle Mikroorganismen inklusive Sporen und Viren ab
- **Asepsis** bedeutet Keimfreiheit

1347 Frage:
Unterschied zwischen **begrenzt viruzid** und **Viruzidie**?

Kommentar:
- **Begrenzt viruzide Desinfektionsmittel** wirken gegen Bakterien und behüllte Viren. Das ist ausreichend für HIV, HBV, HCV, Herpesviren und Influenza – begrenzt viruzid sind praktisch alle Präparate
- **Viruzidie**: Die vollständige Viruzidie ist für unbehüllte Viren erforderlich also
  - Rotaviren, Noroviren, Adenoviren, Papillomviren, Rhinoviren (= Erkältungsviren) sowie Hepatitis-A- und -E-Virus
  - Mittel mit Viruzudie basieren in der Regel auf Sauerstoff-Abspaltern z. B. Peressigsäure, Glutaraldehyd, Hypochlorit-Formulierungen oder z. B. Sterillium Virugard mit 99 % Ethanol (wirksam gegen Noroviren)

Desinfektion:

Prüfer: 1348
Was erfasst die **Desinfektion**?

Antwort:
Nur vegetative Keime

Kommentar:
Die **Desinfektion** vermindert lebensfähige Mikroorganismen um $\geq 10^5$. Problematisch sind Bakterien- und Pilzsporen sowie unbehüllte Viren.

Prüfer: 1349
Wie wird die **Desinfektionswirkung kontrolliert**?

Antwort:
- **Dampfdesinfektion** Bacillus subtilis (oder S. aureus), 105 °C Programm
- **Chemothermische Desinfektion** Streptococcus faecium, 75 °C Programm
- Flächendesinfektion durch Scheuer-Wischen
- Raumdesinfektion (nur bei offener TBC durch Versprühen von Formaldehyd)

Bodendesinfektion

Frage: 1350
Welche Verfahren gibt es für die **Flächendesinfektion** (= Abtöten oder Inaktivieren von Mikroorganismen auf Oberflächen durch chemische Mittel)?

Kommentar:

- **Wischdesinfektion** = Standardverfahren
- Bei der **Scheuer-Wisch-Desinfektion** gelangt das Desinfektionsmittel durch gleichzeitige mechanische Einwirkung besser an die Mikroorganismen und hat dadurch eine bessere Wirkung
- Die **Sprühdesinfektion** ist praktisch für kleine oder schwer zu gängige Flächen, sie hat aber viele Nachteile:
  - Durch Tröpfchenbildung sind die Flächen oft nicht vollständig mit Desinfektionsmittel benetzt
  - Es fehlt die mechanische Einwirkung
  - Das Sprühen führt zur Aerosolbildung. Dadurch besteht eine erhöhte Gefahr für den Anwender beim einatmen oder Augenkontakt
  - Verdunstung und Anreicherung der Desinfektionsmittel in der Luft bedeutet eine Brandgefahr insbesondere bei alkoholischen Präparaten

1351 Prüfer:

Welche **Desinfektionsmittel** gibt es?

Kommentar:

- Alkohole (Bacillol)
- Biguanide (Incidin Plus)
- Organische oder anorganische Substanzen mit aktivem Chlor
- Formaldehyd oder andere Aldehyde (Optisept)
- Laugen (Kalkmilch)
- Perverbindungen (Incidin active)
- Phenol oder Phenolderivate (Phenol)

1352 Prüfer:

Welche **Probleme** bestehen bei der **Desinfektion**?

Antwort:

Seifenfehler, Proteinfehler

Kommentar:

- **Seifenfehler**
  - Die Kombination von Desinfektionsmitteln mit Seifen (anionischen Tensiden) kann zu einer Verminderung oder zu einem kompletten Verlust der Reinigungs- oder Desinfektionswirkung führen
  - Die anionischen Seifentenside können die kationischen Wirkstoffe der Desinfektionsmittel neutralisieren. Die gegenseitige Aufhebung der Wirksamkeit wird als Seifenfehler bezeichnet
  - Zur Vermeidung des Seifenfehlers müssen Reiniger und Desinfektionsmittel verträglich aufeinander abgestimmt sein. Das gilt vor allem dann, wenn Desinfektionsmittel direkt in die Reinigungslösung gegeben werden!
- **Eiweißfehler**
  - Bei einer schlechten Vorreinigung sind Mikroorganismen oft in Schmutz (Blut, Eiter) eingebettet. Das Desinfektionsmittel koaguliert das Eiweiß, Dadurch werden die darin eingeschlossen Krankheitserreger vor der Desinfektionsmittelwirkung geschützt
  - Bei sichtbarer Verschmutzung sollte daher eine mechanische Vorreinigung mit einem Desinfektionsmittel getränkten Einmaltuch erfolgen
  - Einen **starken Eiweißfehler** haben quartäre Ammoniumverbindungen und Alkohole, Phenole und Aldehyde haben nur einen eher **geringen Eiweißfehler**

Sterilisation

Prüfer: 1353

Welche **Arten der Sterilisation** gibt es?

Antwort:

- Hitze: 180–200 °C, 30 min. (ohne Luftumwälzung 60 min.)
- Dampf: 120 °C, 1 atü, 20 min. bzw. 134 °C 2 atü 5–10 min
- Ethylenoxid bis zu 2 Tage ausdampfen lassen
- Formaldehyd nicht für Plastik?? (Hygiene Beck: dringt nicht in Kunststoff ein), braucht nicht ausdampfen
- Zerstörung von Pyrogenen durch Heißluftsterilis 200 °C, 2 Stunden

Kommentar:

- Das **Autoklavieren** ist eine Sterilisation mit feuchter Hitze oder gesättigtem Wasserdampf (Flüssigkeiten, Textilien, Kunststoffe): 15 min bei 121 °C und 2 Bar oder 5 min. bei 134 °C und 3 Bar
- Bei der **Trockensterilisation** erfolgt eine Sterilisation mit trockener Hitze (Metall, Glas, Keramik): 30 min. bei 180 °C, 10 min. bei 200 °C oder 3,5 Stunden bei 160 °C
- Unter der **Pasteurisierung** versteht man das Ultrakurzerhitzen von flüssigen Lebensmitteln. Übliches Verfahren zur haltbarmachung von Milch, welche für einige Sekunden auf 80–85 °C erhitzt wird
- **UV-Strahlen** beeinträchtigen die DNA-Replikation und führen zur Reduktion der Keimzahl in der Raumluft und in Geräten
- **Ionisierende Strahlen** (γ-Strahlen) bewirken eine Schädigung von Nukleinsäuren und und Proteinen. Verwendung findet die Bestrahlung bei Verbandsmaterial und Nahtmaterial
- Eine **Filtration** mittels Ultrafeinfilter entfernt Bakterien, Pilze und (größere) Viren aus Flüssigkeiten wie z. B. Infusionslösungen oder Zellkulturmedien
- **Chemische Desinfektionsverfahren** bewirken meist eine irreversible Proteindenaturierung:
  - Formaldehyd oder Glutaraldehyd, die zur Gassterilisation eingesetzt werden, wirken bei hoher Konzentration auch gegen Bakteriensporen
  - **Ethylenoxid** zur **Gassterilisation** wird vor allem bei thermolabilen Einmalmaterialien aus Kunststoff eingesetzt

1354 Prüfer:

Gibt es **Indikatoren** für eine erfolgreiche **Sterilisation**?

Antwort:

- Heißluft: Bacillus subtilis oder Sporenerde
- Dampf: Bacillus stearothermophilus oder Sporenerde
- Ethylenoxid: Bacillus subtilis in Blutmilieu
- Formaldehyd: Bacillus stearothermophilus in Blutmilieu

Kommentar:

Die Bioindikatoren **Bacillus subtilis** oder **Bacillus stearothermophilus** müssen nach einer adäquaten Sterilisierung abgetötet sein und dürfen in einem nachfolgenden Vitalitätstest (Kulturansatz) nicht mehr wachsen.

Prüfer: 1355

Wie ist der **Zeitablauf der Sterilisation**?

Kommentar:

- **Autoklavierung** mit gesättigtem Wasserdampf für 15 min. bei 121 °C und 2 bar oder für 5 min. bei 134 °C und 3 bar
- **Trockensterilisation** mit trockener Hitze für 30 min bei 180 °C, für 10 min. bei 200 °C oder für 3,5 Stunden bei 160 °C

Das Gegenteil von Infektion ist die Desinfektion

Prüfer: 1356

Welche **Desinfektionsmittel-Stoffklassen** gibt es?

Antwort:

- Alkohol ist gut für die Hände, Alkohol wirkt aber nicht bei unbehüllten Viren und ist nicht für die Flächendesinfektion geeignet. Nachteile: Alkohole verdampfen und ändern damit die wirksamen Konzentration, Seifenfehler und Eiweißfehler kommen vor und Alkohol ist brennbar!
- Aldehyde wirken gut bei unbehüllten Viren, wirksam für Flächendesinfektion. Nachteile: Aldehyde sind kanzerogen, Allergenisierung v.a. bei Formaldehyd

Prüfer: 1357

Weitere Stoffklassen?

Antwort:

Quartäre Ammoniumverbindungen, Biguanide, Chlorhexidin, Per-Verbindungen für Wäschedesinfektion

Prüfer: 1358

Was sind **wirksame Verbindungen**?

Antwort:

z. B. Wasserstoffperoxid

1359 Prüfer:
Stichwort **Schwimmbad**?

Antwort:
Chlor, Halogenverbindungen

1360 Prüfer:
Was noch?

Antwort:
Jod (das war wohl das gewünschte Stichwort)

1361 Prüfer:
Was sind die **Nachteile von Jod**?

Antwort:
Thyrotoxikose, Hyperthyreose, Anreicherung in Schilddrüse

1362 Prüfer:
Spezielle Verbindungen für die praktischen Anwendungen, haben Sie sicher schon gehört?

Antwort:
??? Bin nicht darauf gekommen, daraufhin der Prüfer ...

1363 Prüfer:
Drei Buchstaben PVP ... ?

Antwort:
Polyvinyl ...

1364 Prüfer:
... pyrrolidon. Welche Wirkung?

Antwort:
Jod könnte daraus aufgenommen werden [falsch!]

1365 Prüfer:
Anm. Prüfling: ergänzt bzw. korrigiert sehr behutsam früher bzw. bei Literweiser Anwendung ja, aber der Vorteil sei ja, dass das Jod nur sehr langsam freigesetzt würde aus der Pyrrolidon-Verbindung

1366 Prüfer:
Gibt es **Kontraindikationen für PVP-Iod**?

Kommentar:
Hyperthyreote Schilddrüsenerkrankungen, Schwangerschaft, Stillzeit

Prüfer: 1367
Was sind die **Nachteile von PVP-Jod**?

Kommentar:
- PVP-Jod steht für Polyvinylpyrrolidon-Iod oder Povidon-Jod
- Es zur Inaktivierung von PVP-Jod durch den sogenannten **Eiweißfehler** kommen d.h. durch den Kontakt mit Wundsekret, Blut oder Eiter
- Selten gibt es wohl auch allergische Reaktionen

11.9 Krankenhaushygiene

Patient mit offener Tuberkulose

Frage: 1368
Was sind die **Indikationen zur Raumdesinfektion**?

Kommentar:
- Verdampfen von Formaldehyd ist (heutzutage nicht mehr) üblich, da die Wirksamkeit fraglich ist! Stattdessen wird eine sorgfältige **Scheuer-Wisch-Desinfektion** durchgeführt
- Bei der **Raumdesinfektion** wird eine Desinfektion aller in einem umschlossenen Raum befindlichen Oberflächen und der Raumluft angestrebt. Das geschieht durch Vernebeln oder Verdampfen von Formaldehyd (niemand darf im Raum sein!) kommt aber überhaupt nur in Frage bei extrem seltenen hochkontagiösen und aerogen übertragbaren Krankheiten. Wird praktisch aber nicht durchgeführt, da Untersuchungen gezeigt haben, dass dieses Verfahren ohne zusätzliche **Scheuer-Wisch-Desinfektion** Krankheitserreger nicht sicher abtötet bzw. inaktiviert → ausgiebiges Lüften bringt wohl Keimreduktion der Luft um bis zu 80 %!

Prüfer: 1369
Was ist **C-Müll**? Wie wird er entsorgt?

Kommentar:
- **C-Müll** ist Abfall der unter das IfSG fällt und von dem eine Infektionsgefährdung ausgeht!
- Erst nach Autoklavierung oder Dampfsterilisation ist eine Entsorgung über Hausmüll zulässig

Krankenhaushygiene

1370 Prüfer:
In welche Kategorien wird **Klinikabfall** eingeteilt?

Kommentar:
- **A-Abfall** ist ein hausmülllähnlicher Gewerbeabfall auch Wertstoffe wie Glas, Papier, Pappe und Kunststoffe
- **B-Abfall** ist der Krankenhausspezifische Abfall wie Spritzen, Inkontinenzmaterial und mit Sekreten oder Exkreten kontaminierter Abfall
- **C-Abfall** ist Abfall von dem eine Infektionsgefährdung mit einem meldepflichtigen Krankheitserreger ausgeht
- **D-Abfall** ist ein besonders überwachungsbedürftiger Abfall z. B. Fixier- und Entwicklerflüssigkeiten oder Chemikalien
- **E-Abfall** ist menschliches Material (ethisch problematisch) z. B. Körperteile, Gewebereste oder Plazenta

1371 Prüfer:
Wie wird mit den einzelnen **Arten des Klinikabfalls** verfahren (Desinfektionsmethoden)?

Kommentar:
- **A:** normale Entsorgung wie Hausmüll
- **C:** Abfall wird nach Autoklavierung ebenfalls als A-Abfall (= Hausmüll) entsorgt
- **B:** Spitze und scharfe Gegenstände werden in durchstichsicheren Behältern gesammelt und mit den restlichen A-Abfällen entsorgt
- **D:** für die Umwelt problematische Abfälle wie Chemikalien oder Zytostatika werden als Sondermüll entsorgt

1372 Prüfer:
Was sind die **Prüfkeime für das Autoklavieren** und **welche Temperaturen** kommen zum Einsatz?

Kommentar:
- Das **Autoklavieren** ist eine Sterilisation mit feuchter Hitze oder gesättigtem Wasserdampf (Flüssigkeiten, Textilien, Kunststoffe) üblich sind 15 min bei 121 °C und 2 Bar oder 5 min bei 134 °C und 3 Bar
- Als Prüfkeim dient **Bacillus subtilis**

Krankenhaushygiene – Hospitalismus

Prüfer: 1373
Welche Keime sind in Wasserleitungen als **Hospitalismuskeime** vor allem bei Intensivpatienten relevant?

Antwort:
- Acinetobacter calcoaceticus var. Lwoffii D-N-
- Acinetobacter calcoaceticus var. Anitratus D+N-

Kommentar:
- **Pseudomonaden** (P. aeruginosa) sind für bis zu 30 % der nosokomialen Infektionen auf Intensivstationen verantwortlich, dabei ist die Letalität höher als bei anderen Infektionen. Durch Punktmutationen gibt es häufig Resistenzen gegenüber Carbapeneme und Fluorchinolonen
- **Acinetobacter baumannii** (gram-negative unbewegliche kokkoide Stäbchen) ist ein feuchtliebender Nonfermenter und verursacht bis zu 5–10 % der Pneumonien auf Intensivstationen
- **Stenotrophomonas maltophilia** (gram-negatives bewegliches Stäbchen, obligat aerob) kommt ebenfalls in feuchter Umgebung vor und verursacht bis zu 5 % der nosokomialen Pneumonien

Merke: Acinetobacter baumannii
Acinetobacter baumannii spielt eine wichtige Rolle bei nosokomialen Infektionen (Wundinfektionen, Pneumonien, Meningitis). Insbesondere die sehr resistenten 4-MRGN-Keime sind problematisch und führen häufig zu Ausbrüchen:
2015 haben sich in Kiel 31 Patienten vor allem ältere Intensivpatienten mit einem 4-MRGN Acinetobacter baumannii infiziert und 12 starben! !

1374 Prüfer:
Differenzierung von **Acinetobacter** und **Nonfermenter**?

Antwort:
Oxidase, Stoffwechsel

Kommentar:
- **Nonfermenter** können Glukose nicht fermentieren bzw. enzymatisch verwerten! Nonfermenter müssen daher Glukose oxidativ verwerten. Es sind damit **Aerobier** (negative Stäbchen oder negative Kokken)
- Nonfermenter (Pseudomonas, Acinetobacter) sind Oxidase-positiv (= Cytochrom-Oxidase vorhanden). Anhand der Biochemie (**Bunte Reihe**) können diese Isolate weiter z. B. mittels **API 20NE** (für Nonfermenter) differenziert werden

1375 Prüfer:
Wie können **Pseudomonaden** und **Legionellen** differenziert werden?

Antwort:
D-N+

Kommentar:
- **Pseudomonaden:** negative Stäbchen, Oxidase-positiv, Nonfermenter, riecht nach Lindenblüten
- **Legionellen:** negative Stäbchen, Oxidase-positiv oder negativ, Katalase-positiv, Urease-negativ, Nitratase-negativ

1376 Prüfer:
Was kann gegen **Wasserkontamination** getan werden?

Antwort:
Chlorierung

Kommentar:
Bei **Legionellen**-Befall erfolgt mit mindestens 70 °C in allen Rohrleitungen, Boiler und Entnahmestellen für mindestens 3 Minuten eine thermische Desinfektion.

1377 Prüfer:
Konzentration von **Chlor im Leitungswasser**?

Antwort:
Max. 0,3 mg Chlor pro l Trinkwasser, vorübergehend in Ausnahmefällen (Trinkwasserdesinfektion) max. 0,6 mg Chlor/l

Nosokomiale Infektionen

Prüfer: 1378
Welches sind die Problemkeime bei **nosokomialen Infektionen**?

Antwort:
P. aeruginosa, Stenotrophomonas maltophilia, Acinetobacter spp.

Prüfer: 1379
Was sind häufig Erreger von nosokomialen Pneumonien?

Antwort:
P. aeruginosa, andere gram-negative, S. aureus

Kommentar:
Nach den Krankenhaus-Infektions-Surveillance-System (KISS) waren es 2012 vor allem gram-negative Erreger wie P. aeruginosa (18,1 %), Klebsiellen (12,6 %), E. coli (11,7 %) und Enterobacter (8,6 %).

Prüfer: 1380
Wie kommt es zur **nosokomialen Pneumonie**? Was sind prädisponierende Faktoren?

Antwort:
Endogene Infektionen, fehlende Magensäure, Kolonisation des Pharynx, minimale Aspirationen, Schädigung der Schleimhaut und Flimmerepithel durch Intubation, allgemein Immunsuppression

Prüfer: 1381
Was meinen Sie mit **allgemeiner Immunsuppression**?

Antwort:
Ich weiß nicht, worauf er hinaus will und rede von Grunderkrankungen, immunsupprimierender Therapie etc.

1382 Prüfer:
Wie kommt es zur **Pseudomonaspneumonie**?

Antwort:
Auch durch Kolonisierung. Keim ist Wasserkeim, kann z. B. beim Waschen übertragen werden oder Aerosolbildung am Wasserhahn, Luftbefeuchter, Beatmungsgerät.

1383 Prüfer:
Was ist die **SDD**?

Antwort:
Orale Behandlung mit wenig resorbierbaren Antibiotika zur Unterdrückung der Darmflora, dafür treten dann vermehrt gram-positive Pneumonien auf

Kommentar:
Unter der **SDD** versteht man die **selektive Darmdekontamination** mit oraler und systemischer Antibiose oder als selektive oropharyngeale Dekontamination (SOD) mit einer topischen Gabe. In einer Cochrane-Studie von 2009 zeigen sich weniger respiratorische Infekte unter selektive Darmdekontamination (SDD) jedoch ohne Reduktion der Mortalität!

1384 Prüfer:
Und wie ist der **klinische Erfolg bzw. das Outcome nach SDD**?

Antwort:
Weniger gram-negative Pneumonien, keine bessere Überlebensrate

Kommentar:
Neuere Studien zeigen teilweise eine Risikoreduktion von 3–6 % (Die Number needed to treat wären hierbei 17 Patienten).

1385 Prüfer:
Welche Infektion führt zur **Erblindung**?

Antwort:
Onchozerkose, Trachom, Herpes, Endophthalmitis bei Sepsis *Anm. Prüfling: Prüfer wollte noch Gonokokken hören.*

Prüfer: 1386
Wie wird die **Endophthalmitis kontrolliert**?

Antwort:
Routinemäßig Augenspiegelung auf der Intensivstation.

Prüfer: 1387
Wie ist die Übertragung bei der **Onchozerkose**?

Antwort:
Stich durch die Kriebelmücke!

Prüfer: 1388
Wie viele Menschen sind von der **Onchozerkose** davon betroffen?

Anm. Prüfling: – falsch geraten 50 Mio.

Kommentar:
Weltweit gibt es etwa 18 Mio. Erkrankte, aber **nur 2 Mio. haben eine Augenbeteiligung**

Prüfer: 1389
Legionellen: Vorkommen, Historisches, Erkrankung?

Antwort:
Wasserleitungen, Oberflächenwasser, Acanthamöben, schwer dauerhaft aus den Leitungen zu bekommen.

Kommentar:
Der häufigster Erreger der Legionellose ist **Legionella pneumophila**. Möglich Krankheiten sind die **Legionärskrankheit** (Pneumonie) und das **Pontiac-Fieber** ohne Pneumonie. Hauptinfektionsquelle sind Aerosole beim Duschen durch besiedelte Wasserrohre. Problematisch ist Stagnationswasser < 60 °C und zu warme Kaltwasserleitungen, die wärmer als 10 °C sind.

Prüfer: 1390
Konstatiert, dass das Problem der nosokomialen Infektionen mit Legionellen noch nicht zufriedenstellend gelöst ist.

Kommentar:
Notwendig sind regelmäßige Kontrollen (Wasserproben) und ggf. eine thermische Desinfektion des kompletten Systems mit mindestens 70 °C.

1391 Prüfer:
Diagnose der **Legionellose**?

Antwort:
Serologie, AG Nachweis aus BAL und mit dem Stichwort Urin war es dann überstanden

Kommentar:
- **Gemäß Leitlinie** ist die Bestimmung des **Legionellen-Antigens** im Urin der Goldstandard
- Anzucht oder PCR aus BAL, Bronchialsekret und einer Lungenbiopsie sind möglich
- Die Legionellen-Antikörper sind bei der Akutdiagnostik nicht geeignet und dienen eher epidemiologischen Fragestellungen
- Beim **Pontiac-Fieber** werden Blutkulturen (Pontiac-Fieber macht keine Pneumonie!) angefertigt

1392 Frage:
Welches **Vorgehen bezüglich MRSA** empfehlen Sie Krankenhäusern?

Kommentar:
- Maßnahmen sollten sich an den **Empfehlung der Kommission für Krankenhaushygiene und Infektionsprävention (KRINKO)** beim RKI orientieren:
  - Gut etablierte und konsequent durchgeführte Basishygiene
  - Schulung des Personals
  - Aufnahmescreening (risikobasiert, Checkliste, Nase, Rachen, Wunden, vor elektiven Eingriffen)
  - Ärztliche Risikoanalyse
  - Festlegung von Dekolonisierungsmaßnahmen (z. B. vor definierten invasiven Eingriffen)
  - Räumliche Unterbringung (Einzelzimmer, Aufhebung der Maßnahmen, Vorgehen beim Verlassen des Zimmers)
  - Barrieremaßnahmen (Einzelzimmer, Handschuhe, Schutzkittel, Mund-Nasen-Schutz)
  - Flächendesinfektion (täglich patientennahe Bereiche und Handkontaktflächen)
  - Patienteninformation und Händedesinfektion für Besucher!
  - Übergabebogen und Vorgehen beim Transporten regeln

MRSA

Frage: 1393
Was versteht man unter **MRSA**?

Kommentar:
MRSA steht für Methicillin-resistenter Staphylococcus aureus. Erstbeschreibung 1961, dann deutlicher Anstieg in DE von MRSA-Isolaten von 1 % (1990) auf 20 % (2007)!

Frage: 1394
Wie werden **MRSA** und **MSSA** unterschieden?

Kommentar:
- Mehr als > 80 % der S. aureus Isolate bilden β-Laktamase (Penicillinase) und sind dadurch Penicillin-Resistent, die meisten sind aber empfindlich gegenüber dem β-Laktamasestabilen **Methicillin** (Oxacillin, Flucloxacillin) = Methicillin-sensibler Staphylococcus aureus (MSSA)!
- Etwa 20 % der S. aureus Isolate sind durch ein verändertes Penicillin-bindendes Protein (PBP2a) zusätzlich resistent gegenüber Methicillin (= MRSA). Die Ursache dafür ist das sogenannte **mecA-Gen**
- Das bei MRSA veränderte PBP2a bewirkt eine Resistenz gegenüber allen Penicillinen, Cephalosporinen und Carbapenemen (Imipenem, Meropenem, Ertapenem)

Frage: 1395
Wie unterscheiden sich **ambulant und stationär erworbene MRSA-Fälle**?

Kommentar:
- Neben den MRSA aus medizinischen Einrichtungen **HA-MRSA = hospital-acquired** gibt es seit Mitte der 90er Jahre auch **CA-MRSA = community-acquired** MRSA-Stämme die ambulant auftreten

- Die CA-MRSA exprimiert das porenbildende Toxin Panton-Valentine-Leukozidin (PVL), das Granulozyten und Monozyten lysiert und zu nekrotisierenden Haut- und Weichteilinfektionen führt
- Die **LA-MRSA = livestock-associated** MRSA wird durch die seit 2004 zunehmenden MRSA-kolonisierten landwirtschaftlichen Nutztiere auf den Menschen übertragen

1396 Frage:

Welche Eigenschaften hat **Staphylococcus aureus**?

Kommentar:

- S. aureus sind gram-positive Haufenkokken, fakultativ aerob, Katalase-positiv, Koagulase-positiv und Oxidase-negativ
- Hämolyse auf Blutplatte bei S. aureus, keine Hämolyse bei Koagulase-negative-Staphylokokken (KNS) (Hautkeime, Kontamination, Staphylococcus saprophyticus macht HWI)
- **Pathogenitätsfaktoren bzw. Virulenzfaktoren** sind in der Zellwand das Protein A (verhindert Phagozytose) und der **Clumping-Faktor** (Fibrinschutzwall)
- **Sezernierte Virulenzfaktoren** sind die Plasmakoagulase, die Staphylokinase (Fibrinolyse), die Hyaluronidase und die DNase (Gewebeinvasivität), Hämolysin (Zerstörung von Erythrozyten und Phagozyten), Exfoliatintoxine A/B (Staphylococcal Scaled Skin Syndrome), Toxin-1- (toxische Schocksyndrom), Enterotoxine A–E (Lebensmittelvergiftung)
- Resistenzen auch gegen Chinolone, Makrolide, Lincosamide, Tetracycline → Multiresistenz
- Resistenzen gegen Glykopetide wie Vancomycin und Teicoplanin sind selten < 1 %

1397 Frage:

Welche Krankheitsbilder werden von **Staphylococcus aureus** verursacht?

Kommentar:

- Hautinfektionen (Furunkel, Karbunkel und Abszess) und Wundinfektionen
- Osteomyelitis
- Gefäßprotheseninfektionen durch eine hohe Affinität zu Kunststoffen
- Impetigo contagiosa
- Pneumonie und Pharyngitis
- Sepsis und Endokarditis
- Staphylococcal Scalded Skin Syndrome
- Toxic Shock Syndrome
- Lebensmittelvergiftung durch Enterotoxine

Frage: 1398

Was sind die typischen **MRSA-Übertragungswege**?

Kommentar:

- Im Krankenhaus sind es häufig die Hände des medizinischen Personals oder Geräte (Stethoskop). Bei der Besiedelung des Nasenvorhofs kommt es zur Ausbreitung auf andere Bereiche und zur Ansteckung von Haushaltskontaktpersonen (Gesunde sind normalerweise nur kolonisiert), exponierte Berufsgruppen in der Tierhaltung sind besonders für die LA-MRSA gefährdet
- Empfänglich sind vor allem Patienten mit chronischen Wunden, Blasenkathedern, PEG-Sonden, bestehender Antibiose und Komorbiditäten

Frage: 1399

Bei wem sollte ein **MRSA-Screening** durchgeführt werden?

Kommentar:

- Ein MRSA-Screening ist immer sinnvoll wenn ein erhöhtes Risiko für eine **MRSA-Kolonisierung** besteht. Sinnvoll ist eine Checkliste bei
  - Patienten mit bekannter MRSA-Anamnese
  - Patienten aus Regionen oder Einrichtungen mit hoher MRSA-Prävalenz?
  - Dialysepatienten
  - Krankenhausaufenthalt (> 3 Tage) in den letzten 12 Monaten
  - regelmäßigem beruflichen direkten Kontakt zu MRSA z. B. durch Kontakt zu landwirtschaftlichen Nutztieren

- Patienten, die während eines stationären Aufenthaltes Kontakt zu MRSA-Trägern hatten z. B. bei Unterbringung im gleichen Zimmer
- Patienten mit chronischen Hautläsionen
- bei chronischer Pflegebedürftigkeit (Immobilität, Störungen bei der Nahrungsaufnahme, Inkontinenz, Pflegestufe) und:
- Antibiotikatherapie in den letzten 6 Monaten
- liegende Katheter z. B. Blasenkatheter, PEG-Sonde, Trachealkanüle
- Diabetiker und dialysepflichtigen Patienten
- Invasiven Eingriffen und Operationen (besonders Gefäß-, Kardio- und Knochenchirurgie, Unfallchirurgie, Orthopädie)
- Aufenthalt auf einer Intensivstation
- ZVK, getunnelte Kathetersysteme, Shunts, Ports und PEG-Sonden

1400 Frage:

Wie sollte das **MRSA-Screening** durchgeführt werden?

Kommentar:

Für das MRSA-Screening werden mikrobiologische Abstriche aus beiden vorderen Nasenvorhöfen, aus dem Rachen, aus vorhandenen Wunden und ggf. vom Perineum und der Leiste entnommen. Der kulturelle Erregernachweis ist maßgeblich, ein Schnelltest mittels PCR ist möglich

1401 Frage:

Was ist bei **MRSA-positiven Patienten** zu machen?

Kommentar:

- Barrieremaßnahmen für MRSA-Übertragung
- Basishygiene, Unterbringung von MRSA-positiven im Einzelzimmer
- Zusätzliche Schutzkleidung (Handschuhe, Schutzkittel, Mund-Nasen-Schutz)

1402 Frage:

Wie erfolgt eine **MRSA-Dekolonisierung**?

Kommentar:

- **Oropharyngeale Dekolonisierung** mit Chlorhexidin und Octenidin
- **Dekolonisierung der Haut** mit antiseptische Waschungen
- **Nasale Dekolonisierung** durch Verwendung von Mupirocin-Nasensalbe, alternativ wird bei Mupirocin-Resistenz ein topisches MRSA-wirksames Antibiotikum oder Antiseptikum wie z. B. PVP-Jod oder Octenidin verwendet

Krankenhaus-Infektionen

Antwort:

β-hämolysierende Streptokokken bei der Mutter machen beim Kind das Kindbettfieber (Puerperalsepsis): Ignaz Phillip Semmelweis (1861) → Chlorkalk

→ **FALSCH!!!**

Kommentar:

- Das **Puerperalfieber** ist keine Infektion des Kindes sondern eine aszendierende Infektion (Uterus, Tuben, bis Sepsis) der Mutter im Wochenbett! Semmelweis hat als *Retter der Mütter* die Händedesinfektion mit Chlorwasser eingeführt und die Krankheit zurückgedrängt
- **Risikofaktoren für die Puerperalsepsis** sind vaginal operative Entbindung, Kaiserschnitt, vorzeitiger Blasensprung, häufige vaginale Untersuchungen, Retention von Plazentaresten und ein Lochialstau
- **Klinik** mit grippeartigem Beginn, Fieber > 39 °C, Blutdruckabfall, Tachykardie, Tachypnoe, Multiorganversagen, DIC mit einer Verbrauchskoagulopathie und ein fulminanter Verlauf
- **Erreger** sind hauptsächlich β **-hämolysierende A-Streptokokken** (auch Staphylokokken, Enterokokken und gram-negative Erreger wie E. coli und Proteus)
- Zur **Therapie** werden neben Kontraktionsmitteln auch Antibiotika wie z. B. Amoxicillin mit Clavulansäure und Clindamycin evtl. auch als Dreierkombination mit Aminoglykosid gegeben

1403 Frage:
Welche **Infektion ist beim Kind** relevant?

Kommentar:
- Schwere Infektion beim Kind durch **B-Streptokokken (GBS)**. Bis zu 30 % der Schwangeren sind mit GBS im Ano-Genitalbereich besiedelt und können unter der Geburt das Neugeborene infizieren
- Durch das **B-Streptokokken-Screening** mit vaginal-rektalen Abstrichen zwischen SSW 35+0 und 37+0 kann das verhindert werden. Bei positiven Schwangeren erfolgt eine subpartale Antibiotikaprophylaxe (bei Wehenbeginn bzw. nach Blasensprung) mit Penicillin G i. v. einmalig 5 Mio. E, danach 2,5 Mio. E alle 4 Stunden bis zur Entbindung. Alternativen: z. B. Ampicillin i. v., Cefazolin i. v. oder Clindamycin i. v.

Multiresistente Keime

1404 Frage:
Was versteht man unter **Multiresistenz**?

Kommentar:
- Mehrfachresistente Bakterien werden auch als **Multiresistente Erreger** (MRE) bezeichnet. Sie spielen bei nosokomialen Infektionen eine große Rolle
- Beispiele: Methicillin-resistenter Staphylococcus aureus (MRSA), Vancomycin-resistente Staphylococcus aureus (VRSA), Vancomycin-resistenten Enterokokken (VRE), Multiresistente gram-negative (MRGN), Extended-Spectrum-Betalaktamasen (ESBL)-Bildner, multidrug-resistant (MDR)- oder extensive-drug-resistant (XDR)-Tuberkulose

1405 Frage:
Was kennzeichnet **multiresistente Keime**?

Kommentar:
- Häufige Problemkeime einer Pneumonie auf Intensivstationen sind S. aureus, P. aeruginosa, Klebsiella pneumoniae, E. coli und Enterobacter → bis auf S. aureus sind alle gram-negativ
- Oft haben sie eine sehr **hohe Umweltresistenz** auf normalen Oberflächen:
  - Klebsiella pneumoniae und P. aeruginosa überleben mehrere Tage
  - Acinetobacter baumanii sogar mehrere Wochen!
- Die Letalität steigt bei einer Infektion mit einer multiresistenter Variante durch den späteren Beginn einer effizienten Therapie:
  - Bei Infektion mit MRGN-Erregern ist die Letalität bis zu 21 % höher als bei *normalen* gram-negativen Erregern
  - Bei allen multiresistente P. aeruginosa steigt die Letalität von 17 auf 30 %
  - Bei einer Klebsiella pneumoniae Infektion mit einem ESBL-Keim erhöht sich die Letalität von 14 auf 64 %

Frage: 1406
Was sind **MRGN**?

Kommentar:
- **Multiresistente gram-negative (MRGN)-Bakterien** sind gram-negative Stäbchen, die gegen drei (3-MRGN) oder vier (4-MRGN) der wichtigsten vier Antibiotikagruppen resistent sind. Die Klassifikation gilt für Enterobakterien, Pseudomonas und Acinetobacter baumanii
- Die vier Antibiotikagruppen sind:
  - **Acylureidopenicilline** (Leitsubstanz: Piperacillin)
  - 3. / 4. Generations-**Cephalosporine** (Leitsubstanzen: Cefotaxim / Ceftazidim)
  - **Carbapeneme** (Leitsubstanzen: Imipenem / Meropenem)
  - **Fluorchinolone** (Leitsubstanz: Ciprofloxacin)

Frage: 1407
Vorgehen bei festgestellten **MRGN-Keimen**?

Kommentar:
- Hygienemaßnahmen bei **4-MRGN** analog zu MRSA:
  - Auf Normalstation erfolgt bei 3-MRGN-Keimen eine Basishygiene und bei 4-MRGN-Keimen eine Isolierung des Patienten

- In Risikobereichen (Intensivstationen, Neonatologie, Onkologie) erfolgt bereits bei 3-MRGN E. coli, Klebsiella pneumoniae, Pseudomans aeruginosa und bei Acinetobacter baumanii eine Isolierung. Bei anderen Enterobakterien erst bei 4-MRGN
- Kohortenisolierung ist (nur) bei gleichem Erreger und identischem Resistenzprofil möglich!
- Das Screening erfolgt bei 4-MRGN-Risikopatienten (Endemiegebiete Süd-Osteuropa, Nordafrika, Kontaktpatienten) durch rektale Abstriche, Hautabstriche und Urin
- Da es Stuhlkeime sind ist im Regelfall eine Sanierung nicht möglich

· Bei Kindern sind **3-MRGN**-Keime bereits problematisch, da Fluorchinolone (Ciprofloxacin erst ab 5 Jahre) nur in Ausnahmefällen eingesetzt werden können

1408 Frage:
Welche Resistenzmechanismen kennen Sie bei **MRGN-Erregern**?

Kommentar:

· MRGNs produzieren **β-Laktamase** mit einem breitem Wirkspektrum z. B. ESBL, NDM-1 und KPC-1

· Weitere Resistenzmechanisme sind Mutationen in den Gyrase- und Topoisomerase-Genen sowie Veränderungen von Proteinen / Mechanismen, die die Antibiotika in die Zellen hinein oder aus der Zelle transportieren

ESBL und AmpC-bildenden Bakterien

1409 Frage:
Wie können **β-Laktamasen** eingeteilt werden?

Kommentar:
Klassifikation nach **Ambler** in Klasse A – D oder nach Bush in Typ-1 – 4.

1410 Frage:
Welche Resistenzen liegen bei sogenannten **ESBL-Bildnern** vor?

Kommentar:

· ESBL steht für **Extended-Spectrum-Betalaktamasen**

· Etwa 25 % der Enterobakterien haben β-Laktmasen mit stark erweitertem Spektrum. Sie spalten auch Cephalosporine der 3. Generation und fast alle nicht durch β-Laktamaseinhibitor geschützten Penicillinen sowie Monobactame (Aztreonam)

· Die **Therapie erfolgt mit Carbapeneme** (Imipenem, Meropenem und Ertapenem)

· Die **ESBL-Gene** sind meist plasmidkodiert und damit leicht übertragbar. Sie unterliegen einem Selektionsdruck. Häufige Genotypen sind CTX-M, TEM, SHV

· Klinisch relevant sind vor allem die ESBL-bildende E. coli, Klebsiellen und andere gram-negative Erreger

Frage: 1411
Was sind **AmpC**?

Kommentar:
AmpC-beta-Laktamasen sind Enzyme, die eine Resistenz gegenüber Penicillinen und Cephalosporinen der 2. und 3. Generation chromosomal codiert (teilweise auch plasmidkodiert = pAmpC) vermitteln.

Frage: 1412
Warum sind **AmpC-Resistenzen** weniger stark verbreitet als **ESBL**?

Kommentar:
Die **ESBL-Gene** liegen auf leicht übertragbaren Genabschnitten (**Resistenzplasmide**). Die Gene für die AmpC-β-Laktamase kommen aber als sogenanntes chromosomales AmpC vor. Deshalb ist die AmpC-Resistenz deutlich seltener! Aber: zunehmend gibt es auch Gene die auf Plasmiden lokalisiert sind → *plasmidic* AmpC damit werden die Gene leichter übertragbar!

Frage: 1413
Was ist ein **horizontaler Gentransfer**?

Kommentar:

- **Plasmide** können leicht zwischen Bakterien derselben Art ausgetauscht werden. Kommt es zu einem Austausch bei unterschiedlichen Arten spricht man von einem **horizontalen Gentransfer**
- Gefährlich ist die Weitergabe von Resistenzgenen harmloser Darmkeime an pathogene Erreger wie z. B. Salmonellen

VRE

1414 Frage:
Was sind **VRE**?

Kommentar:

- Synonym für Vancomycin-resistenten Enterokokken (VRE) ist **Glykopeptidresistente Enterokokken (GRE)**
- Normalerweise **Enterococcus faecium** mit einer sekundären Resistenz gegenüber Vancomycin (Reserveantibiotikum)
- Es sind oppurtunistische Erreger, die vor allem bei abwehrgeschwächten Patienten zu klinische relevanten Infektionen führen. Es sind nosokomiale Problemkeime!
- Anteil an VREs in Deutschland beträgt etwa 10 %. In Spanien jedoch 30 % und nur 1 % in den Beneluxländern!

1415 Frage:
Was sind Risikofaktoren für eine **VRE-Kolonisation** → Indikation für Screening?

Kommentar:

- Immunsuppression (Intensivstationen, Hämato-Onkologie, Transplantationsabteilungen)
- Vorausgegangene Antibiotikatherapie
- Patientenübernahme aus Einrichtungen mit hoher VRE-Rate
- Intraabdominelle Operationen oder Herz-Thorax-Operationen
- Länger liegende Katheter (Blasenkatheder, ZVK, ...)

1416 Frage:
Wie wird das **Screening bei V. a. eine VRE-Kolonisierung** durchgeführt?

Kommentar:

- Screening mit Rektalabstrich, ansonsten Wundabstriche, Urin, Kolostoma
- Kulturellen Untersuchungen auf VRE mit **selektiven Chromagarmedium** und Prüfung der Erregerresistenz
- Massenspektrometrie z. B. Matrix-Assistierte Laser-Desorption-Ionisierung Time-Of-Flight (MALDI-TOF) zur Identifizierung
- Molekularbiologische Bestätigung mittels PCR auf **VanA-Gen oder VanB-Gen**

Frage: 1417
Wie unterscheidet sich der **VanA- von dem VanB-Genotyp**?

Kommentar:

- Der **VanA-Genotyp** hat eine Resistenz gegenüber Vancomycin und Teicoplanin
- Der **VanB-Genotyp** ist resistent gegenüber Vancomycin aber sensibel auf Teicoplanin!
- Natürliche VanC1- und C2-Resistenz (chromosomale low-level Resistenz) bei Enterococcus gallinarum und casseliflavus (nicht übertragbar)

Frage: 1418
Wie erfolgt die **Therapie bei VRE**?

Kommentar:

- Nur klinisch relevante Infektionen werden therapiert!
- Bei **VRE-Stämmen** besteht meist eine Resistenz gegen alle β -Laktam-Antibiotika und eine Hochresistenz gegen Gentamicin und Streptomycin
- Therapie von **Enterococcus faecium (VanA-Typ)** und bei den seltener vorkommenden Enterococcus faecalis-Isolaten (VanA-Typ) mit Linezolid, Doxycyclin oder Tigecyclin sowie ggf. Daptomycin zur Verfügung
- Beim **VanB-Typ** ggf. zusätzlich Teicoplanin

11.10 Kulturmedien und Färbungen

! **Merke: GRAM-Färbung**
gram-**negativ** = schlecht = **rot**!
gram-**positiv** = schöner **blauer** Himmel

Gram-Färbung

1419 Frage:
Wie ist der Ablauf bei der **GRAM-Färbung**?

Kommentar:
- Die Bakteriensuspension wird auf den Objektträger ausgestrichen und luftgetrocknet
- Hitzefixierung des luftgetrockneten Präparats durch dreimaliges zügiges durch die Flamme eines Bunsenbrenners ziehen mit der Schichtseite nach oben
- 3 Minuten mit Karbolgentianaviolett (oder Kristallviolet) färben und danach den Farbstoff abgießen
- **Lugolsche Lösung**, (Jod-Kaliumjodid-Komplex) auftropfen und 2 Minuten einwirken lassen, dann abgießen
- Entfärben mit 96 %-igen Alkohol bis keine Farbe mehr abgeht und anschließend gründliches Abspülen mit Wasser
- 1 Minute mit Fuchsin oder Eosin gegenfärben und danach mit Wasser abspülen und trocknen
- Ergebnis: **gram-positive sind blau / violett, gram-negative rot** (durch die Gegenfärbung mit Fuchsin)!

Bebrütung der Kultur

1420 Frage:
Wie müssen **Nährböden bebrütet** werden?

Kommentar:
- Die optimale **Temperatur für die Kultur ist Erregerabhängig:** Bakterien werden meist bei 36 °C, Pilze eher bei 22 °C (Raumtemperatur) kultiviert
- Die Kultur erfolgt unter aeroben oder anaeroben Bedingungen: anaerob durch begasen mit 90 % Stickstoff und 10 % CO_2

Frage: 1421
Wie rum werden **Petrischalen** bebrütet?

Kommentar:
Deckel nach unten! Bei Petrischalen muss der Deckel unten sein, damit keine Kondenswasser auf die Kultur tropft!

Nährböden

Frage: 1422
Welche **Nährböden** kennen Sie?

Kommentar:
- Flüssige Nährböden und feste Nährböden
- **Universalnährböden** dienen der Anzucht möglichst vieler Mikroorganismen und bieten daher ein komplexes Nährstoffangebot. pH-Wert zwischen 7,2 und 7,6. Bebrütung bei 36 °C
- **Anreicherungsmedium:** Bei Beimpfen einer Nährbrühe mit verschiedenen Bakterien setzen sich normalerweise die schnell wachsenden Bakterien durch. Um langsam wachsende Keime zu fördern können die Kulturbedingungen geändert, Hemmstoffe hinzugefügt oder der pH-Wert verändert werden
- Mit **Selektivnährboden** (auch feste Nährböden) können durch Zusatz von Hemmstoffen Bakterien selektiv angezüchtet werden
- In **Differentialnährböden** können durch Zusatz von Indikatorreagenzien biochemische Eigenschaften sichtbar gemacht werden. Häufig gibt es auch Kombinationen aus Selektiv- und Differentialnährböden

Frage: 1423
Welche **Universalnährböden** gibt es?

Kommentar:
- **Blutagar:**
  - Optimal für fast alle Bakterien
  - Beurteilbar: Kolonienform, Koloniengröße
  - Unterscheidung α-Hämolyse und β-Hämolyse
- **Kochblut-Agar:**
  - Sehr nährstoffreich
  - Geeignet für Haemophilus und anspruchsvolle Neisserien

- **Müller-Hinton-Agar:**
  - Referenzmedium zur in-vitro Empfindlichkeitstestung
  - Bei anspruchsvollen Bakterien z. B. Streptokokken wird 5 % Schafblut zugesetzt

1424 Frage:
Was sind **Anreicherungsnährböden?**

Kommentar:
- **Selenit-Brühe** zur Anreicherung von Salmonellen aus Stuhlproben
- **Kälteanreicherung** mit Inkubation bei 4 °C → Anreicherung von Listerien
- Mykoplasmen-Nährlösung mit Penicillin und / oder Thaliumazetat → andere Bakterien werden unterdrückt

1425 Frage:
Kennen Sie Beispiele für **Selektivnährböden**?

Kommentar:
- **MacConkey-Agar**
  - ist ein Selektivnährboden für gramnegative Erreger wie E. coli, Salmonellen und Shigellen
  - **Kristallviolet** unterdrückt Wachstum von gram-positiven Bakterien! Laktose und Neutralrot (pH-Indikator) als Nachweis des Laktoseabbaus
  - Laktose-positive Bakterien bilden rote Kolonien. Vor allem **E. coli Kolonien** haben einen trüben Hof durch Gallensäuren, die durch pH-Erniedrigung (Säurebildung aus Laktose) ausfallen
  - **Proteus** schwärmt normalerweise nicht auf MacConkey-Agar!
- **CLED-Agar:**
  - Nährstoffreich und elektrolytarm → kein Schwärmen von Proteus
  - Enthält als **Laktose-Indikator** bzw. pH-Indikator Bromthymolblau:
    - **Laktose positiv:** Laktose-fermentierende Bakterien bilden **gelbe Kolonien**. Beispiele sind E. coli oder S. aureus
    - **Laktose negativ:** nicht Laktose-fermentirende Bakterien bilden **blaue Kolonien** z. B. Proteus
- **Sabouraud-Dextrose-Agar** (mit Chloramphenicol):
  - Selektivnährboden zur Anzucht von Schimmelpilzen, Dermatophyten und Hefen (Candida) aus bakteriell kontaminierten Proben
  - enthält: 2 % Agar, 2 % Pepton, 4 % Glukose
  - Saurer pH-Wert (5,6) unterdrückt Bakterienwachstum, Antibiotikazugabe z. B. Chloramphenicol, Penicillin, Streptomycin steigert die selektive Wirkung
  - Bebrütung bei Raumtemperatur (22 °C) für 2 Tage bis 3 Wochen
- **Löwenstein-Jensen-Medium** und **Stonebrink-Medium**: Malachitgrün unterdrückt das Wachstum anderer gram-positiver Bakterien zugunsten von Mykobakterien
- **Martin-Lewis-Medium:** enthält Wachstumsfaktoren, die das Wachstum pathogener Neisserien fördern und verschiedene Antibiotika, die das Wachstum der Flora unterdrücken
- **CNA-Agar:**
  - Entspricht dem Columbia-Blutagar (inkl. 5 % Schafsblut) mit Zusatz von 10 mg/l Antibiotika Colistin und Nalidixinsäure
  - Antibiotika unterdrücken das Wachstum gram-negativer Erreger! → Selektivmedium für gram-positive Erreger z. B. Streptokokken, Staphylokokken

Frage: 1426
Was sind **Differentialnährböden**?

Kommentar:
- **CHROMagar** Orientation:
  - Der CHROMagar ist ideal für die Urin-Diagnostik. Der häufigste Erreger E. coli kann direkt differenziert und identifiziert werden ohne weiteren Bestätigungstest!
  - **E. coli** bilden mittelgroße bis große dunkel rosa bis -pinkfarbene Kolonien evtl. mit transparenten Höfen
  - **Enterococcus** bilden kleine blaugrüne Kolonien
- Verschiedene Spezial-CHROMagar-Platten zum direkten Nachweis von MRSA, S. aureus, Salmonellen, E. coli O157:H7, Candida

Merke:
! **MacConkey-Agar**
→ gram-negative Erreger!
Columbia-CNA-Agar
→ gram-positive Erreger!

Fallbeispiel:
Mannit-Kochsalz-Platte mit S. aureus

1427 Prüfer:
Was für ein Keim ist es, wenn die **Mannit-Kochsalz-Platte** rosa bleibt?

Antwort:
Staphylococcus epidermidis (S. epidermidis)

Kommentar:
- S. aureus bildet gelbe Kolonien mit gelbem Hof
- **S. epidermidis** bildet rote Kolonien mit rotem / purpurem Hof
- Die Manit-Kochsalzplatte = **Chapman-Agar** ist ein Medium zur Isolierung mutmaßlich pathogener Staphylokokken. Eine hohe NaCl-Konzentration hemmt viele Bakterien
- Mannitol-fermentierende pathogene Staphylokokken wachsen mit einem großen Hof. Da sie Mannitol abbauen wird das Medium sauer und wechselt die Farbe von Pink nach Gelb. Kolonien nicht-pathogener Staphylokokken wachsen meist als kleine Kolonien mit einem roten oder purpurfarbenen Hof

Fallbeispiel:
Zwei Röhrchen mit grünem **Schrägagar** – Wachstum von gelben und blassen Kolonien

1428 Prüfer:
Welcher **Agar** ist es?

Antwort:
LJ

Anm.: LJ = Löwenstein-Jensen-Agar!

Prüfer: 1429
Was wächst im **Löwenstein-Jensen-Agar**?

Antwort:
M. tuberkulosis-Komplex, Atypische Mykobakterien (chromogen)

Kommentar:
Im **Löwenstein-Jensen-Agar** unterdrückt **Malachitgrün** das Wachstum anderer gram-positiver Bakterien zugunsten von Mykobakterien.

Prüfer: 1430
Weiteres Vorgehen?

Antwort:
???

Kommentar:
- Identifizierung und ggf. Resistenztestung mit konventioneller Technik (biochemische und physiologische Eigenschaften, aber vitale Erreger der Risikogruppe 3!) oder mit molekularbiologische Methoden
- **M. tuberculosis** bei typischen Wachstum auf Löwenstein-Jensen-Agar, positiver Nachweis der Nikotinsäurebildung und der Nikotinreduktase
- **Kommerzieller Streifenhybridisierungstest:** GenoType MTBC (Hain Lifescience) untersucht das Gyrase-B-Gen und RD1-Region. Differenzierung zwischen M. tuberculosis, M. bovis spp. Bovis / caprae / BCG, M. africanum und M. microti

Kligler-Agar

Prüfer: 1431
Kligler-Agar Wie? Wofür?

Anm. Prüfling: da musste für den Internisten 3x buchstabiert werden, überhaupt war der Internist sehr redefreudig und fiel durch zahlreiche Zwischenfragen und –Bemerkungen auf z. B. was heißt noch mal CMV

Antwort:
Nachweis bzw. Unterscheidung Fermenter / Nonfermenter, Wachstum in der Tiefe beweist Fermentierung / Glukoseverwertung

Kommentar:

- Der **Kligler-Agar** dient der Differenzierung gram-negativer Bakterien, vor allem der Enterobacteriacae. Kligler–Agar ist ein Differentialmedium um verschiedenen Stoffwechseleigenschaften abzuklären: Fermentation von Glukose und Laktose, Bildung von Schwefelwasserstoff (H_2S) und CO_2
- Das **Kligler-Röhrchen** ist ein Reagenzglas mit schrägem Nährboden mit einer aerobe Zone oben und einer anaerobe Zone unten
- Ein pH-Indikator zeigt indirekt die Stoffwechselvorgänge an: anaerobe Fermentation von Zuckern senkt pH-Wert, im aerobe Bereich werden Peptone zu alkalischen Stoffwechselprodukten (pH-Wert steigt) umgesetzt

Antwort:
Kligler wird auch als **Mehrkammersystem** bezeichnet, Glukose und Laktose im Verhältnis 10:1 drin

Anm. Prüfling: als Antwort wäre wohl zusätzlich erwünscht gewesen: Unterscheidung Glukose / Laktose-Fermentierung durch Wachstum bzw. Farbumschlag, ... war aber wohl nicht notwendig zu sagen

1432 Prüfer:
Was kann man noch im **Kligler-Agar** nachweisen? Ist ja auch Eisen drin?

Antwort:
H_2S-Bildung durch Sulfatnachweis

Kommentar:
Sulfat = Schwarz!

1433 Prüfer:
Welche **Bakterien** bilden $\mathbf{H_2S}$?

Antwort:
Salmonellen, Shigellen S. Typhi

Anm.: falsch!

Kommentar:

- Salmonellen, Shigellen
- Kein H_2S bilden: E. coli, Yersinien, Pseudomonas, S. Typhi

Prüfer: 1434
falsch: S. Typhi sind $\mathbf{H_2S}$ negativ!

Prüfer: 1435
Was kann man noch nachweisen?

Antwort:
Gas

Kommentar:
Gas (CO_2)-Positiv = E. coli. Negativ = Yersinien, Salmonellen, Pseudomonas

MiBio

Fallbeispiel:
Unterschiedlichen **Kligler-Agar**-Röhrchen mit Proteus, Shigellen, E. coli, Pseudomonas, Acinetobacter, Klebsiellen

Kommentar:

- Proteus: Glukose +, Laktose +, Gasbildung +, H_2S +
- Shigellen: Glukose +, Laktose -, Gasbildung -, H_2S +
- E. coli = Klebsiellen: Glukose +, Laktose +, Gasbildung +, H_2S –
- Pseudomonas: Glukose -, Laktose -, Gasbildung -, H_2S -
- Acinetobacter: Glukose -, Laktose -, H_2S -

Frage: 1436
Was sind **Nonfermenter**?

Kommentar:

- **Nonfermenter** sind Bakterien, die Zucker nicht fermentieren können. Fermentation ist Gärung, also die Umwandlung von organischem Material durch Mikroorganismen
- **Nonfermenter** sind gram-negative Stäbchen oder Kokken **und** sind strikte Aerobier. Die oxidative Glukoseverwertung senkt den pH-Wert. Das wird durch einen Farbumschlag sichtbar
- **Beispiele für Nonfermenter** sind Acinetobacter, Bordetella, Burkholderia, Legionella, Moraxella, Pseudomonas und Stenotrophomonas

Fallbeispiel:
Campylobacter Selektivplatte mit Campylobacter

1437 **Prüfer:**
Um welchen Keim handelt es sich?

Kommentar:
- **Campylobacter-Agar** nach Butzler oder Skirrow
- Nach 48 Stunden Inkubation in einer mikroaeroben Atmosphäre werden die Platten auf typische Campylobacter-Kolonien untersucht. Frische Isolate besonders von **Campylobacter jejuni** neigen auf Campylobacter-Medien zum Schwärmen. Andere Spezies können konvexe Kolonien bilden
- positiver Oxidase-Test und Gram-Färbung mit gebogenen bis flügelförmigen gramnegativen Stäbchen

1438 **Prüfer:**
Wie weisen Sie nach, dass es sich um **Campylobacter jejuni** handelt?

Antwort:
Wachstum bei 42 °C, Cefatoxin Resistent

Kommentar:
- Isolierung mit Selektivnährboden nach Butzler oder Skirrow in mikroaerophilen Milieu
- Die Inkubation bei 42 °C führt zu verbesserter Selektivität und hemmt Campylobacter jejuni subspecies doylei und eine Vielzahl anderer Spezies
- Korkenzieherartige gram-negative Bakterien
- medizinisch wichtige Arten vor allem **Campylobacter jejuni** sind Katalase und Oxidase positiv!
- Ähnliche Übertragungswege wie Salmonellen, auch als Zoonose durch Genuss von von rohen Fleisch (Geflügel, Schwein, Rind)
- Ggf. noch API CAMPY zur genauen Identifizierung

11.11 Keimidentifizierung

Merke: Differenzierung gram-positiver Kokken mittels Katalase +
- Katalase-positiv sind Staphylokokken
- Katalase-negativ sind Streptokokken

Differenzierung der Staphylokokken mittels der Koagulase: !
- Koagulase-negative-Staphylokokken (KNS) sind *harmlose* Hautkeime wie S. epidermidis
- Koagulase-positive-Staphylokokken wie S. aureus als invasiver Erreger! Problematisch sind vor allem MRSA!

Katalase ± +

Frage: 1439
Wozu dient die **Katalase-Reaktion** hauptsächlich?

Kommentar:
Die aeroben gram-positiven Kokken können in Katalase-positive Staphylokokken und Katalase-negativen Streptokokken unterschieden werden!

Frage: 1440
Wie funktioniert die **Katalase-Reaktion**?

Kommentar:
Das Enzym Katalase spaltet das toxische Wasserstoffperoxid (H_2O_2) in Wasser und Sauerstoff (O_2 = Gasbildung, Blasenbildung)

Frage: 1441
Wie wird die **Katalase-Reaktion** praktisch durchgeführt?

Kommentar:
- Ein Tropfen des Katalase-Reagenz (3-prozentiger Wasserstoffperoxidlösung) wird auf einen Objektträger gegeben und eine Öse Bakterienmaterial kurz hinein gehalten. Alternativ wird verdünntes Wasserstoffperoxid direkt auf eine Bakterienkolonie auf die Agarplatte aufgetropft

- Eine **positive Reaktion** zeigt sich durch eine Sauerstoffbildung mit direkten Sprudeln und Blasenbildung
- Bei einer **negativen Reaktion** gibt es kein oder nur ein verzögertes Sprudeln

Koagulase ±

1442 Frage:
+ Warum ist die **Koagulase** wichtig?

Kommentar:
- Unterscheidung zwischen pathogenen und meist apathogenen Staphylokokken. Pathogene Staphylokokken wie S. aureus sind koagulase-positiv (produzieren Koagulase), die apathogenen Staphylokokken wie S. epidermidis sind koagulase-negativ
- **Koagulase-negative-Staphylokokken** haben keine Virulenzfaktoren und sind im Regelfall wenig pathogen und kommen Haut und Schleimhäute vor. Typischer Vertreter ist S. epidermidis. Ausnahme ist jedoch **Staphylococcus saprophyticus** der als Erreger von HWI bei jungen Frauen die sogenannte Honeymoon-Zystitis (Therapie mit Cotrimoxazol) verursacht
- **Koagulase-positive-Staphylokokken** haben viele Virulenzfaktoren und verursachen invasive Infektionen. Wichtigster Vertreter ist S. aureus. Er verursacht Abszesse, Furunkel, Wundinfektionen, Osteomyelitis, Gefäßprotheseninfektionen, Impetigo contagiosa, Pneumonie, Sepsis und Endokarditis. Problematisch sind vor allem die etwa 20 % Methicillin-resistenten Staphylococcus aureus (die MRSA)!

1443 Frage:
Wie wird die **Koagulase-Reaktion** im Labor durchgeführt?

Kommentar:
- Die Bakterien werden mit fibrinogenhaltigem Plasma vermischt. Bei Koagulase-positiven Bakterien wird Koagulase abgegeben und führt über die Aktivierung von Prothrombin zum Ausbilden und Ausfällen von Fibrin (Gerinnung, Klumpen)
- Die **Koagulase** ist ein Pathogenitätsfaktor, da sich Bakterien bei Eintritt in den Körper durch die Koagulase (und dem **Clumping-Faktor A**) mit einer Schutzschicht aus Fibrin als Phagozytoseschutz umgeben
- Da der Nachweis der **Plasmakoagulase** sehr zeitaufwendig (24 Stunden, frisches Kaninchenblut) ist, bevorzugt man den einfacheren Nachweis des **Clumping-Faktor A**. Clumping-Faktor A wird nicht sezerniert wie die Plasmakoagulase, sondern ist ein zellwandständiges Protein, das direkt an Fibrinogen bindet. Die physiologische Funktion ist analog der Plasmakoagulase

Frage: 1444
Wie ist der Ablauf des **Objektträgertest zum Nachweis von Clumping-Faktor A**?

Kommentar:
- Anstatt des aufwendigen Koagulase-Röhrchentests wird stattdessen der **Clumping-Faktor A** mit einer Latex-Agglutination nachgewiesen
- Eine Bakterienprobe aus einer Kolonie wird mit einem Tropfen Reagenz, das Fibrinogen-beschichtete Latexpartikel enthält, verrieben. Wenn der Clumping-Faktor A vorhanden ist, entstehen beim Verreiben sichtbare Agglutinate und die Koagulase-Reaktion ist positiv (= Staphylococcus aureus). Eine milchige Trübung spricht für eine negative Koagulase-Reaktion (z. B. Staphylococcus epidermidis)
- Zur Spezifitätssicherung bzw. zum Ausschluss einer spontan auftretenden Agglutination wird parallel Bakterienmaterial in 3,5 %-iger Kochsalzlösung verrieben (Negativkontrolle)
- Zur Verbesserung von Sensitivität und Spezifität wird ein Kombi-Test angeboten, der gleichzeitig den Pathogenitätsfaktor Protein A von S. aureus nachweist

Oxidase

Frage: 1445
Wo wird der **Oxidase-Test** häufig eingesetzt?

Kommentar:
Der **Oxidase-Test** wird häufig eingesetzt zur Unterscheidung von Enterobakterien und Nonfermenter wie Pseudomonaden:

- Enterobakterien sind Oxidase-negativ
- Pseudomonaden sind Oxidase-positiv = blaue Färbung

1446 Frage:
Wie funktioniert der **Oxidase-Test**?

Kommentar:
- Der **Oxidase-Test** dient der Differenzierung von Bakterien. Untersucht wird, ob der Bakterienstamm das Enzym **Cytochrom-C-Oxidase** hat
- Eine farblose Indikatorsubstanz wie TMPD (=N,N,N',N'-Tetramethyl-1,4-Phenylendiamin) ist auf einen Teststreifen aufgebracht. 2–3 Bakterienkolonien werden mit einer sterilen Impföse vom Nährboden auf den Teststreifen aufgetragen. Anhand der Farbreaktion, die sich innerhalb einer Minute einstellen muss, kann zwischen Oxidase-positiven und -negativen Isolate unterschieden werden. **Oxidase-positive** Bakterien führen zu einem Farbumschlag von farblos zu **blau / violett**

1447 Frage:
Welche Untersuchung führen Sie nach dem **Oxidase-Test** durch?

Kommentar:
Nach der Vordifferenzierung mit der Oxidase erfolgte die biochemische Charakterisierung mit Hilfe von Schnelltestverfahren. Die Oxidase-positiven und gram-negativen Isolate werden weiter mittels **API 20NE** (für Nonfermenter) und die Oxidase-negativen Isolate mit dem **API 20E** (für Enterobakterien) differenziert.

1448 Frage:
Was versteht man unter **API**?

Kommentar:
- **API** ist die Abkürzung für **Analytical Profile Index**. Es handelt sich dabei um ein kommerzielles System der Fa. Biomerieux zur Bakterien-Identifizierung und ist Gold-Standard bei der manuellen mikrobiologischen Identifikation
- **API** basiert wie die **Bunte Reihe** auf physiologischen und biochemische Eigenschaften der Erreger
- Kleinster Streifen mit 10 (API 10) und größter Streifen mit 50 (API 50) Vertiefungen
- Verfügbar sind Systeme für verschiedene Erreger und Gruppen:
  - **Gram-negative Stäbe:**
    - Enterobacteriaceae: API 20E, API 10S, RapID 20E, ID32 E
    - Non Enterobacteriaceae: API 20NE
    - Campylobacter: API CAMPY
  - **Gram-positive Bakterien:**
    - Bacillus & Lactobacillus: API 50CH
    - Listeria: API Listeria
    - Staphylococcus: API Staph
    - Streptococcus: API Strep
    - Sporulated anaerobes A: API 20A

Frage: 1449
Was versteht man unter **MALDI-TOF**?

Kommentar:
- **MALDI-TOF** steht für **Matrix-Assistierte Laser-Desorption-Ionisierung Time-Of-Flight** und erlaubt die Identifizierung und Differenzierung von Mikroorganismen bis auf die Subspeziesebene
- Notwendig sind isolierte Reinkulturen von kultivierten Bakterien oder Pilzen
- Durch kurze (2–5 ns) hoch energetische Laserpulsen erfolgt die Anregung eines Kristallgitters, nach Relaxation im Kristallgitter führt das zu explosionsartigen Teilchenablösungen an der Oberfläche des Kristalls. Gemeinsam werden die Matrix und die darin eingeschlossenen Analytmoleküle in das Vakuum des Massenspektrometers überführt und massenspektrometrisch analysiert (TOF = Time of Flight, die Zeit ist dabei umgekehrt proportional zur Masse)
- Die erhaltenen Peptid-Massenspektren werden mittels Software visualisiert und durch Abgleich mit einer Datenbank können die Keime identifiziert werden

Fallbeispiel:
Präparat (**Ziehl-Neelsen-Färbung** aus Flüssigkultur)

1450 **Prüfer:**
Was sehen Sie?

Antwort:
Säurefeste Stäbchen in Haarlockenförmiger Anordnung

1451 **Prüfer:**
Warum? Welche **Mykobakterien** kommen in Frage?

Antwort:
Cordfaktor? Mykobacterium tuberkulosis, Mykobacterium bovis, weitere?

1452 **Prüfer:**
Wie funktioniert die **Ziehl-Neelsen-Färbung**?

Antwort:
Carbolfuchsin, 3 %HCL in 90 % Ethanol, Gegenfärben mit Methylenblau

Anm.: Detailierte Erklärung siehe Seite 274.

1453 **Prüfer:**
Warum heißen die **Bakterien säurefest**?

Antwort:
Lassen sich durch 3%HCL-Ethanol nicht entfärben! (sind NICHT säurefest, Magensaft für Kultur mit NaOH neutralisieren)

1454 **Prüfer:**
Welche Bakterien sind noch **säurefest**?

Antwort:
Mykobakterien, Norkardien, Corynebakterien, Kryptosporidien (Oozysten), Rhodococcus

1455 **Prüfer:**
Welche Konsequenz ziehen Sie daraus?

Antwort:
Mikroskopischer Befund lautet korrekterweise **säurefeste Stäbchen** positiv und nicht *Mykobakterien* positiv

Merke: Bakterienkulturen visuell erkennen
- stinkt und ist dunkel: **Proteus**
- Blutplatte und Keim *schwärmt*: **Proteus**
- Porzellanartiges Aussehen und riecht nach Hefe: **Candida**
- Schale verschlossen: **Aspergillus niger** (schwarz) oder **Aspergillus flavus** (eher gelb) !
- Riecht nach Lindenblüten (aromatisch) und grünem: **Pseudomonas**
- Blutagarplatte (hell rot) mit dickem Impfstrich in der Mitte und feinen Kolonien um den Impfstrich (S. aureus) → **Ammenwachstum** von **Haemophilus influenzae**!
- Riecht wie *Sperma* → **Shigellen**

Indol

Frage: 1456
Wie funktioniert der **Indoltest**?

Kommentar:
Dimethylaminobenzaldehyd (**Ehrlich-Reagenz, Kovacs-Reagenz**) wird zu einer Bakteriensuspension gegeben. Es kommt zu einer Rotfärbung, wenn Tryptophan zu Indol abgebaut wurde = *Indol-positiv*!

Frage: 1457
Welche Erreger sind **Indol-positiv**?

Kommentar:
- E. coli, Haemophilus influenzae, Klebsiella oxytoca und Proteus spp. (nicht Proteus mirabilis und penneri)
- Aeromonas hydrophila / punctata, Bacillus alvei, Edwardsiella spp., Flavobacterium spp., Plesiomonas shigelloides, Pasteurella multocida, Pasteurella pneumotropica, Enterococcus faecalis, und Vibrio spp.

Frage: 1458
Welche sind **Indol-negativ**?

Kommentar:

- Klebsiellen, Proteus mirabilis und penneri, Pseudomonaden, Salmonellen, Serratia spp., Yersinien
- Actinobacillus spp., Aeromonas salmonicida, Alcaligenes spp., die meisten Bacillus spp., Bordetellen, Enterobacter spp., Lactobacillen, Haemophilus spp., die meisten Neisserien, Pasteurella haemolytica, Pasteurella ureae

Proteus

1459 Prüfer:
Wie lassen sich **Proteus mirabilis und Proteus vulgaris differenzieren**?

Antwort:
Tetrazyklinresistenz und Indol

Kommentar:
Proteus vulgaris hat eine natürliche Tetrazyklin-Resistenz und ist Indol-positiv!

1460 Prüfer:
Keimidentifizierung: Glukose +, alle anderen Zucker -, Indol -, H_2S +?

Antwort:
Proteus mirabilis → Proteus vulgaris wäre Maltose + und Indol +

1461 Frage:
Welche Eigenschaften hat **Proteus**?

Kommentar:

- Proteus ist Teil der Darmflora und kann vor allem nosokomiale Infektionen wie HWI, Zystitis und Pneumonie verursachen:
  - Gram-negative Stäbe, fakultativ anaerob, nicht sporenbildend, stark peritrich begeißelt bewegen sich lebhaft und zeigen ein terassenförmiges Schwärmphänomen. Proteus ist...
    - **Urease-positiv** → spalten Harnstoff zu Ammoniak dadurch erhöht sich der pH-Wert (alkalisch)
    - Oxidase-negativ, Katalase-positiv und reduzieren Nitrat zu Nitrit

Platten erkennen:

Prüfer: 1462
Zeigt **Platte mit Proteus** spp. ++

Antwort:
Schwärmt aus

Kommentar:

- **Proteus schwärmt und riecht übel!** Kreisförmige, wellenförmige Ausbreitung. Morganella (früher Proteus morganii) schwärmt auch!
- **Proteus vulgaris** zeigt ganz deutliche Terrassen, **Proteus mirabilis** schwärmt die ganze Platte voll
- Medium mit niedrigem Elektrolytgehalt (z. B. CLED-Agar) hemmt das **Schwärmphänomen** von Proteus

Prüfer: 1463
Ältere Blutplatte, Keim übel riechend, Keim soll eigentlich schwärmen. Was ist das? +

Antwort:
Proteus spp.

Kommentar:
Beim **Stichwort schwärmen** muss man **Proteus** nennen!

Prüfer: 1464
Escherichia coli?

Kommentar:
Führt auf **CHROMagar** (CSP-Agar) rotrosa Kolonien (grün / grau Klebsiellen und Enterokokken).

Prüfer: 1465
Staphylococcus aureus?

Antwort:
Hämolyse

Kommentar:
Auf Blutagar wachsen gelb-weißliche Kulturen meist mit β-Hämolyse (= vollständige Hämolyse).

Prüfer: 1466
Haemophilus?

Antwort:
Ammenphänomen

Kommentar:
Blutagarplatte (hell rot) mit dickem **Impfstrich** in der Mitte und feinen Kolonien um den Impfstrich (S. aureus) → **Ammenwachstum** von **Haemophilus influenzae**.

Ammenphänomen bei Haemophilus

1467 Prüfer:
Wie kommt das **Ammenphänomen** zu
\+ Stande?

Antwort:
Faktor V (NAD, wird von S. aureus gebildet und bei Hämolyse freigesetzt), X (Hämin wird durch Hämolyse freigesetzt)

Kommentar:
Haemophilus influenzae Typ b (Hib) benötigt zum Wachsen Hämin (Faktor X) und NAD bzw. NADPH (Faktor V). Daher erfolgt die Kultur auf Kochblutagar oder auf Blutplatten die mit S. aureus beimpft sind. Dieser stellt durch Hämolyse NAD und Hämin zur Verfügung. Deshalb wächst Hib in den Hämolysehöfen der Staphylokokken. Das bezeichnet man als **Ammenphänomen**.

1468 Prüfer:
Faktorentest zur Unterscheidung Haemophilus influenzae und parainfluenzae?

Kommentar:
Haemophilus parainfluenzae benötigt nur Faktor V (NAD, NADPH) und nicht unbedingt Faktor X (Hämin). Daher wächst auf Nährmedien ohne Faktor X nur Haemophilus parainfluenzae und nicht influenzae!

Salmonellenplatte

1469 Prüfer:
Was ist eine **Salmonellenplatte**?

Kommentar:
XLD-Agar dient der Differenzierung gramnegativer Bakterien.

Prüfer: 1470
Wie werden **Salmonellen** identifiziert?

Kommentar:
- E. coli, Enterobacter und Klebsiellen fermentieren Kohlenhydrate das führt im XLD-Agar zu einem Farbumschlag nach gelb! Bei Salmonellen und Shigellen nicht → Phenolrot = rot
- Salmonellen metabolisieren das Natriumthiosulfat zu Schwefelwasserstoff (H_2S) Daher haben Salmonellen-Kolonien eine zentrale Schwarzfärbung (Shigellen nicht!)

Fallbeispiel:
Platte zum Anschauen mit XLD-Agar und E. coli und Salmonella spp.

Prüfer: 1471
Was kann man anhand der Platte bereits alles aussagen?

Antwort:
- H_2S-Bildung, Ansäuerung und Neutralisierung bei Salmonellen (Neutralisierung Phenolrot = rot, spaltet Xylose und Lysin)
- Nur Ansäuerung bei E. coli, spaltet Xylose und Laktose = alles sauer, Phenolrot als Indikator = gelb

Kommentar:
Bei Salmonellen führt die **H_2S-Bildung** zur zentralen Schwarzfärbung (bei Shigellen und E. coli nicht).

Prüfer: 1472
Welches weitere Procedere gibt es bei den **Salmonellen**?

Antwort:
Agglutinieren: Poly I, II, III etc. nach Kaufmann-White

Kommentar:
- Eine Salmonellen-Serotypisierung ist mittels spezifischer Antiseren nach dem **Kauffmann-White-Schema** möglich. Mit poly- und monovalenten Antiseren werden die spezifischen **O-Antigene** (Lipopolysaccharide der Zelloberfläche) und **H-Antigene**

(Geißelproteine) der Salmonellen per Agglutinationsreaktion ermittelt

- Neben O- und H-Antigene gibt es bei S. Typhi, S. Paratyphi C und Salmonella Dublin auch die **Vi-Antigene**. Diese Verhindern eine Reaktion der Bakterien mit Antikörpern gegen O-Antigen

MiBio

1473 Prüfer:
Wie kann man durch eine einfache Zusatzuntersuchung **Salmonellen** von **Proteus** unterscheiden?

Antwort:
Phenylalanin, Urease

Kommentar:

- Das im **XLD-Agar** enthaltene Natriumthiosulfat wird von Salmonellen und Proteus zu Schwefelwasserstoff metabolisiert und führt zur **Schwarzfärbung der Bakterienkolonien**
- Salmonellen führen zu keinem Farbumschlag des Phenolrots. Bei Proteus sinkt durch die KH-Metabolisierung der pH-Wert (= Farbumschlag nach Gelb)!
- **Urease-positiv** sind Klebsiellen, Proteus und Helicobacter pylori
- **Urease-negativ** sind Salmonellen, Shigellen und Escherichia coli

Fallbeispiel:
Hellrosa Nährboden mit glasigen, großen Kolonien ...

1474 Prüfer:
Wie heißt dieser **Agar**?

1475 Prüfer:
Yersinien Agar nach Schiemann

Kommentar:

- **Yersinien-Selektiver-Agar** (CIN-Agar) – Erstbeschreibung durch Schiemann als Alternative zum MacConkey-Agar
- Yersinia enterocolitica-Kolonien haben nach 24 Stunden Inkubation tiefrote Zentren und sind von einem transparenten blassen Ring umgeben. Nach 48 Stunden Inkubation sind sie oft vollständig rosafarben
- **Aeromonas** produziert blassere Kolonien mit einem rosafarbenen bis rotem Zentrum. Unterscheidung von Yersinen durch Oxidase-Test: Aeromonas ist Oxidase-positiv, Yersinien sind Oxidase-negativ

Prüfer: 1476
Welche **Nährböden und Anreicherungsmedien für die Stuhldiagnostik** sind Ihnen bekannt?

Kommentar:

- **Yersinien-Selektiver-Agar** (CIN-Agar) nach Schiemann: Yersinien tiefrote Zentren mit transparentem blassen Ring
- **Selektivmedium** wie MacConkey-Agar, XLD-Agar, SS-Agar
- **TCBS-Agar** mit hoher Konzentrationen an Natriumthiosulfat und Natriumcitrat. Dadurch weitgehende Wachstumshemmung von gram-negativen Enterobacteriaceae, Ochsengalle (engl. bile) hemmt das Wachstum der gram-positiven Begleitflora vor allem der Enterokokken → für Vibrio Cholera!
- Auf **XLD-Agar** erscheinen Salmonellen Rot mit schwarzen Zentren (H_2S negative ohne schwarzes Zentrum)
- **Salmonella Shigella Agar (SS-Agar)** ist ein selektives Medium durch Hemmung von gram-positiven Mikroorganismen und Enterobacteriaceae, mit Ausnahme von Salmonellen und Shigellen, durch den Gehalt an Gallensalzen, Brillantgrün und Citraten. Salmonellen sind farblos und üblicherweise ein schwarzes Zentrum
- **BD Campylobacter Agar** (40 °C)
- **MacConkey-Agar** (Laktose positiv sind E. coli)
- **CNA-Agar:** Streptokokken, Staphylokokken
- **Rambach** (Selektivagar für Salmonellen, mit Chromogenzusatz)
- **MacConkey-Agar** z. B. SMAC-Agar zum Nachweis von **E. coli O157**
- Die **Schaedler-Platte** ist ein nährstoffreiches Medium zur Anzucht obligater Anaerobier wie Clostridien

1477 Prüfer:
Worin unterscheiden sich **Selenit- und Natriumtetrathionatboullion** hinsichtlich des Wachstums pathologischer Darmkeime voneinander?

Antwort:
Selektiv für Salmonellen / Shigellen

1478 Prüfer:
Wie differenzieren Sie bei V. a. **Campylobacter**?

Antwort:
Oxidase, Katalase, Nativpräparat, Grampräparat, Hippurat, IAH, Aerobes / mikroaerophiles Wachstum, Wachstum bei verschiedenen Temperaturen

Kommentar:
- Campylobacter sind korkenzieherartige gram-negative Bakterien
- Medizinisch wichtige Arten (vor allem Campylobacter jejuni) sind Katalase- und Oxidase-positiv!
- Anzucht über Selektivnährböden nach Butzler oder Skirrow
- Ähnliche Übertragungswege wie bei Salmonellen als Zoonose, vor allem durch rohes Geflügelfleisch, Schweine- und Rinderfleisch

Fallbeispiel:
Blut- und MacConkey-Platte mit Klebsielle
*Anm.: wichtigster Virulenzfaktor von **Klebsiellen** ist die **Polysaccharid-Kapsel**, dadurch schleimig, muköses Wachstum in Kultur → beim Abnehmen der Kolonie von der Agarplatte kann sich ein **Schleimfaden** bilden*

Fallbeispiel:
Zwei Agardiffusionsplatten, Ampicillin resistent sonst sensibel

1479 Prüfer:
Was für ein Keim könnte das sein? Welche Formen gibt es?

Antwort:
Klebsiella pneumoniae, Klebsiella oxytoca, Klebsiella ozaenae

Kommentar:
- Klebsiellen haben eine natürliche Resistenz gegenüber Benzylpenicillin (Penicillin G) und Aminopenicilline (Ampicillin)
- Carbapenemresistente Klebsiella pneumoniae-Stämme mit einer Resistenz gegenüber Imipenem und Meropenem kommen vor

Prüfer: 1480
Wie können **Klebsiellen differenziert** werden?

Antwort:
Indol

Kommentar:
- Eine **Differenzierung der Klebsiellen** erfolgt mittels der **Indol-Reaktion**:
  - **Indol-positiv** ist Klebsiella oxytoca
  - **Indol-negativ** ist Klebsiella pneumoniae (und Klebsiella ozaenae)

Prüfer: 1481
Wie können **Klebsiellen von anderen Enterobacteriaceae** abgegrenzt werden?

Antwort:
z. B. zu E. coli mittels Citrat, Urease

Kommentar:
- E. coli kann kein Citrat verwerten, alle anderen Enterobakterien (auch Klebsiellen) können Citrat verwerten!
- Eine Differenzierung der Enterobakterien ist Anhand der Ureaseproduktion (Harnstoff-Agar nach Christensen) möglich:
  - **Urease-positiv** sind Klebsiella pneumoniae und Proteus vulgaris
  - **Urease-negativ** sind E. coli, Enterobacter aerogenes, Salmonella typhimurium
- Klebsiellen und E. coli sind **Laktose-positiv** also laktosespaltend. **Laktose-negativ** sind Salmonellen, Shigellen und Proteus

1482 Prüfer:
Wie viel Prozent der **Klebsiellen** sind **Ampicillin resistent**?

Antwort:
100 %

Kommentar:
100 % der Klebsiellen sind Ampicillin-Resistent! Es handelt sich um eine **natürliche Resistenz** durch plasmidcodierte Penicilinasen.

1483 Prüfer:
Wo ist die **Ampicillin-Resistenz** bei E. coli codiert?

Antwort:
Plasmid

1484 Prüfer:
Wie heißt die durch **Klebsiella pneumoniae** hervorgerufene Erkrankung?

Antwort:
Friedländer-Pneumonie

Kommentar:
Die durch Klebsiella pneumoniae verursachte Pneumonie wird auch **Friedländer-Pneumonie** genannt. Früher kam sie auch im ambulanten Bereich vor, heute dominiert die nosokomiale Klebsiellen-Pneumonie.

1485 Prüfer:
Wie können **Bakterienstämme der gleichen Spezies** unterschieden werden?

Antwort:
- Antibiogramm
- Biochemie (Stoffwechseleigenschaften)
- Serologische Gruppen
- Phagentypisierung
- Bakteriocintypisierung

Kommentar:
Die **Bakteriocintypisierung** basiert auf der Empfindlichkeit von Bakterienstämmen gegenüber toxischen Produkten, die von Stämmen der gleichen Spezies produziert werden. Sie ist kostengünstig und für Pseudomonas aeruginosa standardisiert (Pyocine). **Nachteil:** Bakteriocintypisierung ist kompliziert und die Diskriminationsfähigkeit nicht hoch!

Antwort:
- Proteincharakterisierung (z. B. Extraktion und elektrophoretische Auftrennung der Proteine der äußeren Zellmembran)
- DNA- und RNA-Typisierung (v.a. r-RNA und genomische DNA) (Extraktion der DNA bzw. RNA, Spaltung durch Restrinktionsenzyme, Auftrennen der Bruchstücke in Gelelektrophorese)
- **Plasmidfingerprinting** (Extraktion der Plasmide aus Zelllysaten, elektrophoretisches Auftrennung der Plasmid-DNA)

Prüfer: 1486
Wie funktioniert die **Phagentypisierung**?

Antwort:
- Phage erkennt minimale Unterschiede der Rezeptoren (z. B. auf dem serologischen nicht unterscheidbaren Vi-Antigen von Salmonella typhi)
- Nachteil Phagentypisierung: hoher Aufwand, Stämme z.T. nicht typisierbar

11.12 Streptokokken, Staphylokokken und Pneumokokken

Prüfer: 1487
Unterscheidung von **Staphylokokken und Streptokokken bei eitrigen Prozessen**

Antwort:
Streptokokken = glasiger Eiter

Kommentar:
Streptococcus pyogenes (Pyogen = Eiter bildend) verursacht eine Tonsillitis, Pharyngitis und auf der Haut Impetigo, Erysipel oder Phlegmone. Bei schlechter Abwehrlage generalisierte Infektionen und Sepsis.

Antwort:
Staphylokokken = rahmiger Eiter

Kommentar:
- Gelber, rahmiger Eiter
- Vor allem Entzündungen der Haut und Hautanhangsgebilde: **Mastitis puerperalis**, **Furunkel** und **Karbunkel**

Eiter

1488 Prüfer:
Welche Erreger führen hauptsächlich zur **Eiterbildung**?

Antwort:
Streptokokken, Staphylokokken

Kommentar:
- **Pseudomonas:** blau-grüner Eiter
- **E. coli oder Anaerobier:** fötider Geruch = faulig, übelriechender Geruch nach Schwefelverbindungen

1489 Prüfer:
Was ist **Eiter**?

Antwort:
- **Eiter** ist eine dünnflüssige bis rahmige Flüssigkeit
- Eiter entsteht durch Gewebeeinschmelzung (besteht aus Proteinen und Zelltrümmern) und Untergang von Leukozyten

1490 Prüfer:
Was gilt bei **Eiter**?

Kommentar:
Ubi pus, ibi evacua[4] – *Wo Eiter ist, dort entleere ihn* → also chirurgische Sanierung (Drainage, Exzision der Abszesshöhle) und antibiotische Therapie.

[4] Das zu wissen ist vor allem wichtig, um das eigene Bildungsniveau zu unterstreichen und um dem Chirurgen zu schmeicheln!

Prüfer: 1491
Was sind **typische Eiter-Erkrankungen**?

Kommentar:
- **Abszess:** Eiter in einer nicht präformierten Körperhöhle
- **Empyem:** Eiter in einer präformierten Körperhöhle (z. B. Kniegelenk oder Peritonealhöhle)
- **Phlegmone:** Eiter mit diffuser Ausbreitung im Bindegewebe (Hyaluronidase zerstört das Bindegewebe)
- **Panaritium:** Eitrige Entzündung am Finger oder Zeh
- **Furunkel:** Eitrige Entzündung eines Haarbalgs

MiBio

Fallbeispiel:
Kind mit scharf begrenzten goldgelben Krusten im Gesicht, wohl begonnen im Nasen-Mund-Bereich ...

Frage: 1492
Um was handelt es sich hierbei?

Kommentar:
Impetigo contagiosa ist eine häufige und ansteckende Infektion der Haut. Typisch bei Kindern mit Beginn im Bereich des Mundes, der Nase oder den Händen → Ausbreitung durch Schmierinfektion.

Frage: 1493
Welche Erreger bestimmen Sie bei der Anforderung Viren und Bakterien bei V. a. **Impetigo contagiosa**?

Kommentar:
- Normalerweise ist das eine bakterielle Infektion: **β-hämolysierende Streptokokken** bei der kleinblasigen Form und **Staphylococcus aureus** bei der großblasigen Form
- Bei den Viren kommen am ehesten HSV und VZV bei kleinen Bläschen in Frage

Scharlach

Frage: 1494 +
Welcher Erreger verursacht **Scharlach**?

Antwort:
Verursacht durch β-hämolysierende Streptokokken der Lancefield Gruppe A (Streptococcus pyogenes)

Kommentar:
Das **Lancefield Schema** basiert auf der Einteilung anhand Antikörper gegen das **C-Polysaccharid** (C-Substanz) der Bakterienzellwand. Gruppe...

- **A:** β-Hämolyse: Streptococcus pyogenes (Scharlach, Tonsillitis, Pharyngitis, Erysipel, Phlegmone, Sepsis) → akute Glomerulonephritis, rheumatisches Fieber durch Immunkomplexe
- **B:** Streptococcus agalactiae (Neugeborenen Sepsis = early onset / late onset, Meningitis)
- **C:** Streptococcus anginosus (Abszesse, Endokarditis, Atemwegsinfekte)
- **D:** Enterococcus faecalis, Enterococcus faecium, Enterococcus equinus (Darmflora, Endokarditis bei Enterococcus faecalis)
- **K:** Streptococcus salivarius (Endokarditis, Karies)

1495 Prüfer:
Warum kann man **Scharlach** mehrmals bekommen?

Antwort:
Es gibt verschiedene Toxine (A, B, C). Nach einer Infektion besteht nur eine Immunität gegen das jeweilige Toxin.

Kommentar:
Nach durchgemachter Scharlach-Infektion besteht nur eine Immunität gegenüber dem erythrogenen Toxin und da gibt es verschiedene.

1496 Frage:
Was ist die **Standardtherapie bei Scharlach**

Antwort:
Penicillin ist Therapie der Wahl! Ampicillin nur in höherer Dosis

Kommentar:
Bei **Penicillin G** sind keine relevanten Resistenzen bekannt. Therapie über 10 Tage um Folgeerkrankungen zu vermeiden.

Frage: 1497
Gibt es **asymptomatische Überträger** bei Scharlach?

Antwort:
Überträger etwa 10–20 % asymptomatisch

Kommentar:
Bei Kindern sind bis zu 25 % asymptomatische Keimträger (Nase-Rachen).

Frage: 1498
Welche **Diagnostik** empfehlen Sie bei **Scharlach**?

Antwort:
Abklatsch und Rachenabstrich

Streptokokken Serologie +

Prüfer: 1499
Wie werden **Streptokokken** eingeteilt?

Kommentar:

- Einteilung der Streptokokken nach Hämolyse:
  - **α-Hämolyse:** das Hb im Agar wird nur teilweise hämolysiert und erscheint grün (Biliverdin ähnliches Abbauprodukt) = vergrünende Streptokokken z. B. Viridans-Streptokokken, Streptococcus pneumoniae, auch Enterokokken
  - **β-Hämolyse:** vollständiger Abbau des Hbs zu Bilirubin, z. B. Streptococcus pyogenes, Streptococcus agalactiae
  - **γ-Hämolyse:** keine Hämolyse, z. B. Enterokokken
- Allgemeine Einteilung der Streptokokken:
  - **Streptococcus pyogenes** (Lancefield Gruppe A, β-Hämolyse): Scharlach, Tonsillitis, Pharyngitis, Erysipel, Phlegmone, Puerperal-Sepsis = Kindbettfieber
  - **Streptococcus agalactiae** (Lancefield Gruppe B, β-Hämolyse): Neugeboreneninfektion, Sepsis, Meningitis, HWI

- **Streptococcus bovis** (Lancefield Gruppe D): Endokarditis
- **Enterokokken** (α-, β-, γ-Hämolyse, Lancefield Gruppe D): HWI, Uro-Sepsis, Endokarditis, Peritonitis, Cholezystitis, Wundinfekte
- **Streptococcus pneumoniae** (α -Hämolyse, keine Lancefield Zuordnung): Pneumonie und Meningitis! Sepsis, Sinusitis
- **Viridans-Streptokokken** (α -hämolysierende sind die sogenannten **vergrünenden Streptokokken**): Karies und Endokarditis

1500 Frage:
Welche **Virulenzfaktoren** haben **Streptokokken**?

Kommentar:
- Wichtiger Virulenzfaktor ist die Bakterienkapsel bei B-Streptokokken und Pneumokokken, dadurch wird die Phagozytose effizient verhindert!
- **C-Substanz** (Einteilung nach Lancefield)
- das **M-Protein** wirkt antiphagozytär – vor allem A-Streptokokken
- das **F-Protein** bewirkt die Anheftung an Rachenepithel
- **Hämolysin** → zelltoxisch
- Gewebeinvasivität durch Hyluronidase, DNase und Streptokinase (= Fibrinolysin)
- **Erythrogene Toxine**, z. B. bei Scharlach

Testverfahren

1501 Frage:
Wie werden die **DNase-AK** gemessen?

Kommentar:
Das Patientenserum wird mit DNase inkubiert. Dann Zugabe von Toluidinblau-gekoppelter DNA. Wenn keine Patienten-AK die DNase inaktivieren, fällt der Farbstoff flockig aus und entfärbt sich. Bleibt die blaue Färbung, dann spricht das dafür, dass Antikörper vorhanden sind. Durch Verdünnungsreihen ergibt sich ein Titer.

1502 Frage:
Antistreptolysin-Titer (ASL-Titer)?

Kommentar:
- Der **ASL-Titer** wird beim Verdacht einer rezidivierenden A-Streptokokkeninfektion (obere Atemwege) bestimmt
- Das Patientenserum wird mit Streptolysin inkubiert. Zeigt sich bei Zugabe von Kaninchenerythrozyten keine Hämolyse, dann sind Anti-Streptolysin-AK beim Patienten vorhanden, da Streptolysin Erythrozyten lysieren kann

A-Streptokokken

Prüfer: 1503
Was sind die **klinischen Krankheitsbilder von A-Streptokokken**?

Kommentar:
- Streptokokkeninfektion des Rachenrings, Pyodermie (Impetigo contagiosa, Erysipel, Phlegmone, Pueperalfieber (Kindbettfieber))
- Durch erythrogene Toxine wird **Scharlach** verursacht
- **Fasciitis necroticans**, STSS = Streptococcal Toxic Shock Syndrome
- Folgeerkrankungen sind die akute Glomerulonephritis und das rheumatische Fieber

Prüfer: 1504
Welche **Virulenzfaktoren** haben **A-Streptokokken**?

Kommentar:
- Phagenkodierte erythrogene Toxine (A, B, C)
- **Streptolysin O und Streptolysin S** sind sauerstoffstabil und verantwortlich für die β-Hämolyse
- **Spreading-Factors** zur Ausbreitung im Gewebe: Streptokinase (Auflösung von Fibrin), Hyaluronidase und DNase
- **M-Protein** wirkt antiphagozytär
- **C5a-Peptidase**
- Eine **Kapsel aus Hyaluronsäure** dient vielen A-Streptokokken-Stämmen als Phagozytoseschutz

Prüfer: 1505
M-Protein-Typisierung. Wie viele M-Protein-Typen gibt es?

Kommentar:

- Über 100 verschiedene Typen
- Das **M-Protein** ist der wichtigste Virulenzfaktor von A-Streptokokken. **M-Protein** hemmt die alternative Komplementaktivierung und verhindert dadurch die Phagozytose
- Kreuzreaktivität mit Antigenen des Endo- und Myokards können vor allem bei A-Streptokokken zwei Wochen nach Infektion zur Endokarditis und Myokarditis führen

1506 Prüfer:

Warum gibt es **Reinfektionen bei A-Streptokokken**?

Kommentar:

Bei A-Streptokokken besteht nur eine Immunität gegen die erythrogenen Toxine (es gibt verschiedene) und gegen die M-Proteine. Da es sehr viele verschiedene M-Proteine gibt, kann es immer wieder zu Neuinfektionen mit Bakterien mit einem anderen M-Typen kommen.

1507 Prüfer:

Was ist die **Standardtherapie bei A-Streptokokken**?

Kommentar:

- Seit den 50er Jahren gilt die 10-tägige Behandlung mit Penicillin V als Therapie der Wahl für die A-Streptokokken (GAS)
- Alternativen wären eine 5-tägige Therapie mit Cefuroxim (Cefuroxim-axetil) oder mit einem Makrolid z. B. Clindamycin (etwa 5 % Makrolid Resistenzen in Deutschland)

Staphylokokken

1508 Prüfer:

Welche **Diagnostik** führen Sie **bei Staphylokokken und speziell bei S. aureus** durch?

Antwort:

Clumping-Factor, Plasmakoagulase, Protein A

Kommentar:

- Staphylokokken sind gram-positive Haufenkokken, fakultativ anerob, Katalase-positiv (Katalase-negativ sind Streptokokken) und Oxidase-negativ
- S. aureus Hämolyse auf Blutplatte (keine Hämolyse bei KNS)
- Plasmakoagulase-positiv, **Clumping-Faktor A** positiv: Fibrinogen-beschichtete Latexpartikel werden mit S. aureus Kolonien verrieben. Wenn der **Clumping-Faktor A** vorhanden ist, entstehen sichtbare Agglutinate → Koagulase-Reaktion ist positiv. Milchige Trübung = negative Koagulase-Reaktion (KNS)
- Eine manuelle Differenzierung ist z. B. mittels API-ID32-Staph oder automatisch mittels Vitek möglich

Prüfer: 1509

Wie gelingt die Unterscheidung von **Staphylococcus epidermidis – Staphylococcus saprophyticus**?

Antwort:

Novobiocin

Kommentar:

- **Staphylococcus saprophyticus** hat eine natürliche Resistenz gegenüber dem Antibiotikum Novobiocin (= Glykosid Antibiotikum)
- Vorläufige Identifizierung als Staphylococcus saprophyticus: gram-positive Kokken, Katalase-positiv, Hämolyse-negativ und Koagulase-negativ, Pigmentbildung (weiß oder gelb) und Resistenz gegenüber **Novobiocin**
- Endgültige Differenzierung mittels manueller und automatischer Bunten Reihe (API), MALDI-TOF oder molekulargenetischer **16S-rRNA-Sequenzierung**

Prüfer: 1510

Wie ist die klinische Bedeutung von **Staphylococcus epidermidis und Staphylococcus saprophyticus**? +

Antwort:
- Staphylococcus epidermidis: Plastikinfektionen
- Staphylococcus saprophyticus: HWI bei jüngeren Frauen

Kommentar:
- Beides sind KNS und damit weniger pathogen als z. B. S. aureus
- **Staphylococcus epidermidis:**
  - Staphylococcus epidermidis sind als Koagulase-negative-Staphylokokken im Regelfall unproblematische Hautkeime – sog. Kommensale. Klinische Bedeutung besitzt S. epidermidis bei der Kathedersepsis oder bei künstlichen Herzklappen. **Staphylococcus epidermidis** hat eine besondere **Plastikadhärenz** und bildet durch Mikrokolonien einen Biofilm auf Plastikoberflächen. Dadurch wird die körpereigene Abwehr behindert und Antibiotika wirken nicht ausreichend → ggf. kann eine Kathederentfernung notwendig werden
- **Staphylococcus saprophyticus:** Verursacht ambulant erworbene HWI, vor allem bei sexuell aktiven jungen Frauen als Erreger von HWI → **Honeymoon-Zystitis** (Therapie mit Cotrimoxazol)

1511 Prüfer:
\+ Wie ist die **Bedeutung von MRSA**?

Kommentar:
- MRSA ist vor allem in medizinischen Einrichtungen als **HA-MRSA** (= hospital-acquired) verbreitet. Seit Mitte der 90er Jahre auch als **CA-MRSA** (= community-acquired). Das sind MRSA-Stämme die ambulant auftreten. Seit 2004 gibt es auch zunehmend **LA-MRSA** (= livestock-associated MRSA) durch MRSA-kolonisierte landwirtschaftliche Nutztiere mit Übertragung auf den Menschen
- **CA-MRSA** exprimieren das porenbildende Toxin PVL, das Granulozyten und Monozyten lysiert und zu nekrotisierenden Haut- und Weichteilinfektionen führt
- **HA-MRSA** sind vor allem bei abwehrgeschwächten Patienten problematisch. Gegenüber den MSSA ist das Therapieregim schwieriger, dadurch dauert es evtl. länger, bis eine effiziente Therapie begonnen wird. Hierdurch verschlechtert sich das Outcome

Prüfer: 1512
Wie sind die **Hygienemaßnahmen bei MRSA**?

Kommentar:
- **MRSA-Screening** mit gepoolten Abstrichen bei Risikopatienten
- Barrieremaßnahmen für eine MRSA-Übertragung
- Basishygiene, Unterbringung von MRSA-Positiven im Einzelzimmer
- Tragen zusätzlicher Schutzkleidung (Handschuhe, Schutzkittel, Mund-Nase-Schutz)

Prüfer: 1513
Wie ist die **Therapie bei MRSA**?

Kommentar:
- Eine **MRSA-Therapie** erfolgt nur bei klinischer Relevanz nach Antibiogramm. Häufig wirksam ist Vancomycin (hohe Nephrotoxizität), da Vancomycin-resistente Staphylococcus aureus (VRSA) selten sind. Alternative zu Vancomycin ist auch eine Therapie mit Linezolid (Oxazolidinone) möglich. Linezolid ist teurer, hat aber eine geringere Nephrotoxizität
- Ggf. **Dekolonisierung**: Oropharyngeale Dekolonisierung (Chlorhexidin, Octenidin), Dekolonisierung der Haut (antiseptische Waschungen), nasale Dekolonisierung (Verwendung von Mupirocin-Nasensalbe, topische MRSA-wirksame Antibiotika oder Antiseptika wie PVP-Jod oder Octenidin)

Staphylokkken MiBio

Prüfer: 1514
Wie unterscheiden sich **Staphylococcus aureus** und **Staphylococcus saprophyticus**? +

Kommentar:

- Wichtig ist die Differenzierung der Staphylokokken anhand der Koagulase:
  - **Koagulase-negative-Staphylokokken** (= KNS) haben keine Virulenzfaktoren und sind im Regelfall wenig pathogen. Es sind Kommensale auf Haut und Schleimhäuten → S. epidermidis
  - **Koagulase-positive-Staphylokokken,** also S. aureus, haben viele Virulenzfaktoren und verursachen invasive Infektionen. S. aureus verursacht Abszesse, Furunkel, Wundinfektionen, Osteomyelitis, Gefäßprotheseninfektionen, Impetigo contagiosa, Pneumonie, Sepsis und Endokarditis. Problematisch sind die etwa 20 % MRSA!
- **Staphylococcus saprophyticus** bildet eine Ausnahme bei den KNS, da S. saprophyticus vor allem bei sexuell aktiven jungen Frauen Erreger von HWI, der sogenannten **Honeymoon-Zystitis** (Therapie mit Cotrimoxazol) ist

1515 Prüfer:

Welche **Pathogenitätsfaktoren von Staphylococcus aureus** kennen Sie?

Kommentar:

- **In der Zellwand:** Protein A (verhindert Phagozytose), Clumpingfaktor (Fibrinschutzwall)
- **Sezernierte Virulenzfaktoren:** Plasmakoagulase, Staphylokinase (Fibrinolyse), Hyaluronidase und DNase (Gewebeinvasivität), Hämolysine (Zerstörung von Erythrozyten und Phagozyten), Exfoliatintoxine A/B (Staphylococcal Scaled Skin Syndrome), Toxin-1- (toxisches Schocksyndrom), Enterotoxine A–E (Lebensmittelvergiftung)

Fallbeispiel:

Dia von Liquor mit Granulozyten und **Diplokokken**

1516 Prüfer:

Welche Diagnose?

Antwort:

Pneumokokken-Meningitis

Kommentar:

Pneumokokken also Streptococcus pneumoniae sind gram-positive Kokken, häufig in Form von Diplokkokken gelagert, aber auch als lange Ketten. In der Kultur zeigen sie sich als vergrünende Streptokokken (α-Hämolyse).

Prüfer: 1517

Was ist die **Standardtherapie bei Pneumokokken**?

Kommentar:

Penicillin

Prüfer: 1518

In welchen Ländern gibt es **Resistenzen bei Pneumokokken**?

Kommentar:

Hohe Resistenzraten von 50–60 % bei Makroliden und Penicillin G in Südeuropa!

Prüfer: 1519

Wie hoch ist der Prozentsatz an **resistenten Pneumokokken in Deutschland**?

Antwort:

5 %

Kommentar:

Bei invasiven Infektionen von Kindern besteht bei mehr als 20 % der Pneumokokken eine Erythromycin-Resistenz. Bei einer Pneumokokken-Pneumonie sind die Resistenzraten geringer. Penicillin intermediär sind etwa 7,5 %, **Erythromycin resistent sind etwa 17 % in Deutschland**. Hochgradig Penicillin-resistente Pneumokokken (MHK ≥ 2 mg/L) sind selten in Deutschland!

Prüfer: 1520

Welche **Erkrankungen durch Pneumokokken** gibt es?

Kommentar:

Pneumonie, Meningitis, Otitis media, Sinusitis

1521 Prüfer:
Wie ist die Diagnostik der **Pneumokokken-Meningitis**?

Kommentar:
- **Liquorpunktion:** granulozytäre Pleozytose mit gram-positiven Diplokokken
- Antigennachweis als Schnelltest
- PCR und Kultur (auch Blutkultur)
- Blutbild, Entzündungswerte CRP und PCT als Ausdruck einer schweren bakteriellen Entzündung

1522 Prüfer:
Wie funktioniert der **Pneumokokkenantigen-Nachweis**?

Antwort:
Latexagglutination

1523 Prüfer:
Welche Vorteile bietet der **Pneumokokkenantigen-Nachweis**?

Antwort:
Schnell durchführbar und auch möglich, wenn durch Antibiotikatherapie ein kultureller Nachweis nicht mehr möglich ist.

Kommentar:
Auch ein negativer Agglutinationstest schließt eine Pneumokokkeninfektion nicht aus!

11.13 Gram-negative Erreger

MiBio Escherichia coli (E. coli)

1524 Prüfer:
Welche **unterschiedlichen Arten von pathogenen E. coli** gibt es?

Antwort:
- **EPEC:** Säuglinge
- **ETEC:** Cholera ähnlich (typische Reisediarrhoe)
- **EIEC:** Shigellen ähnlich
- **EHEC–Verotoxinbildner** (hämmorhagische colitis): v.a. 0157, phagencodiert, assoziiert mit HUS

Prüfer: 1525
Wie ist das **Choleratoxin** aufgebaut?

Kommentar:
- Das **Choleratoxin** ist ein etwa 85 kDA bzw. 755 Aminosäuren großes **Enterotoxin**
- Es besteht aus 5 identischen B-Untereinheiten und einer A-Untereinheit. Die A-Untereinheit besteht aus einem katalytischen A1-Peptid, das mit einer Disulfidbrücke mit dem A2-Peptid verbunden ist

Frage: 1526
Wie wirkt das **Choleratoxin**?

Kommentar:
- Die Bindung an Enterozyten erfolgt durch die B-Untereinheiten, die an das GM1-Gangliosid von Enterozyten binden
- Nach Abspaltung der katalytischen A1-Untereinheit und dem Transport ins Zytosol hemmt es dort die GTPase des G-Proteins
- Das G-Protein führt durch eine Dauerstimmulation der Adenylatzyklase zu einem hohen cAMP-Spiegel und vermehrtem Einbau der CFTR-Chloridkanäle in die Zellmembran → Das führt zu einem Chloridverlust in das Darmlumen mit einem starken Flüssigkeitsverlust

Prüfer: 1527
Was versteht man unter **EHEC** bzw. **EPEC**?

Kommentar:
- **Enterohämorrhagische Escherichia coli (EHEC)** produzieren phagenkodiert ein **Shiga-like-toxin**, das die Proteinsynthese hemmen kann und ein Hämolysin. Durch das Hüllprotein Adhäsin haften die EHEC an der Darmwand fest. Etwa 60 % der Serotypen sind O157, O103 und O26 (Merke **O** wie **O**berfläche)
- **Enteropathogene Escherichia coli (EPEC)** sind vor allem bei Kleinkindern für schwere Durchfälle verantwortlich. Durch einen Adhäsionsfaktor heften sich die EPEC an die Epithelzellen des Dünndarms und führen zu einer Aktinkondensation. Das führt

zur Zerstörung der Mikrovilli und einer reduzierten Oberfläche des Darmepithels

1528 Frage:

Was wissen Sie über die **HUS-Epidemie 2011**?

Kommentar:

Ausgelöst durch den Stamm **O104:H4** gab es laut RKI zwischen Mai und Juli 2011 insgesamt 4.321 Erkrankte, davon wohl 3.469 mit EHEC und 853 mit HUS – 50 Menschen starben!

11.14 Anaerobier

MiBio Anaerobier

1529 Prüfer:

Welche **Anaerobier** sind relevant?

Kommentar:

- **Anaerobier** sind Erreger, die ausschließlich in Abwesenheit von Sauerstoff wachsen (= obligate Anaerobier), und Erreger, die mit oder ohne Sauerstoff wachsen können (fakultative Anaerobier):
  - **Fakultativ anaerob** sind Enterobakterien wie E. coli und Klebsiellen
  - **Obligat anaerob** sind Clostridien (sporenbildende Stäbchen, gram-positiv), Bacteroides (gram-negative Stäbchen, physiologische Darmflora), Fusobakterien (gram-negative, unbewegliche Stäbchen), anaerobe Kokken, Aktinomyces-Arten

1530 Prüfer:

Was sind typische **anaerobe Infektionen**?

Kommentar:

- Abszedierende Infektionen im Respirations- oder Gastrointestinaltrakt sowie im weiblichen Genitaltrakt
- Septikämie, Organabszesse (Hirnabszess, Leberabszess, usw.) und Empyeme
- Typisch ist der fötide Eiter!

Prüfer: 1531

Welche **Pathogenitätsfaktoren** haben **Anaerobier**?

Kommentar:

- **Clostridien:** Hyluronidase, Lipase
- **Bacteroides:** Agglutinine, Kollagenasen, Hyaluronidasen hemmen Granulozyten und bilden eine Polysaccharidkapsel zum Schutz vor Phagozytose

Antibiotikatherapie

Prüfer: 1532

Therapie eines **Hirnabszesses**?

Kommentar:

- Normalerweise sind es Mischinfektionen mit Aerobier (S. aureus, KNS, Streptococcus milleri, Enterobakterien und Pseudomonas spp.) und Anaerobier (Bacteroides Spezies)
- **Therapie:** Metronidazol i. v. + Cefotaxim / Ceftriaxon + Staphylokokkenwirksames Antibiotikum

Prüfer: 1533

Erreger und Therapie einer **Pneumonie**?

Kommentar:

- **Anaerobier** spielen vor allem bei der Aspirationspneumonie (Fusobacterien, Bactroides, Prevotella) eine Rolle
- **Therapie:** Piperacillin / Tazobactam

Prüfer: 1534

Erreger eines **Empyems**?

Kommentar:

- Unter einem **Empyem** versteht man eine Eiteransammlung in einem *bestehenden* Hohlraum. Beispiele sind Pleuraempyeme, Gelenkempyeme, Kieferhöhlenempyeme usw.
- **Pleuraempyeme** werden häufig durch Streptococcus pneumoniae, S. aureus, Pseudomonas aeruginosa und E. coli verursacht

Prüfer: 1535

Erreger einer **Peritonitis**?

Kommentar:

- Mischinfektion mit einer frühen Phase durch aerobe Bakterien wie E. coli, die zur Peritonitis führt, und einer späten lokalen Phase durch anaerobe Bakterien wie Bacteroides, die zum Abszess führt
- Postoperativ sind häufig Enterokokken, durch hämatogene Streuung auch Streptokokken die Ursache

11.15 Intrazelluläre Erreger

MiBio

1536 Prüfer:

Welche Erreger wurden früher zwischen Bakterien und Viren eingeordnet?

Kommentar:

- **Mykoplasmen:** fehlende Zellwand
- **Chlamydien:** ATP-Stoffwechsel-Defekt
- **Rickettsien:** Stoffwechseldefekt – NAD, CoA, Nukleotide
- Chlamydien und Rickettsien sind auf Wirtszellen angewiesen!

Mykoplasmen- und Chlamydiendiagnostik?

MiBio

1537 Prüfer:

Wie werden **Mycoplasma hominis** und **Ureaplasma urealyticum** nachgewiesen?

Antwort:

Kultur auf Spezialmedium

1538 Prüfer:

Wie wird **Mycoplasma pneumoniae** nachgewiesen?

Antwort:

Serologie, Anzüchtung schwierig

Kommentar:

- **Mycoplasma pneumoniae** spielt vor allem bei Kindern eine große Rolle als Erreger von respiratorischen Infekten
- Serologischer Nachweis von **Mycoplasma pneumoniae** (IgG- und IgM-AK) mittels ELISA oder IFT, früher auch häufig mit einer KBR. Ein direkter Erregernachweis ist aus Rachenabstrich oder BAL mittels PCR möglich
- Für **Mycoplasma hominis und Ureaplasma urealyticum** sind sowohl serologische (NT) Tests als auch molekularbiologische Erregernachweise verfügbar (aus Genitalabstrich, Urin etc.)

Prüfer: 1539

Wie wird eine **Chlamydien-Infektion** nachgewiesen?

Antwort:

ELISA, Zellkultur auf McCoy-Zellen

Kommentar:

Aufgrund der hohen Durchseuchung (viele Seropositive) ist die Bestimmung der Chlamydien-AK meist nicht sinnvoll. Stattdessen erfolgt häufig ein direkter Erregernachweis mittels hochsensitivem NAT aus Abstrich, Urin oder BAL!

11.16 Antibiotika und Resistenztestung

Resistenztestung

Frage: 1540

Was ist ein **Epsilometertest (E-Test)**?

Kommentar:

Mit einem **E-Test** kann relativ einfach die **Minimale Hemmkonzentration (MHK)** eines Antibiotikums für das zu untersuchende Bakterium bestimmt werden.

Frage: 1541

Wie funktioniert der **E-Test**?

Kommentar:

- Ein Kunststoffstreifen ist auf einer Seite mit einem Antibiotikum versehen. Die Konzentration dieses Antibiotikums fällt von oben nach unten exponentiell ab (Gradientenstreifen)
- Beispiel:
(oben) 32 – 24 – 12 – 8 – 6 – 4 – 3 – 2 – 1.5 – 1.0 – 0.75 – . . . – 0.002 (unten)
Endet die Hemmzone beispielsweise bei 0,094, dann beträgt die MHK 0,094 µg/ml
- Der E-Test-Streifen wird auf eine Bakterienkultur mit ausgestrichenem Bakterienrasen gelegt. Bei der Inkubation (meist 24 Stunden bei 37 °C) diffundiert das Antibiotikum in den Agar und hemmt in einer bestimmten Zone das Bakterienwachstum. Anhand der Hemmhof-Ellipse kann an der Skala des Streifens die MHK des Erregers ablesen werden

1542 Frage:

Was sind die **Vorteile des E-Tests**?

Kommentar:

Der E-Test liefert trotz einfacher Abarbeitung genauere Aussagen über das Resistenzverhalten eines Bakteriums als der Agardiffusionstest.

Wirkungsweise antimikrobieller Medikamente

1543 Frage:

Was versteht man unter ***bakteriostatischen* Antibiotika**?

Kommentar:

- **Bakteriostatische Antibiotika** sind Antibiotika, die Bakterien an der Vermehrung hindern können. Wenn das bakteriostatische Mittel entfernt wird, sind die Erreger wieder vermehrungsfähig, daher muss eine gewisse Grundkompetenz des Immunsystems, die Erreger zu vernichten, (noch) vorhanden sein
- **Bakteriostatische Antibiotika** sind z. B. Erythromycin, Clindamycin, Tetracycline, Sulfonamide, Trimethoprim, Chloramphenicol, EMB

Frage: 1544

Was versteht man unter **Bakterizidie**?

Kommentar:

- **Bakterizidie** ist die Eigenschaft eines Antibiotikums, Bakterien abzutöten
- Nach gängiger Definition spricht man von Bakterizidie, wenn innerhalb von 6 Stunden nach Einwirkung mindestens 99,9 % der Bakterien in der Kultur abgetötet sind
- Unterschieden wird eine **primäre und eine sekundäre Bakterizidie**:
  - bei der **primären Bakterizidie** werden ruhende und proliferierende Bakterien abgetötet, z. B. durch Desinfektionsmittel und Polymyxine (Polymyxin B, Colistin)
  - bei der **sekundären Bakterizidie** werden nur proliferierende Bakterien abgetötet. Beispiele sind β-laktam-Antibiotika (Penicilline, Cephalosporine, Carbapeneme, Aztreonam), Glykopeptide, Aminoglykoside, Isoniazid, Rifampicin und Chinolone

MiBio

Prüfer: 1545

Welche wichtigen Methoden zur **Empfindlichkeitsprüfung von Bakterien** gegenüber Antibiotika kennen Sie? +

Antwort:

MHK

Kommentar:

- Die **Minimale Hemmkonzentration (MHK)** ist die niedrigste Konzentration eines Antibiotikums, bei der das Bakterienwachstum über eine bestimmte Zeit in vitro gerade noch gehemmt wird. Angabe der MHK erfolgt in µg/ml
- Grundlage der MHK-Bestimmung ist die DIN 58940 zur *Empfindlichkeitsprüfung von mikrobiellen Krankheitserregern gegen Chemotherapeutika* mit drei verschiedenen Methoden:
  - **Mikrodilutionstest:** Flüssigmedium mit Antibiotikum und Keim in 96er Mikrotiterplatte
  - **Agardiffusionstest:** Agar beimpft mit Keim und Antibiotikaplättchen

  - **Agardilutionstest:** Agar mit Antibiotikum und Keim
- Zur Bestimmung der in-vitro-Wirksamkeit eines Antibiotikums wird die MHK, die 50 % oder 90 % der (untersuchten) Stämme einer Spezies hemmt, angegeben (MHK50 bzw. MHK90)
- Eingruppierung in Empfindlichkeitsbereiche (nach DIN 58940):
  - **sensibel** = empfindlich: Ein Therapieerfolg ist zu erwarten mit üblicher Dosierung
  - **intermediär** = mäßig empfindlich: Ein Therapieerfolg ist nur bedingt zu erwarten unter Berücksichtigung spezieller Kriterien (Infektlokalisation, medizinisch vertretbare Höchstdosierung u. a.)
  - **resistent** = unempfindlich: Ein Therapieerfolg ist nicht zu erwarten, auch nicht mit zugelassener Höchstdosierung

1546 Prüfer:

Was versteht man unter **Breakpoint-Methoden**?

Kommentar:

- Bei den **Dilutionsmethoden** wird eine Verdünnungsreihe des Antibiotikums in festen oder flüssigen Kulturmedien hergestellt und das Wachstum eines Bakterienstammes bei den unterschiedlichen Konzentrationen bestimmt
- Für praktische Zwecke reicht eine verkürzte Verdünnungsreihe mit 3 Stufen zur Unterscheidung zwischen sensiblen (keine Vermehrung), intermediären und resistenten (Vermehrung selbst bei hohen Wirkstoffkonzentrationen) Keimen = **Breakpoint-Methode**

1547 Prüfer:

Wie ist die Funktionsweise von **Agardiffusions- und –dilutionstests**?

Kommentar:

- Bei dem **Agardilutionstest** wird als Verdünnungsmedium Agar verwendet. Diesem Agar wird im flüssigen Zustand ein Antibiotikum beigemischt. Anschließend wird er in Petrischalen gegossen. Nach Erstarren des Agars wird die Bakteriensuspension auf die Oberfläche aufgetragen. Nach der Inkubation kann das makroskopisch sichtbare Wachstum abgelesen werden
  - **Vorteile** sind die einfache und serielle Testung vieler Erreger, Kontaminationen werden einfach erkannt
  - **Nachteile** sind der hohe zeitliche Aufwand (viele Platten), die schlechte Automatisierbarkeit und unübersichtliche Ablesung durch die vielen Platten bei Testung verschiedener Substanzen und Konzentrationen
  - Die Agardilution eignet sich besonders zur Testung der Empfindlichkeit vieler Erreger (Mischkultur) gegen ein Antibiotikum
- Bei dem **Agardiffusionstest** wird ein Wirkstoffträger (Testplättchen) mit einer definierten Menge Antibiotikum auf die Oberfläche einer zuvor homogen beimpften Agarplatte gelegt. Durch Diffusion des Wirkstoffs in den Agar entsteht ein nach außen hin abfallender Konzentrationsgradient mit der höchsten Konzentration am Wirkstoffträger. Empfindliche Erreger wachsen daher unter Bildung eines Hemmhofs. Diese Hemmhofgröße hängt von der Empfindlichkeit des Erregers ab und ist damit ein Maß für die MHK
  - **Vorteile:** wenig arbeitsintensiv und technisch einfache Abarbeitung, die **Antibiotikaplättchen** werden einfach *aufgestempelt*. Kontaminationen und Mischkulturen können visuell erkannt werden. Es sind viele verschiedene Wirkstoffträger erhältlich. Auch Interaktionen (z. B. Synergie zwischen β-laktam und Aminoglycosid) können untersucht werden
  - **Nachteil:** Hauptproblem ist die visuelle Ablesung mit teilweise unscharfen Hemmhofgrenzen, die eine Einstufung in sensibel, intermediär und resistent erschweren. Der Hemmhofdurchmesser ist kein direktes Maß der MHK, sondern steht mit diesem in einem bestimmten Verhältnis

Frage: 1548

Wie funktioniert der **Mikrodilutionstest**?

Kommentar:

- Der **Mikrodilutionstest** gilt als Referenzmethode und ist eine **Bouillondilutionsmethode**, die in Mikrotiterplatten durchgeführt wird. Bei dem **Reihenverdünnungstest** werden geometrische Verdünnungen (z. B. 1, 2, 4, 8, 16, 32 mg/L) des zu testenden Antibiotikum in einem flüssigen Nährmedium mit dem zu testenden Erreger inokuliert. Nach der erregerabhängigen Inkubationszeit (18–24 Stunden) erfolgt die visuelle Bewertung gegen die mitgeführte Negativkontrolle (als Sterilitätskontrolle) und der Positivkontrolle (als Wachstumskontrolle). Die Konzentration, bei der gerade kein sichtbares Wachstum (= keine Trübung) erkennbar ist, gilt als MHK
- **Vorteil:** automatisierbar mit kommerziell erhältlichen Mikrotiterplatten. Auch die Bestimmung der minimalen bakteriziden Konzentration (MBK) ist möglich
- **Nachteile:** Reinkultur ist zwingend – eine Unterscheidung bei Mischkulturen ist nicht möglich. Die Ablesung erfolgt visuell und ist damit *subjektiv*!

1549 Prüfer:
Bedeutung von **Berg- und Talspiegel** von Antibiotika im Patienten?

Kommentar:

- **Talspiegel** (Blutentnahme unmittelbar vor der Antibiotikagabe) sind ein guter Indikator einer möglichen Toxizität
- **Spitzenspiegel** im Regelfall 30 Minuten nach i. v. Gabe des Antibiotikums → Spitzenspiegel für die Wirkspiegelkontrolle!
- Spiegelbestimmungen spielen vor allem eine Rolle bei: Vancomycin (vor allem bei Nierenfunktionseinschränkungen), Amikacin, Gentamycin, Tobramycin

1550 Frage:
Wie werden die **Spiegel interpretiert**?

Kommentar:

- Talspiegel normal, Spitzenspiegel zu hoch: Dosis reduzieren
- Talspiegel zu hoch, Spitzenspiegel zu hoch: Dosis verringern oder Dosisintervall verlängern
- Talspiegel zu hoch, Spitzenspiegel normal: Dosisintervall verlängern

Fallbeispiel:
Agardiffusionstest mit S. aureus / Resistenzplatte mit S. aureus

Prüfer: 1551
Welcher Erreger ist **Penicillin resistent** und **Oxacillin empfindlich**?

Kommentar:

- Das ist quasi ein normal empfindlicher **S. aureus**, aber eben kein MRSA! (Oxacillin = Methicillin – empfindlich)
- Die meisten (> 80 %) S. aureus-Isolate bilden β-Laktamase (Penicilinase) und sind dadurch Penicillin-resistent, die meisten sind aber empfindlich gegenüber dem β-laktamasestabilen Methicillin (Oxacillin, Flucloxacillin). Das sind die sogenannten **Methicillin-sensiblen Staphylococcus aureus (MSSA)**!

Resistenzmechanismen von Bakterien MiBio

Prüfer: 1552
Welche allgemeinen **Resistenzmechanismen** von Bakterien gibt es?

Kommentar:

- **Resistenzen** lassen sich in eine **primäre Resistenz** (z. B. **Enterokokkenlücke** von Cephalosporine), eine **sekundäre Resistenz** (erworbene Resistenz durch Mutation oder Übertragung von Resistenzgenen), eine **Kreuzresistenz** (= Parallelresistenz, Beispiel: Penicilline und Cephalosporine) und eine **Multiresistenz** (Resistenz gegenüber mehreren Antibiotikaklassen, z. B. 3 MRGN oder 4 MRGN) einteilen
- **Resistenzmechanismen** sind die Bildung von β-Laktamasen gegen β-Laktam-Antibiotika (Penicillin), Veränderungen der Zielstrukturen z. B. der Ribosomen, Veränderungen der Membranpermeabilität (Antibiotika werden nicht mehr aufgenommen) und Veränderungen im Stoffwechsel der Bakterien

1553 Prüfer:
Welcher **Resistenzmechanismus** ist speziell bei S. aureus entscheidend?

Kommentar:
Wenn bei Staphylococcus aureus die **Penicillin-bindenden Proteine** verändert sind, dann wird daraus ein Methicillin-resistenter Staphylococcus aureus (MRSA)!

MiBio

Vancomycin und Teicoplanin

1554 Prüfer:
Zu welcher Antibiotikagruppe gehören **Vancomycin und Teicoplanin**?

Antwort:
Glykopeptidantibiotika

1555 Prüfer:
Wie wirken **Glykopeptidantibiotika**?

Kommentar:
- **Glykopeptide** wirken bakteriolytisch und sind nur bei gram-positiven Erregern wirksam!
- **Glykopeptide** hemmen die Murein-Synthese durch Komplexierung der endständigen D-alanyl-D-Alanin-Sequenzen und der Quervernetzung und Verlängerung der Peptidoglycane. Dadurch bilden sich Löcher in der Zellwand. Durch den hohen osmotischen Druck kann dann Wasser in die Zelle eindringen und sie dadurch zum Platzen bringen

1556 Prüfer:
Gibt es bei **Glykopeptiden** Unterschiede bezüglich der **Resistenzen**?

Kommentar:
Resistenzen kommen vor allem bei **Vancomycin** vor. Typisch sind Vancomycin-resistente Enterokokken (VRE).

MiBio

Fallbeispiel:
Bild E-Test auf Müller-Hinton-Agar, Oxacillin, MHK

Prüfer: 1557
Was ist das für eine Methode, was ist das für ein Keim?

Kommentar:
- Beim **E-Test** wird ein Teststreifen mit einem Antibiotikagradienten versehen und auf einen beimpften Nährboden gelegt. Dort, wo der Bakterienrasen direkt an den Teststreifen heranwächst, kann an der Teststreifenskala direkt die MHK abgelesen werden
- Hier ist mutmaßlich eine vollständige Resistenz gegenüber Oxacillin zu sehen, damit ist es ein MRSA *Anm.: früher wurde Methacillin zum Testen verwendet, deshalb spricht man von **M**RSA und nicht **O**RSA*

Prüfer: 1558
Was ist der **Resistenzmechanismus von Staphylokokken**?

Kommentar:
MRSA haben eine Beta-Laktam-Resistenz durch ein verändertes **Penicillin-bindendes Protein**. Durch verschiedene Gene (MecA, MecC) wird das veränderte PBP2a gebildet.

Prüfer: 1559
Wie wird die **Oxacillinresistenz** ermittelt?

Kommentar:
- Nach DIN 58940 ist die Bestimmung der MHK die Referenzmethode! Der **Agardiffusionstest** ist laut RKI nicht ausreichend sensitiv. Alternativen wären der Oxacillin-E-Test oder eine automatisierte Resistenztestung (VITEK-2, MicroScan)
- Eine genotypische Resistenzbestimmung (PCR) ist über das **mecA-Gen** und weitere Resistenzgene möglich

Prüfer: 1560
Welche Hygienemaßnahmen und welche Therapie sind wichtig beim **Management von MRSA-Infektionen**?

Kommentar:
- Personalschulung, **MRSA-Screening** von Risikopatienten bei bzw. vor der stationären Aufnahme, Isolierung oder Kohorten-Isolierung, striktes Einhalten der Hygienemaßnahmen und *Versuch* der MRSA-Sanierung
- **MRSA-Sanierung** durch antibiotische Nasensalbe (Mupirocin), Rachenspülung und desinfizierendes Shampoo
- Therapie erfolgt nach Antibiogramm!

1561 Prüfer:
Ist die Resistenz bei **MRSA plasmidkodiert?**

Kommentar:
Ja, die Resistenz ist plasmidkodiert und kann daher durch Konjugation übertragen werden – oft gemeinsam mit weiteren Resistenzgenen.

1562 Prüfer:
Wie können **Staphylokokken typisiert** werden?

Kommentar:
- Einteilung der Staphylokokken in **Koagulase-negativ** (S. epidermidis, Staphylococcus saprophyticus) und **Koagulase-positiv** (S. aureus), Phänotypisch u. a. anhand der Hämolyse
- **Genetisch: spa-Typisierung**, das spa-Gen kodiert das Protein A der Zellwand

1563 Prüfer:
Wie wird die **PFGE** durchgeführt?

Kommentar:
PFGE steht für **Pulsed-field-Gelelektrophorese**. Dabei wird anders als bei der Agarose-Gelelektrophorese die Spannung periodisch umgepolt. Dadurch werden kleinere DNA-Fragmente beim Wandern begünstigt – die größeren Fragmente verhaken sich wohl mehr im Gel und können sich nicht schnell genug lösen.

1564 Prüfer:
Wie wird die **Mec-Gen-PCR** durchgeführt?

Kommentar:
Das **mecA-Gen** kodiert das Penicillinbindungsprotein PBP2a.
Anm.: Wenn nicht ganz klar ist, auf was der Prüfer hinaus will, am besten die Polymerase-Kettenreaktion grundsätzlich erklären: Nukleinsäure isolieren, amplifizieren und detektieren. Unterschiede darlegen zwischen RT-PCR, qualitativen und quantitativen Verfahren. Dann hoffen, dass das Thema gewechselt wird oder selbst zurückfragen, was denn eigentlich gemeint gewesen ist!

Prüfer: 1565
Wie ist der **Handelsname von Mupirocin**?

Antwort:
Bactroban

Kommentar:
Mupirocin wird im Rahmen der MRSA-Sanierung im Nasenraum eingesetzt. Wohl auch Einsatz zur lokalen Therapie bei Impetigo oder einer Follikulitis.

Fallbeispiel:
Platte mit Resistenztestung

Prüfer: 1566
Hilfestellung: Keim riecht nach **Lindenblüten** – was ist es?

Antwort:
Pseudomonas

Prüfer: 1567
Wie kann man anhand der **Durchmesser der Hemmhöfe auf die Resistenz bzw. Empfindlichkeit** schließen?

Antwort:
Man muss die MHK einer Vielzahl bekannter Keime (> 300) bestimmen und dann die Konzentration des Antibiotikums auf dem Plättchen so optimieren, dass der **Hemmhof** gut ablesbar ist (etwa > 4 mm und < 20 mm).

1568 Prüfer:
Wie ist der Wirkmechanismus von **Cotrimoxazol**?

Antwort:
- **Sulfonamide** hemmen die Folsäurebildung aus Paraaminobenzoesäure
- **Trimethoprim** hemmt Reduktion der Folsäure zu Tetrahydrofolsäure

1569 Prüfer:
Wer ist der **Erfinder der Sulfonamide**?

Antwort:
Dogmack

Cephalosporine

1570 Prüfer:
Wie unterscheiden sich **Cephalosporine** der 1. bis 3. Generation?

Kommentar:
- **1. Generation:** orale Cefalexin-Gruppe (Cefalexin, Cefadroxil, Cefaclor) mit guter Staphylokokkenwirksamkeit (S. aureus) und die Cafazolin-Gruppe als parenterale **Basiscephalosporine** mit etwas schwächerer Wirkung bei gram-positiven Bakterien und besserer gram-negativen Wirkung
- **2. Generation:** Cefuroxim- (Cefuroxim, Cefamandol, Cefotiam) und Cefoxitin-Gruppe (Cefoxitin). Erweiterte Wirkung im gramnegativen Bereich bei guter Wirkung gegenüber Staphylokokken, Streptokokken, H. influenzae, E. coli und Klebsiellen
- **3. Generation:** gute Wirkung bei gramnegativen und schlechte Wirkung gegenüber Staphylokokken. Cefoxtaxim-Gruppe (3a: Cefotaxim, Ceftriaxon, Cefixim) und Ceftazidim-Gruppe (3b). Cefotaxim / Ceftraixon (parenteral) wirksam gegen H. influenzae, Neisserien, Klebsiellen und Anerobier, Cefixim (oral) zusätzlich bei gram-negativen Stäbchen wirksam. Ceftazidim ist wie Cefotaxim zusätzlich gegen Pseudomonas wirksam

1571 Prüfer:
Was kann man mit **Cephalosporinen** nicht behandeln?

Antwort:
Listerien

Prüfer: 1572
Wie ist die **Klinik einer Listeriose**?

Kommentar:
- Bei Immunkompetenten führen Listerien meist nur zur lokalen Darmbesiedelung, selten zu Infektionen, dann meist als leichte fieberhafte Erkrankungen. In seltenen Fällen können sie auch zu einer schweren selbstlimitierenden Gastroenteritis führen!
- **Listerien** sind bei abwehrgeschwächten Personen, also Schwangeren, Neugeborenen, alten Menschen, Immunsupprimierten (nach Transplantation) oder Menschen mit chronischen Erkrankungen problematisch. Neben der fieberhaften Gastroenteritis kann es hier zur Sepsis kommen
- Bei Schwangeren verlaufen die meisten Infektionen ebenfalls grippeähnlich oder asymptomatisch, bei einer Listerienübertragung auf das Kind kann es aber zur Frühgeburt oder zum septischen Abort kommen

Prüfer: 1573
Wie ist die **Therapie einer Listeriose** in der Schwangerschaft?

Antwort:
Amoxicillin

Kommentar:
Standardtherapie ist Amoxicillin oder Ampicillin kombiniert mit einem Aminoglykosid (nicht in der Schwangerschaft!) über mindestens 3 Wochen (bei Endokarditis oder Hirnabszess bis 6 Wochen).

Cephalosporine MiBio

Prüfer: 1574
Welche **Cephalosporine der dritten Generation** kennen Sie?

Kommentar:
- Ceftriaxon (Rocephin) i. v., z. B. bei einer Neuroborreliose bei Kindern
- Ceftibuten (Keimax) oral
- Cefpodixim-Proxetil (Orelox, Podomexef) oral

- Cefixim (Cephoral) oral
- Ceftazidim = Fortum
- Cefotaxim i. v.

1575 Prüfer:
Welche Keime sprechen auf **3. Generationscephalosporine** nicht an?

Antwort:
Schlecht bei Staphylokokken, nicht bei Enterokokken, Listerien, Mykoplasmen, Rickettsien, Chlamydien.

1576 Prüfer:
Was ist der Unterschied von **Cephalosporinasen** und **Penicillinasen**?

Kommentar:
Sie werden nach ihrem Substrat, also Cephalosporinen bzw. Penicillinen benannt und spalten hydrolytisch den β-Laktamring.

1577 Prüfer:
Was ist der Mechanismus für die **Resistenzentwicklung bei Cephalosporinen**?

Kommentar:
- Verschiedene Mechanismen spielen bei der **Resistenzentwicklung von Cephalosporinen** eine Rolle:
  - β-Laktmasen wie SHV-1 oder TEM-1
  - **CTX-M** als Cefotaximase wurde bei Cephalosporin-resistenten E. coli entdeckt. **CTX-M-ESBL** ist die Hauptursache für Resistenzen von E. coli und Klebsiella pneumoniae gegen 3. Generations-Cephalosporine. Aktuell sind über 90 CTX-M Varianten bekannt!

Antibiotika

1578 Prüfer:
Bei welchen **Antibiotika** sind **Serumspiegelbestimmungen** indiziert und warum?

Kommentar:
- u. a. Amikacin, Vancomycin, Gentamycin
- **Ziel** ist die Überwachung der therapeutischen Konzentration zur Reduktion der NW bzw. Toxizität durch Vermeidung zu hoher Spiegel und Gewährleistung ausreichend hoher Spiegel für einen Therapieerfolg (Prophylaxe von Resistenzen)

Prüfer: 1579
Welche Methoden gibt es für **Antibiotikaspiegelbestimmungen**?

Kommentar:
Mittels Fluoreszenz-Polarisation-Immuno-Assay (FPIA), Liquid-Chromatographie-Massenspektometrie (LCMS) oder High Performance Liquid Chromatography (HPLC).

Prüfer: 1580
Wann sollte das Blut für die **Medikamentenspiegel** abgenommen werden?

Kommentar:
- Sinnvoll ist meist die Bestimmung des Tal- und des Spitzenspiegels:
  - Das Blut für den **Talspiegel** wird immer unmittelbar vor der Medikamenteneinnahme abgenommen
  - Das Blut für den **Spitzenspiegel** wird 30 Minuten nach der i. v. Gabe oder 2 Stunden nach der oralen Gabe abgenommen
- Die Zeit zwischen Medikamentengabe und Abnahme des Spitzenspiegels ist abhängig von dem jeweiligen Medikament (Pharmakokinetik) bzw. davon, mit welchen Proben die *Referenzwerte* erhoben wurden

Prüfer: 1581
Wie sind die Werte zu beurteilen?

Kommentar:
Anhand eines therapierten Kollektivs (optimale Medikamentendosierung, d.h. keine relevanten NW bei guter bakterizider / virusstatischer Medikamentenwirkung) muss ein Zielbereich definiert werden!

Fallbeispiel:
Sie bekommen von der Station ein nur mit dem Patientennamen beschriftetes Serum-Röhrchen für eine Antibiotika-Spiegelbestimmung. Sonstige Angaben fehlen und sind auch auf Rückfrage nicht zu erhalten.

1582 Prüfer:
Was können Sie mit dem Messwert anfangen?

Antwort:
Wenig aussagekräftig. Es muss klar sein, ob es ein Spitzen- oder Talspiegel ist, also: Wann genau war die letzte Medikamenteneinnahme? Mit welcher Dosis und wann war die Blutentnahme?

Fallbeispiel:
DIA: Bild einer akuten Tonsillitis. Die Tonsillen sind stark gerötet mit Eiterstippchen. Sie kommen auf Station, der Stationsarzt zeigt Ihnen den Rachen dieses Patienten, er beabsichtigt, eine Therapie mit Ampicillin zu beginnen.

1583 Prüfer:
Was sagen Sie dazu?

Antwort:
Penicillin ist besser

1584 Prüfer:
Zwischenfrage: Kann es sich hierbei um einen Virusinfekt handeln?

Antwort:
Mononukleose ist häufig mit einer Ampicillin-Allergie verbunden.

Kommentar:
Bei einer **EBV-Infektion** und einer **Therapie mit Ampicillin oder Amoxicillin** tritt häufig ein Masern-ähnliches Exanthem auf (wahrscheinlich keine Allergie). Dieses Exanthem nach Amoxicillin-Gabe ist (fast) beweisend für eine EBV-Infektion!

1585 Prüfer:
Wie wirkt **Bactrim**?

Kommentar:
- **Bactrim** ist der Handelsname für **Cotrimoxazol**. Dieses besteht aus Trimethoprim und Sulfamethoxazol
- Beide Substanzen wirken synergistisch und hemmen als Sulfonamide die Synthese von Folsäure (genauer: sie hemmen die Biosynthese der Tetrahydrofolsäure) in Bakterien. Typisches Einsatzgebiet sind Harnwegsinfektionen

11.17 Pneumonie

Legionellen

MiBio

Prüfer: 1586
Wie diagnostizieren Sie eine **Legionellen-Pneumonie**?

Kommentar:
- Goldstandard ist der Nachweis des **Legionellen-Antigens** im Urin, eine Legionellen PCR aus BAL ist ebenfalls möglich
- Serologie (AK im Blut) eher nur bei epidemiologischen Fragestellungen bei länger zurückliegendem Erkrankungsbeginn

Prüfer: 1587
Was wissen Sie zur **Epidemiologie der Legionellen-Pneumonie**?

Kommentar:
- Die **Legionellen-Pneumonie** wird durch Aufnahme von erregerhaltigen Aerosolen verursacht. Legionellen vermehren sich im Stagnationswasser in Warmwasserleitungen, vor allem bei Temperaturen zwischen 25–50 °C
- Gefährlich sind vor allem große Wassersysteme (Duschen in Turnhallen, Hotels etc.) mit ungenügendem Durchfluss = Stagnation

Prüfer: 1588
Was ist bei den **Legionellen geschichtlich** interessant?

Kommentar:
1976 kam es bei einem US-Veteranen Treffen in einem Hotel zu 181 gefährlichen Lungenentzündungen. Als Erreger wurde **Legionella pneumonphila** in der Klimaanlage identifiziert. Man spricht daher auch von der **Legionärskrankheit**.

1589 Prüfer:
Wie ist die **Therapie bei der Legionellen-Pneumonie**?

Kommentar:
Levofloxacin 5–10 Tage, bei abwehrgeschwächten Patienten bis zu 3 Wochen.

Atypische Pneumonie

1590 Prüfer:
Wie ist die **Definition der atypischen Pneumonie**?

Antwort:
Nicht mit Penicillin behandelbar, klinisch keine Lobärpneumonie, Erreger ist nicht mit klassischen Methoden anzüchtbar.

1591 Prüfer:
Nennen Sie **Erreger der atypischen Pneumonie** mit kurzer Charakterisierung.

Antwort:
Mycoplasma pneumoniae, Chlamydia psittaci, Chlamydia pneumoniae, Coxiella burnetti, Viruspneumonie (u. a. Masern, Influenza), Chlamydia trachomatis bei Neugeborenen bzw. bei Resistenzminderung, Legionellen

Anm.: Legionellen-Pneumonie = Legionärskrankheit

1592 Prüfer:
Wie ist die **Diagnostik bei der atypischen Pneumonie**?

Antwort:
- Mycoplasma pneumoniae: Anzucht schwierig und langwierig, Serologie
- Chlamydia pneumoniae: Serologie, z. B. ELISA
- **Chlamydia psittaci:** Serologie
- **Coxiella burnetii:** Serologie, z. B. KBR

Kommentar:
- Wegen der hohen Seroprävalenz von Chlamydia pneumoniae ist die Bestimmung der Antikörper meist nicht hilfreich. Deshalb ist der direkte Erregernachweis aus der BAL mittels PCR vorrangig. Die Mycoplasma pneumoniae Serologie ist gut geeignet zur Hustenabklärung bei Kindern (DD z. B. Pertussis). Bei einer schweren Pneumonie erfolgt ebenfalls der direkte Erregernachweis mittels PCR aus BAL
- Problematisch sind auch deutliche Kreuzreaktionen zwischen Chlamydia pneumoniae und Chlamydia psittaci. Der IFT ist etwas spezifischer als ein ELISA. Sinnvoller ist aber auch hier ein direkter Erregernachweis (NAT) aus BAL
- Beim **Q-Fieber** kommt es durch infektiösen Staub zur Infektion mit Coxiella burnetii. Die Diagnosestellung erfolgt meist serologisch mittels ELISA oder IFT. Aber auch eine PCR ist möglich

Prüfer: 1593
Beschreiben Sie die **Epidemiologie und die Klinik der atypischen Pneumonie**?

Antwort:
- **Mycoplasma pneumoniae:** Tröpfcheninfektion von Mensch zu Mensch. Epidemien in Gruppen (Schule, Kindergarten)
- **Chlamydia pneumoniae**: Tröpfcheninfektion von Mensch zu Mensch, wahrscheinlich weit verbreitet (hohe Seroprävalenz = d.h., man findet häufig IgG-AK), Symptome aber weniger stark ausgeprägt
- **Coxiella burnetii:** aerogen durch infektiösen Staub, von Schafen ausgehend
- **Chlamydia psittaci:** aerogen von Vögeln ausgehend

Prüfer: 1594
Wie wird die **atypische Pneumonie therapiert**?

Antwort:
- Chlamydien / Mykoplasmen: Tetracyclin, Erythromycin
- Legionellen: Erythromycin + Rifampicin
- Rickettsien: Tetracyclin

1595 Prüfer:
Warum werden bei der **atypischen Pneumonie keine β-Laktamantibiotika** eingesetzt?

Kommentar:
Die **Erreger der atypischen Pneumonie** haben entweder keine Zellwand wie die Mykoplasmen oder sie haben eine Murein-freie Zellwand wie die Chlamydien, so dass Medikamente, die an der Zellwand angreifen (wie Penicilline oder Cephalosporine) wirkungslos sind!

MiBio

Fallbeispiel:
Dia: Röntgenbild einer Lobärpneumonie

1596 Prüfer:
Welche **Erreger** führen zur **Lobärpneumonie**?

Kommentar:
- Die ambulant erworbene **Lobärpneumonie** (*typische Pneumonie*) wird meist durch Streptococcus pneumoniae also den Pneumokokken oder durch Klebsiellen verursacht
- Die **Interstitielle Pneumonie**, also die *atypische Pneumonie* wird durch Viren, Chlamydien oder Legionellen verursacht

MiBio

Fallbeispiel:
Dia: gram-positive Zweierkokken und Granulozyten
(*Anm.: zu sehen sind Pneumokokken*)

1597 Prüfer:
Wie ist die **Diagnostik der Pneumokokkeninfektion**?

Antwort:
- Vorrangig ist der kulturelle direkte Erregernachweis aus BAL, Abstrich, Liquor
- Pneumokokkenserologie aufgrund der Vielzahl an verschiedener Serotypen wenig sinnvoll (weder zur Immunitätsbestimmung noch zur Krankheitsdiagnostik)

Prüfer: 1598
Welche **Krankheiten werden durch Pneumokokken** hervorgerufenen?

Kommentar:
- Klassisch ist die **Lobärpneumonie**, etwa ein Drittel der ambulant erworbenen Pneumonien werden durch Pneumokokken verursacht!
- Pneumokokken verursachen aber auch eine Meningitis, Sinusitis, Otitis media, Pneumokokkensepsis oder Konjunktivitis
- **Hauptvirulenzfaktor der Pneumokokken ist die Kapsel** – unbekapselte Pneumokokkenstämme sind nicht virulent. Die Kapsel schützt die Pneumokokken vor der Phagozytose durch Makrophagen!

Prüfer: 1599
Gibt es **Resistenzen bei den Pneumokokken**?

Kommentar:
- Bei den **Pneumokokken** kommen β - **laktam- und Makrolid-Resistenzen** gehäuft vor. Im Vergleich zum Ausland sind die Resistenzraten in Deutschland niedriger, sie steigen aber an
- Die Resistenz besteht aufgrund veränderter **Penicillin-bindender Proteine** → Wirksamkeit besteht daher auch nicht bei Zugabe eines β-Laktamasehemmers!
- **Makrolidresistenz** wohl durch veränderte Zielmoleküle, Methylasegene oder einen Effluxpumpmechanismus (mef-Gen)

Prüfer: 1600
Methodik der Resistenztestung? **Prävalenz von Penicillin-resistenten Pneumokokken** in Spanien? In den USA? In DE?

Kommentar:
- **In Deutschland (noch) geringe Resistenzen:** β-laktamresistenzen etwa 5 %, bei Makroliden höhere Resistenzraten von etwa 15 %
- In **Spanien** hohe β-laktamresistenz von **etwa 50 %** und noch höhere Makrolidresistenzrate
- **USA?** Wohl Anstieg in den letzten Jahren auf etwa **40 %** β-laktam-resistente Stämme

11 Mikrobiologie

- Negativ-Beispiel ist oft **Asien** mit Resistenzraten von **50 %** bei β-laktamen bzw. bis zu **90 %** in Südostasien und etwa 80 % bei Makroliden

1601 Prüfer:
Wo sind in Europa noch **resistente Pneumokokken** zu finden?

Kommentar:
Ungarn, Südosteuropa und natürlich Frankreich!

1602 Prüfer:
Wie ist eine **Pneumokokkenmeningitis** zu therapieren?

Kommentar:
- **Empirische Therapie bei Erwachsenen:** Makrolid (Erythromycin, Clarithromycin, Azithromycin), Doxycyclin, β -laktamantibiotikum (Cefuroxim, Amoxicillin, Amoxicillin mit Clavulansäure) oder Fluorchinolone (Levofloxacin)
- Bei Kindern keine Fluorchinolone und unter 8 Jahre kein Doxycyclin!

11.18 Pilze

MiBio

1603 Prüfer:
+ Wie ist die **Systematik der Pilze**?

Kommentar:
- In der Medizin werden Pilze nach dem **DHS-Schema** in **Dermatophyten** (Fadenpilze), **Hefen** (Sprosspilze, z. B. Candida) und **Schimmelpilze** (Aspergillus) eingeteilt. Daneben gibt es auch *Dimorphe* Pilze, die in der Hefe- oder Schimmelform vorkommen können
- Die biologische Einteilung der Pilze ist deutlich komplizierter: Myxomyceten (Schleimpilze), Phycomyceten (niedere Pilze), Eumyceten (höhere Pilze). Eumyceten mit Ascomyceten (Protoascomyceten = Hefe- / Sprosspilze, Euascomyceten = Schlauchpilze, Kleistothecium Apergillus, Penicillium) und Basidiomyceten (Ständerpilze)

Prüfer: 1604
Wie wird **Candida** differenziert? +

Kommentar:
- Die **Differenzierung von Candida** erfolgt durch einen Spezial-Agar, z. B. Chromagar Candida oder Candida Select (Zuordnung durch Farbe)
- Die Speziesbestimmung erfolgt auf **Reisextraktagar** (nach Taschdjian) durch die Mikromorphologie. Reisextraktagar führt als Mangelnährboden bei verschiedenen Spezies zu einem typischen Wachstumsmuster von (Pseudo-) Myzel und Blastosporen. Dickwandige Dauersporen (= Chlamydosporen) sind typisch für Candida albicans bei 22 °C. Bei 37 °C und kurzer Inkubation treten stattdessen Keimschläuche (Vorformen von Hyphen) auf

MiBio

Prüfer: 1605
Wie erfolgt die **Aspergillus-Diagnostik** und wie ist deren Validität?

Antwort:
Kultur, Serologie, PCR; Wertigkeit oft unklar, Kultur unergiebig, Serologie häufig unspezifisch, immunkompromittierten Patienten, etc.

Kommentar:
- Die Serologie bzw. die Antikörperbestimmung ist wenig aussagekräftig, am ehesten gelingt die Diagnostik mit Verlaufsseren bei Nachweis eines signifikanten Titeranstiegs
- Besser geeignet als sensitiver Marker einer (invasiven) Aspergillusinfektion ist der **Aspergillus Antigennachweis (Galaktomannan)** mittels ELISA. Dies ist im Blut und ggf. auch im Liquor und BAL möglich. Sinnvoll ist der Antigennachweis vor allem bei Schwerkranken auf der Intensivstation
- Ein mikrobiologischer Aspergillus Nachweis ist durch Mikroskopie aus einem Direktpräparat oder durch kulturelle Anzucht aus Sputum, BAL oder einer Biopsie möglich. Ergänzend sind auch PCRs verfügbar

11.19 Sonstige Erreger

1606 Frage:
Was versteht man unter der **Jarisch-Herxheimer-Reaktion** und wann tritt sie auf?

Kommentar:
- Die **Jarisch-Herxheimer-Reaktion** wurde bei der Behandlung der Syphilis entdeckt
- Eine effiziente **keimabtötende** Antibiotikatherapie kann zur Freisetzung einer großen Menge **Endotoxine** (= Lipopolysaccharide aus der äußeren Zellmembran) führen, die u. a. zu Fieber, Blutdruckanstieg, Schüttelfrost, später auch zu Blutdruckabfall und Verbrauchskoagulopathie führen
- Auch bei der Leptospirose, Lepra, Neisseria meningitidis und Borrelien ist das möglich
- Laut Literatur tritt bei bis zu 70–90 % einer frühen Syphilis-Infektion eine **Jarisch-Herxheimer-Reaktion** auf. Die meisten verlaufen offensichtlich mild und klingen nach 1–2 Tagen wieder ab. Das liegt evtl. daran, dass die meisten Syphilis-Infektionen nicht akut sind, sondern lediglich durch das Schwangerenscreening entdeckt werden

1607 Frage:
Was ist bei **Schwangeren mit einer behandlungsbedürftigen Syphilis** zu beachten?

Kommentar:
- Vor allem bei einer **Syphilis** in der 2. Schwangerschaftshälfte kann erwogen werden, die Penicillin-Therapie stationär einzuleiten, da das Risiko besteht, durch eine **Jarisch-Herxheimer-Reaktion** Wehen auszulösen!
- Durch eine **Jarisch-Herxheimer-Reaktion** kann es wohl bei einer massiven fetalen Reaktion auch zur Totgeburt kommen

1608 Frage:
Gibt es eine Prophylaxe der **Jarisch-Herxheimer-Reaktion** bzw. wie ist die Akuttherapie?

Kommentar:
- Möglich ist eine prophylaktische Gabe von Prednisolon vor der i. m. Gabe von Penicillin. Die Wirksamkeit ist jedoch nicht unumstritten, daher existieren dazu auch keine eindeutigen Empfehlungen
- Im Akutfall wird Prednisolon i. v. gegeben!

Gastritis

Prüfer: 1609
Nennen Sie den **Erreger der Gastritis**?

Antwort:
H. pylori

Prüfer: 1610
Was sind die **Pathogenitätsfaktoren von Helicobacter pylori**?

Antwort:
- Vakuolisierendes Toxin, Flagellen
- CagA
- Beziehung zu MALT-Lymphomen, Magen-Ca

Prüfer: 1611
Wie schützt sich **Helicobacter pylori** vor der Magensäure?

Antwort:
Urease

Prüfer: 1612
Was ist der **Erreger der intestinalen Lympadenitis und Pseudoappendizitis**?

Antwort:
Yersinia pseudotuberkulosis ist ein invasiver enteropathogener Keim, penetriert die Dünndarmschleimhaut und repliziert in regionalen Lymphknoten.

Prüfer: 1613
Welche **Möglichkeiten des Yersiniennachweis** gibt es?

Antwort:
Erregernachweis durch Lymphknotenpunktion (nicht im Stuhl / Blut), ggf. Serologie

11 Mikrobiologie

1614 Prüfer:
Wie ist der derzeitige Stand der Diskussion um die Bedeutung von **Campylobacter pylori** als Ursache von Gastritis?

Kommentar:
Campylobacter pylori ist ein veralteter Begriff für Helicobacter pylori, dem Erreger der Gastritis!

1615 Prüfer:
Kann eine **Campylobacter pylori Gastritis** behandelt werden? Womit?

Kommentar:
- Die aktuelle Bezeichnung ist **Helicobacter pylori**, Campylobacter pylori wurde der Erreger ursprünglich aufgrund seiner Campylobacter Ähnlichkeiten genannt. Das ist inzwischen aber obsolet
- **JA**, eine Eradikation mit einer Kombination aus zwei Antibiotika und einem Protonenpumpenhemmer ist möglich und wird bei einem positiven Erregernachweis auch durchgeführt! Erfolgskontrolle der Therapie durch erneute Gastroskopie oder durch einen Atemtest oder Antigennachweis im Stuhl

+ Helicobacter pylori (H. pylori)

1616 Prüfer:
Wie erfolgt der **Nachweis von H. pylori**?

Antwort:
- ^{13}C-Harnstoff Atemtest
- Antigen Nachweis im Stuhl
- Serologie, aber kein Nachweis einer akuten Infektion
- Urease Schnelltest
- Histologie
- Kultur, wird interessanter für die Resistenzbestimmung

1617 Prüfer:
Wie wird die sogenannte **Eradikationstherapie** durchgeführt?

Antwort:
- **Italienische Tripel-Therapie:** Omeprazol 2x20 mg/d, Clarithromycin 2x250 mg/d, Metronidazol 2x400 mg/d
- **Französische Tripel-Therapie:** Omeprazol 2x20 mg/d, Clarithromycin 2x250 mg/d, Amoxicillin 2x1 g/d
- **Quadrupel Therapie:** Omeprazol 2x20 mg/d, Wismutsalz 4xtäglich, Tetrazyklin 4x500 mg/d, Metronidazol 3x400 mg/d

BSE MiBio

Prüfer: 1618
Was ist die **Ursache von BSE**?

Antwort:
Prionen

Prüfer: 1619
Wie ist die **Epidemiologie und Infektionsbiologie der Prionen**?

Kommentar:
- Der Begriff **Prionen** steht für**Proteinaceous Infectious Particles**. Das sind Proteine, die im Körper physiologischerweise vorkommen, aber bei Fehlfaltung wasserunlösliche β-Faltblatt-Strukturen bilden können und dadurch Prionenerkrankungen auslösen. Problematisch ist, dass falsch gefaltete Proteine weitere Proteine falsch falten können und so eine Kettenreaktion auslösen!
- Gängige Hypothese ist, dass es im Nervensystem zelluläre Prionen-Proteine, sogenannte **Prion Protein cellular (PrPc)** gibt. Der Kontakt mit dem pathogenen Prionen-Protein (Prion Protein Scrapie (PrPSc)) führt zu einer Konformitätsänderung und das PrPc wird selbst zum unlöslichen PrPSc und führt zum Absterben der Zellen → die entstehenden schwammartigen Löcher sind namensgebend für die **spongiforme Enzephalopathie**!

Prüfer: 1620
Was sind andere **Prionen** assoziierte Erkrankungen?

Kommentar:

- Bei der **Creutzfeldt-Jakob-Krankheit** gibt es eine sporadische Prionerkrankung, eine genetische Prionerkrankung und eine übertragbare Form mit einer Mensch zu Mensch-Übertragung durch infektiöses Gewebe (am häufigsten bei Hirnhauttransplantationen) oder einer Übertragung durch infiziertes Rindfleisch in Großbritannien
- **Gerstmann-Sträussler-Scheinker-Syndrom** (spongiforme Enzephalopathie)
- Die **fatale familiäre Insomnie** ist eine erbliche und tödlich verlaufende spongiforme Enzephalopathie
- **Kuru** ist eine Prionenkrankheit mit Bewegungsstörungen und Tod nach 2 Monaten, in Papua-Neuguinea Übertragung wahrscheinlich durch Kannibalismus

Risikogruppen

1621 Prüfer:

Wie werden **Pilze in Risikogruppen** eingeteilt?

Antwort:

Dimorphe Pilze gehören zur Gruppe III

1622 Prüfer:

Welche **Dimorphen Pilze** gibt es?

Kommentar:

- **Dimorphe Pilze** ändern ihre Morphologie abhängig von der Temperatur, bei 37 °C bilden sie Sprosszellen (Hefe) und bei Raumtemperatur (25 °C) Myzelen aus
- **Humanpathogen sind** vor allem Blastomyces dermatitidis, Coccidioides immitis, Histoplasma capsulatum und Paracoccidioides brasiliensis

1623 Prüfer:

Durch welche Erreger besteht im **Labor Infektionsgefahr?**

Antwort:

HIV, HBV, HCV, Brucellen, Corynebakterien, Diptheriae, TBC

1624 Prüfer:

Welche **Schutzmaßnahmen müssen zum Infektionsschutz** getroffen werden?

Antwort:

Handschuhe, Sicherheitswerkbank in bestimmten Fällen

Kommentar:

- Auch **Impfung bei impfpräventablen Erregern**, also HBV, HAV, bei der Virusanzucht auch FSME u. a.
- Bei aerogenen Erregern (TBC) auch entsprechende Lüftungsanlagen bzw. Schleusensysteme
- Standardschutz sind Schutzkleidungen (Schutzkittel), Handschuhe und Schutzbrillen
- Probenmaterialien und Kulturmedien müssen vor der Entsorgung autoklaviert werden

12 Drogen

Drogenabstinenz

1625 Prüfer:
Wie überprüfen Sie eine **Alkoholabstinenz**?

Kommentar:

- Der aktuelle Konsum wird durch die Bestimmung des **Blutalkohols** ermittelt
- Kurzfristig kann, um die diagnostische Lücke zwischen dem Blutalkohol und dem CDT zu überbrücken, das ETG im Urin photometrisch bestimmt werden. Nachweisbarkeit etwa 1,5–3 Tage bzw. frühestens 2–3,5 Stunden nach Erreichen der maximalen Blutalkoholkonzentration
- Bei **längerfristigem Alkoholabusus** kann nach etwa 3 Wochen das CDT im Serum mittels HPLC bestimmt werden. Das CDT steigt bei einem Alkoholkonsum von > 60 g Ethanol pro Tag an
- Im Blutbild ist das MCV erhöht (große Erythrozyten), ggf. liegt eine Anämie und Thrombozytopenie vor
- Weitere typische Laborbefunde sind eine **erhöhte γ-GT** und durch die Leberschädigung auch erhöhte Transaminasen (GOT, GPT), Bilirubin und eine Hyperlipidämie (Typ V nach Fredrickson)

1626 Prüfer:
Was prüfen Sie bei einem **Nikotinabusus**?

Antwort:
Nachweis von **Cotinin** (Nikotinmetabolit) im Urin (HPLC)

1627 Prüfer:
Was ist **CDT**?

Kommentar:

- **CDT** steht für **Kohlenhydrat-defizientes-Transferrin** (verschiedene Formen). Der Anteil an CDT am Gesamttransferrin steigt bei chronischem Alkoholabusus an!
- Genetische Transferrinvarianten kommen bei etwa 1 % der Bevölkerung vor und können zu falsch niedrigen (Transferrin B) oder falsch hohen (Transferrin D) Werten führen

13 Genetik

Gendiagnostikgesetz

1628 Frage:
Was ist das **Gendiagnostikgesetz**?

Kommentar:
- Am 01.02.2010 ist das **Gendiagnostikgesetz**[1] in Kraft getreten und regelt die genetischen Untersuchungen bei Menschen und die Verwendung genetischer Proben und Daten in Deutschland
- Es soll den Patienten bei genetischen Untersuchungen, u. a. gegenüber Versicherungen (Lebensversicherung, Krankenversicherung) und Arbeitgebern schützen

1629 Frage:
Was ist eine genetische Untersuchung im Sinne des **Gendiagnostikgesetzes**?

Kommentar:
- Eine **genetische Untersuchung** ist eine genetische Analyse zur Feststellung genetischer Eigenschaften oder eine vorgeburtliche Risikoabklärung einschließlich der Beurteilung der jeweiligen Ergebnisse
- Eine genetische Analyse ist eine zytogenetische Analyse (Zahl und Struktur der Chromosomen), eine molekulargenetische Analyse (molekulare Struktur der DNA / RNA) oder eine Genproduktanalyse (Produkte der Nukleinsäuren)
- Die vorgeburtliche Risikoabklärung ist eine Untersuchung des Embryos / Fötus, zur Bestimmung der Wahrscheinlichkeit für das Vorliegen bestimmter genetischer Eigenschaften für eine Erkrankung oder gesundheitliche Störung, beispielsweise mittels nicht-invasiver pränataler Tests(NIPT)

1630 Frage:
Welche **Diagnostik** ist durch das **Gendiagnostikgesetz** betroffen?

[1] Gendiagnostikgesetz: www.gesetze-im-internet.de/gendg

Kommentar:
- **Diagnostische Untersuchungen** sind genetische Untersuchungen zur Abklärung einer bestehenden Erkrankung (z. B. Prothrombinmutation bei Thrombose) oder genetische Untersuchungen im Rahmen der Pharmakogenetik
- **Prädiktive Untersuchungen** sind genetische Untersuchungen zur Abklärung einer erst zukünftig auftretenden Erkrankung oder eines Anlageträgerstatuses für Erkrankungen bei Nachkommen

Frage: 1631
Was ist vor **prädiktiven bzw. diagnostischen Untersuchungen** gemäß Gendiagnostikgesetz zu beachten?

Kommentar:
- Bei **prädiktiven Untersuchungen** muss die Patientenaufklärung zwingend durch einen Facharzt für Humangenetik oder einen Facharzt mit entsprechender Qualifikation erfolgen
- Bei **diagnostischen Untersuchungen** kann die Aufklärung durch jeden Arzt (auch einen Labormediziner) erfolgen

Morbus Meulengracht

Frage: 1632
Was ist der **Morbus Meulengracht**?

Kommentar:
Der **Morbus Meulengracht** ist die häufigste Erkrankung des hepatischen Bilirubin-Stoffwechsels. Synonym wird auch vom Gilbert-Syndrom gesprochen.

Frage: 1633
Welche **klinischen Symptome** zeigen sich beim **Morbus Meulengracht**?

Kommentar:
Patienten mit **Morbus Meulengracht** sind in der Regel asymptomatisch oder entwickeln einen Ikterus (am Sklerenikterus erkennbar) unter Stress-Situationen, Infektionen bzw. nach verminderter Nahrungsaufnahme. Im Labor zeigt sich eine leichte Hyperbilirubinämie mit bis zu 5-fach erhöhten Bilirubin-Werten.

1634 Frage:
Was ist die Ursache des **Morbus Meulengracht**?

Kommentar:
- Der **Morbus Meulengracht** ist eine autosomal-rezessiv vererbte Erkrankung! Die häufigste Ursache ist eine Insertion in der TATA-Box des Promotors des UDP-Glucuronosyltransferase 1A1 (UGT1A1)-Gens. UGT1A1 bewirkt die Konjugation von Bilirubin und einigen Medikamenten mit Glucuronsäure. Dadurch werden diese wasserlöslich und können renal ausgeschieden werden. Statt 6 TA-Repeats im Promotor findet man in den Allelen der Patienten 7 TA-Wiederholungen. Der Polymorphismus der Allele wird auch als UGT1A1*28 bezeichnet. Er bewirkt eine Verminderung der Transkriptionsrate des Gens und damit eine Reduktion der Aktivität der UDP-Glucuronosyltransferase auf etwa 30 % im Vergleich zu einem gesunden Menschen. Insbesondere unter Belastung kommt es zu einem **erhöhten Spiegel des unkonjugierten Bilirubins**
- Bei dem **Crigler-Najjar-Syndrom** führen Mutationen im kodierenden Bereich des UGT1A1-Gens zu einer starken Abnahme der Enzymaktivität auf 0–10 %

1635 Frage:
Wann ist der Ausschluss eines **Morbus Meulengracht** relevant?

Kommentar:
- Vor der Gabe von **Irinotecan** muss ein Morbus Meulengracht ausgeschlossen werden. Irinotecan ist ein Chemotherapeutikum (Gruppe der Topoisomerase-Hemmer), das u. a. zusammen mit 5-Fluoruracil beim Kolonkarzinom oder Magenkarzinom eingesetzt wird
- Beim Vorliegen des **UGT1A1*28-Polymorphismus** ist der Abbau u. a. von Irinotecan vermindert. Das kann zu erhöhten Spiegeln im Blut und dadurch zu schweren NW führen. Liegt dieser Polymorphismus vor, muss daher die Chemotherapie-Dosis reduziert werden

Frage: 1636
Wie häufig ist der **Morbus Meulengracht**?

Kommentar:
Morbus Meulengracht ist weit verbreitet. Die Häufigkeit der homozygoten Allel-Träger liegt bei etwa 5–20 % in verschiedenen Bevölkerungsgruppen, wobei die phänotypische Penetranz variabel ist.

13.1 Pränatales Screening

13.1.1 EXKURS: NIPT

Auf dem deutschen Markt gibt es drei verschiedene Testverfahren:[2]

- **Praena-Test:** Random Massively Parallel Sequencing (rMPS). Die Sensitivität für die Trisomie 21 liegt laut Sequenom bei 99,29 % und die Spezifität bei 99,99 %. Das ergibt eine Falsch-Positiv-Rate von 0,01 % und einem Positiven Vorhersagewert (= PPW) von 99,04 %
- **Harmony-Test:** Digital Analysis of selected regions (DANSR)-Methode. Detektionsrate für die Trisomie 21 99,5 % bei einer Falsch-Positiv-Rate von 0,06 %
- Single Nucleotide Polymorphisms (SNPs) (Panorama-Test)

[2] Die Leistungsdaten stammen von den Herstellerseiten: http://lifecodexx.com, http://www.cenata.de/der-harmony-test/, https://www.natera.com/panorama-test

1637 Frage:
Was versteht man unter dem **Ersttrimesterscreening**?

Kommentar:

- Durch Messung von PAPP-A und des freien β-hCG kann zusammen mit der sonographischen Messung der Nackentransparenz das Risiko errechnet werden, dass eine fetale Trisomie 21 (Down-Syndrom) vorliegt
- Die **Risikoberechnung** wird über ein Computerprogramm auf der Basis vieler tausend Messungen durchgeführt. Dafür bietet die FMF-Deutschland und die FMF-London ein Programm an. Voraussetzung ist, dass die Ärzte (und das Labor) für die Nackentransparenz-Messung bei der FMF zertifiziert sind

1638 Frage:
Wie hoch ist die **Erkennungsrate beim Ersttrimesterscreening**?

Kommentar:

- Bei dem **Ersttrimesterscreening** werden etwa 89 % der **Trisomie 21** Fälle erkannt, dabei werden 5 % falsch positive Ergebnisse akzeptiert. Diese müssen weiter mittels Amnionzentese abgeklärt werden. Durchführung zwischen SSW 11+1 und 13+6
- Eine noch etwas höhere Erkennungsrate von etwa 95 % wird bei dem sequentiell-integrierten Screening erreicht. Hierbei erfolgt in der SSW 10+3 bis 12+0 die Nackentransparenzmessung und die PAPP-A Bestimmung mit einer erweiterten Biochemie (AFP, hCG, freies Estriol, Inhibin A) folgt dann zwischen der SSW 14+3 und 15+6

1639 Frage:
Welche Alternativen gibt es zu dem **Ersttrimesterscreening**?

Kommentar:

- Der Goldstandard ist die Amnionzentese mit einer **Karyotypisierung**. Hier besteht aber ein Untersucherabhängiges Abortrisiko von etwa 1:100 bis 1:500
- Seit wenigen Jahren ist der **Nachweis zellfreier fetaler DNA** im mütterlichen Blut mittels **nicht-invasive pränatale Tests (NIPT)** möglich. Verschiedene NIPT-Systeme sind in Deutschland verfügbar, z. B. der Praena-Test, der Harmony-Test und der Panorama-Test. Je nach Test können die Trisomien 21, 18, 13 und auch Fehlanlagen bei den Geschlechtschromosomen XY (Turner-, Klinefelter-, Triple-X-Syndrom) erkannt werden. Die Erkennungsrate für die Trisomie 21 ist mit > 99,5 % sehr hoch und falsch positive Ergebnisse mit < 0,1 % sehr selten. Nachteilig sind die hohen Kosten[3]

[3] Stand 07/2016 Harmony-Test für Trisomie 21 333 €

13 Genetik

14 Molekularbiologie

Merke: PCR = TMA = NAT?
Häufig spricht man bei dem molekularbiologischen direkten Erregernachweis von einer PCR. Auch in diesem Buch wird das so gehandhabt. Korrekter ist aber der Begriff **Nukleinsäure amplifizierende Technik,** da es auch andere Nukleinsäure amplifizierende Verfahren gibt. Sehr häufig wird inzwischen auch die Transcription Mediated Amplification (TMA) anstatt der Polymerase-Kettenreaktion (PCR) eingesetzt. TMA-Tests sind z. B. für HIV, HCV, HBV, Chlamydien und Gonokokken verfügbar. Eine gute deutschsprachige Erklärung zur TMA findet sich auch unter http://www.laborundmore.com/archive/615462/

Grundlagen Molekularbiologie

1640 Frage:
Was sind **Nukleinsäuren**? Was ist DNA oder RNA?

Kommentar:
- **Nukleinsäuren** bestehen aus einer Base (Adenin, Thymin bei DNA und Uracil bei RNA, Guanin, Cytosin), einem Zucker und einem Phosphat und bilden daraus lange Makromoleküle
- Bei der **DNA** ist der Zucker die Desoxiribose und die Nukleinsäure liegt als Doppelstrang vor!
- Bei der **RNA** ist der Zucker die Ribose und die RNA kommt als Einfach-Helix oder Einzelstrang vor

1641 Frage:
Was bedeutet **3′ bzw. 5′ Ende**?

Kommentar:
- Nukleinsäuren haben ein **5-Strich-Ende** (C5-Atom des Zuckers), an dieses Ende ist ein Phosphatrest gebunden und ein **3-Strich-Ende** (C3-Atom) mit einer freien OH-Gruppe
- Sequenzen werden üblicherweise vom 5′ zum 3′ Ende aufgeschrieben

Frage: 1642
Welche **Basen** sind bei **Nukleinsäuren** wichtig?

Kommentar:
- Bei der **DNA** sind es Adenin, Thymin, Guanin und Cytosin
- Bei der **RNA** sind es Adenin, Uracil, Guanin und Cytosin
- **Basenpaare** bilden Adenin und Thymin sowie Guanin und Cytosin

Frage: 1643
Wie unterscheiden sich **Nukleotide und Nukleoside**?

Kommentar:
- **Nukleoside** bestehen aus einer Base und einem Zucker
- **Nukleotide** bestehen aus einer Base, einem Zucker und einem Phosphat

PCR

Prüfer: 1644
Was ist eine **PCR**?

Kommentar:
Es gibt verschiedene Nukleinsäure amplifizierende Techniken zur Vervielfältigung (= Amplifikation) von DNA und RNA. Eine davon ist die **Polymerase-Kettenreaktion (PCR)**. Man spricht von Kettenreaktion, da die Produkte vorheriger Zyklen den Ausgangsstoff für den nächsten Zyklus bilden und es so zur exponentiellen Vermehrung kommt.

Frage: 1645
Aus welchen Teilschritten besteht die **PCR**?

Kommentar:

- Zur **PCR** werden die zu kopierende DNA, die **Polymerase** (= kopiert die DNA), die **Primer** (dienen als Start-DNA) und die **Nukleotide** (= werden an die Primer angehängt) benötigt
- **Bei der Denaturierung der DNA** wird der Reaktionsansatz auf 95 °C erhitzt. Dadurch trennen sich die komplementären DNA-Stränge und die DNA wird denaturiert!
- Zur **Hybridisierung** wird die Temperatur auf 55 °C reduziert. Dadurch binden die Primer an die DNA = Hybridisierung! Nur wenn Primer und DNA-Abschnitt komplementär sind und sich Basenpaare bilden können, ist die Verbindung stabil. Hier beginnt die Polymerase weitere komplementäre Nukleotide anzulagern
- Zur **Verlängerung** der DNA-Stränge wird die Temperatur auf 72 °C erhöht. Das ist die ideale Arbeitstemperatur der Polymerase. Die **DNA-Polymerase** lagert weitere Nukleotide an die entstehenden DNA-Stränge an. Nicht vollständig komplementäre Bindungen zwischen Primer und DNA brechen wieder auf
- In etwa 30–40 Zyklen wiederholen sich diese drei Schritte und führen jeweils zur Verdoppelung (deshalb Kettenreaktion) der DNA → bei 40 Zyklen = 2^{40} Kopien!!

1646 Frage:

Welche **räumlichen Bedingungen** müssen für eine PCR vorhanden sein?

Kommentar:

- Notwendig ist eine räumliche Trennung zwischen der Präanalytik und der Postanalytik, d.h. im Regelfall sind zwei verschiedene Räume und verschiedene Laborkittel (am besten verschiedene Farben) erforderlich.
  - In der **Präanalytik** erfolgt die Nukleinsäureextraktion und das Herstellen des Reaktionsansatzes
  - In der **Postanalytik** erfolgt die Nukleinsäureamplifikation und die Detektion (klassisch mittels Agarosegel und DNA-Farbstoffen oder automatisch mittels **Real-Time-PCR**)
- Zunehmend verschwindet die strikte Trennung zwischen Prä- und Postanalytik durch den Einsatz von Analysevollautomaten. In diesen geschlossenen Systemen erfolgt in Random-Access-Technik ohne menschliche Eingriffe die Nukleinsäureextraktion, die Amplifikation und die Detektion. Das Kontaminationsrisiko ist dadurch deutlich reduziert!

Frage: 1647

Wie erfolgt der **Nachweis des PCR-Produkts**?

Kommentar:

- Bei der **Real-Time-PCR** erfolgt neben der Amplifikation gleichzeitig eine Messung und ggf. Quantifizierung
- Bei klassischen PCRs erfolgt nach der Amplifikation der Nukleinsäurenachweis auf einem **Agarosegel** oder einem Polyacrylamidgel

Frage: 1648

Wie funktioniert der **Nukleinsäurenachweis mittels Gel**?

Kommentar:

- Das PCR-Produkt wird auf ein Agarosegel oder Polyacrylamidgel übertragen
- Die Auftrennung im elektrischen Feld erfolgt anhand der Größe
- Danach Färbung mit einem Fluoreszenzfarbstoff (Ethidiumbromid)
- Betrachtung bzw. Fotografie unter UV-Licht und Identifizierung (Basenpaare) über parallel mitlaufende Größenmarker

Frage: 1649

Was ist in einem **PCR-Mastermix** enthalten?

Kommentar:

Der **PCR-Mastermix** besteht aus der Original-DNA als Template, zwei **Primern** (sense und anti-sense), der **Taq-Polymerase** (oder einer anderen Temperaturstabilen Polymerase), Mg^{2+}-Ionen für Funktion der Polymerase, Puffer und den Nukleotiden für die Polymerase.

Aufbau einer DNA-PCR

1650 Prüfer:
Was ist bei der **PCR** allgemein zu beachten?

Antwort:
- Trennung zwischen DNA-Isolierung, PCR-Ansatz, PCR-Amplifikation, Analyse
- Präanalytik = Nukleinsäureextraktion, Postanalytik = Amplifikation, Detektion
- Primerlänge 20 bp

1651 Prüfer:
Wie kann man bei der **PCR Kontaminationen** vermeiden?

Antwort:
Uracileinbau

1652 Prüfer:
Wie detektiert man **Mutationen nach der PCR**?

Antwort:
Restriktionsenzyme, Sequenzierung

1653 Prüfer:
Wie kann man feststellen, ob überhaupt ein PCR-Produkt entstanden ist, wenn man einen Test neu aufbaut?

Antwort:
Gelelektrophorese mit einer klaren Bande

Polymerase-Kettenreaktion

1654 Prüfer:
Wann werden **PCR-Methoden** angewendet?

Antwort:
Erregernachweis, Mutationsanalyse

1655 Prüfer:
Was sind die **Vor- und Nachteile der PCR**?

Antwort:
- **Vorteile:** sehr sensitive Methode
- **Nachteile:** Laborabhängig, Auswahl der Primer, Kreuzreaktionen mit menschlicher DNA, langer Primer wegen Spezifität, Temperaturwahl für Alingment für optimale Spezifität, räumliche Trennung bei Testdurchführung, wenig Aussagekraft bei latent persistierenden Erregern

Prüfer: 1656
Wo hat die **PCR bei der TBC** ihre Berechtigung?

Antwort:
V. a. bei atypischen Mykobakteriosen, allgemein bei schwer anzüchtbaren Erregern, 16s-RNA-PCR, Vervielfältigung der 16S-RNA mit Primern für die konservierten Regionen

Prüfer: 1657
Wo wird die **PCR bei der Tuberkulose** normalerweise eingesetzt bzw. wann sollte sie dem Kliniker empfohlen werden?

Antwort:
Bei dringendem V. a. Mykobakteriose, wenn noch nichts gewachsen ist, im Liquor bei V. a. ZNS-Tuberkulose.

Prüfer: 1658
Ist die **HCV-PCR** bei länger zurückliegenden negativen HCV-AK vor einer Knochenmarkspende sinnvoll?

Kommentar:
- Ja, die **PCR** ist auch bei aktuell negativen HCV-AK sinnvoll, da die Inkubationszeit der HCV bis zu 26 Wochen lang sein kann. Im Mittel wohl 7–8 Wochen, davor ist eine negative Serologie nicht aussagekräftig genug. Negative HCV-AK schließen eine Hepatitis C nur sicher aus, wenn eine symptomatische Hepatitis besteht (z. B. erhöhte Transaminasen, Ikterus)
- Die PCR ist bereits nach **10–14 Tagen** aussagekräftig. Bei positiven AK und einer negativen PCR wird meistens eine PCR-Kontrolle in 6 Monaten empfohlen, da bei manchen Patienten nur intermittierend eine Virämie vorliegt

Grundlagen PCR

1659 Frage:
Was ist eine **Nested-PCR**?

Kommentar:
Die **Nested-PCR** ist eine verschachtelte PCR, um sehr geringe Mengen DNA zu amplifizieren. Eingesetzt wird die Nested-PCR z. B. für den Nachweis der CMV-DNA aus einer **Guthrie-Card** (Trockenblutkarte des Neugeborenen) oder bei V. a. eine HTLV-Infektion, um das integrierte Genom zu detektieren.

1660 Prüfer:
Was ist eine **Sonde**?

Kommentar:
- Eine **Sonde** ist eine kurze Einzelstrang-DNA (seltener RNA), es sind also Poly- oder Oligonukleotide mit einer komplementären Basensequenz, die sich an die passende DNA-Sequenz im Gen anlagern = Gensonde
- Umso größer die Übereinstimmung ist, umso stärker ist auch die Bindung der Gensonden zur Zielsequenz. Durch Waschen werden schlecht passende Gensonden entfernt
- Ein direkter Nachweis ist über radioaktive oder mit Fluoreszenzfarbstoffen markierten Gensonden möglich, ein indirekter Nachweis durch Biotin oder Streptavidin

1661 Prüfer:
\+ Was ist eine **Hybridisierung**?

Kommentar:
- Bei der PCR folgt die **Hybridisierung** der DNA-Denaturierung (Temperatur wird auf 55 °C reduziert). Dabei binden die Primer an die DNA (= Hybridisierung)! Nur wenn Primer und DNA-Abschnitt komplementär sind und sich Basenpaare bilden, ist die Verbindung stabil. Hier beginnt die Polymerase weitere komplementäre Nukleotide anzulagern
- **Allgemeine Definition von Hybridisierung**: Anlagerung eines Nukleinsäurestrangs (DNA oder RNA) an einen komplementären DNA- oder RNA-Strang. Dabei entstehen Wasserstoffbrückenbindungen zwischen den komplementären Nukleinbasen

Prüfer: 1662
Welche **molekularbiologischen Methoden** gibt es? Welche Methoden gibt es **zur Amplifikation von Nukleinsäure**? +

Antwort:
PCR, LCR, NASBA, Real-Time-PCR, TMA

Kommentar:
- Am häufigsten eingesetzt wird die **Polymerase-Kettenreaktion (PCR)**. Früher als PCR mit nachgeschalteter Detektion des Amplifikats im Agarosegel, heute fast nur noch als **Real-Time-PCR** mit Detektion des Amplifikats in Echtzeit – dabei ist auch eine Quantifizierung möglich → die sogenannte *quantitative PCR*
- Eine sehr empfindliche Alternative zur PCR ist die **Transcription Mediated Amplification (TMA)** als isothermes Verfahren, die als Target RNA und DNA erkennt. Inzwischen gibt es auch vollautomatisierte **Random Access Systeme**, die die Nukleinsäureamplifikation und -detektion inklusive der Nukleinsäureextraktion in einem Gerät vereinen

Molekularbiologische Methoden?

Prüfer: 1663
Unterschiede zwischen **PCR**, **Ligase-Kettenreaktion (LCR)** und **Nucleic Acid Sequence Based Amplification (NASBA)**?

Kommentar:
- Die **Ligase-Kettenreaktion (LCR)** ist ebenfalls eine temperaturabhängige Methode, die aber mit einer Ligase anstatt einer hitzestabilen Polymerase (Polymerase-Kettenreaktion (PCR)) arbeitet. Als Primer werden vier komplementäre Nukleotide

verwendet, deren Sequenzen genau nebeneinander auf der **Ziel-DNA** liegen. Sobald sie an die DNA binden, werden jeweils zwei der Primer kovalent verbunden. Die beiden anderen dazu komplementären Primer werden im nächsten Zyklus verbunden, sobald sie nebeneinander an die in der vorherigen Reaktion verbundenen Fragmente binden. Vorteil der LCR ist die kurze Zykluszeit. Um die kurzen Amplifikate zu erkennen, werden häufig markierte Oligonukleotide verwendet und die Ligationsprodukte mittels ELISA-Systemen detektiert

- Die **Nucleic Acid Sequence Based Amplification (NASBA)** ist eine Isotherme Reaktion. Die einzelnen Schritte werden nicht durch unterschiedliche Temperaturniveaus gesteuert wie bei der PCR, sondern durch drei verschiedene Enzyme: **reverse Transkriptase, RNase**-H, **T7-RNA-Polymerase**

1664 Prüfer:

Wofür eignet sich die **Methode NASBA** und wofür die **Methode LCR**?

Kommentar:

- Bei der **NASBA** wird direkt die RNA amplifiziert. Sie ist deshalb vor allem für RNA-Viren sinnvoll. Die Methode ist schnell, aber relativ komplex und teuer
- Vorteil der **LCR** gegenüber der PCR ist, dass die Fehler, die bei der PCR durch die Taq-Polymerase auftreten (Basenfehlpaarungen = missmatches) nicht auftreten. Dadurch können mehr Zyklen als bei der PCR durchgeführt werden. Typisch sind 50–70, damit eignet sich die LCR neben dem Erregernachweis auch zur Detektion von **Single Nucleotide Polymorphism (SNP)**. SNPs werden beispielsweise bei der Untersuchung der **Cell-free fetal DNA (cffDNA)** zur vorgeburtlichen Untersuchung auf Trisomien und Chromosomenstörungen (NIPT) analysiert

Gentechnische Methoden

1665 Prüfer:

Was weist der **Southernblot** nach?

Antwort:

DNA

Prüfer: 1666

Was weist der **Northernblot** nach?

Antwort:

RNA

Prüfer: 1667

Was weist der **Westernblot** nach?

Antwort:

Proteine (Immunglobuline = Antikörper), z. B. HIV-Blot, Borrelien-Blot

Prüfer: 1668

Bitte beschreiben Sie kurz die **Real-Time-PCR**.

Kommentar:

- Bei einer **Real-Time-PCR** wird die Nukleinsäureamplifikation und Detektion in einem durchgeführt. Die Detektion mit einem Agarosegel ist nicht mehr erforderlich!
- Eine Quantifizierung ist durch Standards und Standardkurven möglich
- Möglich ist das durch einen Fluoreszenzfarbstoff, der durch Einlagerung (Interkalation) in DNA-Doppelstrang aktiv wird, oder durch einen Farbstoff, der durch, einen **Quencher** geblockt wird und erst, *wenn* der Quencher durch Amplifikation entfernt wird aktiv ist
- Alternativ zu den Fluoreszenzfarbstoffen kann der Fluoreszenz-Resonanzenergietransfer (FRET) ausgenutzt werden. Dabei wird ein Donor-Fluochrom (Reporter) durch eine Lichtquelle angeregt und gibt seine Energie an ein Akzepter-Fluochrom (Quencher) ab. Der FRET bzw. das Akzeptorsignal ist hoch, wenn der Abstand zwischen Donor und Akzeptor gering ist!

Prüfer: 1669

Beschreiben Sie den **Ablauf einer anderen Amplifikationsmethode** außer der PCR?

Kommentar:
Beispielsweise gibt es als isotherme Verfahren die **NASBA** oder die **TMA**. Oder die **LCR** als temperaturabhängiges sehr genaues Verfahren, bei der Basenfehlpaarungen wie bei der PCR nicht auftreten. Damit ist ein Einsatz bei genetischen Untersuchungen möglich. *Anm.: Ausführliche Erklärung zur LCR siehe 356*

1670 Frage:
Warum ist **RNA instabiler** in der Umgebung als DNA?

Kommentar:
Wir haben **RNasen** an unseren Händen, deshalb wird RNA schneller abgebaut und erfordert ein sorgfältigeres Arbeiten. Die **RNasen** auf der Haut sind Teil der angeborenen Immunantwort.

15 Qualitätsmanagement (QM) und Qualitätssicherung (QS)

15.1 Grundlagen

Qualitätsmanagement (QM)

1671 Frage:
Wer muss am **QM** teilnehmen?

Kommentar:
Am Qualitätsmanagement teilnehmen müssen alle Vertragsärzte, Medizinische Versorgungszentren (MVZ), zugelassene Krankenhäuser, Erbringer von Vorsorgeleistungen oder Rehabilitationsmaßnahmen und Einrichtungen, mit denen ein Versorgungsvertrag besteht.

Qualitätsmanagement (QM) und Qualitätssicherung (QS)

1672 Frage:
Was sind die Unterschiede zwischen **QM und QS**?

Kommentar:

- Das *Qualitätssystem* stützt sich auf die drei Säulen Qualitätskontrolle (QC), Qualitätssicherung (QS) und Qualitätsmanagement (QM)
  - Bei der **QC** wird nach der Testdurchführung überprüft, ob die Messwerte in den festgelegten Grenzen liegen (**= Endkontrolle**). Die Freigabe erfolgt dann, wenn die **Qualitätskontrollen** in Ordnung sind!
  - Die **QS** zielt vor allem darauf ab, ein Qualitätsniveau zu halten und ist heute daher nicht mehr ausreichend
  - Das **QM** ist mit der Aufrechterhaltung des bestehenden Zustands nicht zufrieden. Mit einem QM-System strebt man daher eine Verbesserung der Prozesse an. Es geht um eine *Qualitätsplanung*, eine *Qualitätslenkung* und eine *Qualitätssicherung* (Teil des QM). Zur Qualitätsverbesserung ist ein Fehlermanagement ein obligater Bestandteil!

Qualitätssicherung (QS)

Frage: 1673
Bitte benennen Sie die **drei Ebenen der Qualitätssicherung**

Kommentar:

- Die **Strukturqualität** wird durch die Kompetenz und die fachliche Qualifikation des Arztes und der Mitarbeiter, die Anforderungen an die apparative und räumliche Ausstattung und die Vorgaben an Organisation und Hygiene bestimmt.

Eine gute Struktur garantiert nicht automatisch gute Ergebnisse, sie ist aber dafür notwendig!

- Die **Prozessqualität** ist die Qualität der Abläufe im Labor und umfasst u. a. die Prozessqualität, den Ablauf der Diagnostik und die Dokumentation – sie ist deutlich schwieriger zu bewerten als die Organisation in der Strukturqualität!
- Die **Ergebnisqualität** ist am schwierigsten zu bewerten! Die Ergebnisqualität ist das Ergebnis eines Prozesses, z. B. der Laboruntersuchung. Die Prozessqualität und Ergebnisqualität müssen im Einzelfall (stichprobenartig) geprüft werden, z. B. durch Kontrolle, ob alle Ringversuche bestanden wurden

Allgemeines zur Akkreditierung

Frage: 1674
Wer führt **Akkreditierungen** durch?

Kommentar:
Üblicherweise die **Deutsche Akkreditierungsstelle (DakkS)**.

Frage: 1675
Welche Norm regelt die **Akkreditierung**?

Kommentar:
Zuständig ist hierfür die **DIN EN ISO 15189**. Sie hat höhere Anforderungen als die EN 45001 / ISO Guide 25.

1676 Frage:
Skizzieren Sie grob die **Inhalte der DIN 15189**.

Kommentar:
- Einen Überblick über die Anforderungen der **DIN 15189** bietet die Checkliste. Diese ist untergliedert in **5 Abschnitte und 4 Anhänge**:
  - **Abschnitte:** Anwendungsbereich, Normative Verweise, Begriffe, Anforderungen an das Management, Technische Anforderungen
  - **Anhänge:** Entsprechungen zu **ISO 9001:2000** und **ISO/IEC 17025:1999**, Empfehlungen zum Schutz von Laborinformationssystemen, Ethische Aspekte in der Laboratoriumsmedizin, Normative Verweisungen auf internationale Publikationen mit ihren entsprechenden europäischen Publikationen

1677 Frage:
Wie lange ist die **Akkreditierung** gültig?

Kommentar:
Bei der DakkS sind Akkreditierungen normalerweise fünf Jahre gültig. Sie müssen aber in regelmäßigen Abständen überwacht werden.

1678 Frage:
Was ist der **Unterschied zwischen Akkreditierung und Zertifizierung**?

Kommentar:
- Eine **Zertifizierung** ist das Resultat einer Prüfung durch einen unabhängigen Dritten, der die Übereinstimmung der Arbeitsabläufe mit anerkannten Standards oder Normen (z. B. der **DIN EN ISO 9001**) für einen bestimmten Zeitraum bestätigt. Zertifizierer sind QM-Experten und prüfen vor allem die Strukturqualität
- Eine **Akkreditierung** ist die formelle Anerkennung der Kompetenz eines Labors unter Berücksichtigung der Struktur-, Prozess- und Ergebnisqualität, die für medizinische Labore in der Norm **DIN EN ISO 15189** (Prüflabore **ISO 17025**) festgelegt sind. Die Fachgutachter bringen hierfür ihre QM-Kenntnisse und ihre Fachkenntnisse in die Prüfung ein

Frage: 1679
Beschreiben Sie den **Ablauf einer Neu-Akkreditierung**.

Kommentar:
- **Antragsphase:** Anfrage, Antrag, Prüfung des Antrags, Vorbegehung
- **Begutachtungsphase:** Auswahl der Begutachter, Beauftragung der Begutachter, Dokumentenprüfung, Begehung vor Ort, Begutachtungsbericht
- **Akkreditierungsphase:** Entscheidung durch den Akkreditierungsausschuss, Ausstellung des Akkreditierungsbescheids und der Akkreditierungsurkunde sowie Aufnahme in das Verzeichnis der akkreditierten Stellen
- **Überwachungsphase:** Überwachung, Erweiterung und Änderung der Akkreditierung, Reakkreditierung nach fünf Jahren

15.2 Validierung, Verifizierung und Testparameter

Sensitivität und Spezifität

Fallbeispiel:
Sie haben einen Test, der bei 100 getesteten Blutproben 50 positive findet. Anhand eines Goldstandards wissen Sie, dass in Wahrheit nur 25 Proben positiv sind und von diesen wurden nur 20 von Ihrem neuen Test als positiv erkannt.

Kommentar:
Am besten überträgt man die Angaben in eine **Vierfeldertafel**, siehe Tabelle 15.1 (Seite 361).

Frage: 1680
Wie hoch ist die **diagnostische Sensitivität** des Tests?

Tabelle 15.1: Vierfeldertafel

	Probe positiv (25)	Probe negativ (75)
Test positiv (50)	richtig positiv (20)	falsch positiv (30)
Test negativ (50)	falsch negativ (5)	richtig negativ (45)

Kommentar:

- Die **diagnostische Sensitivität** ergibt sich aus den richtig-positiven Testergebnissen geteilt durch die positiven Proben im untersuchten Kollektiv (= richtig positive und falsch-negative Ergebnisse)
- Die diagnostische Sensitivität berechnet sich hier also mit 20/(25) = 0,8 bzw. **80 %**

1681 Frage:
Wie hoch ist die **diagnostische Spezifität**?

Kommentar:

- Die **diagnostische Spezifität** ergibt sich aus den richtig-negativen Testergebnissen geteilt durch die negativen Proben im untersuchten Kollektiv (richtig-negative und falsch-positive Ergebnisse)
- Damit beträgt die diagnostische Spezifität 45/(45 + 30) = 0,6 bzw. **60 %**

Analytische Grenzen

1682 Frage:
Was ist die **Nachweisgrenze**?

Kommentar:
Die **Nachweisgrenze** ist eine Entscheidungsgrenze für das Vorhandensein eines Analyten. Es ist die kleinste Konzentration eines Analyten, die qualitativ noch erfasst werden kann.

1683 Frage:
Wie bestimmen Sie die **Nachweisgrenze** in der Praxis?

Kommentar:
Die **Nachweisgrenze** wird häufig aus dem Signal-Rausch-Verhältnis abgeleitet. Hierzu wird eine Leerprobe mehrmals gemessen und der Mittelwert (Grundrauschen) und die Standardabweichung bestimmt. Die Nachweisgrenze ist dann der Mittelwert plus der dreifachen Standardabweichung.

Frage: 1684
Was ist die **Bestimmungsgrenze**?

Kommentar:

- Die **Bestimmungsgrenze** ist die kleinste Konzentration, die **quantitativ** gemessen werden kann
- Ab der Bestimmungsgrenze erfüllt der Test die vorgegeben Anforderungen an die Präzision und die Richtigkeit (Variationskoeffizient kleiner z. B. 10 %)

Frage: 1685
Wie wird die **Bestimmungsgrenze** festgelegt?

Kommentar:
Gebräuchlich ist die Ableitung aus der Nachweisgrenze: Die **Bestimmungsgrenze** ist damit die dreifache Nachweisgrenze.

Grundbegriffe:

Frage: 1686
Wie ist die **analytische Sensitivität** definiert?

Kommentar:

- Die **analytische Sensitivität** ist ein Maß für das Nachweisvermögen einer Methode. Davon abzugrenzen ist die **diagnostische Sensitivität** als Maß dafür, wie gut die Labormethode alle Erkrankten erfassen kann
- Die **kleinste Konzentrationsdifferenz** innerhalb des Messbereichs, die noch sicher unterschieden werden kann, ist die analytische Sensitivität

Frage: 1687
Wie ist die **funktionelle Sensitivität** definiert?

Kommentar:

- Die **funktionelle Sensitivität** wird bestimmt, indem verschiedene Patientenseren mehrfach (10–15 mal) gemessen und der Variationskoeffizient (VK) berechnet wird
- Umso niedriger die Konzentration ist, umso höher ist normalerweise der VK
- Die **Funktionelle Sensitivität** ist die Konzentration, an der der VK 20 % nicht überschreitet

Messbereich eines Tests

1688 Frage:
Was ist der **Messbereich eines Tests**?

Kommentar:
Innerhalb des **Messbereichs** können die Anforderungen an die Genauigkeit (Präzision und Richtigkeit) eingehalten werden.

1689 Frage:
Wie definieren Sie den **Messbereich** in der Praxis?

Kommentar:

- Der **Messbereich** wird nach klinischen Erfordernissen festgelegt
- Für die **untere Grenze** kann die Bestimmungsgrenze verwendet werden oder sie wird höher angesetzt, z. B. kann der niedrigste Kalibratorwert genommen werden
- Die **obere Grenze** ist die höchste Konzentration, die in der **Linearitätsprüfung** noch erfasst wurde

Linearität

1690 Frage:
Was ist die **Linearität eines Tests**?

Kommentar:
Im **linearen Bereich** liefert ein Test Ergebnisse, die direkt proportional zur Konzentration in der Probe sind. Die Abhängigkeit zwischen dem Messsignal und dem Analyt kann linear, quadratisch oder logarithmisch sein.

Frage: 1691
Welche Form haben häufig biochemische und immunologische Verfahren bei Auftragung der Kurve mit dem Signal oder der Konzentration?

Kommentar:
Häufig ist es eine **S-förmige Kurve**: zuerst kommt ein exponentieller Anstieg, dann der lineare Bereich und dann flacht sich die Kurve ab.

Frage: 1692
Wie wird die **Linearität bestimmt**?

Kommentar:
Optisch anhand des Kurvenverlaufs, oder besser mittels einer **Regressionsanalyse**. Davon abweichende Kurvenverläufe begrenzen dann oben und unten den linearen Bereich (Messbereich).

Frage: 1693
Was versteht man unter der **Genauigkeit eines Tests**?

Kommentar:

- Die **Genauigkeit** ist der Gesamtfehler eines Tests bestehend aus Präzision und Richtigkeit
- Systematische und zufällige Fehler verschlechtern die Genauigkeit

Richtigkeit

Frage: 1694
Wie ist die Definition der **Richtigkeit**?

Kommentar:
Laut der Rili-BÄK ist die **Richtigkeit** ein Maß für die Übereinstimmung des Mittelwerts aus einer größeren Serie ermittelter Messergebnisse und einem wahren Wert (Sollwert, Referenzwert, etc.). Siehe auch Abbildung 15.1 (Seite 365) und Abb. 15.2 (Seite 365).

Frage: 1695
Wie ermitteln Sie die **Richtigkeit**?

Kommentar:

- Vergleich der Messwerte mit Referenzwerten
- Verwendung einer unabhängige Referenzmethode
- Verwendung von zertifizierten Referenzmaterialien (z. B. WHO-Standards)
- Inter-Labor-Vergleiche (Teilnahme an Ringversuchen)
- Aufstockung von Realproben

1696 Frage:
Wie gehen Sie bei der **Aufstockung** vor?

Kommentar:
Bei der **Aufstockung** wird eine Matrixprobe mit einer definierten Menge des Analyten aufgestockt – idealerweise mit einem internationalen Standard. Dazu müssen mindestens zwei Konzentrationen verwendet werden. Dann werden die aufgestockten Proben zusammen mit dem Blindwert mehrfach gemessen.

1697 Frage:
Wie führen Sie einen **Methodenvergleich** durch?

Kommentar:
Beim **Methodenvergleich** wird ein Panel an Patientenproben mit zwei verschiedenen Methoden gemessen. Dabei sollten die Proben den gesamten Messbereich (negativ, schwach-positiv, positiv) abdecken und die Vergleichsmethode eine zertifizierte Referenzmethode bzw. die *Standardmethode* sein. Anschließend erfolgt eine **Korrelationsanalyse**.

1698 Frage:
Was ist die **systematische Messabweichung**?

Kommentar:
Die **systematische Messabweichung** ist die **systematische Fehlerkomponente** eines quantitativen Tests. Wenn die systematische Fehlerkomponente klein ist, dann ist die **Richtigkeit** groß!

Präzision und Robustheit

Frage: 1699
Wie ist die **Präzision** definiert?

Kommentar:
Bei der **Präzision** geht es um die Streuung der Messwerte um einen Mittelwert durch **zufällige Fehler**! Bei einer *guten* Präzision stimmen die Wiederholungsuntersuchungen gut überein.

Frage: 1700
Was ist die **Robustheit**?

Kommentar:

- **Robustheit** ist ein Begriff für die **Störanfälligkeit** eines Test, d.h. der Unempfindlichkeit eines Analyseverfahrens gegenüber Änderungen der analytischen Rahmenbedingungen
- Eine **robuste Methode** ergibt bei kleinen, alltäglichen Schwankungen der Testbedingungen (z. B. Raumtemperatur) weitestgehend gleiche Messergebnisse

Frage: 1701
Wie bestimmen Sie die **Robustheit**?

Kommentar:
Die **Robustheit** kann beispielsweise durch einen Vergleich der **Inter-Assay-Variationskoeffizienten** des letzten Monats mit dem Inter-Assay-VK aus der Methodenvalidierung ermittelt werden.

Wiederfindung

Frage: 1702
Wo wird die **Wiederfindung** eingesetzt und was ist das?

Kommentar:

- Die **Wiederfindung** wird bei der Thyreoglobulinmessung regelmäßig eingesetzt. Antikörper gegen **Thyreoglobulin** kommen häufig bei Autoimmunerkrankungen wie der **Hashimoto-Thyreoiditis** oder dem **Morbus Basedow** vor
- **Thyreoglobulin-AK** stören die Bestimmung von Thyreoglobulin und verursachen

falsch niedrige Werte! Ist das Thyreoglobulin gar nicht messbar, liegt evtl. eine Athyreose (Schilddrüse fehlt!) vor

1703 Frage:
Wie wird bei **Thyreoglobulin** die **Wiederfindung** durchgeführt?

Kommentar:
Nach der Thyreoglobulinmessung wird eine definierte Menge Thyreoglobulin zu der Probe dazugegeben und die Messung wiederholt. Entspricht die Messung der ersten Messung plus der dazugegebenen Menge Thyreoglobulin dann ist die **Wiederfindung** = 100 %.

1704 Frage:
Wie ist der **Normbereich der Wiederfindung**?

Kommentar:
Die **Wiederfindung** liegt üblicherweise zwischen 70–130 % (100 ± 30 %).

1705 Frage:
Was machen Sie bei **zu niedrigen Wiederfindungswerten**? Was bei zu hohen?

Kommentar:
Bei einer **Wiederfindung** < 70 % sollten die **Theroglobulin-Antikörper** bestimmt werden. Wiederfindungswerte > 130 % sind per se erstmal unplausibel, denn das heißt ja, dass plötzlich mehr Thyreoglobulin vorhanden ist als zugegeben wurde. Vermutlich liegt ein Messfehler vor, daher sollte die Messung wiederholt werden. Evtl. macht es Sinn, die Messung verdünnt zu wiederholen, um einen High-Dose-Hook-Effekt auszuschließen.

Probenverschleppungen

1706 Frage:
Was sind **Probenverschleppungen**?

Kommentar:
- Unterschieden wird die **Reagenzienverschleppung** von der **Probenverschleppung**. Bei der Probenverschleppung wird ein Teil der Probe in die nächste *verschleppt*
- Bei Analysegeräten ist vor allem die Probenverschleppung ein Problem

Frage: 1707
Wann tritt die **Probenverschleppung** auf?

Kommentar:
Die **Probenverschleppung** ist vor allem ein Problem, wenn auf eine hochkonzentrierte eine niedrig konzentrierte oder negative Probe folgt. Folgt beispielsweise auf eine hoch positive HBsAg- oder HIV-Probe eine schwach positive oder grenzwertige Probe, muss an eine Probenverschleppung gedacht werden!

Frage: 1708
Wie sollte mit **Probenverschleppungen** in der Laborpraxis umgegangen werden?

Kommentar:
- **Neue Geräte sollten auf Verschleppung untersucht werden**, indem Leerproben nach hoch positiven Proben getestet werden → diese müssen negativ sein!
- In der Routine sollte nach hoch positiven Proben überprüft werden, ob die nachfolgende Probe schwach positiv ist und wenn ja, diese Probe ggf. wiederholt werden! → Cave: unter Umständen wurde das Röhrchen kontaminiert. Die Wiederholung sollte daher aus einem anderen Aliquot bzw. dem Originalröhrchen erfolgen!

15.3 Rili-BÄK

Merke:
Es lohnt sich die aktuell gültige **Rili-BÄK** und die Publikation *Häufig gestellte Fragen zur Rili-BÄK* aufmerksam durchzuarbeiten! !
Dieses Thema wird zunehmend bestimmend in der Labormedizin und kommt in fast jeder Facharztprüfung vor!

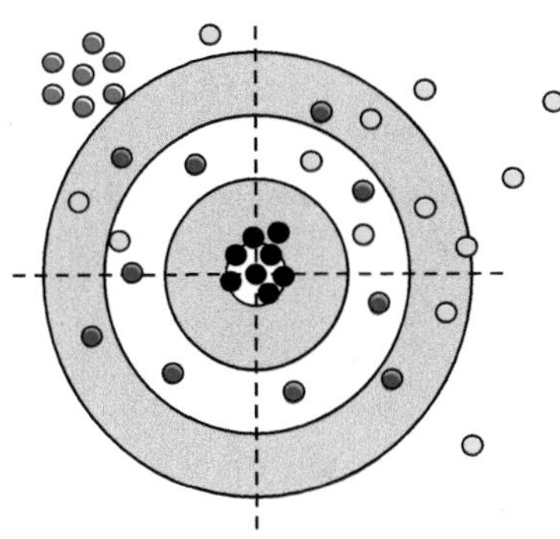

Abb. 15.1: Dargestellt ist der Unterschied zwischen **Präzision** und **Richtigkeit**. Die schwarzen Punkte sind präzise und richtig, die roten präzise, aber falsch, die blauen im Mittel richtig, aber unpräzise (Streuung zu hoch) und die grünen unpräzise und falsch!

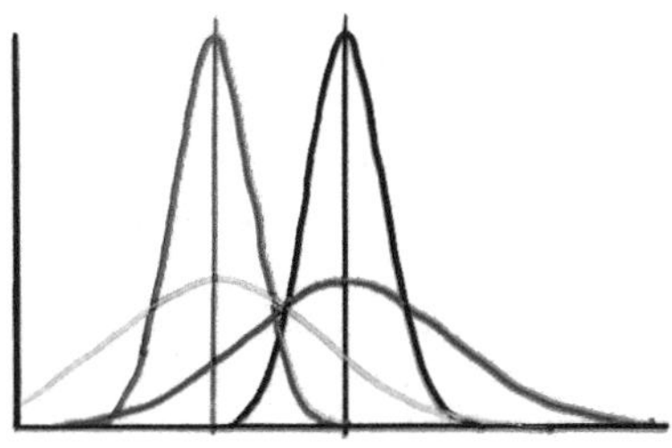

Abb. 15.2: Dargestellt ist der Unterschied zwischen **Präzision** und **Richtigkeit**. Die schwarze Kurve ist präzise und richtig (schmalbasig und hoch), die rote Kurve präzise, aber falsch (schmalbasig, aber nach links verschoben), die blaue Kurve im Mittel richtig, aber unpräzise (breitbasig) und die grüne Kurve unpräzise (breitbasig) und falsch (verschoben)!

Qualitätsmanagementhandbuch (QMH)

Frage: 1709

Wofür ist ein **Qualitätsmanagementhandbuch** da?

Kommentar:

- Ein **Qualitätsmanagementhandbuch (kurz QMH)** ist die Basis, um ein Qualitätsmanagementsystem aufzubauen
- Es fasst die zentralen Anforderungen des jeweiligen QM-Systems zusammen und enthält Verweise auf die Verfahrensanweisungen
- Bei größeren Laboren kann auf separate Verfahrens- und Arbeitsanweisungen verwiesen werden

Frage: 1710

Wie erstellen Sie ein **Qualitätsmanagementhandbuch**?

Kommentar:

Die Voraussetzung für ein **QMH** ist das Aufstellen aller Geschäftsprozesse, einschließlich der Personal, Daten– und Informationssicherheit. Aus dieser Übersicht über das Unternehmen wird das QMH erstellt.

Frage: 1711

Welche Struktur bzw. welchen Inhalt muss das **Qualitätsmanagementhandbuch** haben?

Kommentar:

- Bei der Erstellung eines **QMHs** gibt es eigentlich keine vorgegebene Struktur. Bei einer Zertifizierung nach **DIN EN ISO 9001** kann man aus der Norm die Struktur ableiten:
- **Deckblatt:**
  - Geltungsbereich des QM-Systems
  - Inkraftsetzung durch Laborleitung
- **Inhaltsverzeichnis mit Gliederung des QMHs**
- **Führungsprozesse:**
  - Unternehmensübersicht mit Laborleitung, Rechtsform, Qualitätsmanagement, Qualitätspolitik

- Personalwesen: Personalauswahlverfahren, beruflicher Werdegang, Tätigkeitsbeschreibung, Fort- und Weiterbildung, Mitarbeiterbewertung
- **Unterstützende Führungsprozesse:**
  - Dokumentationswesen mit Dokumentenlenkung, Dokumentenreview, Archivierung
  - Dynamische QM-Optimierung mit Beschwerde- und Fehlermanagement, QM-Optimierung mit internen- und externen Audits, Vorbeugungs- und Korrekturmaßnahmen
  - Auditwesen mit Qualitätsaudits, Auditverfahren, Überwachung durch die Akkreditierungsstellen
  - Räumlichkeiten und Umgebungsbedingungen: Räumlichkeiten, Einrichtungen, Sicherheit (Müll, Zutritts-, Daten-, Gerätesicherheit)
  - Laboratoriumsausrüstung: Geräte (Neugeräte, Kalibrierung, Wartung), Reagenzien, Laborsystem, Computervalidierung, Systemsicherheit, Datenerfassung und -archivierung
- **Kernprozesse:**
  - Dienstleistungen und externe Tätigkeiten: Dienstleistungsvereinbarung, Vergabe an Auftragslaboratorien, Beratungsleistungen, Lieferungen (Reagenzien- und Lieferantenbewertungen), Externe Leistungen (Fahrdienst, Reinigung)
  - Präanalytik: Materialvorbereitung und –versand, Auftragsformulare, Leistungsverzeichnis, Präanalytikfibel, Probentransport, Auftragsannahme, Notfallproben, Nachforderungen, Umgang mit nicht brauchbaren Proben, Probensortierung und –lagerung
  - Untersuchungsverfahren: Entwicklung bzw. Einführung neuer Verfahren, Ermittlung der Messunsicherheit, Referenzbereiche und Entscheidungswerte, Dokumentation der Untersuchungsverfahren (Änderungen der Untersuchungsverfahren / Revisionsverfahren, Standard Operating Procedure (SOP))
  - Qualitätssicherung: interne und externe Qualitätskontrolle, alternatives Vorgehen, Vergleichbarkeit von Untersuchungen
  - Postanalytik: technische und medizinische Validation, Befundberichte, Probenarchivierung und Nachforderungen
- **Unterstützende Prozesse**
- **Abkürzungsverzeichnis und Begriffserläuterung**
- **Anhang**

Prüfer: 1712

Was ist notwendig zur **Qualitätssicherung**?

Antwort:

Interne und externe Qualitätssicherung (Ringversuche), Präzisionskontrolle, Richtigkeitskontrolle

Prüfer: 1713

Wann und wie oft werden **Kontrollen** durchgeführt? +

Kommentar:

- Gemäß **Rili-BÄK** muss vor der Untersuchung von Patientenproben eine Kontrollprobenmessung durchgeführt werden. Innerhalb von 24 Stunden müssen mindestens zwei bzw. spätestens nach 16 Stunden müssen Kontrollprobenmessungen durchgeführt werden
- **Kontrollprobenmessungen auch nach jedem Eingriff ins System**, also bei Neustart nach Geräteabschaltung, Kalibration, Reparatur oder Wartung untersuchungsrelevanter Geräteteile und Reagenzchargenwechsel
- **Kontrollproben müssen Zielwerte haben** und in zwei relevanten Konzentrationsbereichen liegen. Es ist zulässig, eine **Negativ- und eine Positivkontrolle** zu verwenden!

Prüfer: 1714

Wie werden **Kontrollmessungen dokumentiert**?

Kommentar:

- Schriftliche Dokumentation nach Messverfahren und Arbeitsplatz getrennt mit zusätzlicher graphischer Darstellung der Kontrollwerte (*Chart review*)
- Die Dokumentation muss den Laborname, Arbeitsplatz, Datum und Uhrzeit, Analyt, Methode, Kontrollmesswert, Zielwert, relative und absolute Abweichung vom Zielwert, Hersteller, Charge, Freigabevermerke und die Unterschrift des Verantwortlichen (Laborleiter) enthalten
- Die Messergebnisse der Qualitätssicherung müssen 5 Jahre aufbewahrt werden!

1715 Prüfer:
Welche **Grenzen** gelten für die **Kontrollen**?

Kommentar:

- Nach der Messung wird das Kontrollergebnis beurteilt. In Teil B1 der Rili-BÄK sind Tabellen mit bestimmten Analyten enthalten. Für jeden Analyten ist die zulässige Abweichung des Einzelwertes bzw. des relativen quadratischen Mittelwerts (**QUAMM**) angegeben. Die zulässige Abweichung beim Ringversuch ist ebenfalls angegeben
- Wenn der Analyt nicht in diesen Tabellen enthalten ist, müssen mittels einer **Vorphase** die laborinternen Grenzen bestimmt werden

1716 Prüfer:
Welche Konsequenzen ergeben sich bei **Über- oder Unterschreiten der zulässigen Abweichungen des QUAMM**?

Kommentar:
Der QUAMM ist der **quadratische Mittelwert der Messabweichung**. Wenn Kontrollen die **Fehlergrenzen** nicht einhalten, muss die Methode gesperrt und nach der Ursache gesucht werden. Anhand der medizinischen Relevanz muss der Verantwortliche entscheiden, ob das Messverfahren wieder freigegeben wird.

1717 Prüfer:
Was sind **Ringversuche**?

Kommentar:

- **Ringversuche** gehören zur externen Qualitätskontrolle und müssen einmal pro Quartal für die in Teil B1 genannten Parameter durchgeführt werden
- Die vorgegebene Fehlergrenze für Ringversuche darf nicht überschritten werden

Prüfer: 1718
Was steht in den **Richtlinien der Bundesärztekammer zur Qualitätskontrolle**?

Kommentar:

- Gemeint ist wohl die **Rili-BÄK**, also Richtlinie der Bundesärztekammer zur Qualitätssicherung (laboratoriumsmedizinischer Untersuchungen) und nicht zur Qualitätskontrolle *Anm.: Das sollte man eigentlich schon unterscheiden!* Grundlage dafür ist eine gesetzliche Pflicht zur QS in medizinischen Laboratorien, die sich aus § 4a der **Medizinprodukte-Betreiberverordnung** ergibt
- Die **Rili-BÄK** hat inzwischen über 30 Seiten und besteht aus mehreren Teilen: **Teil A** beschreibt grundlegende Anforderungen (schriftlich festgelegte präanalytische Maßnahmen, räumliche Bedingungen, Gerätedokumentation) an die QS und das Etablieren eines Qualitätsmanagementsystems mit Erstellen von Arbeits- und Geräteanweisungen sowie Mitarbeiterschulungen
- In den speziellen Teilen **B1 bis B5** sind die Mindestanforderungen an die interne und externe QS festgelegt. Teil B1 regelt die quantitativen Laboruntersuchungen, B2 die qualitativen Laboruntersuchungen, B3 den direkten Nachweis und die Charakterisierung von Infektionserregern, B4 die Ejakulat Untersuchungen und B5 die molekulargenetischen- und zytogenetischen Untersuchungen

Prüfer: 1719
Was ist bei den **Kontrollen gemäß Rili-BÄK** zu beachten?

Kommentar:

- Die **externe Qualitätskontrolle** erfolgt vorrangig durch Ringversuche, die **interne Qualitätskontrolle** durch Kontrollprobenmessungen

- Bevor Patientenproben untersucht werden, erfolgt eine **Kontrollprobenmessung**. Innerhalb von 24 Stunden, aber spätestens nach 16 Stunden erfolgt eine zweite Kontrollprobenmessung
- Weitere Kontrollprobenmessungen erfolgen nach jedem Eingriff ins System, z. B. nach Neustart oder Geräteabschaltung, Kalibration, Reparatur oder Wartung untersuchungsrelevanter Geräteteile sowie Reagenzchargenwechsel
- Kontrollproben müssen Zielwerte haben, es werden **Kontrollen** in zwei relevanten Konzentrationsbereichen eingesetzt, z. B. durch eine Negativ- und eine Positivkontrolle
- Unterschieden wird zwischen quantitativen und qualitativen Analyten. Bei quantitativen Untersuchungen gilt Teil B1 und bei qualitativen gilt Teil B2
- Einerseits müssen die Herstellervorgaben (Zielwert, Zielbereich) eingehalten werden, andererseits für die in der Rili-BÄK genannten Analyten ebenfalls diese Zielwerte. Es gilt immer die engere Grenze!

1720 Prüfer:
Was ist bei der **laborinternen Präzisionskontrolle** zu beachten?

Antwort:
Notwendig in der Vorversuchsphase innerhalb des VK zu bleiben

1721 Prüfer:
Was ist mit der **internen Richtigkeitskontrolle**?

Antwort:
Messung jeder 4. Analyseserie, Normbereich und pathologischen Bereich abdecken.

Externe Qualitätskontrolle

1722 Frage:
Wie lange müssen **Ringversuche und Kontrollen** aufbewahrt werden?

Antwort:
- Ringversuche müssen mindestens 10 Jahre aufbewahrt werden
- Interne Richtigkeitskontrolle muss 5 Jahre aufgehoben werden (Rili-BÄK?)

Prüfer: 1723
Was passiert, wenn man im niedergelassenen Bereich **Ringversuche** nicht besteht?

Antwort:
Innerhalb eines Jahres (entspricht der Gültigkeit des Zertifikats) muss der Beweis erbracht werden, dass man doch den Ringversuch bestehen kann, sonst ist das Zertifikat weg.

Prüfer: 1724
Was wird in der **Mikrobiologie** überwacht?

Antwort:
Platten, Geräte, Reagentien, Temperaturen (Brutschränke)

Prüfer: 1725
Was wissen Sie über **Qualitätskontrolle** und die **Rili-BÄK** +

Kommentar:
- Aktuell gibt es eine Neufassung der **Rili-BÄK**, veröffentlicht September 2014 im Ärzteblatt. Sie regelt die Qualitätssicherung laboratoriumsmedizinischer Untersuchungen in der Heilkunde. Grundlage dafür ist das Eichgesetz!
- Mit der Rili-BÄK sollen Einflussgrößen und Störgrößen in der Präanalytik minimiert werden, die fachgerechte Durchführung der Laboruntersuchung (mit Minimierung der Störeinflüsse) und korrekte Zuordnung und Dokumentation der Untersuchungsergebnisse und eines Befundberichts gewährleistet werden
- In **Teil A** werden grundlegende Anforderungen an die QS genannt, **Teil B1** regelt die Quantitativen Untersuchungen, **Teil B2** die Qualitativen Untersuchungen, **Teil B3** die direkten Erregernachweise (PCR, Bakteriologie), **Teil B4** die Ejakulatuntersuchungen,

Teil B5 die molekulargenetischen und zytogenetischen Laboruntersuchungen, **Teil C** und **Teil D** enthalten Regelungen zum Beirat und den Fachgruppen für die Rili-BÄK, **Teil E** die Anforderungen an die Ringversuche (E1 quantitative Verfahren, E2 qualitative Verfahren und E3 bei direkten Erregernachweisen, E4 bei Ejakulatuntersuchungen, E5 molekular und zytogenetische Untersuchungen)

1726 Prüfer:
Was steht in den **Richtlinien zu Qualitätskontrollen**?

Antwort:
Präzision und Richtigkeit (intern), Ringversuche (extern)

1727 Prüfer:
Welche **Abweichungen** werden durch die **Rili-BÄK** erlaubt?

Kommentar:

- Die erlaubten relativen Abweichungen bei **Ringversuchen** sind für viele quantitative Analyten im Teil B1 der Rili-BÄK festgelegt
- Für die **interne Qualitätskontrolle** gibt es ebenfalls für viele Analyten eine Angabe zur zulässigen relativen Abweichung des Einzelwertes bzw. des relativen quadratischen Mittelwertes
- Für Analyten, die in B1 nicht explizit aufgeführt sind, müssen die **laborinternen Fehlergrenzen** ermittelt werden. Die Fehlergrenzen errechnen sich aus den Kontrollprobenmessungen von 15 Tagen. Während der Ermittlung der laborinternen Grenzen gelten die Herstellergrenzen

Liquordiagnostik

1728 Frage:
Welche **Liquorparameter sind Rili-BÄK-pflichtig**?

Kommentar:
Gesamtprotein, Albumin, Immunglobuline (IgG, IgM, IgA), Glukose, Lactat

Frage: 1729
Wer organisiert die **externen Qualitätskontrollen**?

Kommentar:
Von der Bundesärztekammer wurden die Referenzinstitutionen INSTAND e.V. und das Zentrale Referenzinstitut für Bioanalytik beauftragt, Ringversuche zur externen QS anzubieten.

Frage: 1730
Für welche Analyten gibt es **Ringversuche** und wie häufig?

Kommentar:

- Liquorzytologie (2 mal pro Jahr)
- Oligoklonale Banden (2 mal pro Jahr)
- Antikörperindex von HSV und MRZ = Masern, Röteln, VZV (2 mal pro Jahr)
- Albumin, Immunglobuline (IgG, IgM, IgA) (4 mal pro Jahr)
- Glukose und Lactat (4 mal pro Jahr)

Frage: 1731
Für welche Analyten gibt es **kommerzielle Kontrollmaterialien**?

Kommentar:
Gesamtprotein, Immunglobuline (IgG, IgM, IgA), Glukose, Lactat, Oligoklonale Banden, Antikörperindex von Borrelien, HSV und MRZ (= Masern, Röteln, VZV), Beta-Trace-Protein, Liquorzytologie

Frage: 1732
Wie ist die Vorgehensweise, wenn keine **kommerziellen Liquorkontrollen** erhältlich sind?

Kommentar:
Wenn kommerziell keine Kontrollmaterialien erhältlich sind, bleibt die Herstellung eigener Kontrollen aus verdünnten Serumproben oder aus (gepooltem) Liquor. Kalibratoren dürfen aber prinzipiell **nicht als Kontrollen** verwendet werden.

16 Autoimmundiagnostik

Paraneoplastische Antikörper

1733 Frage:
Was sind **paraneoplastische Antikörper**?

Kommentar:
- **Paraneoplastische Antikörper** sind Autoantikörper (AAK) die als diagnostischer Marker bei paraneoplastischen (neurologischen) Erkrankungen eingesetzt werden. Sie treten bis zu 5 Jahre vor einer Tumordiagnose auf. Insgesamt sind sie selten, z. B. 1–2 % bei dem kleinzelligen Bronchialkarzinom, ABER bei neurologischen Symptomen kommen sie bei etwa jedem Zweiten vor!
- **Paraneoplastische Syndrome** sind Erkrankungen des ZNS, die im Zusammenhang mit einer Tumorerkrankung auftreten, aber nicht durch den Tumor oder Metastasen direkt verursacht werden

1734 Frage:
Welche **wichtigen paraneoplastischen Antikörper** kennen Sie?

Kommentar:
Wichtige **paraneoplastische Antikörper** sind **Anti-Hu-AK**, **Anti-Ri-AK** und **Anti-Yo-AK**, benannt nach den Anfangsbuchstaben der Patienten, bei denen diese AK entdeckt wurden oder alternativ nach der immunfluoreszensoptischen Färbung, dann sind Anti-Hu-AK = **Antinukleäre Neuronale Antikörper (ANNA) 1**, Anti-Ri-AK = **ANNA 2**, Anti-Yo-AK = **Pur-Kinje-Cell Antibodies (PCA) 1**.

1735 Frage:
Für was sprechen positive **paraneoplastische Antikörper**?

Kommentar:
- **Anti-Hu-AK** kommen beim kleinzelligen Bronchialkarzinom (SCLC) (Spezifität > 95 %), und beim **Neuroblastom** vor. Die neurologische Manifestation ist die limbische Enzephalitis und die sensorische Neuropathie
- **Anti-Ri-AK** kommen beim Mammakarzinom und dem kleinzelliges Bronchialkarzinom (SCLC) (Spezifität 100 %) vor. Neurologische Manifestation ist die Ataxie, der Opsoklonus und der Myoklonus
- **Anti-Yo-AK** (vor allem bei Frauen), beim Ovarial- und Mammakarzinom (Spezifität 70–100 %), Uterus → Neurologische Manifestation ist die zerebelläre Degeneration (Yo-Syndrom)

Frage: 1736
Was sind typische Nachweismethoden für **paraneoplastische Antikörper**?

Kommentar:
Der Nachweis von **paraneoplastischen Antikörpern** erfolgt meist mittels eines indirekten Immunfluoreszenztests (IIFT) auf neuronalem Gewebe (Primatenkleinhirn). Bei positiven AK erfolgt zur **Bestätigung** ein Westernblot (Line Blot) mit spezifischen Zielantigenen!

Frage: 1737
Welches Vorgehen empfehlen Sie bei der **Autoimmundiagnostik**?

Kommentar:
- Meist ist ein Stufenschema sinnvoll. Nach dem ANA-Screening mit der Immunfluoreszenz als Suchtest erfolgt dann eine weitere Abklärung nach dem morphologischen Bild:
  - **Kernfluoreszenz** im IFT mit gesprenkelter und homogener Kernfluoreszenz → Antikörper gegen **Extrahierbare nukleäre Antigene (ENA)** (SS-A, SS-B, U1-RNP, Sm, Scl-70)
  - Kernfluoreszenz mit positiver Färbung der Chromosomen im Mitosestadium → Antikörper gegen Doppelstrang-DNA (dsDNA), **Histone**, **Nukleosomen**

  - Fein gesprenkelte zytoplasmatische Fluoreszenz → Ribosomen-Antikörper und Anti-Jo1-Antikörper
  - Grob gesprenkelte oder filamentöse zytoplasmatische Fluoreszenz → AMA und SMA
- Daneben gibt es auch noch die **antineutrophilen cytoplasmatischen Antikörper (ANCA)**, die gegen cytoplasmatische (cANCA) oder perinukleäre (pANCA) Antigene gerichtet sind. Atypische Muster werden als **xANCA** bezeichnet. pANCAs sind vor allem gegen die **Myeoloperoxidase** gerichtet und kommen häufiger bei der mikroskopischen Polyangiitis und bei einer **nekrotisierenden Glomerulonephritis** vor. cANCAs sind typisch für die **Wegener Granulomatose**

Morbus Wegener

1738 Prüfer:
Welche AK sind beim **Morbus Wegener** wichtig?

Antwort:
- cytoplasmatische antineutrophile cytoplasmatische Antikörper (cANCA) (IF, EI, Proteinase 3)
- pANCA bei rapid progressiver Glomerulonephritis
- xANCA bei Morbus Crohn

Kommentar:
pANCAs spielen auch bei dem **Churg-Strauss-Syndrom** eine Rolle!

Fallbeispiel:
Foto von AMA – Worauf deuten diese hin?

Antwort:
PBC

Kommentar:
- **Antimitochondriale Antikörper (AMA)** kommen am häufigsten bei der **primär biliären Zirrhose (PBC)** vor, seltener auch bei einer Autoimmunhepatitis, bei der systemischen Sklerodermie oder bei einer Polymyositis oder Lupus erythematodes
- **AMA** werden mittels Immunfluoreszenz bestimmt. Die Antikörper können gegen 9 verschiedene mitochondriale Antigene gerichtet sein (M1 bis M9). Am wichtigsten sind AMA-M2, die gegen die E2-Einheit der Pyruvat-Dehydrogenase gerichtet sind und bei 95 % der Patienten mit **PBC** vorkommen

Immunologie

Prüfer: 1739
Bei welchen Erregern treten **immunologisch bedingte Folgeerkrankungen** auf?

Kommentar:
- Ein typisches Beispiel ist die **postinfektiöse Arthritis**, man spricht auch von der **reaktiven Arthritis** nach einem gastrointestinalen oder urogenitalen Infekt:
  - **Urogenital** durch Chlamydia trachomatis, Mycoplasma hominis und Ureaplasma urealyticum
  - **Gastrointestinal** durch Salmonellen, Yersinien, Shigellen und Campylobacter jejuni

Prüfer: 1740
Wie äußern sich diese **immunologisch bedingten Folgeerkrankungen**?

Kommentar:
- Man spricht von einer *reaktiven Arthritis*, das ist eine **symptomatische Arthritis**, die sich frühestens 2 Wochen nach einem Infekt entwickelt
- Bei weiteren Symptomen, also einer Arthritis mit Urethritis, einer Konjunktivitis und einer Reiter-Dermatose spricht man vom **Reiter-Syndrom**

Prüfer: 1741
Welche **Diagnostik** ist bei einer **reaktiven Arthritis** ist zu veranlassen?

Kommentar:
- 80 % der Patienten mit einer **reaktiven Arthritis** sind **HLA-B27** positiv (normalerweise sind nur etwa 8 % in der Bevölkerung HLA-B27 positiv)!

- Ein Erregernachweis ist meist nicht mehr möglich, da der Erkrankungsbeginn zu lange her ist → es handelt sich um eine *postinfektiöse* Erkrankung! Die Serologie ist wegen der hohen Durchseuchung (Chlamydien, Mykoplasmen) und der geringen Spezifität (Salmonellen) allenfalls als Ausschlussdiagnostik sinnvoll. D.h. negative AK sprechen eher gegen eine **reaktive Arthritis**, positive AK sind schwierig zu interpretieren!
- **Rheumatische Erkrankungen** sollten ebenfalls z. B. mittels Anti-CCP-AK, RF und ASL-Titer ausgeschlossen werden. Sinnvoll kann u.U. auch die Borrelienserologie sein, um eine **Lyme-Arthritis** auszuschließen

1742 Prüfer:
Welche **Krankheiten** sind mit bestimmten **HLA-Muster** vergesellschaftet?

Kommentar:
- Mehr als 30 Krankheiten sind mit HLA-Merkmalen assoziiert
- Sehr bekannt ist **HLA-B27** beim **Morbus Bechterew** (> 90 % der Betroffenen sind HLA-B27 positiv bzw. RR 87), der akuten vorderen Uveitis, der Psoriasis arthropathica und der postinfektiösen Arthritis
- **HLA-DR3** beim Morbus Addison, Morbus Basedow, Sjögren-Syndrom (RR 9), SLE, bei Zöliakie, idiopathischer Glomerulonephritis (RR 12), Autoimmunhepatitis und bei der Sklerodermie (RR 16)

1743 Prüfer:
Welche **Theorien** gibt es für diese **Krankheitsassoziationen** (z. B. Rezeptortheorie)?

Kommentar:
- Es gibt neben der **Rezeptortheorie** auch ein **molekulares Mimikry**, das die Krankheitsentstehung von z. B. Morbus Bechterew bei **HLA-B27** positiven Menschen erklären soll
- Es gibt Hinweise darauf, dass **HLA-B27** besser als andere HLA-Proteine virale Antigene binden kann und dadurch eine effektivere Immunantwort vermittelt. Bei HIV-Patienten, die HLA-B27 positiv sind, kommt es wohl zu einem späteren Krankheitsausbruch. Bei dem molekularen Mimikry besteht nun das Problem, dass manche Erreger (Viren, Bakterien, Parasiten) körperähnliche Strukturen (Pathogene) haben. **Mimikry** wird hier im Sinne von *Tarnung* der Erreger verstanden. Die Pathogenfragmente werden durch antigenpräsentierende Zellen den T-Zellen präsentiert. Leider können diese T-Zellen auch zu einer Autoreaktivität und einer Autoimmunerkrankung führen, wenn das Pathogenepitop einem humanen Epitop zu stark ähnelt

Fallbeispiel:
Dia von Hep-Zellen

Prüfer: 1744
Welche **Autoantikörper** kann man an **Hep-Zellen** untersuchen?

Kommentar:
Mit einem IIFT auf sogenannten **Hep-2-Zellen** (Humane Epitheliomzellen Typ 2 eines Larynxkarzinoms) können Antinukleäre Antikörper (ANA) untersucht werden. Dabei wird der AAK-Titer und das Immunfluoreszenz-Muster bestimmt. Durch das Immunfluoreszenz Muster ergeben sich Hinweise auf das Zielantigen und die zu Grunde liegende Autoimmunerkrankung. Positive ANAs werden dann mit definierten Antigenen durch ein ENA-Screening abgeklärt.

Prüfer: 1745
Wie ist das **ANA-Muster bei Lupus erythematodes**? +

Antwort:
Homogen

Kommentar:
Bei einem **Systemischen Lupus Erythematodes (SLE)** finden sich in mehr als 95 % der Fälle positive Antinukleäre Antikörper (ANA)!

Prüfer: 1746
Wogegen können **Autoantikörper** gerichtet sein?

Antwort:
dsDNA, Histone

Kommentar:
Homogene Zellkern-Fluoreszenzmuster kommen vor bei dsDNA, ssDNA, Histonen und Nukleosomen. Homogene Zytoplasma-Fluoreszenzmuster bei Ribosomen.

1747 Prüfer:
Wie kann man **Autoantikörper gegen DNA** noch nachweisen?

Antwort:
RIA, Crithidia

1748 Prüfer:
Wie lässt sich ein **SLE von einem medikamenteninduzierten Lupus** abgrenzen?

Antwort:
AAK gegen Histone, niedriger dsDNA-Titer

Fallbeispiel:
Auf dem Dia zu sehen: AMA in klassischer Ausprägung

Antwort:
Mitos + nuclear dots

Kommentar:
Bei **Antimitochondrialen Antikörpern (AMA)** findet sich ein perinukleäres zytoplasmatisches Fluoreszenzmuster.

1749 Prüfer:
Für welches Krankheitsbild sprechen **AMA**?

Antwort:
PBC

1750 Prüfer:
Welche **Subtypisierung der AMA** spielt bei der **PBC** eine Rolle?

Antwort:
M2

Kommentar:
Es werden insgesamt **9 AMA-Subtypen** unterschieden:
- Die **M2-AAK** haben fast eine 100 % Spezifität und sind für die Diagnostik der **primär biliären Zirrhose** daher besonders wichtig
- Zu Beginn einer PBC treten wohl zuerst **M9**-AAK auf
- **M4**-AAK sprechen für einen progredienten Verlauf der PBC

Prüfer: 1751
Welche weiteren **AAK** sind bei der **Autoimmunhepatitis** wichtig?

Antwort:
LKM-AK, SLA-AK, SMA

Frage: 1752
Welche **AAK** sind beim **Sjögren-Syndrom** wichtig? +

Kommentar:
Anti-SS-A und Anti-SS-B.

17 Endokrinologie

Schilddrüse

1753 Prüfer:
Warum sollten nur noch die **freien Schilddrüsenhormone** bestimmt werden?

Kommentar:
99 % der Schilddrüsenhormone sind Proteingebunden. Wirksam sind aber nur die etwa 1 % freien Schilddrüsenhormone!

1754 Prüfer:
Welches Ergebnis erwarten Sie im **TRH-Test** bei einer **Hyperthyreose**?

Kommentar:
Keinen Anstieg! TRH steht für Thyreotropin Releasing Hormon. Bei dem TRH-Test kommt es nach Thyreotropin Releasing Hormon (TRH)-Gabe zur Thyreoidea-stimulierendes Hormon (TSH)-Freisetzung aus dem Hypophysenvorderlappen. Ein TSH-Anstieg spricht für eine **Hypothyreose**. Bei einer Hyperthyreose kommt es durch die negative Rückkopplung nicht zur vermehrten Freisetzung von TSH!

1755 Prüfer:
Wie diagnostizieren Sie den **Morbus Basedow**?

Kommentar:
Nachweis der TSH-Rezeptor-Antikörper (TRAK), also Antikörper gegen den TSH-Rezeptor. Es gibt wohl stimulierende und blockierende TRAKs. Die stimulierenden AK überwiegen und führen zu der typischen Basedow-Konstellation mit Hyperthyreose (Tachykardie, Gewichtsabnahme, Unruhe etc.) und einer endokrinen Orbitopathie mit dem sichtbaren Exophthalmus (Hervortreten der Augäpfel).

1756 Frage:
Was bestimmen Sie bei V. a. **Hashimoto-Thyreoiditis**?

Kommentar:
Autoantikörper: Thyreoperoxidase-Antikörper (TPO-AK) und Theroglobulin-Antikörper (TAK)

Prüfer: 1757
Welche Folgen hat eine **unentdeckte Neugeborenenhypothyreose**?

Kommentar:
Es kann zu schweren zerebralen Entwicklungsstörungen kommen!

Schilddrüse und Schwangerschaft

Fallbeispiel:
Eine schwangere Patientin im ersten Trimenon fällt in einer Routinekontrolle mit einem TSH basal von 0,15 mU/l auf.

Frage: 1758
An was denken Sie bei einem **supprimierten TSH in der Schwangerschaft**? Ist eine weitere Diagnostik erforderlich?

Kommentar:
Bei einem erniedrigten TSH sollten ergänzend die freien Schilddrüsenhormone (**freies Trijodthyronin (fT3)** und **freies Thyroxin (fT4)**) bestimmt werden. Wenn diese normal hoch sind, ist der Befund nicht auffällig, sondern vielmehr physiologisch. Vor allem im ersten Trimenon führt die TSH-ähnliche Wirkung der α-Kette des **hCG** am TSH-Rezeptor zu einer kompensatorischen Downregulation des TSH.

Prüfer: 1759
Welche Testresultate (TSH, fT4, fT3) erwarten Sie bei einer **primären manifesten** und **latenten Hypo- und Hyperthyreose**?

Kommentar:
- **Latente Hypothyreose:** erhöhtes TSH bei normwertigen fT4- / fT3-Werten
- **Manifeste Hypothyreose:** erhöhtes TSH und erniedrigte fT3- / fT4-Werten

- **Latente Hyperthyreose:** supprimiertes TSH bei normwertigen fT4- / fT3-Werten
- **Manifeste Hyperthyreose:** supprimiertes TSH und erhöhte fT3- / fT4-Werte

1760 Prüfer:

Wann wird der **Clonidin-Test** eingesetzt? Welches Ergebnis spricht beim Clonidin-Test für einen **Katecholamin produzierenden Tumor**?

Kommentar:

Bei einer Clonidin-Gabe sollte es nach 3 Stunden zur Abnahme von Adrenalin, Noradrenalin und Normetanephrin im Blut kommen. Eine fehlende Abnahme spricht für ein **Phäochromozytom**.

1761 Prüfer:

Wie diagnostizieren Sie den **Morbus Addison**?

Kommentar:

- Ein **Morbus Addison** ist ein Synonym für die Nebenniereninsuffizienz
- Die Diagnostik erfolgt mit einem **ACTH-Stimulationstest**. Hierzu wird der Serumcortisolspiegel gemessen, synthetisches ACTH (= Synacthen) intravenös gegeben und nach 30 und 60 Minuten erneut der Serumcortisolspiegel gemessen
- Ein fehlender Anstieg spricht für eine Nebenniereninsuffizienz. Normalerweise erfolgt ein Anstieg um mindestens 70 µg/l

1762 Prüfer:

Wie weisen Sie einen **Hyperkortisolismus** nach und wie unterscheiden Sie die verschiedenen Formen?

Kommentar:

- Zur Unterscheidung eines **Morbus Cushing** und einem anderen **Hyperkortisolismus** kann ein **Dexamethason-Hemmtest** durchgeführt werden
- Getestet wird, ob Dexamethason die Cortisolsekretion supprimiert
- Meist als *Kurztest* mit einer nüchtern Cortisol-Messung (zwischen 7–8 Uhr), einer oralen Gabe von 1 mg Dexamethason abends (21–23 Uhr) und einer nüchtern Cortisol-Messung (zwischen 7–8 Uhr) am nächsten Morgen

Prüfer: 1763

Wie können Sie feststellen, ob eine **Menopause** vorliegt?

Kommentar:

- Die **Menopause** ist Ausdruck einer Ovarialinsuffizienz. Der beste Marker hierfür ist das **Follikelstimulierendes Hormon (FSH) > 20 IU/l** (meist > 50), es ist eindeutiger als ein Östradiol-Abfall!
- Bei noch bestehendem Kinderwunsch kann durch die Bestimmung des **Anti-Müller-Hormons (AMH)** die ovarielle Funktionsreserve abgeschätzt werden. Der Anti-Müller-Hormon (AMH)-Wert kann bereits bei noch normalen FSH-Werten erniedrigt sein!

Schilddrüsendiagnostik

Prüfer: 1764

Welche Parameter bestimmen Sie zur **Schilddrüsendiagnostik**?

Antwort:

- TSH, fT3, fT4

Kommentar:

- Mit der **TSH**-Bestimmung kann eine **Schilddrüsenfunktionsstörung** ausgeschlossen werden
- **TSH und fT4** werden bestimmt bei V. a. eine Schilddrüsenfunktionsstörung. Nur fT4 wird von der Schilddrüse produziert und davon etwa 100 µg/d sezerniert. Es spiegelt damit direkt die thyroidale Hormoproduktion wieder
- **fT3** wird zur Bestätigung einer Hyperthyreose bei supprimiertem TSH, aber normalem fT4 und zur Beurteilung einer Substitutionstherapie (TSH und fT4 im Referenzbereich, bei Hyperthyreose fT4 im oberen Referenzbereich) bestimmt. Etwa 10 µg fT3 werden täglich von der Schilddrüse sezerniert, etwa 25 µg entstehen durch Konversion aus fT4

- **Achtung:** HWZ von fT3 19 Stunden, von **fT4 aber 190 Stunden!**

1765 Prüfer:
Wie ist bei erhöhten Schilddrüsenhormonen das **TSH**?

Antwort:
TSH kompensatorisch erniedrigt (negative Rückkopplung)

Kommentar:
Bei einer **manifesten Hyperthyreose** TSH supprimiert und die freien Schilddrüsenhormone (meist fT4) sind erhöht. Bei der **latenten Hyperthyreose** ist nur das TSH erniedrigt bei (noch) normalen Schildrüsenhormonen.

Schilddrüsen Stufendiagnostik

1766 Prüfer:
Welche Parameter sind bei der **Schilddrüsendiagnostik** relevant?

Antwort:
TSH, fT4, fT3

Kommentar:

- **TSH:** Der Hypothalamus schüttet **TRH** aus und stimuliert damit die Hypophyse zur Ausschüttung von **TSH**. **TSH** führt zur Bildung von **T4** (Thyroxin) und **T3** (Trijodthyronin) in der Schilddrüse
- **Trijodthyronin** und **Thyroxin** kommen zu über 99,9 % Proteingebunden vor, aber nur die 0,03 % freies T4 (**fT4**) bzw. 0,3 % freies T3 (**fT3**) sind biologisch aktiv

1767 Prüfer:
Wie unterscheidet sich die **latente von der manifesten Hypothyreose**?

Kommentar:

- **Latente (subklinische) Hypothyreose:** TSH > 4 mU/l (auffällig bereits bei TSH > 2,5 mU/l) und normwertigen fT3 und fT4! Substitution erst bei höheren TSH-Werten oder bei Kinderwunsch, Schwangerschaft, Infertilität, Autoimmuntheroiditis
- **Manifeste Hypothyreose:** TSH > 4 mU/l und fT4 erniedrigt und / oder fT3 erniedrigt → Substitutionstherapie mit **L-Thyroxin** bis zum Zielbereich für TSH von 0,5–2,0 mU/l

Prüfer: 1768
Was ist eine **Autoimmunthyreoiditis**?

Kommentar:

- Eine **Autoimmunthyreoiditis** ist eine langsame, chronisch verlaufende lymphozytäre Thyreoiditis. Da weder Schmerzen noch systemische Entzündungszeichen auftreten wird sie meist erst spät entdeckt → typischerweise dann, wenn eine Hypothyreose auftritt!
- Die **Autoimmunthyreoiditis** lässt sich wie folgt einteilen:
  - Typ 1 mit einer euthyreoten Stoffwechsellage: mit Struma (Hashimoto-Thyreoiditis) oder ohne Struma (Ord-Thyreoiditis)
  - Typ 2 ist die Hypothyreose: mit Struma (Hashimoto-Thyreoiditis) oder ohne Struma (Ord-Thyreoiditis)
  - Typ 3 ist der Morbus Basedow: mit Hyperthyreose, mit euthyreoter Stoffwechsellage, mit Hypothyreose
- Diagnostik: Thyreoperoxidase-Antikörper (TPO-AK), Theroglobulin-Antikörper (TAK) und TRAK
- Bei positiven Thyreoperoxidase-Antikörper oder TAK kann nicht zwangsweise auf eine Autoimmunthyreoiditis geschlossen werden, da zwar bei 90 % der Patienten mit einer **Hashimoto-Thyreoiditis** TPO-AK nachweisbar sind, diese können aber auch bei bis zu 20 % der Patienten mit einer Struma nodosa oder auch bei Gesunden erhöht sein

Anm. Prüfer: Vom Labor aus nicht die Diagnose Euthyreose stellen!

Fallbeispiel:
TSH erniedrigt (< 0,3 mU/l), fT3 und fT4 normal. Patientin ist schwanger.

1769 **Frage:**
Wie interpretieren Sie bei einer Schwangeren ein **erniedrigtes TSH bei normalen fT3 und fT4**?

Kommentar:
Eine isoliert erniedrigter TSH-Wert, also eine latente **Hyper**thyreose hat im Gegensatz zu einem erhöhten TSH bzw. einer latenten **Hypo**thyreose keine klinische Relevanz!

1770 **Frage:**
Warum ist das **TSH** erniedrigt?

Kommentar:
Die **α-Kette des hCG** hat eine TSH-ähnliche Wirkung am TSH-Rezeptor. Dadurch kommt es zur kompensatorischen Reduktion der TSH-Ausschüttung.

1771 **Prüfer:**
Wann wird der **AFP-Wert** bestimmt?

Antwort:
Tumormarker, Schwangerschaft (Albumin ähnliche Funktion beim Föten während der Schwangerschaft)

1772 **Prüfer:**
Welche Bedeutung hat der **AFP-Wert in der Schwangerschaft**?

Kommentar:
α-Fetoprotein (AFP) dient der Erkennung von **Neuralrohrdefekten** (Spina bifida oder Anencephalus). Die Blutentnahme erfolgt zwischen SSW 15+0 bis 19+0, Angabe in relativen Einheiten als **MoM-Wert**:
- **AFP > 2,0 MoM** als Hinweis auf einen Neuralrohrdefekt
- **AFP < 0,5 MoM** als Hinweis auf eine Trisomie 21

β-HCG

1773 **Prüfer:**
Wann wird das **β-hCG** bestimmt?

Antwort:
Als Tumormarker und in der Schwangerschaft.

Prüfer: 1774
Welche Differentialdiagnosen sind bei einer **β-hCG-Erhöhung** denkbar?

Antwort:
Keimzelltumor, Schwangerschaft

Frage: 1775
Warum spritzen sich **Patientinnen selber β-hCG**?

Kommentar:
Die sogenannte **hCG-Diät** wurde 1954 durch den englischen Arzt Dr. Albert Simeons erfunden. Die Diät basiert auf einer stark reduzierten Kalorienzufuhr von täglich 500 Kilokalorien (der Normalbedarf liegt bei Frauen etwa bei 1900 und bei Männer bei 2400 Kilokalorien pro Tag) und der β -hCG-Hormonspritze über 3 Wochen.

Inzidentalom

Frage: 1776
Was versteht man unter einem **Inzidentalom**?

Kommentar:
Ein **Inzidentalom** ist ein Tumor der im Rahmen einer Bildgebung zufällig im Bereich der Nebenniere gefunden wird, *ohne* dass Symptome vorliegen.

Frage: 1777
Zu welcher Labordiagnostik raten Sie bei einem **Inzidentalom**?

Kommentar:
- Ausschluss eines **Hyperkortisolismus** durch einen **Dexamethason-Hemmtest** mit Gabe von 1 mg Dexamethason um 23 Uhr und Bestimmung des Serumcortisol um 8 Uhr
- Ausschluss eines **Phäochromozytom** durch Bestimmung der freien **Metanephrine** im gefrorenen EDTA-Plasma als Metaboliten (Stoffwechselprodukte) von Adrenalin (Epinephrin) und Noradrenalin (Norepinephrin)
- Ausschluss **Hyperaldosteronismus / Conn-Syndrom** durch Bestimmung des **Aldosteron-Renin-Quotienten**

- Ausschluss einer **Hyperandrogenämie** bei Patienten mit Virilisierung und V. a. Nebennierenkarzinom durch Bestimmung des **Dehydroepiandrosteron-Sulfats**

17.0.1 EXKURS: MoM-Wert

Die Abkürzung **MoM** leitet sich von **Multiple Of the Median** ab und bedeutet Vielfaches des Medians oder Zentralwerts. MoM-Werte werden häufig in der Pränataldiagnostik, z. B. bei der AFP-Bestimmung eingesetzt. Hierbei wird für jede Schwangerschaftwoche ein eigener MoM-Wert berechnet. D.h. ein identischer AFP-Wert kann je nach Schwangerschaftswoche einen pathologischen oder normalen MoM-Wert ergeben.
Beispiel Serum-AFP: Ein MoM-Wert von 1,0 ergibt in der 15. SSW 22 IU/ml, in der 16. SSW 28 IU/ml und in der 20. SSW etwa 48 IU/ml. Normal sind MoM-Werte zwischen 0,5–2,0 MoM.

17.1 Funktionstests

ACTH-Stimulationstest

1778 Frage:
Wann wird der **ACTH-Test** durchgeführt und was bedeutet das?

Kommentar:
- Im Rahmen der Abklärung einer **Hyperandrogenämie** wird der **ACTH-Stimulationstest** (= ACTH-Kurztest) differentialdiagnostisch zum Nachweis eines **Steroid-21-Hydroxylase-Mangels** bzw. anderer Steroidbiosynthesedefekte (z. B. Steroid-11-beta-Hydroxylase-Mangel, 3-beta-Hydroxysteroid-Dehydrogenase-Mangel) eingesetzt. Durch den Enzymdefekt steigen die basal bereits erhöhten oder hoch normalen 17-OH-Progesteron (17-OHP)-Konzentrationen im Serum überschießend nach Gabe von ACTH an
- **ACTH** stimuliert die Steroidproduktion der NNR und ist der wichtigste Test zum Nachweis oder Ausschluss einer NNR-Insuffizienz. Die exogene Gabe von ACTH bewirkt bei der primären NNR-Insuffizienz keinen weiteren Anstieg der Serum-Cortisolkonzentration (**Morbus Addison**)
- Durchführung nur in der **Follikelphase**, da ansonsten durch den ansteigenden Progesteronspiegel die Interpretation schwierig wird. Die Follikelphase ist die Zeit zwischen Eintritt der Menstruation und dem nächsten Eisprung. Sie ist variabel und entspricht etwa der Zyklusdauer minus der etwa 12–16 Tage dauernden Lutealphase

Frage: 1779
Wie wird der **ACTH-Test** durchgeführt?

Kommentar:
- Bei dem ACTH-Test erfolgt nach Abnahme der Basalwerte (nüchtern, 8 Uhr) die intravenöse Gabe von 25 IE (= 0,25 mg) synthetischem ACTH 1-24 (Synacthen). Weitere Blutentnahme zur Bestimmung der Messparameter erfolgen 60 Minuten nach ACTH-Injektion. Die Blutentnahme nach 30 Minuten verbessert die Gesamtaussage, ist aber nicht zwingend notwendig.

Frage: 1780
Welche **Nebenwirkungen** können beim **ACTH-Test** auftreten?

Kommentar:
Heißer Kopf, Schwindel und sehr selten Übelkeit!

CRH-Test

Frage: 1781
Wann wird der **CRH-Test** durchgeführt und was testet er?

Kommentar:
Das **Corticotropin-Releasing-Hormon (CRH)** stimuliert die ACTH-produzierenden Zellen der Hypophyse. Der CRH-Test dient der Differentialdiagnose des **Cushing Syndroms** und bei V. a. **Hypophysenvorderlappeninsuffizienz.**

1782 Frage:

Wie wird der **CRH-Test** durchgeführt?

Kommentar:

Der **CRH-Test** sollte vorwiegend am späten Nachmittag durchgeführt werden. 100 µg CRH oder 1 µg/kg Körpergewicht werden intravenös als Bolus injiziert. Die weiteren Blutentnahmen für ACTH und Cortisol erfolgen nach 15, 30, 60 und 90 Minuten. **Wichtig:** Einhalten einer Ruheperiode von mindestens 30 Minuten. Der CRH-induzierte Cortisolanstieg ist umso deutlicher, je niedriger der Ausgangswert für das Cortisol im Serum ist (Tagesrhythmik!).

1783 Frage:

Welche **Nebenwirkungen** können beim **CRH-Test** auftreten?

Kommentar:

Möglich ist ein kurzfristiges Hitzegefühl im Gesicht und Oberkörper sowie die Stimulation des Atemantriebs über wenige Minuten.

18 Aktuelles

18.1 Aktuelles (2015)

Ebola

1784 Frage:
Kann **Ebola** auch durch Geschlechtsverkehr übertragen werden?

Kommentar:
- **Ja**, das Virusgenom war mittels NAT in einer Studie bei jedem Vierten noch 7–9 Monate nach der Erkrankung im Ejakulat nachgewiesen worden. In einem Fall kam es 155 Tage nach einer negativen Blutuntersuchung zu einer sexuellen Übertragung
- In seltenen Fällen kommt es zu einer Viruspersistenz in der Prostata
- 2016 ist das internationale Interesse an **Ebola** zurückgegangen, es kommt aber immer noch zu Übertragungen, u. a. weil die von der WHO empfohlenen Karenzzeiten nicht eingehalten werden

Aktuelles

1785 Frage:
Wer hat **2015 den Medizinnobelpreis** erhalten und für was?

Kommentar:
- Nobelpreis für Physiologie / Medizin ging 2015 zur Hälfte an William C. Campbell (aus Irland) und Satoshi Omura (aus Japan) für die Entdeckung von **Avermectin**
- Die zweite Hälfte des Preisgeldes ging an die chinesische Forscherin Youyou Tu für die Entdeckung von **Artemisinin**

1786 Frage:
Was ist das besondere an **Avermectin bzw. Artemisinin**?

Kommentar:
- **Artemisinin** hat sich in den letzten Jahren zum **Standardmedikament der Malariatherapie** entwickelt. Weltweit infizieren sich jährlich fast 200 TSD Menschen. Angeblich hat die Artemisinintherapie die Malaria-Sterblichkeit um 20 % gesenkt und dadurch in Afrika bereits 100 TSD Menschen gerettet! Häufiges Medikament ist **Coartem** = Kombination aus Artemether und Lumefantrin
- **Avermectin** hat die Behandlung der tropischen Flussblindheit (**Onchozerkose**) und **Elephantiasis** (lymphatische Filiariasis) durch **Wucheria bancrofti**, **Brugia malayi** und **B. timori** nach Ansicht des Nobelpreiskomitees radikal verändert. Relevant, da weltweit über 100 Millionen Menschen betroffen sind!

Influenza

Frage: 1787
Welche **Zusammensetzung** hat der **Influenzaimpfstoff** für die Saison 2015 / 16?[1]

Kommentar:
- A/California/07/2009 (H1N1) pdm 09-ähnlich
- A/Switzerland/9715293/2013 (H3N2)-ähnlich
- B/Phuket/3073/2013-ähnlich (Yamagata-Linie)

Frage: 1788
Wie unterscheidet sich der **quadrivalente Impfstoff**?

Kommentar:
Im quadrivalenten Impfstoff ist zusätzlich ein B-Stamm der B/Brisbane/60/2008 (Victoria-Linie) enthalten. Gleicher Stamm wie in der Vorsaison 2014 / 15!

[1] www.pei.de/influenza-impfstoffe

1789 **Frage:**
Wie war die **Zusammensetzung des Influenzaimpfstoffs 2014 / 15**?

Kommentar:
- A/California/07/2009 (H1N1) pdm 09-ähnlich
- A/Texas/50/2012 (H3N2)-ähnlich
- B/Massachusetts/2/2012-ähnlich
- Zusätzlich beim tetravalentem Impfstoff noch: B/Brisbane/60/2008

18.2 Aktuelles (2016)

Zika-Virus

1790 **Frage:**
Haben Sie von dem *neuen* **Flavivirus** gehört?

Kommentar:
Ja, das **Zika-Virus**, aber eigentlich ist es schon seit 70 Jahren bekannt. Wie andere Flaviviren auch wird es durch **Aedes-Mücken**, vor allem durch **Aedes aegypti** (Gelbfiebermücke) und **Aedes albopictus** (Tigermücke) übertragen.

1791 **Frage:**
In welchen Ländern kommt das **Zika-Virus** vor?

Kommentar:
- Das Zika-Virus wurde 1947 in den *Zika-Wäldern* in Uganda entdeckt. 1952 wurde die **Zika-Infektion** beim Mensch berichtet. Bis 2007 wurden insgesamt nur 14 Zika-Virusinfektionen dokumentiert!
- Die ersten Infektionen traten in Afrika und Südostasien auf. Medial bekannt wurde das Virus erst ab 2013 durch einen großen Ausbruch mit 30 TSD Erkrankten auf Polynesien und dann ab 2015 in Brasilien und Südamerika
- Aktuell ist vor allem Mittel- und Südamerika betroffen. Es gibt aber auch bereits Fälle in Nordamerika. Stand Oktober 2016 gibt es 139 autochthone Fälle in Florida![2]

[2] Allg. Informationen zum Zika-Virus unter www.cdc.gov/zika

Frage: 1792
Welche Symptome treten auf? Warum ist das **Zika-Virus** wichtig?

Kommentar:
In Brasilien trat ab Oktober 2015 in wenigen Monaten auffällig oft eine **Mikrozephalie** bei Kindern (> 4.000, sonst wohl weniger als 200 pro Jahr) auf. Als Ursache wird eine Zika-Virusinfektion der Mutter vermutet – allerdings ist nur bei Einzelfällen eine Zika-Infektion gesichert!

Frage: 1793
Welche **Zika-Diagnostik** schlagen Sie vor?

Kommentar:
- Bei akut erkrankten Schwangeren (Fieber, Gelenkschmerzen) und Aufenthalt in einem Endemiegebiet wird ein Virusdirektnachweis (PCR) aus Blut in der ersten Krankheitswoche und aus Urin in der zweiten Woche angestrebt. Danach vor allem bei sonographischen Auffälligkeiten beim Kind (Mikrozephalie) Virusdirektnachweis (PCR) aus Fruchtwasser oder Serologie (ELISA, IFT und NT) aus Blut
- Daten aus dem Tierversuch sprechen dafür, dass Schwangere im Vergleich zu nicht schwangeren Frauen mit etwa 50 Tagen eine **deutlich verlängerte Virämie** haben. Dies könnte an der physiologischen Schwächung der zellulären Immunität und der daraus resultierenden verzögerten Viruselimination liegen → Bei Schwangeren ist ein Virusnachweis (PCR) daher länger sinnvoll!

Frage: 1794
Was empfehlen Sie einem **Paar mit Kinderwunsch**, das **aus einem Zika-Virus**-Endemiegebiet zurückkehrt?

Kommentar:
- Mit einem Antikörpertest lässt sich 3–4 Woche nach Rückkehr aus einem Zika-Virus-Risikogebiet eine Infektion mit großer Sicherheit ausschließen
- Sind bei einem Mann Zika-Antikörper nachweisbar, sollten sicherheitshalber mindestens 6 Monate Kondome beim Geschlechts-

verkehr verwendet werden - eventuell sogar länger (siehe oben)!

- Hat die Frau **Zika-Virus** IgG-AK und keine IgM-AK spricht nichts gegen eine Schwangerschaft, sollte eine akut / kürzliche Infektion vorliegen (IgG- und IgM-AK positiv) ist aktuell noch unklar, was zu tun ist! Evtl. auch 6 Monate Kinderwunsch aufschieben analog zu CMV oder länger!? → laut CDC sollen Zika-positive Frauen mindestens 8 Wochen nach Symptombeginn keinen ungeschützten Geschlechtsverkehr haben!

1795 Frage:

Gibt es **Probleme bei der Zika-Serologie**?

Kommentar:

Möglich sind Kreuzreaktionen mit anderen **Flaviviren**, also bei uns vor allem durch die Impfung gegen FSME, Gelbfieber oder Japanische Enzephalitis. Bei früheren Tropenreisen ggf. auch AK von durchgemachten Infektionen mit Dengue oder West-Nile-Virus.

1796 Frage:

Über was müssen Sie einen Mann mit Kinderwunsch aufklären, der eine positive **Zika-Virus**-Serologie hat?

Kommentar:

Zika-Virus kann auch in der Prostata persistieren. Hierdurch kann es zu einer Übertragung durch Sperma kommen. Häufig wird eine Karenzzeit (Geschlechtsverkehr nur mit Kondomen) von 6 Monaten nach Infektion angegeben. Es lässt sich nicht abschließend sagen, ob das ausreichend ist. Bei **Ebola** z. B. kam es noch nach 7 oder 8 Monaten zur Ansteckung.

1797 Frage:

Gibt es noch andere **Übertragungswege von Zika-Virus**?

Kommentar:

- Erste Fallberichte deuten daraufhin, dass das **Zika-Virus** auch bereits von einer infizierten Frau auf einen Mann übertragen wurde. Ebenfalls berichtet wurde von einem infizierten älteren Patienten, bei dem es zu einer Übertragung auf das Pflegepersonal gekommen ist. Die Übertragungswege sind noch unklar!
- Nachgewiesen ist auch eine Virus-Ausscheidung im Urin. Das ist nicht ungewöhnlich, da auch bei CMV oder Röteln eine Virurie vorliegt!

19 Allgemeines

MiBio Medizingeschichte

1798 Prüfer:

Grundlegende Kenntnisse der **Medizingeschichte**

Antwort:

Behring, Pasteur, Henle´sche Postulate

Kommentar:

- **Emil von Behring** wurde 1894 geboren und wird als *Retter der Kinder* oder als *Retter der Soldaten* bezeichnet. 1891 entwickelte er das erste Diphtherieheilserum und bekam 1901 den Nobelpreis für Physiologie und Medizin
- **Louis Pasteur** bekannt durch die *Pasteurisierung* von Lebensmitteln (z. B. der Milch) war ein Pionier der Impfstoffentwicklung. Er entwickelte einen Milzbrandimpfstoff für Tiere und **1885** einen **Tollwutimpfstoff** für Menschen. Das *Institut Pasteur* war das erste Forschungsinstitut für Medizinische Mikrobiologie
- Die **Henle-Koch-Postulate** wurden 1840 zuerst von Jakob Henle und dann 1882 von Robert Koch endgültig formuliert:
  1. Damit ein Erreger als Ursache einer Erkrankung angesehen werden kann, sollte er bei einer Infektion mikroskopisch nachweisbar sein
  2. Die von einem Kranken isolierten Mikroorganismen sollten außerhalb (z. B. in Bakterienkultur) des erkrankten Organismus anzüchtbar sein
  3. Die angezüchteten Organismen müssen bei Übertragung auf das Versuchstier zur Ausbildung der typischen Krankheit führen

Leitlinien

1799 Frage:

Wie werde **Leitlinien** klassifiziert?

Kommentar:

- **Leitlinien** der Mitgliedsgesellschaften der Arbeitsgemeinschaft der Wissenschaftlichen Medizinischen Fachgesellschaften e.V. (AWMF) werden in drei, auf die Entwicklungsmethodik bezogene Klassen eingeteilt:

S1 Leitlinien wurden von einer Expertengruppe im informellen Konsens erarbeitet (Ergebnis sind Empfehlungen)
S2 Leitlinien sind Ergebnis einer formalen Konsensfindung (S2k) und / oder einer formalen *Evidenz*-Recherche (S2e)
S3 Leitlinien haben alle Elemente einer systematischen Entwicklung (Logik-, Entscheidungs- und *outcome*-Analyse)

- **Nationale Versorgungsleitlinien** entsprechen methodisch der Klasse S3

Unfallverhütungsvorschriften

Prüfer: 1800

Wer gibt die **Unfallverhütungsvorschriften** heraus?

Kommentar:

- Für den Laborbereich ist es die Laborrichtlinie *Sicheres Arbeiten in Laboratorien – Grundlagen und Handlungshilfen* und wird von der Deutschen Gesetzlichen Unfallversicherung (DGUV) herausgegeben
- Daneben gibt es auch noch die Gefahrstoffverordnung u. a.

Prüfer: 1801

Was steht in der **Gefahrstoffverordnung**?

Kommentar:

Die **Gefahrstoffverordnung** beinhaltet die Gefährdungsbeurteilung und Substitutionsprüfung, Technische Schutzmaßnahmen (Arbeitsplatzgestaltung, Lüftung) und Prüfungen.

Labormedizinumfeld

1802 Prüfer:

Wie sehen Sie die **Labormedizin** heute?

Kommentar:

- Aktuell ist das Umfeld in der Labormedizin sehr schwierig durch die fortschreitende Bildung von Großlaboratorien, Laborverbünden und den Aufkauf durch (ausländische) Investoren
- Stagnation und zunehmend begrenzte persönliche Möglichkeiten durch die Einführung der Niederlassungsbeschränkung (Bedarfsplanung) in der Labormedizin. Dadurch ist es nicht mehr möglich, neue Laboratorien aufzumachen oder in Kooperationen (MVZ) sich mit anderen Fachrichtungen niederzulassen
- Hauptproblem ist die Niederlassungsbeschränkung für den Laborarzt: In der Labormedizin gibt es sehr viele Medizinische Versorgungszentren (MVZ) – dort gehört der Kassensitz dem Medizinisches Versorgungszentrum (MVZ) und nicht dem angestellten Facharzt! Bei Verlassen des MVZ bleibt daher der Kassensitz zurück! Dies zerstört eigentlich den Grundgedanken des freien Arztes und mindert die Attraktivität der Fachrichtung immens!

1803 Prüfer:

Was denken Sie, wie man sich in dem **momentanen Laborumfeld** behaupten kann?

Kommentar:

- (Leider) nehmen die Konzentrationsprozesse weiter zu. Kleinere Labore gehören Laborverbünden an oder werden komplett aufgekauft. Die bestehenden Labore und Laborverbünde werden immer größer und marktbeherrschend. Krankenhauslabore werden oft verkauft und anschließend durch niedergelassene Labore betreut. Durch die Niederlassungsbeschränkung und die offizielle Überversorgung ist eine Niederlassung schwierig
- Kleine und mittlere Labore können nur in Konkurrenz mit *Laborketten* bestehen, wenn sie ein eigenes unverwechselbares Profil haben – Beispiele sind das Labor Seelig mit der Autoimmundiagnostik, das Labor Enders mit einem Schwerpunkt auf die Infektionsdiagnostik in der Schwangerschaft oder das Bernhard-Nocht-Institut für tropenmedizinische Erreger
- Zunehmend wichtiger wird es auch, die Einsender an sich zu binden. In Zeiten der Laborverbünde, in denen der Einsender u.U. nicht weiß, in welchem Labor des Verbunds seine Probe untersucht wird, können kleinere Labor als regionaler und direkter Ansprechpartner punkten!
- Problematisch ist der zunehmende Preisdruck in der Diagnostik durch hohe Rabattierungen im stationären Bereich und die seit langem angekündigte GOÄ-Reform mit mutmaßlicher Abwertung technischer Leistungen zugunsten der sprechenden Medizin. Parallel dazu steigt das Anspruchsverhalten der Einsender und Patienten und ist nur durch eine (kostspielige) weiter zunehmende Automatisierung zu befriedigen. Das wiederum können kleinere Ein-Mann-Labore nicht leisten!

Allgemeines

Prüfer: 1804

Wie lange müssen Sie **Befunde** aufheben?

Antwort:

Anm. Prüfling: richtig geraten ... 10 Jahre

Kommentar:

Allgemein gilt im medizinischen Bereich eine Aufbewahrungsfrist von 10 Jahren. Davon abweichend gilt:

- 3 Monate Fersenblut-Filterpapierkarten die **Guthrie-Card**
- 10 Jahre bei Untersuchungen nach dem **Gendiagnostikgesetz**, danach müssen die Daten vernichtet werden!
- Im Bereich der **Spenderdiagnostik** müssen Rohdaten für 15 bzw. 30 Jahre aufbewahrt werden

20 Musterprüfungen

20.1 Musterprüfung von 1998 im Wortlaut

Anm. Prüfling: Prüfungsdauer 55 Minuten. Nur ein Prüfling an dem Tag, deshalb länger!?

1805 Prüfer:
In der Zeitung liest man in letzter Zeit viel über **einen Erreger von Durchfallerkrankungen**. Was fällt Ihnen dazu ein?

Antwort:
EHEC

1806 Prüfer:
Wie ist die **Pathogenese von EHEC bedingten Durchfällen**?

Antwort:
EHEC, Toxine: SLT1 und SLT2, Hämolyse, bei einem Teil der Patienten (hauptsächlich Kindern) HUS, Erwachsene TTP, Kinder auch hämorrhagische Colitis

1807 Prüfer:
Welche Diagnostik führen Sie bei **V. a. EHEC** durch?

Antwort:
- Die Sorbitol-Negativität ist kein sicheres Unterscheidungskriterium, da es auch sorbitol-positive SLT-bildende Stämme gibt *Anm. Prüfling: das wollte er hören!*
- Ein Toxin-Nachweis mittels ELISA ist nicht so gut (Spezifität und Sensitivität) wie die PCR, bei uns auch zum Screenen PCR von Kultur, pos. Befunde müssen reproduzierbar sein, zusätzlicher Nachweis von Pathogenitätsfaktoren hly und eaeA

Fallbeispiel:
HIV-1-Westernblot: Positiv- und Negativkontrolle sowie ein Patientenblot.
Der Patient hat eine deutlich positive isolierte gp120-Bande

Prüfer: 1808
Wie interpretieren Sie einen **HIV-Blot mit einer isolierten gp120-Bande** und wie gehen Sie weiter vor?

Antwort:
Fraglicher Befund, da nur eine env-Bande positiv ist. Wiederholung in 2 Wochen mit neuem Serum. Befund an Arzt mit *fraglich*, keine Mitteilung an Patienten.

Prüfer: 1809
Welche **weitere HIV-Diagnostik** gibt es, wenn eine *sofortige Abklärung* erforderlich ist?

Antwort:
PCR

Prüfer: 1810
Weist die **HIV-PCR** DNA oder RNA nach?

Antwort:
In diesem Fall besser Provirus-Nachweis in Lymphozyten (sensitiver), also direkte Amplifikation von DNA (Das sensitivste Verfahren wäre eine Real-Time-PCR nach Ultrazentrifugation einer größeren Serum-Menge).

Kommentar:
In der Routinetestung ist heutzutage der Nachweis der viralen RNA mittels PCR oder TMA gebräuchlich. Der **Nachweis der proviralen integrierten DNA** ist aufwendig und damit den Forschungslaboren bzw. NRZ vorbehalten.

Prüfer: 1811
Welche **Quantifizierungsmöglichkeiten** gibt es bei der **HIV-PCR**?

Antwort:
Beispielsweise Roche-PCR mit genauer Beschreibung

1812 Prüfer:
Sagt Ihnen **bDNA-Assay** etwas?

Antwort:
Ach ja der Bäumchen Test ...

Kommentar:
- bDNA steht für branched-DNA, also verzweigte DNA
- Es ist eine Methode zum quantitativen Nachweis von HIV, HCV, HBV mittels Signalamplifikation → Es ist keine Nukleinsäure amplifizierende Technik!
- Im Gegensatz zur PCR wird nicht die Nukleinsäure vor der Detektion amplifiziert, sondern stattdessen das Signal zur Detektion verstärkt. Die Signale gehen von einem verzweigten (*branched*) Hybridisierungskomplex aus, der aus der Zielnukleinsäure sowie primären, sekundären und tertiären Sonden besteht
- Nachteilig sind die im Vergleich zur PCR höheren Nachweisgrenzen, so dass die Methode heute nicht mehr routinemäßig eingesetzt wird

Fallbeispiel:
Westernblot des HIV-Folgeserums mit noch stärkerer Reaktion der gp120- und schwacher p55-Bande.

1813 Prüfer:
Wie interpretieren Sie diesen Blot mit einer **gp120- und einer p55-Bande**?

Antwort:
Nach den Interpretationskriterien ist das positiv: 1 env und 1 gag-Bande. Habe ich so noch nie gesehen. Die Serokonverter, die ich gesehen habe, sahen immer anders aus.

1814 Prüfer:
Wie?

Antwort:
Bei fraglichen Blots oft schwache gp41 oder isolierte Reaktion mit p24 und / oder p55. Beim Folgeserum dann meist gp41 und mindestens 1 gag-Bande. Die pol-Banden kommen meist später.

Prüfer: 1815
Der Patient war in der HIV-PCR deutlich positiv. Welche Erklärung haben Sie für den ungewöhnlichen WB-Befund?

Antwort:
???

Anm. Prüfling: Kommerzielle WBs haben wohl an Position gp120 häufig relativ viel gp41, das im Gel die gleiche Laufstrecke hat. Die Bande entspricht dann eigentlich gp41.

Prüfer: 1816
Welche **Formen der Malaria** kennen Sie?

Antwort:
Malaria tropica (Plasmodium falciparum), Malaria tertiana (Plasmodium ovale und vivax) und Malaria quartana (Plasmodium malariae).

Prüfer: 1817
Welche Malaria würden Sie sich aussuchen, wenn Sie eine bekommen müssten?

Antwort:
Am ehesten die **Malaria quartana**, die ist nicht so fulminant wie die Malaria tropica und macht keine **Hypnozoiten** in der Leber (keine Reaktivierungsgefahr!) wie bei Malaria tertiana!

Prüfer: 1818
Welche **Malariatherapien** kennen Sie?

Antwort:
Mefloquin, Chloroquin

Kommentar:
Siehe Malariatherapie Seite 246!

Prüfer: 1819
Wie ist die Pathogenese von **ZNS-Komplikationen bei der Malaria tropica**?

Antwort:
Ausbildung von **Knobs** auf der Membran der befallenen Erythrozyten → Adhärenz an das Kapillarendothel → kapillare Stase und lokale Gewebshypoxie (besonders Gehirn betroffen)

1820 Prüfer:
Was sagt Ihnen der **tumor-necrosis-factor** in diesem Zusammenhang?

Antwort:
???

Kommentar:
Tumor-necrosis-factor engl. für Tumor-Nekrose-Faktor (TNF)-α! Er führt zu einer starken Entzündungsreaktion bis zum Schock.

1821 Prüfer:
Wie ist das bei **Resistenzen gegen Chloroquin**? Entstehen die Resistenzen in vielen Gebieten unabhängig voneinander oder gehen sie von einigen wenigen Stämmen bzw. Gebieten aus?

Antwort:
Wahrscheinlich letzteres!?

Anm. Prüfling: Prüfer bestätigt das

1822 Prüfer:
Was empfehlen Sie zur **CMV-Diagnostik bei Patienten nach Knochenmarktransplantation**?

Antwort:
- Bei immunkompetenten Patienten ist bei CMV-Reaktivierung oft ein IgM- und / oder ein IgG-Titeranstieg zu sehen. Serologie bei immunsupprimierten Patienten oft weniger hilfreich, aber im Rahmen des Gesamtbilds nützlich (hat der Patient überhaupt eine CMV?)
- Direktnachweis: Antigen-Nachweis oder PCR aus verschiedenen Materialien, PCR aus Serum bei einem CMV-Träger ohne Reaktivierung normalerweise negativ. Nachweis von early-Antigen mit monoklonalen Antikörpern in Lymphos und Granulozyten, Isolation der PBMC mittels Ficoll, Clonab, Nachweis von early-Antigen nach Anzüchtung von CMV aus verschiedenen Materialien (ENTA, BAL, Urin) in HFF (humanen Vorhautfibroblasten)

Prüfer: 1823
Wie ist die **Aussagekraft der verschiedenen Methoden** bei der **CMV-Reaktivierung**?

Antwort:
Bewertung der Gesamtsituation mit allen Laborbefunden und der Klinik. Die CMV-Diagnostik bei Transplantationspatienten ist schon ziemlich fies, zumal ja eine Transplantatabstoßung und eine CMV-Reaktivierung klinisch zunächst ziemlich ähnlich aussehen.

Anm.: Prüfer lächelt, will eigentlich aber etwas anderes hören.

Kommentar:
Wenn es klinisch relevant ist eine **CMV-Reaktivierung** auszuschließen, erfolgt dies im Regelfall mittels einer CMV-PCR aus EDTA-Blut. Bei geringen Kopienzahlen (100–1000) ist häufig nicht klar, ob es sich um eine normale Hintergrundaktivität der persistierenden humanen Cytomegalieviren handelt. Hier helfen Verlaufskontrollen sowie ggf. eine Viruskultur oder der Nachweis des pp65-Antigens!

Prüfer: 1824
Welches **CMV-Antigen** wird nachgewiesen?

Antwort:
Ein early-Antigen, vielleicht auch ein immediate early antigen

*Anm. Prüfling: Prüfer fragt irgendwie weiter – ich weiß nicht, auf was er hinaus will? Ich sage etwas von **pp65**, bin der Meinung, dass das eine andere Bezeichnung für eines der early antigens ist. pp65 wollte er hören. Weist mich darauf hin, dass pp65 kein early antigen ist, sondern irgendetwas anderes (habe ich nicht genau verstanden) Prüfer fasst nochmals kurz zusammen: Immunologischer Nachweis von **pp65** und **CMV-PCR** am aussagekräftigsten beim CMV-Monitoring von transplantierten Patienten.*

Prüfer: 1825
Welche **Impfungen** sind für **Kinder** empfohlen?

Antwort:
STIKO-Empfehlungen ausführlich aufgezählt ...

1826 Prüfer:
Warum reicht eine **einzige Impfung gegen Masern**? Warum kann man durch Impfprogramme versuchen, die Masern auszurotten (im Gegensatz zu anderen Impfprogrammen)?

Antwort:
Das Masernvirus ändert sich nicht und es gibt nur 1 Serotyp. Der Mensch ist der einzige Wirt.

1827 Prüfer:
Ginge das bei der **Diphtherie** nicht auch?

Antwort:
Nein, Toxin ist phagenkodiert, Corynebacterium diptheriae kann es haben oder auch nicht. Immunität nicht gegen den Erreger, sondern gegen das Toxin.

1828 Prüfer:
Wann war die letzte **Influenza Pandemie**?

Antwort:
1968, als Pandemie fällt mir dann noch die spanische Grippe von 1918 ein

Kommentar:
2009/2010 trat eine Variante des Subtyps A H1N1 (A/California/7/2009) auf. Diese Variante wurde als die sogenannte **Schweinegrippe** bekannt. Weltweit wurden in 214 Ländern Infektionen mit H1N1 bestätigt. Mit insgesamt 18.449 Todesfällen war der Verlauf jedoch viel harmloser als bei der **Spanischen Grippe** mit geschätzten 50 Millionen Todesopfern. Dies war zu Beginn jedoch nicht abzusehen, weshalb es zu Pandemiewarnungen der WHO kam! Der *harmlose* Verlauf führte im Nachgang zu (unberechtigter) Kritik an den Gesundheitsbehörden, vor allem von Seiten der Impfgegner.

1829 Prüfer:
Wieso kam es **1968 zur Influenza-Pandemie**?

Antwort:
Eine Pandemie entsteht, wenn durch einen Antigenshift ein neuer Subtyp entsteht, das Besondere ist das segmentierte RNA-Genom bei Influenzaviren. Bei Infektionen von einem Wirt mit mehreren verschiedenen Subtypen kann es zu Reassortment kommen. Beispielsweise bei Schweinen, die mit Viren von Vögeln und Menschen infiziert sind bei entsprechend engem Zusammenleben, z. B. in Südostasien, Hämagglutinin und Neuraminidase sind entscheidend.

Prüfer: 1830
Wie sah der **Antigenshift bei der letzten Influenzapandemie** aus?

Antwort:
Weiß ich nicht, weiß nur das Prinzip

Prüfer: 1831
H2N2 → H3N2

Prüfer: 1832
Was ist denn mit den **neuen Viren aus Hongkong**?

Antwort:
Ach das Vogel-Virus – **H5N1**. Das ist ein Subtyp, der bisher noch nie beim Menschen gefunden wurde. Es hat aber nur einzelne Erkrankungsfälle gegeben.

Prüfer: 1833
Ist das ein **neuer Subtyp**? Ist eine **Pandemie** zu erwarten?

Antwort:
Ja, doch eigentlich schon. Subtyp ist doch über Antigenshift definiert? Aber es muss ja nicht jeder neue Subtyp unbedingt gefährlich für den Menschen sein ...

Prüfer: 1834
In diesem Fall liegt **kein** Antigenshift vor, und eine Pandemie ist deshalb auch nicht zu erwarten!

Prüfer: 1835
Haben Sie einen **positiven Tine-Test**?

Antwort:
JA

1836 Prüfer:
Bei wie viel Prozent Ihrer Altersgruppe ist der **Tine-Test** positiv?

Antwort:
In der Altersgruppe wahrscheinlich ziemlich selten, unter meinen (älteren) Kollegen dürfte es anders aussehen.

1837 Prüfer:
Was bedeutet ein **positiver Tine-Test**?

Antwort:
Schon mal Kontakt mit Mycobacterium tuberculosis gehabt (andere Mykobakterien)? Eventuell subklinisch abgelaufene Infektion.

1838 Prüfer:
Wie ist das in meiner Altersgruppe?

Antwort:
Sie hatten früher eine BCG-Impfung.

1839 Prüfer:
Ich habe eine **Verschattung im linken Oberlappen**. Was bedeutet das? Habe ich noch **Tuberkulose**? Oder kann ich es noch mal erwarten?

Antwort:
Bedeutet, dass Sie mit dem Erreger fertig geworden sind. Gute zelluläre Abwehr.

1840 Prüfer:
Sind noch **Mykobakterien** da?

Antwort:
Wenn ja, dann zumindest gut unter Kontrolle.

1841 Prüfer:
Welche Patientengruppe bekommt eine **Tuberkulose**?

Antwort:
Bei uns heutzutage AIDS-Erkrankte, Alkoholiker, Personen in schlechtem Allgemeinzustand.

Prüfer: 1842
Wodurch kommt es zur Infektion / Reaktivierung in klassischen Situationen, z. B. Gefangenenlagern?

Antwort:
Schlechter AZ → schlechte Abwehr → hohe Menschendichte → starke Exposition

Prüfer: 1843
Beschreiben Sie den **Weg eines TBC-Bakteriums** im Lauf der Infektion!

Antwort:
Alveolen – von Makrophagen phagozytiert – kann aber intrazellulär überleben – in Lymphknoten Präsentation durch Makrophagen – T-Zellaktivierung – Granulombildung – MIF (macrophageinhibitory-factor) – Abtötung im Makrophagen, z. B. durch toxische Stoffe, z. B. Sauerstoffmetaboliten.

Anm. Prüfling: Prüfer wollte eigentlich nur hören: Primäraffekt – Primärkomplex (Primäraffekt + lokale Lymphknoten) – evtl. lymphogene / hämatogene Aussaat – Miliartuberkulose

Prüfer: 1844
Was ist die **Miliartuberkulose**? Wie kommt es dazu?

Antwort:
Entsteht nach lymphogener / hämatogener Aussaat von Primärkomplexen aus *Überwindung* der ersten Lymphknotenstation.

Prüfer: 1845
Was ist eine **offene Tuberkulose**?

Antwort:
Kaverne mit Anschluss an einen Bronchus, Aushusten von Mycobacterium tuberculosis, hohe Infektionsgefahr

Prüfer: 1846
Was ist ein **Blutsturz**?

Antwort:
Ich nehme an, dass damit in diesem Zusammenhang das starke Aushusten von Blut gemeint ist

1847 Prüfer:
Wie sieht das **Blut** aus?

Anm. Prüfling: Weiß nicht, auf was er hinaus will!

1848 Prüfer:
Hellrotes oder dunkelrotes Blut beim Blutsturz?

Antwort:
Hellrotes, da arterielles Blut

Anm. Prüfling: Prüfer wollte darauf hinaus, dass sich die Patienten zu Tode husten und verbluten!

1849 Prüfer:
In welche Organe kann der Erreger bei einer **TBC-Generalisierung** streuen?

Antwort:
Nieren, Knochen, Gelenke, ZNS

1850 Prüfer:
Wie ist die **Therapie der TBC**?

Antwort:
Isoniazid, Pyrazinamid, Ethambutol und *Anm. Prüfling: fiel mir nicht ein!* Für 2 Monate, dann Pyrazinamid und Ethambutol als 2er Therapie für 4 Monate. *Anm. Prüfling: Rifampicin ist mir nicht eingefallen, war kein Problem*

Kommentar:
Siehe zur TBC-Therapie auch Seite 278.

1851 Prüfer:
Was für Impfstoffe gibt es für die **Polioimpfung**?

Antwort:
- **Oralen Impfstoff = Lebendvaccine** mit drei Serotypen – attenuiertes Virus nach entsprechender Zellkulturpassage – infiziert Zellen im Gastrointestinaltrack – IgA-Immunität – Herdenimmunität. In ganz seltenen Fällen im Lauf der Darmpassage Remutation des Impfviruses zum Wildvirus, dadurch Impfpolio, v.a. bei immundefizienten Patienten oder in der Umgebung des Impflings
- **Parenteralen Impfstoff = Totimpfstoff** – keine Impfpolio möglich! Keine IgA-Immunität. Zur Zeit von STIKO noch orale Impfung empfohlen (wenn keine Kontraindikationen vorliegen). Entscheidung für Lebend- oder Totimpfstoff ist eine gesundheitspolitische Frage, die diskutiert wird

Kommentar:
Seit 1998 wird in Deutschland nur noch parenteral geimpft, in Endemiegebieten aber noch teilweise oral!

Prüfer: 1852
Vor- und Nachteile der **Polio-Impfstoffe**?

Antwort:
Oraler Lebendimpfstoff. Vorteile: führt zu profunder Immunität (auch IgA, wichtig, da Wildvirus ja auch über die Schleimhäute und das lymphatische Gewebe des Magen-Darm-Trakts aufgenommen wird), gute Compliance, relativ preiswerte Herstellung. Nachteile: in seltenen Fällen Impfpolio, in warmen Ländern schlechtere Haltbarkeit als Totimpfstoff

Prüfer: 1853
Wie viele **Impfpoliofälle gab es pro Jahr in Deutschland**?

Antwort:
Vielleicht 1–2 Fälle pro Jahr.

Prüfer: 1854
Etwas mehr sind es schon, aber die Relationen stimmen ...

Prüfer: 1855
Bis wann soll die **Polio** laut WHO-Programm ausgerottet sein?

Antwort:
Jahr 2000

Kommentar:
- Seit 1988 strebt die WHO die globale **Polioeradikation** an. Im Vergleich zu 1988 gelang 2004 eine weltweite Reduktion der Poliofälle um 99 %! Amerika gilt seit 1994,

der Westpazifik seit 2000 und Europa seit 2002 als Poliofrei. In Deutschland gibt es seit 1990 keine autochthonen Fälle mehr. Die letzten Fälle durch importierte Polioviren traten 1992 auf. Problematisch sind Reimporte in eigentlich poliofreien Gebieten in der WHO Region Europa (z. B. Tadschikistan) aus Pakistan, Nigeria und Afghanistan. Aktuell strebt die WHO eine globale Polioeradikation bis 2018 an

- Inzwischen (Stand 2016) gilt Polio Typ 2 als eradiziert! Der orale Polioimpfstoff (OPV) enthält daher seit April 2016 nur noch Polio Typ 1 und 3. Nur sehr wenige ausgewählte Labore weltweit dürfen Polio Typ 2 behalten, das ist wichtig für Labore, die Polio-Neutralisationtests durchführen und für die Impfstoffherstellung

1856 Prüfer:
Welche **Erreger** verursachen die **atypische Pneumonie**?

Antwort:
Chlamydia pneumoniae *Anm. Prüfling: ... während der Antwort unterbrochen durch den Prüfer*

1857 Prüfer:
Wie ist die **Diagnostik bei Chlamydia pneumoniae**?

Antwort:
Serologie bringt wegen der Durchseuchung meistens nichts, wenn dann bei Kindern. Man kann es machen und dann im Verlauf nach einem Titeranstieg schauen (passiert meistens nichts).

1858 Prüfer:
Was würden Sie anstatt der **Chlamydien-Serologie** vorschlagen?

Antwort:
PCR aus BAL (Materialgewinnung möglichst tief)

1859 Prüfer:
Wäre die **Chlamydien-PCR** bei Ihnen positiv?

Antwort:
Da bin ich mir nicht sicher. Serologisch bin ich positiv. Sie zielen auf die Aussagekraft eines positiven PCR-Befunds ab? Wie häufig die PCR aus welchem Material bei asymptomatischen Patienten positiv ist, weiß ich nicht. Kommt ja auf die methodischen Einzelheiten an (Primer, Zyklen, Extraktionsverfahren). Da die PCR ja (noch) nicht routinemäßig eingesetzt wird, ist das möglicherweise noch gar nicht validiert. Vielleicht könnte man ja auch die Bedingungen so wählen, dass eine sinnvolle Aussage über den Reaktivierungsstatus möglich wird. Z. B. sollte unsere CMV-PCR aus dem Serum von asymptomatischen CMV-Trägern negativ ausfallen.

Kommentar:
Insbesondere bei Humanen Herpesviren wird immer wieder diskutiert welche Hintergrundaktivität bei Seropositiven Patienten noch normal ist und bei welcher Viruslast eine *relevante* **Reaktivierung** vorliegt. Eine Möglichkeit ist die Nachweisgrenze überhalb der Hintergrundaktivität einzustellen, die PCR also *unempfindlicher* zu machen.

Prüfer: 1860
Wie ist die **Chemotherapie bei HIV**?

Antwort:
Stoffgruppen, Wirkungsweise (mit ausführlicher Beschreibung), Kombinationen, z.Zt. Kombination von Reverse Transkriptase-Antagonisten + 1 Proteinasehemmer empfohlen

Kommentar:
Im Jahr 2016 leider deutlich komplexer. Aktuelle Informationen siehe aktuelle Leitlinie[1]: Grundsätzlich stehen heute zur Initialtherapie **Nukleosidanaloge Reverse-Transkriptase-Inhibitoren** und **Nukleotidanaloge Reverse-Transkriptase-Inhibitoren**, **Nicht-nukleosidische Reverse-Transkriptase-Inhibitoren**, Ritonavir oder

[1] Deutsch-Österreichische Leitlinien zur antiretroviralen Therapie der HIV-Infektion, AWMF-Register-Nr.: 055-001

Cobicistat geboosterte **Proteaseinhibitoren** und **Integrase-Inhibitoren** zur Verfügung.

1861 Prüfer:
Welche **Resistenzbestimmungen werden bei HIV** durchgeführt?

Antwort:
Kann man phänotypisch oder genotypisch machen. Bei uns in der Routine nur noch genotypisch. Sequenzierung oder Restriktionsverdau nach PCR. Enzyme werden so gewählt, dass Schnittstellen gerade an den Stellen der häufigsten Mutationen liegen. Neue, unerwartete Mutationen können so aber übersehen werden.

1862 Prüfer:
Was für eine Erkrankung ist der **Zoster**?

Antwort:
Reaktivierung von VZV. Primärinfektion sind die Windpocken. Persistenz in Spinalganglien

1863 Prüfer:
Kann man mehrfach einen **Zoster** haben?

Antwort:
Ja, Viruspersistenz lebenslang, wiederholte Reaktivierung möglich, z. B. bei Immunsuppression

1864 Prüfer:
Gibt es eine **VZV-Impfung**?

Antwort:
Attenuierter Lebendimpfstoff. Indikationen z. B. bei immundefizienten Kindern oder vor einer geplanten Schwangerschaft bei seronegativen Frauen

1865 Prüfer:
In der **USA** wird die **VZV-Impfung** stark propagiert. Was halten Sie davon?

Antwort:
Eigentlich ist es keine Routineimpfung. Risiken: Remutation (vgl. Polio) und Zosterentwicklung

Kommentar:
Veraltet: die Windpockenimpfung wird seit 2004 von der STIKO empfohlen (Mumps-Masern-Röteln-Windpockenimpfung). Remutationen scheinen kein wahrnehmbares Problem zu sein. Durch die Impfung sind in Deutschland nur noch 1–2 % der Schwangeren seronegativ. **Windpockenkontakte** sind daher inzwischen nur noch selten ein Problem in der Schwangerschaft – Immunglobulingaben sind nur selten notwendig!

Prüfer: 1866
Welche **bakteriellen Erreger** verursachen nach Infektion eine **Myolyse**?

Antwort:
Mir fallen da **A-Streptokokken** ein, wenn Sie das meinen *Anm.: Prüfer nickt.* Vor einiger Zeit gab es in England mal mehrere Fälle. Die A-Streptokokken sind dann als Killerbakterien berühmt geworden. Es gibt aber auch noch andere Erreger.

Prüfer: 1867
Ist das eine häufige Erkrankung?

Antwort:
Nein, sehr selten. Auch im Vergleich zum ubiquitären Vorkommen der A-Streptokokken

Prüfer: 1868
Gibt es bei diesen Stämmen durch z. B. Serotypisierung eine Unterscheidungsmöglichkeit gegenüber *harmloseren* A-Streptokokken?

Antwort:
Sie meinen über Antigenitätsunterschiede bei den M-Proteinen?

Prüfer: 1869
Ja, welche gibt es zum Beispiel?

Antwort:
Ist mir nicht bekannt, aber ich bin kein Streptokokkenspezialist

Anm. Prüfling: War wohl diesbezüglich nichts bekannt – laut RKI gibt es aber eine Korrelation!

1870 Prüfer:
Wie ist die **Therapie bei A-Streptokokken**?

Antwort:
Penicillin

1871 Prüfer:
Gibt es **Penicillin-Resistenzen** bei **A-Streptokokken**?

Antwort:
Nein

1872 Prüfer:
Gibt es Resistenzen in anderen Ländern?

Antwort:
Ist mir für A-Streptokokken nicht bekannt. Bei Pneumokokken gibt es ja z. B. in Spanien oder Ungarn einige Penicillin resistente Stämme.

1873 Prüfer:
Wie ist das bei **Staphylococcus aureus**? Therapie?

Antwort:
Bei uns zu etwa 80 % Penicillin resistent. Wenn antibakterielle Therapie, dann mit Oxacillin oder Derrivat, z. B. Staphylex

1874 Prüfer:
Warum ist **Staphylococcus aureus Penicillin resistent**?

Antwort:
β-Lactamasen

1875 Prüfer:
Was sind **β-Lactamasen** für Enzyme? Gibt es da mehrere? Irgendwelche Verwandtschaften?

Antwort:
Ja, da gibt es leider ganz schrecklich viele, z. B. Klassifikationen nach Ambler, Klasse A–D und genotypische. Früher andere Klassifikationen: Unterscheidung chromosomal – plasmid kodiert, welche Antibiotika als Substrate, welche Inhibitoren etc.

Anm. Prüfling: Prüfer war zufrieden und bricht ab.

Prüfer: 1876
Was bedeutet ein **positives HBeAg bei einer Frau**, die gerade ein Kind bekommen hat?

Antwort:
Hohe Infektiosität der Mutter, Kind muss gleich aktiv und passiv immunisiert werden.

Prüfer: 1877
Was ist das **HBeAg**?

Antwort:
Teil vom Core (exakter: Protein, das vom gleichen Gen wie das HBc kodiert wird, etwas unterschiedliche Prozessierung)

Prüfer: 1878
Was ist die **Bedeutung des HBs-Antigens**?

Antwort:
Der *klassische* Virulenzmarker. HBeAg ist im Vergleich dazu viel seltener nachweisbar, nur bei frischer, hochflorider Hepatitis B-Infektion mit sehr hohen Virustitern. Auf HBsAg wird z. B. beim Blutspender-Screening oder bei der Schwangerschaftsvorsorge untersucht. Ein Patient mit positivem HBsAg-Nachweis gilt als infektiös (Nachweisgrenzen: HBeAg > 10^8 Viruspartikel pro ml, HbsAg > 10^7, Hybridisierung > 10^5 bis 10^6, PCR 10^3 bis 10^4)

Kommentar:
Gute molekularbiologische Verfahren (PCR, TMA) haben heute eine Nachweisgrenze im Bereich 10^1. Beispielsweise hat der *Hologics Aptima HBV Quant Assay* einen linearen Messbereich von 10 IU/ml bis 1 Milliarde IU/ml und eine Nachweisgrenze von < 6 IU/ml!

Prüfer: 1879
Wie wird ein **HBV-Impfstoff** hergestellt?

Antwort:
Rekombinant

1880 Prüfer:
In welcher Spezies erfolgt die Expression?

Antwort:
In Escherichia coli oder Saccharomyces cerevisiae.

Kommentar:
Saccharomyces cerevisiae ist die (Back-) Hefe!

1881 Prüfer:
Wie ist der **Genomaufbau und die Replikation von HBV**?

Antwort:
Zirkuläres Genom aus einem vollständigen und einem unvollständigen DNA-Strang. Vollständiger Strang hat Minus-Polarität – davon Transkription zu RNA – reverse Transkription zu DNA (langer Strang) – Synthese von komplementärem kurzen (unvollständigen) DNA-Strang

1882 Prüfer:
Offene Leserahmen?

Antwort:
Schluck, S-Gen kodiert für Envelope, C für Core, dann gibt es noch das ominöse X, von dem man noch nicht genau weiß, was es macht

1883 Prüfer:
Noch was?

Antwort:
???

1884 Prüfer:
Sie haben doch gerade die Replikation beschrieben, was brauchen denn Viren mit so einem komplizierten Replikationszyklus?

Antwort:
???

Anm. Prüfling: wäre gewesen: RNA-abhängige DNA-Polymerase von P-Gen kodiert. Wie man sieht, macht es auch nichts, wenn man mal etwas ziemlich Naheliegendes / Hergeleitetes nicht weiß.

Prüfer: 1885
Was ist das **Hepatitis A-Virus**?

Antwort:
Picorna – kleines unbehülltes RNA-Virus, fäkal-orale Übertragung

Prüfer: 1886
Was ist das **Hepatitis E-Virus**?

Antwort:
Calicivirus

Prüfer: 1887
Was ist das **Hepatitis G-Virus**?

Antwort:
Ist am nächsten am Hepatitis C-Virus dran, also Flavivirus.

21 Verwendete und weiterführende Literatur

Online-Medien:

Roche Lerncenter: www.roche.de/diagnostics/lerncenter

DocCheck Flexikon: http://flexikon.doccheck.com

Laborlexikon (ISSN 1860-966X): www.laborlexikon.de

Arzneimittelsicherheit in Schwangerschaft und Stillzeit: www.embryotox.de

Berufsverband Deutscher Laborärzte (BDL) e.V.: http://www.bdlev.de/labormedizin/

HIV-Informationen: www.hivandmore.de/

HIV-Leitfaden, M. Hartmann, Heidelberg: www.hivleitfaden.de

Medizinische Immunologie, Universität Leipzig, Institut für klinische Virologie: http://ikit.uniklinikum-leipzig.de/immunologie.site,postext,humanmedizin,a_id,278.html

Die freie Enzyklopädie: www.wikipedia.de

Bücher:

DGPI Handbuch, 6. Aufl., Infektionen bei Kindern und Jugendlichen

Praktische Liquordiagnostik in Frage und Antwort, K. Zimmermann

HIV-Buch 2014/15, Ch. Hoffmann, J. Rockstroh: http://hivbuch.de

Innere Medizin, 2012, G. Herold und Mitarbeiter

Kurzlehrbuch Medizinische Mikrobiologie und Infektiologie, U. Groß, 3. Auflage, Thieme Verlag

Basiswissen Medizinische Mikrobiologie und Infektiologie, K. Miksits, H. Hahn, 2004

Klinische Chemie und Hämatologie für den Einstieg Broschiert, J. Hallbach, 2006

Taschenlehrbuch Klinische Chemie und Hämatologie, Klaus Dörner, 8. Auflage, 2013

Pränatale Infektionen: Übertragungswege, Komplikationen, Therapie, 2011, M. Enders, G. Enders

Labor und Diagnose – Indikation und Bewertung von Laborbefunden für die medizinische Diagnostik, 8. Auflage 2012

Skripte:

Portal des Bildungsganges Medizinisches Labor:
Skripte zu Bilirubin, Proteine, KH, Enzyme, Lipide, Creatinin, Cystatin-C, Harnstoff, Ammoniak, Wasserhaushalt, Elektrolyte:
https://repetitionkc.wordpress.com/
https://bmavier.wordpress.com/

Kompendium Klinische Chemie, S. Schauseil, D. Kuschak
www.labor-duesseldorf.de/20/klinische_chemie.pdf

Praktikumsbuch Uni Saarland:
www.uniklinikum-saarland.de/fileadmin/UKS/Einrichtungen/Kliniken_und_Institute/Zentrallabor/Studenten/Praktikumsbuch.PDF

Uniklinikum Düsseldorf, Hämatologie-Skript:
www.uniklinik-duesseldorf.de/fileadmin/Datenpool/einrichtungen/zentralinstitut_fuer_klinische_chemie_und_laboratoriumsdiagnostik_id71/dateien/script_anaemie.pdf

Uniklinikum Düsseldorf, Serumenzyme:
www.uniklinik-duesseldorf.de/fileadmin/Datenpool/einrichtungen/zentralinstitut_fuer_klinische_chemie_und_laboratoriumsdiagnostik_id71/dateien/serumenzyme_ab_ws0910.ppt

Medizinische Laboratorien Düsseldorf, Mikrobiologie:
www.labor-duesseldorf.de/20/mikrobiologie.pdf

Uniklinikum Schleswig-Holstein, Transfusionsmedizin:
www.uksh.de/uksh_media/Dateien_Kliniken_Institute+/Diagnostikzentrum/Transfusionsmedizin/Dokumente/Vorlesungsskript.pdf

Leitlinien:

Informationen zu Leitlinien: http://www.leitlinien.de

AWMF online, Das Portal der wissenschaftlichen Medizin: http://www.awmf.org

Weitere Quellen:

Labor Enders, Phäochromozytom- und Autoimmun-Diagnostik: www.labor-enders.de

W. Kerner, J. Brückel. Definition, Klassifikation und Diagnostik des Diabetes Mellitus, Diabetologie 2012; 7: S84–S87

Diagnose des Harnwegsinfekts – Eine systematische Übersicht, Deutsches Ärzteblatt 28.05.2010, G. Schmiemann:
www.aerzteblatt.de/archiv/75307

Fetale Anämie — Diagnostik, Therapie und Management Geburtsh Frauenheilk 2012; 72: R2–12

FRAUENARZT 55 (2014) Nr. 9, Prä- und perinatale Infektionen, Immunstatusbestimmung, Infektionsscreening und Interventionsmöglichkeiten vor und in der Schwangerschaft, M. Enders et. al.

Monoklonale Antikörper: Herstellungsweise monoklonaler Antikörper in verschiedenen Tiermodellen: Vor- und Nachteile zu polyklonalen Antikörpern, 2009, J. Rachlejewa, BOD8 Hochschule München

Bundesgesundheitsbl 2013, 56:1706–1728, Liste der vom RKI geprüften und anerkannten Desinfektionsmittel und –verfahren, 31.08.2013

Alpha-1-Antitrypsin-Mangel – eine versteckte Ursache der COPD: Überblick über Pathogenese, Diagnostik, Klinik und Therapie, A. Biedermann, 2006: www.aerzteblatt.de/archiv/51957

DOI 10.1055/s-0031-1283764, Diabetologie 2011; 6 Suppl 2: S107–110, Definition, Klassifikation und Diagnostik des DM

Hämatologie Heute, Ulm, M. Bommer, 19.05.2013, Differentialdiagnose der Anämie beim Erwachsenen: www.haematologie-heute.de/app/download/5779230964/Bommer.pdf

Kompakte Übersicht Fettstoffwechsel:
www.deutscher-Apolipoproteintheker-verlag.de/uploads/tx_crondavtitel/datei-datei/9783769259117_p.pdf

Gefrorenes Frischplasma CPD (UKGM), 10516a/97-1 www.ukgm.de/ugm_2/deu/umr_tra/PDF/GFI-FFP-2011-Mai.pdf

Bayerisches Ärzteblatt: Neue Impfstoffe in der Reisemedizin, Th. Löscher, M. Hölscher, 3/2001:
www.blaek.de/presse/aerzteblatt/2001/ACF56.pdf

Differentialdiagnostik autoimmuner ZNS-Erkrankungen, paraneoplastische Syndrome und Neuromyelitis optica, J. Aldag, EUROIMMUN AG www.inflammatio.de/fileadmin/user_upload/inflammatio/Online_Fortbildungen/Vortraege2014/2014_10_29_Differentialdiagnostik_autoimmuner_ZNS_Erkrankungen_Teil1_paraneoplastische_Syndrome_und_Neuromyelitis.pdf

Ch. Niederhauser et. al., Hepatitis-B-Virus: Sicherheit von labilen Blutprodukten: www.sulm.ch/pipette_magazin/files/pipette/2011-06/pipette_6_2011-020_C-Niederhauser_Hepatitis-B-Virus.pdf

URO-NEWS 6/2008, Syphilis auf dem Vormarsch, Moderne Diagnostik und aktuelle Therapie, P. Nenoff: http://mykologie-experten.de/uploads/news/2008_07_01/syphilis_uronews_artikel_nenoff_2008.pdf

MDI Laboratorien GmbH, Laborinformation Stuhldiagnostik
www.medlab-dill.de/download/download-1398845736.pdf

UNI Wien, Institut für Hygiene, Identifizierung von Mikroorganismen: www.univie.ac.at/hygiene-aktuell/ue4.pdf

Mattner F. et. al.: Prävention der Ausbreitung von multiresistenten gramnegativen Erregern, 2012, Dtsch Arztebl International, P39-45
www.aerzteblatt.de/int/article.asp?id=118933

Bundesgesundheitsbl 2014, 57:696–732, Empfehlungen zur Prävention und Kontrolle von MRSA in medizinischen und pflegerischen Einrichtungen Empfehlung der Kommission für Krankenhaushygiene und Infektionsprävention beim RKI

Vergleich von Methoden zur Bestimmung der minimalen Hemmkonzentration und Schlussfolgerungen zur Weiterentwicklung der Methoden: www.egms.de/static/de/journals/dgkh/2007-2/dgkh000067.shtml

Labor Limbach, Laborinformation VRE im Krankenhaus: www.labor-limbach.de/Vancomycin-resistent.434.0.html

Pädiatrie up2date 2009, 1, 35-47, Erkrankungen durch A-Streptokokken, H. Scholz: www.klinik-hygiene.de/tl_files/files/content/pdf/Infektionskrankheiten02/SCH/Scharlach\%205A-Streptokokken-Infektionen2009.pdf

Stichwortverzeichnis

A

A-Abfall ... 301
A-Streptokokken ... 153, 394
  ß-hämolysierende ... 306
  Klinik ... 325
  Reinfektionen ... 326
  Therapie ... 326
  Virulenzfaktoren ... 325
Autoantikörper ... 98
Abciximab ... 55
abnorme Nüchternglukose ... 89
Abszess ... 323
Acyl-CoA-Cholesterin-
  Acyltransferase
  111, 116
Acetly-CoA ... 57
Aciclovir ... 219, 235, 237
  HWZ ... 238
  Nachteile ... 238
  Nebenwirkungen ... 238
  Resistenzen ... 238
  Resistenzmechanismus . 238
Acinetobacter baumannii ... 301
  biochem. Eigenschaften . 301
ACTH ... 379
  ACTH-Test ... 376, 379
  M. Cushing ... 95
  Nebenwirkungen ... 379
Acylureidopenicilline ... 307
Aedes-Mücke ... 382
Aeromonas ... 320
Affinität ... *siehe* Avidität, 153
AFP
  MoM ... 379
  Schwangerschaft ... 378
Agammaglobulinämie ... 152
Agardiffusionstest ... 332 – 335
Agardilutionstest ... 333
Agarosegel-Elektrophorese ... 122
AGS ... 95
Antikörperindex ... 137 f., 140
AIDS ... *siehe* HIV
Akkreditierung ... 359 f.
  Gültigkeit ... 360
  Neu-Akkreditierung ... 360
AKS ... 146 ff., 208
Aktive Immunisierung ... 161 f.
akute Infektion ... 120
Akute-Phase-Antwort ... 119
Albuminämie ... 75
Aldehyd ... 19
Aldosteron-Renin-Quotient ... 95, 378
Alkoholabstinenz ... 18
Alkoholabusus ... 86, 195, 347
allergische Reaktionen ... 168
Alpha-1-Antitrypsin ... 82
  Fallbeispiel Elpho ... 127
  Mangel ... 82
Alpha-1-Mikroglobulin ... 76
Alpha-2-Makroglobulin ... 77
Alphaherpesviren ... 235
Aminolävulinsäure ... 105
ALT=ALAT ... *siehe* GPT
AMA ... 372, 374
Amastigot ... 261
Ambler ... 308
AMH ... 376
Aminosäuren ... 58
Ammenphänomen ... 317, 319
AmpC-Resistenzen ... 308
Ampicillin-Resistenz ... 322
Amylase ... 63, 87
  Pleurapunktat ... 87
Anämie
  Eisenmangel ... 97
  fetale ... 145 f.
  Formen ... 101
  hämolytische ... 101
  hypochrom mikrozytär . 101
  mikrozytäre hypochrome 97
  WHO-Definition ... 100
ANA
  homogene Muster ... 374
  Screening ... 371
Anaerobier ... 330
  Beispiele ... 330
  Infektionen ... 330
  Pathogenitätsfaktoren ... 330
ANCA ... 372
Ancylostoma duodenale ... 286
Anisozytose ... 96
ANNA ... 371
Annealing ... 177
Anopheles-Mücke ... 247
ANP ... 70
Anreicherungsmedium ... 310
Anreicherungsverfahren ... 61
Anti-Hu-AK ... 371
Anti-Ri-AK ... 371
Anti-Yo-AK ... 371
Antibiotikaspiegel ... 338
Antigendrift ... 164
Antigenshift ... 164, 232
Antiglobulintest, indirekter ... 23
Antikörperindex ... 137
Antikoagulantien ... 52 f.
  direkte ... 52
  Therapiemonitoring ... 54
Antiphospholipidantikörper ... 50
Antischwärmserum ... 293
Antithrombin
  Mangel ... 47
Antituberkulotika ... 278
Antivirale Therapie ... 237, 239
AP ... 29, 62
  Bestimmung ... 66
  Isoenzyme ... 67
Akute-Phase-Antwort ... 119
APC ... 48
APC-Resistenz ... 17, 48 f.
API ... 316, 326
API 20E ... 316
API 20NE ... 302, 316
Apolipoproteine ... 110 – 113, 117
Akute-Phase-Proteine ... 21,
  51, 97, 119 ff., 123 f.,
  127, 154 f.
Arixtra ... 53
Artemisinin ... 381
Arthritis ... *siehe* Leitsymptome
  Diagnostik
Ascaris lumbricoides ... 285
  Eier ... 285
  Entwicklungszyklus ... 285
  Pneumonie ... 285
  Präpatenz ... 285
  Röntgen-Thorax ... 285
  Zyklus ... 286
Ascorbinsäure ... 74
Asepsis ... 297
Antistreptolysin-Titer ... 325
Aspergillus
  Aspergillom ... 260
  Diagnostik ... 342
  Präparat ... 317
Assembly ... 237
AST=ASAT ... *siehe* GOT
Antithrombin .. 17, 36 f., 47 f., 52 f., 74
Atheroskleroserisiko ... 114
ATP ... 57, 331
Aufstockung ... 363
Australia Antigen ... 198
Autoimmundiagnostik ... 371
Autoimmunhepatitis ... 266, 374
Autoimmunthyreoiditis ... 377
Autoklavieren ... 299, 301
Avermectin ... 381
Avidität ... 153
Azidothymidin (AZT) ... 238 f.

B

B-Abfall ... 301
B-Streptokokken ... 220
  Screening ... 307
Babesien ... 252
Bacillus stearothermophilus ... 299
Bacillus subtilis ... 281 f., 299, 301
Bacteroides ... 330
Bactrim ... 339
Bakterien
  erkennen ... 317
Bakterienstämme
  Differenzierung ... 322
Bakteriocintypisierung ... 322
bakteriostatisch ... 332
Bakteriostatische Antibiotika ... 332
Bakteriurie ... *siehe* HWI
  Grenzwert ... 279
Bakterizidie ... 332
  primäre ... 332
  sekundäre ... 332
Bandwürmer
  Länge ... 288
  Therapie ... 288
  Unterscheidung ... 287
basophile Tüpfelung ... 96, 106
BCG ... *siehe* TBC
BD Campylobacter Agar ... 320
bDNA-Assay ... 388
Bethesda-Einheiten ... 45
Bedside-Test ... 147
begrenzt viruzid ... 297
Behring ... 385
Bence-Jones-Proteinurie ... 130
Bernard-Soulier-Syndrom ... 37
Beschäftigungsverbot ... 231
  Erzieherinnen ... 211
  Lehrerinnen ... 212
Bestimmungsgrenze ... 361
beta-Laktamase ... 308
Betaherpesviren ... 235
bichromatische Messung ... 59
Bilirubin ... 84, 99, 104
Bisalbuminämie ... 124, 126
Biuret-Reaktion ... 61
Blasenbillharziose ... 257
Bleivergiftung ... 105
Blut-Liquor-Schranke
  Albumin-Quotient ... 136
  autochthone AK ... 137

Immunglobulinquotient 138
Reiber-Diagramme. 134, 136, 138 f.
Blutagar 310
Blutbild
Anämie 101
Blutausstrich 96, 248
EBV 98
Entzündung 21
maschinell 106
Blutentnahme 28
Röhrchen Reihenfolge 27
Blutgasuntersuchung 141
Blutglukosesticks 66
Blutgruppensysteme 143, 147
Bluthochdruck 94
Blutröhrchen 27 f.
Blutstillung *siehe* Hämostase
Blutsturz 391
Bluttransfusionen 149
Blutungsanamnese 39 f.
Blutungszeit 40
Blutzuckermessung 28, 66, 88
Natriumfluorid 28
Body-Mass-Index 90
BNP 70
bOPV-Impfstoff 163
Borreliose 157
Diagnostik 157 f.
konnatale Infektion 220
prädiktiver Wert 158
Therapie 158
Bouillon-Mikroverdünnungstest 276
Bouillondilutionsmethode 334
BRCA-1 / -2 131
Breakpoint-Methode 333
Brivudin 237
Brustkrebs 131
BSE 344
BSG 21, 27, 120
Bunte Reihe 302, 316

C

C-Abfall 300 f.
C-Polysaccharid 119, 154, 324
C-Substanz 325
Calcium (Gerinnung) 36
Calprotectin 268
Campylobacter 290
Agar 314
C. jejuni 290, 314
Differenzierung 321
Toxine 293
Campylobacter pylori *siehe* H. pylori
cANCA 372
Candida 317
Differenzierung 342
Captopril-Funktionstest 96
Carbapeneme 307
Cardiolipin-Antikörper 51
cccDNA 198
CD4 182
CDT 18 f., 347
CE-Test 24
CEA 140
Cephalosporine 307, 337
3. Generation 337
3a Cefoxtaxim-Gruppe 337
3b Ceftazidim-Gruppe 337
Basiscephalosporine 337
Resistenzentwicklung 338
Ceppellini-Effekt 148
Cestoden 257 f., 286
cffDNA 357
CH-50 156
Chapman-Agar 312
Cholinesterase 62, 81, 84
Chemilumineszenz 226
Geräte 227
Testprinzip 226
Vorteile 226 f.
Chemothermische Desinfektion 297
Chlamydien 269, 331
Chl. pneumoniae 340
Diagnostik 269, 331
Screening 210
Chlor im Trinkwasser 302
Chloroquin
Resistenzen 249, 389
Cholera 165
Epidemie 289
Impfstoff 293
Kultur 284
Toxin 289, 293, 329
Cholestase 82, 84, 267
Cholestaseparameter 86
Cholesterin 115 f.
Cholesterinrücktransport 115
Cholesterintransport, reverser 110
CHr 97
CHROMagar 311
chromosomales Mutagen 238
chronische Entzündung 120
Churg-Strauss-Syndrom 372
Chylomikronämie 115
Chylomikronen 109
CIN-Agar 320
Citrat-Blut (1:10) 27
Citrat-Blut (1:5) 27
Citratzyklus 57
CKD-EPI *siehe* GFR
Clearing Factor 55
CLED-Agar 311
CLIA *siehe* Chemilumineszenz
Clonidin-Test 376
Clostridien 284, 330
Clumping-Faktor A 326
Clumping-Faktor A 305, 315, 326
CMIA *siehe* Chemilumineszenz
CMV 217
Übertragungswege 221
Diagnostik nach KMT 389
Embryopathie 221
Hyperimmunglobulin 222
konnatale Infektion 223
Monitoring 389
Nachweis 218
perinatale Infektion 222
postnatale Infektion 222
Prävalenz Neugeborene 220
Primärinfektion 222
Reaktivierung 218, 222, 389
Reinfektionen 222
Retinitis 217
Seroprävalenz 218
Therapie 219, 221 f.
CNA-Agar 311, 320
Coartem 381
Codylomata lata 244
Coenzyme 64
Columbia-CNA-Agar 312
Catechol-O-Methyltransferase 93
Conn-Syndrom 94
Coombs-Test 146
direkter 146
indirekter 146
Copeptin 72
Cord-Faktor 276
Cotinin 347
Cotrimoxazol 337, 339
Counahan-Barratt-Formel 79
Coxiella burnetii 340
Coxsackie-Viren 229
Creatinin
Bestimmung 75
Creatinin-Clearance *siehe* GFR
Creatinkinase (CK) 62
Bestimmung 58, 65
CK-BB 67, 73
CK-MB 67, 69, 71 ff.
CK-MB-Masse 67
CK-MiMi 67, 73
Isoenzyme 63, 73
Makro-CK 67 f., 73
Messung 63
NAC 57
Creutzfeldt-Jakob-Krankheit 345
CRH-Test 95, 379
Durchführung 380
Crigler-Najjar-Syndrom 85, 350
CRP 21, 121
Bedeutung 86
Definition 119, 154
Gerinnung 22
Produktion 121
Cryptococcus neoformans 187
Cirumsporozoiten Protein 246
CTX-M 338
Cushing Syndroms 379
CVID 152
Cystatin C 79 f.
Cytochrom-C-Oxidase 316

D

D-Abfall 301
D-Dimere 30, 35, 55, 70
Cut-off 56
Präanalytik 56
D-Weak 148
DakkS 359 f.
Dampfdesinfektion 297
Dane-Partikel (42 nm) bezeichnet 198
Darm-AP 67
Darmbillharziose 257
Dauerauscheider 166
De-Ritis-Quotient 81 f., 84
deamidierte Gliadinpeptide 141
Dekolonisierung 327
Deltavirus *siehe* HDV
Demenz-Diagnostik 138
Denaturierung 58, 177
Dermatophyten 342
Desinfektion 297
Probleme 298
Desinfektionsmittel 298
Dexamethason-Hemmtest95, 376, 378
DHEAS 379
DHS-Schema 342
diagnostische Fenster 177 f., 193
Diarrhö
akute 267
Bakterien 288
chronische 268
Differentialdiagnose 292
Erreger 264, 290
Peru 289
Toxine 293
Viren 289
Dicker Tropfen 96, 248, 251
DIFF-Kanal 107
Differentialnährböden 310
Dimorphe Pilze 345
DIN 15189 360
DIN EN ISO 15189 360
DIN EN ISO 9001 360, 365
Diplokokken 270, 328
Disseminierte intravasale Koagulopathie (DIC) *siehe* Verbrauchskoagulopathie
Diabetes mellitus 73, 86, 88 ff., 92
DNA 170, 238, 353 – 356
DNase-AK 325
Direkte orale Antikoagulantien 52 f.
Dreigläserprobe 74, 135
Drittelzellen 133
dsDNA-AK 371
Dual-Target 189
Duffy-System 144, 147

Dukoral 293
Durchfall .... siehe Diarrhö
Durchflusszytometrie 107

E

E-Abfall 301
E-Test 331
Fallbeispiel 335
Funktionsweise 331
Oxacillin 335
Vorteile 332
E. coli
Biochemie 321
EPEC 329
O157 320
pathogene Arten 329
Platte .... 318 f.
early-onset Meningitis 271
Ebola 381, 383
EBV
Amoxicillin 339
Blot 234
Diagnostik 234
Epidemiologie 24
Fallbeispiel 23
HHV Eingruppierung .. 235
Serologie 234
Stufendiagnostik 235
Symptome 234
ECLIA (ECL) 62
Economy-class-Syndrom 48
EDTA-Blut 27
EDTA-Plasma 29
EHEC 288, 293, 329
Definition 329
Diagnostik 387
O104:H4 330
Pathogenese 387
Pathogenitätsfaktoren ... 288
Ehrlich-Reagenz 317
Enzymimmunoassay 183, 227
EIEC 329
Eiernährböden 274
Einflussgröße 30
einheimische Sprue *siehe* Zöliakie, 268
Eintauchnährboden . *siehe* Uricult, 280
Eisenmangel .... *siehe* Anämie, 97
Eisenverlust 97
Eiter
blau-grün 323
Definition 323
Erkankungen 323
Erreger 323
gelb, rahmig 323
Vorgehen 323
Eiweißfehler 298, 300
Elementarkörperchen 269
Eklampsie 104
Elastase 82, 85
Elastasemangel 85
Elektronenmikroskopie 223
Elephantiasis 381
ELISA 225
Durchführung 225
Historie 225
Testprinzip 225
Serumeiweißelektrophorese 23
Ethambutol 191, 278, 392
Empfängnisregelung 210
Empfindlichkeitsprüfung von Bakterien 332
Empyem 323, 330
ENA 371
Endokarditis 267
Bakterien 266
Diagnostik 267
Endokarditis lenta 266
Erreger 266
seltene Keime 266
Therapie 267
Endomysium-AK 141
Endotoxine 343
Endpunktmethode 68
Endwirt 258
Enterobacteriaceae 282
Enterobius vermicularis 286
Enterococcus faecium 309
Enterokokkenlücke 334
Enterotoxin 293, 329
Enteroviren 164, 220, 230
Entry-Inhibitoren 174
entzündliches Liquorsyndrom ... 141
Entzündung .... 118 f.
Entzündungsparameter 21
Entzündungswerte 121
Enzymdiagnostik 63, 68
Beispiele 65
Einflussgrößen 65
Indikatorreaktion 63
Enzyme 62
Aktivität 64
Aktivitätsmessung 64
Eosinophilie
Ascaris lumbricoides 285
Eradikationstherapie 291, 344
erbsbreiartige Durchfall 263
Ergebnisqualität 359
Ersttrimesterscreening 351
Erythema infectosum 230
Erythema migrans .... 157 f.
Erythrogene Toxine 325
Erythrozytenlebensdauer 90
ESBL
Gene 308
Resistenzen 308
Escape-Variante 197
Essen-Schema 162
ETEC 293, 329
Ethylglucoronid (ETG) ...... 18 f., 347
Ethylenoxid 299
Exanthem
Erreger 265
girlandenförmig 231
Extension 177

F

F-Protein 325
Facharztprüfung 14
Facies antonina 261
Faktor VII 43
Faktor XII 43
Faktor XIII 43
Substitution 44
Faktor-V-Leiden-Mutation .... 48 f.
Faktorentest 319
familiäre Hypercholesterinämie 112 ff., 116
Fasciitis necroticans 325
fatale familiäre Insomnie 345
Fehler
zufällige 363
Fehlergrenzen 367
Herstellergrenzen 369
laborinterne Fehlergrenzen 369
Fehlzwischenwirt 258
Ferritin 97
Fetalblutanalyse 223
Fettstoffwechselstörung 117
Fresh Frozen Plasma .... 148 f.
Fibrin 36
Fibrinogen 51
Fibrinogenpeak .... 124 f., 128
Fibrinolyse 35
fibrinolytische System 35
Fibrinpolymere 36
Fieber
nach Auslandsreise 257
relative Bradykardie 262
Finnen 259
Fischbandwurm 101
Flächendesinfektion 297
Flammenphotometrie 59
Flaviviren 383
Fledermaustollwut 161
Flooding-Verfahren (Urin) 281
Flotationsverfahren 285
Fluorchinolone 307
Follikelphase 379
Frühsyphilis 243
Frambösie 244
Framingham-Score .... 114 f.
Französische Tripel-Therapie 344
Fredrickson .... 110, 117 f.
freie Leichtketten 129
freies Haptoglobin 103
Friedewald-Formel 115
Friedländer-Pneumonie 322
FSC 107
FSH 376
FSME 163
fT3 .... 375 ff.
fT4 .... 375 ff.
FTA-ABS-Test 242
Fuchs-Rosenthal-Zählkammer ... 133
Furunkel 323

G

G20210A 48
Glukose-6-Phosphat-Dehydrogenase 58, 65 f., 102, 145
Gänseblümchenform 254
Gürtelförmige Oberbauchschmerzen 87
Gürtelrose *siehe* Varizella-Zoster-Virus
Gametozyten 247, 252
Gammaherpesviren 235
Ganciclovir 219, 223
A-Streptokokken 326
Gassterilisation 299
Gastritis
Erreger 343
Gastroenteritis
bakterielle 294
GB-Virus C 199
B-Streptokokken (GBS) 307
Gestationsdiabetes mellitus ...... 73 f.
Gefahrstoffverordnung 385
Gelbfieber 295
Genauigkeit 362
Gendiagnostikgesetz 17, 349, 386
Diagnostische Untersuchungen 349
Prädiktive Untersuchungen 349
Untersuchungen 349
genetische Untersuchung 349
Genomnachweise 223
gereizte Lymphozyten 24, 98
Gerinnung
Calcium 36
exogen = extrinsisch 18
Marcumar 42
Menstruation 37
plasmatische 35
Präanalytik 39
Gerstmann-Sträussler-Scheinker-Syndrom 345
gestörten Glukosetoleranz 89
Gestationsdiabetes 89, 91
Gewebsthrombokinase 38
GFR 78
CKD-EPI Vorteile 79
Creatinin-Clearance .. 75, 78
Harnstoff-Clearance 78
Kinder 79
Näherungsverfahren .... 78 f.

- γ-GT ... 31, 62, 66, 80 ff., 84
- Gichttophi ... 142
- Giemsa-Färbung ... 96
- GLDH ... 81
- Gliadin-Unverträglichkeit ... 141
- Gliazellschädigung ... 140
- Globaltests ... 40
- Glokosetoleranztest
  - oGTT 50 ... 92
  - oGTT 75 ... 92
- GlucoEXACT ... 27 f.
- Glukosemessung WHO Referenzverfahren ... 66
- Glukoseoxidase-Methode ... 66
- Glukosetest ... 73
- Glukosetoleranztest ... 92
- Glukosurie ... 73 f.
- Glykopeptidantibiotika ... 335
- Gonokokken ... 25, 220, 239
  - Diagnostik ... 25, 239
  - Konjunktivitis ... 241
  - Kultur ... 240
  - Neugeborene ... 241
- Gonorrhö ... 240, 244
  - asymptomatisch ... 240
  - Frau ... 240
  - Manifestationsorte ... 240
  - Mann ... 240
  - pharyngeale ... 241
  - rektale ... 241
  - urogenital ... 240
- GOT ... 31, 62, 65, 80 f.
- GP IIb-/IIIa-Antagonisten ... 54
- GPIIb-/GPIIIa-Rezeptor ... 37
- GPT ... 62, 80 ff., 84
- GRAM-Färbung ... 310
- Granulozyten-Elastase ... 85, 121
- GRE ... 309
- Grippe ... *siehe* Influenza
- Gruber-Widal-Reaktion ... 167, 225
- Gruppentests ... 40
- GTP ... 238
- Guthrie-Card ... 356, 386

H

- H-Antigene ... 319
- H-Phase ... *siehe* Salmonellen
- H. pylori
  - Diagnostik ... 344
  - Eradikationstherapie ... 344
  - Harnstoff ... 290
  - Pathogenitätsfaktoren ... 343
  - Therapie ... 291
- Häm ... 105
- Hämagglutination ... 224
- Hämatokritfehler ... 66
- Hämaturie ... 74
- Hämochromatose ... 81, 102
  - C282Y-Mutation im HFE-Gen ... 103
  - H63D-Mutation ... 103
  - Therapieziel ... 103
- Hämoglobin ... 99
  - Abbau ... 99
  - Fehlerquellen ... 109
  - Hb als Einflussgröße ... 30
  - Hb als Störfaktor ... 31
  - Messung Sysmex ... 107
  - retikuläres Hb ... 108
  - Schwangerschaft ... 209
  - Typen ... 99
- Hämolyse ... 100 f.
- Hämolysin ... 288, 325
- Hämophilie ... 44 f.
  - erworbene ... 45
  - Klinik ... 45
  - Therapie ... 45
- Hämostase ... 35
- HACEK ... 267
- Haemophilus
  - H. ducreyi ... 245
  - H. influenzae ... 317, 319
  - H. parainfluenzae ... 319
  - Platte ... 318
- Hämagglutinations-Hemmtest ... 208, 212, 214
- Hand-Fuß-Mund-Krankheit ... 230
- Haptoglobin ... 99
- Harnsäure ... 69
- Harnstoff-Clearance ... 75
- Harnwegsinfektion
  - Bakteriurie ... 280
  - Diagnostik ... 279 f.
  - Erreger ... 283
  - Keimzahl ... 283
  - komplizierte ... 280
  - Symptome ... 280
  - Untersuchungsablauf ... 281
  - Urin ... 282
- harte Schanker ... 245
- Hashimoto-Thyreoiditis ... 363, 375, 377
- HAV ... 194, 201
- Hämoglobin ... 76, 90, 97
- HbA1c ... 90
- HBV ... 194, 201
  - Anti-HBe-AK ... 198
  - Anti-HBs-AK ... 196
  - chronische Infektion ... 196 f.
  - Diagnostik ... 195
  - Fallbeispiel ... 21
  - Genotypen ... 197
  - HBe-Antigen ... 198, 395
  - HBs-Antigen ... 195 – 198, 395
  - HBsAg Schwangere ... 209
  - Heilung ... 198
  - Immunität ... 200, 211
  - Impferfolgskontrolle ... 207
  - Impfscreening ... 207
  - Impfstoff ... 200, 395
  - Impfung ... 195, 207
  - Impfversager ... 207
  - Inkubationszeit ... 196
  - Klinik ... 196
  - Superinfektion HDV ... 200
- hepatozelluläre Karzinom ... 171, 198
- hCG ... 351, 375, 378
- HCV ... 194, 201
  - Übertragung ... 199
  - Blot ... 195
  - Blotbanden ... 205
  - Blutspender ... 204
  - Diagnostik ... 204
  - Entdeckung ... 198
  - Epidemiologie ... 204
  - Genom ... 205
  - Genotypen ... 205
  - Heilung ... 205
  - Inkubationszeit ... 204
  - Medikamente ... 206
  - Neugeborenen ... 204
  - PCR ... 195
  - PCR Spenderproben ... 355
  - Sectio ... 203
  - Testgenerationen ... 199
  - Therapie ... 205 f.
- HDL ... 109 f., 112 f., 115 ff., 123
- HDV ... 194, 200
  - Genotypen ... 202
  - Prävalenz ... 202
  - Risikogruppen ... 202
  - Serologie ... 202
  - Simultaninfektion ... 202
  - Superinfektion ... 202
  - Verbreitung ... 202
- Hefen ... 342
- Heidelberger Kurve ... 60
- HELLP-Syndrom ... 42, 99 f., 103
- Helminthen ... *siehe* Würmer, 266
- Hemmhof ... 336
- Hemmkörperhämophilie ... 44 f.
- Hemmstoffnachweis ... 281
- Henderson-Hasselbalch-Gleichung 141
- Henle-Koch-Postulate ... 385
- Hep-2-Zellen ... 373
- Heparin ... 36, 53
  - NMH ... 53
  - UFH ... 53
- Hepatitis
  - akute ... 201
  - Bakterien ... 208
  - Diagnostik ... 22, 266
  - Differentialdiagnose ... 194
  - hepatotrophe Erreger ... 265 f.
- Hepatotoxische Substanzen ... 266
- Hepcidin ... 97
- Herdenimmunität ... 163
- Herpesviren ... 160, 234
  - Aufbau ... 235
  - Einteilung ... 235
  - Reaktivierung ... 235
  - Therapie ... 237
- Herzinfarkt
  - Labormarker ... 72
  - WHO-Kriterien ... 71
- Herzinfarkt nachweisen oder ausschließen ... 70
- HEV ... 194
  - Übertragung ... 200
  - Diagnostik ... 201
  - Gruppe ... 200
  - Schwangere ... 203
  - Verbreitung ... 203
- Hexokinase ... 65
- HFE-Gen ... 102
- Hämagglutinationshemmtest ... 165, 212, 223 f., 227
- Hydroxyindolessigsäure ... 93 f., 131
- HIES ... 31
- Hämolysis-in-Gel ... 227
- High-Dose-Hook-Effekt ... 60
- Hilfsreaktion ... 63
- Hirnabszess
  - Erreger ... 330
  - Therapie ... 330
- Histidin-rich-protein ... 248, 251
- Histone ... 371
- Histoplasma capsulatum ... 259
  - Kultur ... 259
- Histoplasmose ... 259
  - Ausschlussdiagnostik ... 259
  - Diagnostik ... 259
  - Histoplasmin-Hauttest ... 259
  - Mikroskop ... 259
  - Therapie ... 260
  - Verlaufskontrolle ... 260
- HIT ... 48, 53, 99
- HIV ... 184
  - Übertragungsrisiko ... 172
  - AIDS-definierende Erkrankungen ... 186 f., 217
  - AIDS-oppertunistische Erreger ... 291
  - akute Infektion ... 180
  - Banden ... 181, 192
  - Bestätigungstest ... 176, 181
  - Blotbeispiel ... 387 f.
  - CD4/CD8-Zellen ... 185
  - CMV-Retinitis ... 217
  - Diagnostik ... 185
  - Einteilung ... 186
  - Erstbeschreibung ... 171
  - Erstdiagnose ... 178
  - falsch reaktiv ... 192
  - Gruppen ... 172
  - HIV-Krankheit ... 184
  - Infektionswege ... 184
  - Kinder ... 172
  - Latenz ... 186
  - Markererkrankungen ... 181

Medikamente 174
Meldung . . . . . 191 f.
PCR 177, 387
Prävalenz 172
recomLINE 180
Replikation 174
RNA 185
Stufendiagnostik 176
Testgenerationen 175
Therapieindikationen . . . 173
Therapieprinzip 174
viraler Setpoint 185
Westernblot . . . . . 178 f., 181
Westernblot bei AIDS . . . 182
Westernblot Kriterien . . . 179
HIV-2 172
HIV-2 Prävalenz 172
Hämatokrit 30
HLA-System 155
HLA-B27 . . . . . 155, 159, 372 f.
HLA-DR3 373
HLA-Muster 373
Homocystein 118
Homogener Test 111
Honeymoon-Zystitis . . . . . 327 f.
horizontale Transmission 219
horizontaler Gentransfer 308
Hospitalismuskeime 301
HPLC 93, 131
Humane Papillom Viren 224
hsCRP . . . . . 70, 119 f.
hsTroponin 70
HSV . . . . . 187, 219 f., 235, 237 f., 369
HTLV 170
Helicobacter-Urease-Test 291
HUS . . . . . 102, 288, 329 f., 387
Homovanillinmandelsäure . . . . . 93 f.
Hybridisierung 356
Hybridom-Technik 152
Hydrops fetalis . . . . . 211, 231 f.
Hydrops-Zeichen 211
Hyperandrogenämie 379
Hyperbilirubinämie *siehe* Bilirubin, 85
Hyperbilirubinämie, neonatale 99
Hyperkaliämie . . . . . 29 f.
Hyperkortisolismus 376, 378
Hyperlipidämie 110
Hyperlipoproteinämie Typ IV 117
Hyperthyreose . . . . . 375 ff.
Hypertonie . . . . . 93 f.
Hypertriglyzeridämie . . . . . 116 f.
Hyperventilationstetanie 141
Hypnozoiten 248, 388
Hypogammaglobulinämie 152
Hypokaliämie . . . . . 29 f.
Hypophysenvorderlappeninsuffizienz 379
Hypothyreose 375, 377

I

Indirekter Coombs Test 146
Isoelektrische Fokussierung 139
Isoelektrischer Punkt 122
IFCC . . . . . 64 ff., 68, 88
Immunfixations-Elektrophorese . . . 23, 125 f., 128 ff.
Interferon-gamma . . 169, 183, 198, 262
IfSG . . . . . 294 f.
§ 7 295
§ 6 295
IFT 190, 223, 227
IgA, sekretorisches 168
IgA-Mangel . . . . . *siehe* Transfusionsreaktion, 19, 141, 143, 151 f.
IgG
Mangel 152
Subklassen 152
IGRA-Test . . . . . *siehe* TBC
IIFT 224, 373
Ikterus . . . . . 84 f.
Differenzierung 85
IMI-Kanal 108
Immundefekte 151
Immunelektrophorese 129
Immunglobuline 153
Immunnephelometrie 130
Immunperoxidasetest 223, 225
Immunstatus
zellulärer 19
Impedanzmessung 107
Impetigo contagiosa 323
Impf-Poliomyelitis 164
Impfmasern 162
Impfstrich 319
Impftyphus 167
Impfungen
aktiv/passiv 162
Lebend-/Totimpfstoffen . 163
therapeutische 160
Tollwut 162
in-house-Test 24
In-situ-Hybridisierung 224
Indikatorreaktion 63
indirekter Antiglobulintest 146
Indol-negativ 317, 321
Indol-positiv 317, 321
Indoltest 317
Infekt 120
infektiöse Mononukleose 234
Influenza
4-fach Impfstoff 381
Diagnostik 233
H5N1 . . . . . 233, 390
H7N9 233
Impfindikationen 164
Impfstoff 14/15 382
Impfstoff 15/16 381
Impfstoffzusammensetzung 164
Impfzeitpunkt 164
Influenza A Genom 232
Pandemie 390
Saison 165
Therapie 233
Virus 165
Isoniazid 278, 392
Integrase-Inhibitoren . . . 174, 239, 394
Inkubationsimpfung 161
INR 18, 41
Bestimmmung 18
Bestimmung 39
Normwert 39
Interleukine 121
IL-6 . . . . . 97, 121
intermediär 333
Interstitielle Pneumonie 341
Intimin 288
intrathekale Ig-Synthese 136, 139
Invasionstyp 294
Inzidentalom 378
Irinotecan 350
ionenselektive Elektrode 59
ISI 18, 39, 41
ISO 17025 360
ISO 9001:2000 360
ISO/IEC 17025:1999 360
Isoenzyme 62, 68
isotone Kochsalzlösung 57
Italienische Tripel-Therapie 344

J

Japanische Enzephalitis Impfung . 166
Jarisch-Herxheimer-Reaktion 343
JC-Virus 187

K

Kälteanreicherung 311
Kühlschranktest 109
Kala-Azar 260
kalibirierte Öse 281
Kalibratoren 226
Kalziumabhängige Enzyme 29, 66
kanzerogene Viren 171
Kapillarelektrophorese 122
Karbunkel 323
kardiotrophe Erreger 265
Karyotypisierung 351
Karzinoid 131
Katalase-Reaktion 314
Katecholamin-Metaboliten 93
Katecholamine 93
Kauffmann-White-Schema . . . 292, 319
KBR . . . . . 223 f., 227
Keimzahlbestimmung mit Öse . . . 281
Kell-System 144
Kernfluoreszenz 371
ketoazidotisches Koma 91
Ketonkörper 91
koronare Herzkrankheit 113
Kinetische Methode 68
Kirchner-Medium 275
Klebefilmpräparat 258, 286
Klebsiellen 321
Ampicillin 322
Differenzierung 321
K. pneumoniae 322
Präparat 321
Kleiderbügel 244
Kligler-Agar . . . . . 312 f.
Klinikabfall 301
Desinfektion 301
Knobs 255, 388
Koagulase-negative-Staphylokokken 314 f., 326
Koagulase 315
Koagulase-positiv 336
Koagulase-negativ 336
Kochblut-Agar 310
Komplementaktivierung 153
Komplementsystem . . . . . 20, 155 f.
Aktivierung . . . . . 155 f.
Komplementaktivität . . . 156
Konidien 259
Konjugat 181
Konjugatimpfstoff 166
Kontrollen 368
Dokumentation 366
Grenzen 367
Messungen 366
Korrelationsanalyse 363
Kovacs-Reagenz 317
Kreuzprobe 148
Kristallviolet 311
kritische Konzentration 276, 279
kritische Proportion 276, 279
Kryoglobuline 157
Kryptokokken-Antigen 187
Kryptokokkose 187
Therapie 187
Kryptosporidien 286, 291
Diagnostik 287, 294
Lebenszyklus 287
Kuru 345

L

L-Thyroxin 377
Löffler-Syndrom 285
lösliche Transferrinrezeptor (sTfR) 76
Löwenstein-Jensen-Medium . . . 275 f., 311 f.
Lübecker Katastrophe 169
Labormedizin 386
Lactoferrin 268

Lungenarterienembolie........55, 70
Laktose-Indikator................311
Laktose-negativ..................321
Laktose-positiv..................321
Lambert-Beersche Gesetz.........59
Lancefield Schema..........154, 324
Lariam.....................249, 253
late-onset Meningitis............271
latenten TBC.....................273
Lecithin-Cholesterin-Acyltransferase 112 f., 115
LDH
Aktivitätsmessung.......65
Herzinfarkt.............69
Isoenzyme..............63
Messung................63
LDL
Artheriosklerose........111
Aufgaben...............111
Berechnung.............115
Fallbeispiel............116
Rezeptor................116
Rezeptoren.............111
Therapie................116
Zielwerte...............117
Lebendimpfung.................162
Leberinsuffizienz metabolisch.....84
Leberschizonten.................247
Leberwerte.................83 f., 267
Einteilung...............81
Leberwerten......................81
Leberzirrhose....................123
Legionärskrankheit.....190, 303, 340
Legionellen..............189 f., 302 f.
Antigen...........304, 339
Anzucht................190
Ausbrüche.............190
Diagnostik.............304
Legionella pneumonphila 340
Legionella pneumophila 303
Pneumonie............339 f.
Serotypen..............190
Therapie................340
Leishmania donovani............261
Leitlinien.........................385
Leitsymptome Diagnostik
Arthritis................265
Lepra
Diagnostik.............261
Formen.................261
Klinik...................261
lepromatöse............261
Leprome................261
Therapie................262
tuberkuloide............261
Ligase-Kettenreaktion (LCR)....356 f.
Lindenblüten....................336
Linearität........................362
Lipidelektrophorese.........109, 112
Lipopolysaccharidbindendes Protein 21
Lipoprotein a....................111
Lipoprotein-X.....................82
Lipoproteine................109, 113
Lipoproteinstoffwechsel........109 f.
Liquor.....................132 f., 138
β-2-Transferrin.........135
bakterielle Diagnostik...134
Basisdiagnostik.........133
blutiger Liquor.........135
Eiweißmessung.........134
Erregernachweis (PCR). 135
Glukose................134
integrierter Befund.....140
Kontrollen..............369
Lactat..................134
Liquorrhoe.............135
Menge..................133
Präanalytik.........133, 135
Proteine................140
Rili-BÄK................369
Ringversuche...........369
Tumormarker...........140
xanthochromer Liquor. 135 f.
Zellzählung.............133
Liquor-Serum-Paar..............139
Liquorparameter.................134
Listerien.........................337
Lithium-Heparin-Blut............27
Lobärpneumonie................341
low level carrier.................203
Lp(a)............................111
Lipoproteinlipase..55, 110 f., 113, 115
Lipopolysaccharid...........21, 272
Lues..................*siehe* Syphilis
Lugolsche Lösung...............310
Lungenrundherd................259
Diagnostik.............259
Lungentuberkulose..............278
Lupus Antikoagulans..........43, 50
Lyme-Arthritis...................158
Lymphknotenschwellung
Ursachen...............264
lymphotrophe Erreger...........265
Lymphozyten, atypische..........98
Lymphozyten, gereizte / atypische234
Lyse
Überwachung...........55
Diagnostik..............55
Therapie................55

M

M-Gradient *siehe* Serumeiweißelektrophorese, 124 – 127
M-Protein.................325 f., 394
Typisierung.............325
Müller-Hinton-Agar.............311
MacConkey-Agar..........311 f., 320
Makro-CK..................*siehe* CK
Makroalbuminämie...............76
Makroamylase.................68, 87
Makrogameten...................287
Makrolidresistenz................341
Malachitgrün................276, 312
Malaria.....................245, 255
autochthone............255
Chemoprophylaxe......246
Diagnostik.........248, 251
Doxycyclin.............246
Entwicklungszyklus....255
Formen........247, 250, 388
Impfung................246
Klinik..............250, 254
Komplikationen........250
komplizierte......248 f., 255
M. knowlesi............247
M. quartana......247 ff., 388
M. tertiana.......247 ff., 256
M. tropica 247 f., 250 f., 254 f., 388
Nephrose...............248
Notfallselbstbehandlung 254
Parasitendichte.........251
Präparat................256
Prophylaxe245, 249, 253, 255
Resistenzen............249
Risikogebiete...........255
RTS,S-Impfstoff.........246
Stand-By-Therapie......247
Therapie...........246, 248
Therapie ambulant......250
zerebrale Malaria.......250
Zusatzdiagnostik.......248
Malarone............246 f., 249, 254
MALDI-TOF................316, 326
Malnutrition.....................151
Malteserkreuz...................252
Mannit-Kochsalz-Platte..........312
Monoaminooxidase...............93
Marcumar.....................42, 53
Nekrose.................54
Therapieeinleitung.......53
Martin-Lewis-Medium...........311
Masern..........................212
Impfung................390
Mastitis puerperalis.............323
Matrixeffekte....................137
May-Grünwald-Färbung..........96
minimalen bakteriziden Konzentration.............334
MCV..............................19
Alkoholabusus..........347
Thalasämie..............19
multidrug-resistant..............278
MDRD....................*siehe* GFR
mecA-Gen.................304, 335 f.
Medikamentenspiegel
Fallbeispiel.............339
Methoden...............338
Medizingeschichte...............385
Mefloquin.......................253
Mehrkammersystem.............313
Mikropartikelimmunoassay....226 f.
Meldepflicht.....................295
Arzt....................295
HIV....................191
namentlich.............295
nicht namentlich........296
Salmonellen............295
Syphilis.................242
Membranangriffskomplex.......155
Mendel-Mentoux-Test.......168, 260
Meningitis.......................136
bakteriell.....134, 136, 270 f.
Erregerspektrum........271
kalkulierte Therapie....271
Neugeborene...........271
Pneumokokken.........328
viral....................136
Meningokokken............270, 272
Impfung................166
Klinik...................271
Meningitis..............271
Pathogenitätsfaktoren...272
Sepsis..................271
Menopause......................376
Menstruation, Blutverlust.........97
Meronten........................287
Merozoiten......................247
Messabweichung
systematische...........363
Messbereich, Definition..........362
Metabolisches Syndrom...........90
Metanephrine, freie...........93, 378
Methämoglobin..................107
Methicillin.......................304
Methodenumstellung.............25
Methodenvergleich..............363
MGUS...........................125 f.
MHK............................332
Bestimmung............332
Morbus hämolyticus neonatorum. 98, 100, 144 ff.
Michaelis-Menten-Konstante......57
Middlebrook 7H12-Medium.....275
Mikroalbuminämie..............75 f.
Mikroalbuminurie...............76 f.
Mikrodilutionstest............332 ff.
Mikrogameten...................287
Mikrotiterplatten................227
Flachboden.............227
Rundboden.............227
Mikrozephalie...................382
Miliartuberkulose................391
Multiples Myelom.....23, 129 f., 132
Molekularbiologie
Methoden..............356
molekulares Mimikry............373
MoM-Wert......................378
Monoklonale Antikörper.........152

Monoklonale Gammopathie 125
Mononukleose .... *siehe* EBV
Morbus Addison 379
Diagnostik 376
Morbus Basedow 363, 375
Morbus Bechterew 155, 373
Morbus Cushing 95, 376
Morbus Glanzmann 37
Morbus Kahler 132
Morbus Meulengracht .... 85, 349 f.
Häufigkeit 350
Irinotecan 350
Symptome 349
Morbus Waldenström 132
Morbus Wegener 372
Moschcowitz-Syndrom 98
MRGN 307, 334
3-MRGN .... 307 f.
4-MRGN .... 301, 307 f.
Hygienemaßnahmen 307
Resistenzen 308
MRSA
Übertragungswege 305
ambulant vs. stationär .. 304
Barrieremaßnahmen306, 327
Bedeutung 327
community-acquired ... 304, 327
Definition 304
Dekolonisierung 306
Historie 304
hospital-acquired ... 304, 327
Hygienemaßnahmen 327
Krankenhäuser 304
livestock-associated 305, 327
Management 335
Präparat 335
Resistenz 336
Sanierung 336
Screening .... 305 f., 327
Therapie 327
MRZ-Reaktion .... 137 f., 141
Multiple Sklerose 137, 141
MSM 192, 241
MSSA 304, 327, 334
Multiples Myelom 23, 125
Stadien 128
Multiresistente Keime 307
Mumps 212
Mupirocin 336
Mutterschafts-Richtlinie . 23, 208, 210, 213
HBsAg 209
Material 210
MVZ 386
Myeoloperoxidase 372
Mykobakterien 270
atypische 191
Diagnostik 273
Differenzierung 312
disseminierte Infektion .. 191
Einteilung 191, 273
Empfindlichkeitstestung 275
Kultur 274
M. avium Komplex . 187, 191
M. bovis 169, 274, 277
M. leprae .... *siehe* Lepra
M. tuberculosis .... 168 f.
M.-tuberculosis-Komplex 191, 273, 275, 277
Mycobacteria Other than Tuberculosis 273
Runyon 276
Mykoplasmen 269, 331
Diagnostik 269
M. hominis 269, 331
M. pneumoniae269, 331, 340
Myoglobin 69
Myokarditis 229

N

Nährmedien 310
Anreicherungsnährböden 311
Differentialnährböden .. 311
Selektivnährböden .... 310 f.
Universalnährböden 310
Nachweisgrenze 361
Nachwuchsmangel 15
NAD .... 57, 63 – 66, 319
Nadelstichverletzung .. 173, 178, 206 f.
Hepatitis C 207
Nahrungskarenz 28
NASBA .... 356 ff.
Nasophyrynxkarzinom 234
natürliche Resistenz 322
Nationale Versorgungsleitlinien .. 385
Natrium-Fluorid-Blut 27
Natriumfluorid . *siehe* Blutzuckermessung
natriuretische Peptide 70
Necator americanus 286
Negrischen Körperchen 228
Neisseria gonorrhoeae .... *siehe* Gonokokken
Neisseria meningitidis .... *siehe* Meningokokken
nekrotisierenden Glomerulonephritis 372
Nematoden .... 257 f., 286
Neopterin 121
Nephelometrie 61
nephrotisches Syndrom .. 74, 123, 128, 248
Nernst-Gleichung 59
Nested-PCR .... *siehe* PCR
Neuralrohrdefekte 378
Neuroblastom 94, 371
Neuroborreliose 158
Neurosyphilis 243
Neutralisationstest 223
Nierenschwelle 73, 91
Nikotinabusus 347
NIPT 350
NIPT 351, 357
Nebennierenrinde 95
NNRTI 174, 188, 393
Neue orale Antikoagulantien .. 44, 52
Nobelpreis 2015 381
Non-A / Non-B-Hepatitis 199
Nonfermenter 302, 313
Normplasma 38, 41
Northernblot 357
Nosokomiale Pneumonie 302
nosokomialen Infektionen 302
Novobiocin 326
Novoseven .... 45 ff.
off-Label 46
Nuclear Red Blood Cells 108
NRTI .... 174 f., 188, 238, 393
NSE .... 93 f., 140
Neutralisationstest . 165, 224, 227, 229
NT-proBNP 70
Nichttuberkulöse Mykobakterien . 191
NtRTI .... 174 f., 188, 393
Nukleinsäuren 353
3-Strich-Ende 353
5-Strich-Ende 353
Basen 353
Nachweis im Gel 354
Nukleosidanalog 219
Nukleoside 353
Nukleosomen 371
Nukleotid 239, 354
Nukleotide 353

O

O-Antigene 319
optische Dichte .... 137, 225 f.
offene Tuberkulose 391
oGTT ...... *siehe* Glukosetoleranztest
oraler Glukosetoleranztest ... 89, 91 f., 209
Oligoklonale Banden 139
Onchozerkose 303, 381
Verbreitung 303
Opsonierung 153, 156
optimierte Standardmethoden ... 64 f.
Optochin-Test 270
Orale Polio Vakzine 163
OspC-Bande 157
Otoliquorrhoe 135
Oxacillinresistenz 335
Oxidase-Test .... 315 f.

P

p24-Antigen 177, 193
Pathogen associated molecular patterns 156
Panaritium 323
pANCA 372
Pandemie 164, 232
Pankreas 85
Amylase 87
Elastase .... 85 f.
P. Insuffizienz 86
Pankreatitis .... 86 f., 115
Pankreatitis, nekrotisierend 86 f.
PAPP-A 104, 351
Pappenheim-Färbung 96, 134
paraneoplastische Antikörper 371
Paraprotein .... *siehe* M-Gradient
Parasitendichte 251
Paratyphus .... 166, 262 f.
Parvovirus B19 .... 146, 220, 230
Beschäftigungsverbot ... 211
Diagnostik 231
Epidemiologie 230
Infektion 211
Schwangerschaft 231
Symptomatik 231
Passive Immunisierung .... 161 f.
Pasteur 385
Pasteurisierung 299
PCA 371
PCR 353
Ablauf 177, 353
Detektion 354
DNA-Denaturierung 354
Einsatzgebiete 355
Hybridisierung 354
Kontaminationen 355
Laborräume 354
Mastermix 354
Mutationen 355
Nested-PCR 356
Postanalytik 355
Präanalytik 355
Quencher 357
Real-Time-PCR ... 354, 356 f.
Sonde 356
Procalcitonin (PCT) 121
Pegyliertes Interferon .... 205 f.
Pelvic Inflammatory Disease 244
Penetrationstyp 294
Penicillin G 324
Penicillin-bindende Proteine 304, 335, 341
Post-Expositions-Prophylaxe 173, 207
Peptide 58
perinatale Infektionen .... 219 f.
Peritonitis Erreger 330
Pertussis 211
Pertussis-Impfung 210
Petrischalen 310
PFA 22

Stichwortverzeichnis

PFGE ... 336
pH-Elektrode ... 59
Phäochromozytom ... 93 ff., 376, 378
Phagentypisierung ... 322
Phlegmone ... 323
Phospholipidantikörper ... 50 f.
Photometrie ... 59
Proteaseinhibitoren ... 174, 239, 394
Picornaviridae ... 230
Pilze, Systematik ... 342
Plazentare Alkalische Phosphatase 67
Plaque-Assay ... 223
Plasmaaustauschversuch ... 45
Plasmakoagulase ... 315
Plasmazellen ... 129
Plasmide ... 309
Plasmidfingerprinting ... 322
Plasmodien ... *siehe* Malaria, 248
Blutausstrich ... 251
Morphologie ... 251 f.
Pl. falciparum ... 247, 252
Pl. knowlesi ... 247
Pl. malariae ... 247, 252
Pl. ovale ... 247, 252
Pl. vivax ... 247, 252
Stadien ... 247
Unterscheidung Pl. vivax / ovale ... 256
Plasmodien-spezifische LDH 248, 251
Plasmozytom ... 132
Platten-ELISAs ... 226
Pleozytose ... 133
Pleuraempyeme ... 330
PlGF ... 104
Pneumocystis carinii ... 190, 291
Pneumocystis jirovecii ... 190, 291
Pneumokokken
Antigennachweis ... 329
Diagnostik ... 341
Erkrankungen ... 328
Identifizierung ... 270
Krankheiten ... 341
Meningitis ... 329
Resistenzen ... 328, 341
Therapie ... 328
Pneumonie
atypische Erreger ... 393
atypische Pneumonie ... 265, 340
Erreger ... 330
nosokomial ... 189
Therapie ... 330
pneumotrophe Erreger ... 265
Pockenvirus ... 228
Point-of-care-Testing ... 141
Poikilozytose ... 96
Polioviren ... 164, 230
Epidemiologie ... 228
Eradikation ... 392
Impfpolio ... 392
Impfstoffe ... 163, 392
Liquor ... 230
orale Impfung ... 164
Pathogenese ... 229
Poliovirus Typ 2 ... 163
Virusanzucht ... 230
Polychromasie ... 96
Polymerase ... 354
Polymerase-Inhibitoren ... 239
Polysaccharid-Impfstoffe ... 166
Polysaccharid-Kapsel ... 321
Pontiac-Fieber ... 190, 303 f.
Porphyrie ... 104 f.
Porphyrine ... 105
Post-Polio-Syndrom ... 228
postherpetischen Neuralgie ... 236
Posttransfusionshepatitis ... 201
pp65-Antigen ... 218, 389
Prothrombinkomplexkonzentrat . 149
PPSB ... 33
Prädiktiver Wert . 25, 69, 71, 158 f., 192
Präeklampsie ... 103 f.
Screening ... 104
pränatale Infektionen ... 220
Präpatenz ... 257, 285
Prävalenz ... 158 f.
Präzipitation ... 60
Präzision ... 363, 365
Precore-Mutation ... 198
primär biliäre Zirrhose (PBC)195, 266, 372, 374
Primären Hirntumoren ... 140
Primärgefäß ... 31
Primärsyphilis ... 243
Primer ... 354
Prionen ... 344
Probentransport ... 31
Kennzeichnung ... 31
Probenverschleppung ... 364
Procalcitonin (PCT) ... 21
PROCAM-Score ... 114
proof-reading ... 188
Proportionsmethode ... 275
Proteaseinhibitor ... 82, 127
Proteinasen ... 147
Proteine ... 58
Differenzierung ... 77
Nachweisverfahren ... 61
Struktur ... 58
Proteinfehler ... 66
Proteinurie ... 74 f., 77 f.
Überlaufproteinurie ... 76
Proteus ... 311, 317 f.
P. vulgaris ... 318
Platte ... 318
Prothrombin-Mutation ... 48 f.
Prothrombin-Ratio ... 41
Protozoen ... 266
Provirus ... 171, 184, 186, 188, 387
Prozessqualität ... 359
PSA ... 131
PSC ... 83, 195
Pseudoappendizitis ... 159
Pseudomembranöse Kolitis ... 268
Pseudomonaden ... 301
Pseudomonas ... 302
Eiter ... 323
Kultureigenschaften ... 317
P. aeruginosa ... 301 f., 322
P. mirabilis ... 318
Pneumonie ... 303
Pseudothrombozytopenie ... 98, 109
PTT
Marcumar ... 43
verlängert ... 43
PTT .. 22, 27, 33, 38 ff., 42 – 46, 50, 54 f.
Puerperalfieber ... 306
PVL ... 305, 327
PVP-Jod ... 300
Pyrazinamid ... 278, 392

Q

Q-Fieber ... 340
Qualitätsmanagement 24, 359 f., 365 f.
Qualitätsmanagementhandbuch . 365
Qualitätssicherung ... 359, 366, 368
Quadrupel Therapie ... 344
Qualitätskontrolle ... 359, 368
externe QC ... 367 ff.
interne QC ... 367, 369
QUAMM ... 367
QuantiFERON-Gold ... 273
Quarantäneerkrankungen ... 295
Quick-Wert ... 18, 33, 38, 40 – 43, 54
Bestimmung ... 41
nicht messbar ... 39

R

Röteln ... 211 f., 220
Avidität ... 215
Diagnostik ... 214
Embryopathie ... 213, 220
HAH ... 212 f., 215
Immunität ... 210, 213 f.
Impfung ... 214
konnatale ... 213
Kontakt ... 212
Krankheitsbild ... 214
Rabiesvirus ... 161
Rambach ... 320
Random Access Systeme ... 356
Rauchen ... 31
Raumdesinfektion ... 300
RDW-Wert ... 102
Reagenzienverschleppung ... 364
reaktive Arthritis ... 159, 372
Real-Time-PCR ... *siehe* PCR
Reassortment ... 232
Regressionsanalyse ... 362
Reiber-Diagramme . *siehe* Blut-Liquor-Schranke
Reiseassoziierte Krankheiten ... 256
Reiseimpfungen ... 165
Reiserückkehrer ... 257
Reisextraktagar ... 342
Reiter-Syndrom ... 372
Reizdarmsyndrom ... 268
Reizsekret ... 244
relative Bradykardie . *siehe* Fieber, 263
Renin ... 96
Reporterenzym ... 225
Resistenz
Definition ... 333
Kreuzresistenz ... 334
Mechanismen ... 334
Multiresistenz ... 334
primäre ... 334
sekundäre ... 334
RET-Kanal ... 108
Retikulohistiozytäres System (RHS) 99 f., 106
Retikulozyten ... 108
Retinochorioiditis ... 216
Retroviren ... 170
reverse Transkriptase ... 170, 186, 188, 357
reverse Transkription ... 188, 224
Reverse-Transkriptase-Hemmer .. 188
Rezeptortheorie ... 373
Rhesus-Antikörper ... 148
Rhesus-D-Inkompatibilität ... 145
Rhesus-System ... 144
Rhesusprophylaxe ... 144
Rheumafaktor ... 154
Rheumatische Erkrankungen ... 373
Rhinoliquorrhoe ... 135
Rhophylac ... 144
Radioimmunoassay ... 227
Riamet ... 254
Richtigkeit ... 362 f., 365
Rickettsien ... 331
Rili-BÄK ... 364, 367 ff.
Kontrollen ... 367
Liquor ... 369
Rinderbandwurm ... 258, 288
Ringelröteln *siehe* Parvovirus B19, 212
Risiko-Scores ... 114
Retikularkörperchen ... 269
Robert Koch-Institut ... 295
Rifampicin ... 278
RNA
Aufbau ... 353
Basen ... 353
Stabilität ... 358
RNase ... 358
Robustheit ... 363
Roseolen ... 263
Rotaviren ... 264
Übertragungswege ... 264
Desinfektion ... 264

Diagnostik 264
Prävention 264
RPR-Test .... 241 f.

S

S-100B 140
S. aureus
Eigenschaften 305
Impfstrich 319
Krankheitsbilder 305
MRSA 304
MSSA 304
Pathogenitätsfaktoren ... 328
Präparat 312, 318, 334
Resistenzmechanismus . 335
Tests 326
Toxine 293
Virulenzfaktoren 305
Staphylococcus epidermidis ..... 312, 314 f., 326 ff., 336
säurefest 270, 274, 317
Serum Amyloid A 120
Subarachnoidalblutung .... 135 f.
Sabin 163
Sabouraud Glukose-Agar 259
Sabouraud-Dextrose-Agar 311
Salk 229
Salmon und Durie 128
Salmonellen 292, 319
Übertragung 290
Diagnostik 292
Erkrankungen 292
H-Phase 293
Identifizierung 292
Meldepflicht 295
Nährboden 292, 319
Platte 319
S. Enteritidis 290
S. Typhi ... *siehe* Typhus, 166
Typisierung 319
Sandmücke 261
Scavenger Pathway 111
Schüffnersche Tüpfelung .. 251 f., 256
Schaedler-Platte 320
Scharlach 325
asympt. Überträger 324
Diagnostik 324
Erreger 323
Immunität 324
Therapie 324
Scheuer-Wisch-Desinfektion . 298, 300
Schilddrüsendiagnostik .... 376 f.
Schimmelpilze 342
Schistosomiasis 257
Schizonten 256
Schleimfaden 321
Schmidtsche-Quotient 81
Schwärmphänomen 318
Schwärmplatte 293
Schwangerschaftsvorsorge 208
Schweinebandwurm .... 258, 287 f.
Schweinegrippe 390
Schwerketten 129
kleinzelliges Bronchialkarzinom .. 371
SDD 303
SDS-Page 76
Seifenfehler 298
Sekretionstyp 294
sekretorische IgA 152
Sekundären Hirntumoren 140
Sekundärsyphilis 243
Sekundärverpackung 31
Selenit-Brühe 311
sensibel 333
Sensitivität .... 158 f.
analytische 361
diagnostische Sensitivität 360 f.
funktionelle Sensitivität 361 f.
Sepsis-Management 121
Serologie
Festphasentests 227
Flüssigphasentests 227
Testverfahren 224, 227
Serotonin 131
serotoninhaltigen Lebensmittel 31
Serum-Röhrchen 27
Serumeiweißelektrophorese 128
α-1-Antitrypsin-Mangel 126 f.
Bisalbuminämie 124
Fallbeispiel 124
Fallbeispiel M-Gradient . 126
Leberzirrhose 123, 127
M-Gradient 122, 127
Methoden 122
Monoklonale Gammopathie 125
nephrotisches Syndrom .. 74
sFlt-1 104
Shigatoxin 288, 329
Shigellen 317
Siegelring 252
Sjögren-Syndrom 374
Systemischer Lupus Erythematodes 51, 102, 241, 373 f.
Slow Virus Infektion 160
Sodium-Lauryl-Sulfat .... 106 f.
Sludge-Phämomen 250
Streptomycin 278
SMA 195, 266, 372
SMAC-Agar .... 284, 288 f., 320
SNP 357
Sommergrippe 164, 230
SOP 366
Southernblot 357
Spätsyphilis 244
spa-Typisierung 336
Spanische Grippe 232, 390
Spatelverfahren (Urin) 281
Spenderdiagnostik 386
Spezifität .... 158 f.
diagnostische Spezifität . 361
Spiegelbestimmungen 334
Spirochaeten 244
Spitzenspiegel 334, 338
spongiforme Enzephalopathie ... 344
Sporozoiten 247, 287
Sprühdesinfektion 298
Spulwurm *siehe* Ascaris lumbricoides
Salmonella Shigella Agar 293, 320
Side Scatter 107
SSPE 160
Störfaktor 31
Stadium decrementi 263
Stadium Fastigii 263
Stadium Incrementi 263
Stand-By-Therapie 253
Standardkurve 226
Staphylococcus saprophyticus . 326 ff.
Staphylokokken
Diagnostik 326
Differenzierung 328
Koagulase-negative 328
Koagulase-positive 328
Resistenzen 335
STD 239, 265
Stenotrophomonas maltophilia ... 301
Sterilisation 297
Ablauf 299
Indikatoren 299
Methoden 298
Somatotropin 95
STIKO .... 161, 164 f., 169, 278
stillen Feigung 163
Stillfrage 222
Stippchen 24
Stonebrink-Medium 275, 311
STORCH 211
Streptococcus bovis 325
Streptococcus pyogenes 323
Streptokokken
Einteilung 324
Hämolyse 324
Virulenzfaktoren 325
Strongyloides stercoralis 286
Strukturqualität 359
Stuhldiagnostik
Nährböden 284, 320
rationelle 283
Viren 268
Sulfonamide 337
SVR 205
Syphilis 149
connata 220
Erregernachweis 244
konnatale 243
Meldepflicht 242
Neugeborenen 243
Schwangere 343
Serologie 242, 244
Therapie 243
Verlaufskontrollen 243

T

t-PA 35, 37
Treponema pallidum .... 220, 241 f.
T7-RNA-Polymerase 357
Tabes dorsalis 244
Taenia saginata 288
Taenia solium 288
Talspiegel 334, 338
Tamiflu 233
Taq-Polymerase 354
TBC 269
Übertragungswege 277
BCG 169, 277
Empfindlichkeitstestung 276
Händedesinfektion 297
IGRA-Test ... 169, 260, 272 f., 275
Immunität 278
Impfung 278
Intrakutantests 260
Medien 275
Medikamente 278
Pathogenese 391
PCR 355
Präparat 276
Resistenzbestimmung ... 279
Resistenzen 278
Screening 273
Sputumgewinnung 277
Streuung 392
Testsensitivitäten 275
Tierversuche 277
XDR 278
TCBS-Agar 284, 289, 320
Thalasämie 19
Thrombin 36
Thromboexact 27
Thrombophiliediagnostik . 17, 47 f., 51
Thrombose
Abklärung 49
Risikofaktoren 48
Thrompozytopenie 98
Thymidinkinase 238
Thyreoglobulin-AK (TAK) .. 29, 363 f., 375
Thyroxin 377
Tine-Test 168, 391
TMA 183, 189, 356, 358
Tumor-Nekrose-Faktor . 120, 155, 183, 273
Tollwut .... 161 f.
Immunglobulin 162
Kontakt 161

Rabiesvirus 162
Tollwutimpfung 162, 166
Tonsillektomie 39
TORCH 211
Totimpfung 163
Toxoidimpfstoff 163
Toxoplasma gondii siehe Toxoplasmose
Toxoplasmose 215, 217
Immunität 210
konnatale 216
Pränataldiagnostik 216
Prävalenz Neugeborene 220
Serologie 217
Therapie in Schwangerschaft 216
TPHA 241 f.
TPO-AK 375
TPPA 154, 208, 241 f.
Thromboplastinzeit 38, 40 f.
Tröpfchenkerne 277
TRACE-Technologie 60
TRAK 375
Transaminasen 62, 80, 83, 267
Transferrinsättigung 76
Transfusion 147
Transfusionsreaktion 143
IgA-Mangel 143, 151
Transglutaminase-AK 141
Trematoden 257 f., 286
Treponema pertenue 244
TRH 377
TRH-Test 375
Trichinelle spiralis 286
Trichuris trichuria 286
Trijodthyronin 377
Trimethoprim 337
Tripper 239
Trisomie 21 351
Trockensterilisation 299
Trophozoiten 287
Troponin 71
TSH
Funktion 377
Schwangerschaft 375
TTP 98, 102, 149, 387
Tuberkulin-Hauttest 168, 272
Tuberkulose siehe TBC
Tumormarker 130
Turbidimetrie 61, 134
Typ-IV-Reaktion 168
Typhus (abdominalis) 166, 262 f.
Blutkultur 262
Dauerausscheider 263
Diagnostik 167, 262
Impfung 167
klin. Verlauf 262 f.
Therapie 263

U

UGT1A1*28-Polymorphismus 350
Ulcus durum 243, 245
Ulcus molle 245
Ultrazentrifugation 111
Umweltresistenz 307
UN-Nummer 3373 31
uncoating 237
Unfallverhütungsvorschriften 385
Ureaplasma ureolyticum 269
Ureaplasmen 269
Urease 318, 320 f.
Uricult 279, 281
Urin
Basisdiagnostik 74
Diagnostik 279
Epithelzellen 79
Gewinnung 280
Intensivstation 283
Keimzahl 283
Kultur 282
Lagerungstemperatur 280
Proteinmuster 77
quantitative Keimzahl 281
renale Tubulusepithelzellen 79
Sediment 74
Teststreifen 74, 280
Transport 283
Urinmikroskopie 280
Urinstix 74
Glukose 67

V

Validierung 24
VanA-/VanB-Genotyp 309
Varizella-Zoster-Virus
Beschäftigungsverbot 211 f.
fetale Varizellensyndrom 220
Herpes Zoster 235 ff., 394
Immunität 210
Impfung 394
Therapie 237 ff.
Windpockenkontakt 161, 394
Zoster opthalmicus 236
Vasopressin 72
VCA 24, 234
VDRL-Test 241 f.
venerische Erkrankungen 239
Verbrauchskoagulopathie 36 f.
Fibrinogen 37
vergrünenden Streptokokken 325
Verifizierung eines Tests 24
vertikale Transmission 219
Vorhofflimmern 41
Vi-Antigene 292, 320
Vibrio cholerae 284, 289
Vierfeldertafel 360
viraler Setpoint 184
Viridans-Streptokokken 325
Virologie
Antigennachweis 223
Diagnostik 223
Testmethoden 223
Verlaufsformen 160
Virusanzucht 194
Viruzidie 297
viszerale Leishmaniose 260
Vitamin-B_{12}-Mangel 101
Vitamin-K-Antagonisten 53
Überdosierung 33
Variationskoeffizient 361 f., 368
VLDL 109 – 112, 118, 123
VlsE-Bande 157
Vanillinmandelsäure 93 f.
Vogelgrippe 233
Vorphase 367
VRE 309, 335
Kolonisierung 309
Screening 309
Therapie 309
Vancomycin-resistente Staphylococcus aureus 327
von-Willebrand-Faktor 33, 44, 46
von-Willebrand-Jürgens-Syndrom 22 f., 45 f.

W

Würmer 257, 286
Waaler-Rose-Test 154
Waterhouse-Friderichsen-Syndrom 272
White Blood Cells 107
Weak-D 144
Wegener Granulomatose 372
weiche Schanker 245
Westernblot 181, 223, 225, 227, 357
Widal-Reaktion 262
Wiederfindung 363 f.
Normbereich 364
pathologisch 364
Thyreoglobulin 364
Windpocken siehe Varizella-Zoster-Virus
Wischdesinfektion 298
Wucheria bancrofti 381

X

xANCA 372
Xanthochromie 136
XLD-Agar 293, 319 f.

Y

Yersinia enterocolica 159
Yersinia pestis 159 f.
Yersinia pseudotuberkulosis 159, 343
Yersinien
Ansteckungswege 160
Diagnostik 159
Infektion 159
Komplikation 159
Nachweis 343
Selektivagar 320
Serotypen 160
Symptome 159

Z

Zöliakie 141
Zeckenstich 158
zellfreie fetale DNA (cffDNA) 351
Zellmorphologie im Liquor 138
Zertifizierung 360
Ziehl-Neelsen-Färbung 270, 274, 317
Ziel-DNA 357
Zigarrenform 96
Zika-Virus 382 f.
Übertragung 383
Diagnostik 382
Länder 382
Serologie 383
zirkulierende Immunkomplexe 154
ZNS-Infektion 134, 136 f., 230
Zoster siehe Varizella-Zoster-Virus
Zovirax 238
Zwergfadenwurm 286
Zwischenwirt 258
Zystizerkose 288
zytopathischer Effekt 223, 228